全国高等院校医学整合教材

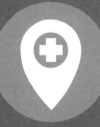

血液系统与循环系统

梁平　主审　　王晗　主编

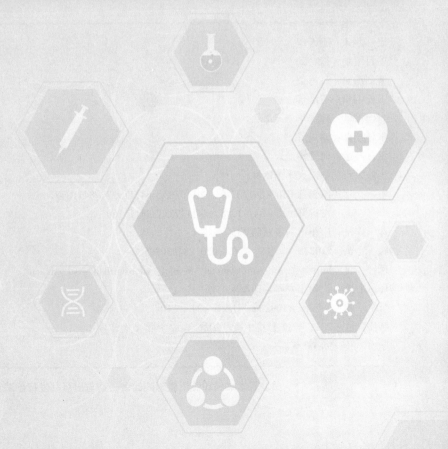

中山大学出版社
SUN YAT-SEN UNIVERSITY PRESS

·广州·

图书在版编目（CIP）数据

血液系统与循环系统/王晗主编. —广州：中山大学出版社，2021.12
（全国高等院校医学整合教材）
ISBN 978 - 7 - 306 - 07369 - 3

Ⅰ.①血… Ⅱ.①王… Ⅲ.①心脏血管疾病—医学院校—教材 ②淋巴疾病—诊疗—医学院校—教材 Ⅳ.①R54 ②R551.2

中国版本图书馆 CIP 数据核字（2021）第 256146 号

出 版 人：王天琪
项目策划：徐　劲
策划编辑：吕肖剑
责任编辑：黄浩佳
封面设计：林绵华
责任校对：谢贞静
责任技编：何雅涛
出版发行：中山大学出版社
电　　话：编辑部 020 - 84110779，84110283，84111997，84110771
　　　　　发行部 020 - 84111998，84111981，84111160
地　　址：广州市新港西路 135 号
邮　　编：510275　　传　　真：020 - 84036565
网　　址：http://www. zsup. com. cn　E-mail：zdcbs@ mail. sysu. edu. cn
印 刷 者：广州市友盛彩印有限公司
规　　格：787mm×1092mm　1/16　24.25 印张　650 千字
版次印次：2021 年 12 月第 1 版　2021 年 12 月第 1 次印刷
定　　价：98.00 元

编审委员会

本书编委会

主　审　梁　平
主　编　王　晗
副主编　张全鹏　丁莉利　林　云
编　者（按姓氏笔画排序）

丁莉利（海南医学院）

王　华（海南医学院附属海南医院）

王　晗（海南医学院）

卢利方（海南医学院）

李佩琼（海南医学院）

李　婧（内蒙古医科大学附属医院）

宋慧芳（山西医科大学）

张全鹏（海南医学院）

张彦慧（海南医学院）

张彩彩（海南医学院）

林　云（海南医学院第一附属医院）

钟　斌（右江民族医学院）

焦瀚仪（海南医学院）

Preface 前 言

2012 年，我国实施了"卓越医生教育培养计划"（Physician education and training program of excellence），其精髓就是通过教育体制和教学模式的改革，培养一大批高水平医师，提高我国医学创新和国际竞争能力。在此背景下，我们开展了卓越医生培养的基础医学课程改革试点，已培养了六届学生。试点班采用的是以器官系统为基础的课程体系，结合以问题为导向的教学方法（problem-based learning，PBL）。试点班的教学是成功的，积累了一些有用的经验。

2018 年 9 月，教育部等多部委联合发布《关于加强医教协同实施卓越医生教育培养计划 2.0 的意见》，启动了新医科建设，提出全面建立以"5 + 3"为主体的具有中国特色的医学人才培养体系，健全医教协同育人机制。

结合器官系统课程改革试点班的教学经验，顺应新的医学教育改革需要，我们认为基础医学课程建设和改革仍然要与临床结合，借助新的信息技术在教学中的应用，优化以器官系统为基础的课程模式，将思想政治的教育融入课程之中。本教材的编写就是在这个大前提下进行的。

本教材共分为血液系统与循环系统两编，共十六章。本教材突破了传统学科教材的界限，整合了血液系统与循环系统的解剖学、组织学、发育学、生理学、病理学、病理生理学、药理学等基础医学学科内容，并适度结合血液病学和心血管病学等临床学科的有关基础知识，以血液系统与循环系统的形态结构为基础，从正常功能到功能异常，从相关病理变化到相应药物的作用及机制，较为系统地介绍了血液系统与循环系统在分子、细胞、器官、系统不同水平的基本知识、基本概念和基本理论。教材内容注重各学科知识的联系交叉与渗透，突出知识的系统性、完整性和连贯性，尽量减少不必要的冗余与重复，力求语言简洁，图文并茂。在突出"三基""五性"和"三特定"的同时，尽可能反映出血液系统与循环系统研究的新进展。

本书的编写工作从 2019 年春开始，历时一年多的时间成稿。编者来自全国的多所医学院校，均为具有丰富教学经验的学者。在本教材行将付梓之际，谨向在编写过程中付出艰辛努力的各位编者，以及支持本教材编撰工作的其他相关人员表示由衷的感谢。

本教材适用于不同层次临床医学专业学生，也可作为住院医师规范化培训的基础教材，还可作为血液学相关基础学科教师和临床血液病学、心血管病学教师、医师的参考读物。期望本教材的出版与使用，能使医学生和相关专业的教师和医师受益，并能为我国医学整合教材的建设添砖加瓦。

由于编者的知识、水平和经验有限，本教材有许多不尽如人意之处，错漏和不当在所难免，敬请广大同行专家、教师、医师和同学们提出宝贵批评与建议。

王 晗

2021 年 5 月 1 日

Contents

目 录

第二编　循环系统

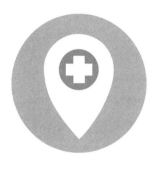

第一编 ｜ 血液系统

第一章　绪　论

 第一节　血液系统的组成和功能

一、血液系统概述

（一）血液学概述

血液系统（blood system）是组成机体的系统之一，由血液和造血器官组成。血液学是研究血液系统生理、病理和临床的学科，大约从 19 世纪末到 20 世纪 50 年代前，血液学逐渐从医学科学中分支出来，经过数十年发展，研究的内容和范围日益拓展，如今的血液学（hematology）是医学科学的一个重要组成部分，是以血液和造血组织为主要研究对象，涉及细胞学、生理学、生物化学、分子生物学、遗传学、免疫学、病理学等许多基础学科，并且是基础与临床紧密结合的综合性医学学科。血液学又形成了血细胞形态学、造血组织病理学、血液流变学、血细胞动力学、血液遗传学、实验血液学、免疫血液学、成分输血和造血干细胞移植、临床血液病学等诸多分支学科。

（二）血液学的发展历史

我国现存最早的医学典籍《黄帝内经》一书中就有关于血液的记载，如《灵枢·决气》云"中焦受气取汁，变化尔赤，是谓血"，指出血液为红色的液体。然而科学和系统地研究血液开始于显微镜问世以后，研究者用显微镜观察到血液中的红细胞（1673 年发现）、白细胞（1749 年发现）和血小板（1842 年发现）。血液学的发展很大程度上有赖于研究能力和实验技术的发展，如血细胞吸管（1852—1867 年）、血细胞计数板（1855 年）和细胞分离技术（1877—1912 年）的发明实现了对血细胞数量的检测。对于血细胞功能的全面认识在对其形态的认识之后经历了相当长的时期。

1. 红细胞功能的发现

1900—1930 年全面认识到红细胞具有携带氧气的能力并在组织中参与呼吸功能。1935 年明确红细胞内有碳酸酐酶，其能将二氧化碳转变成碳酸根离子，使二氧化碳溶解于血液中，同时碳酸酐酶也能将碳酸根离子转化成二氧化碳，在肺泡中释放。1967 年以后明确红细胞内的 2，3 - 二磷酸甘油醛作用于脱氧血红蛋白分子，可使组织获得更多的氧。

2. 白细胞功能的发现

1892—1930 年开始了解到中性粒细胞有趋化、吞噬和杀灭细菌的作用。1986 年才明确粒细胞杀灭细菌的作用主要依赖于细胞内的过氧化物酶。1910 年后发现单核细胞不但能吞噬一般细菌，而且能吞噬结核杆菌、麻风杆菌等较难杀灭的细菌，以及吞噬较大的单细胞寄生虫和真菌。20 世纪 60 年代发现单核细胞的吞噬功能主要与细胞内大量的溶酶体相关。1959 年发现淋巴细胞受到抗原刺激后转化为免疫母细胞，可再进行有丝分裂和增殖。20 世纪 60 年代明确了浆细胞是 B 淋巴细胞受到抗原刺激后转化出来的一种能分泌免疫球蛋白的细胞。

3. 血小板功能的发现

1882 年发现血小板有止血功能和修复血管壁的功能。1923 年才明确血小板有聚集功能和黏附功能。近 30 年来血小板的作用机制和超微结构被逐渐了解，血小板的超微结构的研究进展明确了血小板内各种亚结构与血小板内一些物质的产生和分泌相关。近年来还发现血小板被激活后，能以出芽的方式形成囊泡或者以伪足断裂的方式形成血小板颗粒，检测血液循环中的血小板颗粒可以较完整地反映血小板参与血栓形成和血液凝固的功能。血小板激活后释放的 P - 选择素可与白细胞膜上受体结合形成血小板 - 白细胞聚集物，可作为反映动脉血栓形成的特异性标志物之一。

4. 造血干细胞功能的发现

19 世纪 60 年代，研究者发现血细胞产生自骨髓，骨髓中的幼稚血细胞发育成熟后进入血液。干细胞的概念最早源自 1896 年细胞生物学家 Wilson 用干细胞这一术语描述线虫生殖系的祖细胞。20 世纪初期，有学者提出造血干细胞的概念，但当时对这种细胞认识不够清楚，直到 1961 年 Till 等用致死量的放射线照射实验小鼠，随后进行骨髓移植，接受骨髓移植的小鼠脾形成结节，正式发现了造血干细胞。1973 年建立了造血细胞体外长期培养体系，体外模拟造血迈出了一大步。1979 年体外培养人造血祖细胞成功，对造血干/祖细胞有了崭新的认识。1981 年，科学家们首次从小鼠囊胚的内细胞团中分离出胚胎干细胞，至此胚胎干细胞（embryonic stem cell，ESC）作为第一层次干细胞的假设得到证实。1984 年发现分析鉴定造血干细胞的方法，提出表达 CD34 抗原的细胞就是移植后重建造血的造血干细胞。许多白细胞分化抗原（cluster of differentiation，CD）单克隆抗体的出现、流式细胞技术的出现以及粒细胞集落刺激因子（granulocyte-colony stimulating factor，G-CSF）分子克隆获得成功，使得造血干细胞的分离、鉴定、扩增和移植等基础与临床应用研究得到了迅速的发展。至此全面认识到造血干细胞是从胚胎干细胞中发育而来，在造血微环境及细胞因子的作用下，增殖、分化、发育成熟为各系血细胞，释放至外周血中发挥各自的生物学功能。20 世纪末，随着造血干细胞检测技术的进展，血液学研究已深入到对造血和血液系统疾病发病机制的探索。

5. 骨髓间充质干细胞

1966 年首次提出间充质干细胞的概念，研究表明骨髓间充质干细胞属于成体干细胞，同样具有多向分化潜能，可分化为骨、软骨、肌肉、脂肪等。间充质干细胞主要存在于骨髓基质中，属于非造血组织，在骨髓造血中起到重要的支持作用。鉴于间充质干细胞具有易分离纯化、体外扩增迅速、可长期传代等特点，其在组织工程和再生医学中具有重要的价值。21 世纪后证明人骨髓间充质干细胞在不同条件下可定向分化为多种组织细胞，能为临床应用间充质干细胞治疗相应的组织损伤提供干细胞来源。

20 世纪 70 年代以来，现代生物学技术的发展大力推动了现代临床血液病学的发展，使得人们对血液病的认识深入分子水平。由于分子生物学和遗传学研究的开展，许多血液病的病因和发病机制得到了进一步阐明，血液病的实验室诊断也有了长足的进步，分子靶向治疗也出现在血液病的药物治疗史上。血液病的诊断从单纯依靠形态学进入到以形态学为基础，结合免疫表型、分子生物学和细胞遗传学进行诊断的新时代。

（三）血液系统的基本概念

1. 造血（hematopoiesis）

造血是指在造血器官中产生血液中所有血细胞的过程。造血起自造血干细胞（hematopoietic stem cell），由造血干细胞分化为早期祖细胞，经不断增殖及逐渐分化，成为晚期祖细胞，然后分化成具有特异形态，在骨髓中可以识别的前体细胞，最后分化形成包括红细胞、白细胞、血小板在内的各种具有生理功能的成熟血细胞，整个过程称为造血，也称为造血过程（hematopoietic process）。

2. 血细胞增殖

血细胞增殖是指血细胞通过有丝分裂的方式增加体细胞数量。

3. 血细胞分化（cell differentiation）

细胞分化是指同一来源的细胞逐渐产生出形态结构和功能特征各不相同的细胞类型的过程，细胞分化的结果是在空间上细胞产生差异，在时间上同一细胞与其之前的状态有所不同。血细胞从造血干细胞分化为造血祖细胞，再从多向性祖细胞向单向祖细胞分化。血细胞分化与增殖是相伴进行的。

4. 血细胞成熟

血细胞成熟包含在整个血细胞的发育过程中，是指各系血细胞的形态特征逐渐清晰。

5. 血细胞释放

血细胞释放是指分化的终末细胞通过骨髓屏障进入血液循环的过程。

6. 血液病（hematopathy）

血液病指原发于造血系统和主要累及造血系统的疾病。

7. 血液流变学（hemorheology）

血液流变学是研究血液宏观流动性质、体内血液流动和细胞变形，血液与血管、血液与心脏之间相互作用，以及血细胞流动性质及其生物化学成分的一门科学。

8. 血窦（sinusoid）

血窦是毛细血管的一种特殊类型，也称为窦状毛细血管，主要分布在骨髓、肝、脾和一些内分泌腺内。血窦是血液由血管进入组织间隙的区域。

9. 多态性（polymorphism）

多态性指同在一个生物群体的各个体之间存在的形态学、生理学和生物化学的差异。

10. 血液（blood）

血液是一种流体组织，在心血管系统内循环流动，由血细胞和血浆组成。

11. 干细胞（stem cell）

干细胞是指既有自我更新能力又有分化潜能的细胞，是组织发生、再生的单位。通常将干细胞分为胚胎干细胞和成体干细胞两大类，造血干细胞属于成体干细胞。

12. 全能干细胞（totipotent stem cell）

全能干细胞是指能够形成机体所有系列细胞（包括胎盘）的干细胞，哺乳动物的受精卵属于此类。

13. 多潜能干细胞（pluripotent stem cell）

多潜能干细胞是指能够形成成体所有系列的干细胞，胚胎干细胞属于此类。

14. 多能干细胞（multipotent stem cell）

多能干细胞是指具有分化出多种细胞组织潜能的成体干细胞，造血干细胞属于此类。

15. 祖细胞（progenitor cell）

祖细胞是介于干细胞与分化细胞之间的细胞，是已经定向的前体细胞，具有终末分化潜能，又称为定向干细胞。

二、血液系统的组成

血液系统包括骨髓、胸腺、淋巴结、脾等造血器官，以及运行散布在全身的血液。造血器官主要负责血细胞的生成、调节和破坏。血液由血浆和悬浮其中的血细胞组成，具有运输物质、维持机体内环境稳态、防御保护等功能。

（一）骨髓

骨髓位于骨组织中骨松质部分的骨髓腔内，分布在骨小梁之间。新生儿骨髓重约 65 g，其后重量逐渐增加，儿童期 7～8 岁时骨髓重量迅速增多，成人后可达到 1600～3700 g（平均 2600 g），成为人体内最大的造血器官。骨髓除主要参与造血功能外，还参与免疫和防御功能。

骨髓是人类有效造血的唯一场所，骨髓每天每千克体重约产生 60 亿个细胞。造血活跃的骨髓（红骨髓）自出生后就开始逐渐退缩，位于手、脚、四肢等处的骨髓逐渐被脂肪细胞取代（黄骨髓），到青春期末，造血活跃的骨髓（红骨髓）主要集中在颅骨下部、肩骨、脊椎骨、胸骨、肋骨和骨盆骨。在成人期，红骨髓中的脂肪约占 50%。随着年龄增长，红骨髓会进一步被脂肪细胞取代。至耄耋之年，骨髓中的脂肪组织可发生胶质样变性（白骨髓）。若出现慢性溶血性贫血等情况，机体的黄骨髓可转变为红骨髓，通过增加红骨髓的体积和缩短造血祖细胞的发育时间增强造血。

骨髓基质主要是由起源于骨内膜皮质毛细血管的窦状网络所组成。造血就发生在这些血窦之间的间隙中，由一系列复杂的刺激性的细胞因子和抑制性的细胞因子，细胞与细胞之间相互接触，以及细胞外基质成分对邻近细胞的作用进行调节。在这种独特的环境中，造血干细胞分化为各种不同系列的血细胞。成熟的血细胞产生后释放入血液，以保持血细胞水平的稳定。当机体血细胞需求增加或者发生溶血、失血、炎症等情况时，造血系统可响应并满足造血增加的需要。

（二）胸腺

淋巴器官可分为中枢和外周淋巴器官，中枢淋巴器官是淋巴细胞从造血祖细胞发育成为具有功能的成熟淋巴细胞的场所。骨髓是主要的中枢淋巴器官，是所有淋巴祖细胞定居和最初分化的场所，而另外一个中枢淋巴器官就是胸腺，来源骨髓的淋巴祖细胞在胸腺分化为成熟的胸腺衍生的细胞。因此，胸腺是胸腺衍生细胞即 T 淋巴细胞的发育场所，在胸腺内，处于不同发育阶段的 T 淋巴细胞也称为胸腺细胞（thymocyte）。正是在胸腺，T 淋巴细胞获得了所有的特异性抗原受体，以应付一生中将要遇到的抗原所致的挑战，一旦 T 淋巴细胞发育成熟就会离开胸腺进入血液中循环，并流经外周淋巴器官。

胸腺表面有薄层结缔组织形成被膜，并伸入腺实质，将其分隔成若干胸腺小叶（thymic lobule），每一小叶又分为皮质和髓质两部分。皮质在胸腺小叶的周围部分，皮质内胸腺细胞密集，故着色较深，髓质位于胸腺小叶的中央部分，内含较多上皮细胞，故着色较浅。

小动脉穿越胸腺被膜，沿胸腺小叶间隔至皮质与髓质交界处形成微动脉，然后再发出分支进入皮质和髓质。进入皮质的毛细血管在皮质与髓质交界处汇合为高内皮微静脉，成熟的初始 T 淋巴细胞在此穿过高内皮微静脉进入血流。而髓质毛细血管常为有孔型，汇入微静脉后经胸腺小叶间隔及被膜出胸腺。

（三）淋巴结

外周淋巴器官是淋巴细胞之间以及淋巴细胞与非淋巴细胞之间进行相互作用，对抗原产生免疫应答的场所，包括淋巴结、脾和黏膜相关淋巴组织。

淋巴结有浅、深之分，一般都沿血管周围分布，多成群位于腋窝、腹股沟、器官门或胸腹腔大血管附近。淋巴结与淋巴管相连通，与淋巴结凸隆侧相连通的淋巴管称为输入淋巴管，与淋巴结凹陷一侧相连通的淋巴管称为输出淋巴管。淋巴结是 T 淋巴细胞和 B 淋巴细胞定居的场所及发生免疫应答的部位，能清除细菌和异物、产生抗体等。

（四）脾

脾是人体最大的淋巴器官，属于外周淋巴器官，位于腹腔的左上方，呈扁椭圆形，暗红色、质软而脆。脾位于左季肋区胃底与膈之间，恰与第 9～11 肋相对，其长轴与第 10 肋一致。脾是免疫细胞定居的场所及发生免疫应答的部位，并且能够合成补体、干扰素等生物活性物质。

脾结构基本上与淋巴结相似，由被膜、小梁及淋巴组织构成。但脾没有淋巴窦，其中具有大量血窦。脾的实质由白髓、红髓和边缘区三部分构成。白髓由密集的淋巴细胞构成，当抗原侵入脾引起体液免疫应答时，白髓内脾小结会大量增多，是机体发生特异性免疫的主要场所。红髓主要由脾索和脾血窦组成，红髓内血流缓慢，可以使抗原与吞噬细胞发生充分接触，是免疫细胞发挥吞噬作用的主要场所。边缘区位于白髓和红髓的交界处，该区淋巴细胞较白髓稀疏，以 B 淋巴细胞为主，但有较多的巨噬细胞，是脾内捕获抗原、识别抗原和诱发免疫应答的重要部位。

（五）血液的组成与血量

血液（blood）由血浆（plasma）和悬浮于其中的血细胞（blood cell）组成，血细胞又包括红细胞（red blood cell，RBC）、白细胞（white blood cell，WBC）和血小板（platelet）。血浆与血细胞合称为全血。

血量（blood volume）指人体内血液的总量。正常成年人血量相当于体重的 7%～8%，即每千克体重有 70～80 mL 血量。如一个体重为 60 kg 的人，血量为 4.2～4.8 L。大部分血液在心血管中快速循环流动，称为循环血量；小部分血液滞留在肝、脾、肺以及腹腔静脉和皮下静脉丛等储血库中称为储存血量。剧烈运动、情绪激动或大量失血等应急状态下，储血库中的血液可释放进入循环，补充循环血量的不足。正常人体血量相对恒定，这对于维持正常生命活动具有重要生物学意义。如果血量不足，可导致细胞、组织、器官功能障碍。

（六）血液的理化特性

1. 血液的颜色

血液的颜色主要取决于红细胞内血红蛋白的颜色，氧合血红蛋白呈鲜红色，去氧血红蛋白呈暗红色，动脉血中红细胞含氧合血红蛋白较多，呈鲜红色；静脉血中红细胞含去氧血红蛋白较多，呈暗红色。

2. 血液的比重（blood specific gravity）

正常人全血的比重为 $1.050 \sim 1.060$，主要与红细胞数量呈正比；红细胞的比重为 $1.090 \sim 1.092$，主要取决于红细胞内血红蛋白的含量，红细胞内血红蛋白含量越多则比重越大；血浆的比重为 $1.025 \sim 1.030$，主要取决于血浆中蛋白质的含量，血浆中蛋白质的含量越多则比重越大。利用红细胞和血浆比重的差异，可进行红细胞和血浆的分离，并进行血细胞比容和红细胞沉降率的测定。

3. 血液的黏度（又称黏滞性，blood viscosity）

液体的黏度是由其内部分子之间的摩擦力形成的。测定黏度时通常采用全血或血浆与水相比较的相对黏度。全血的黏度为水的 $4 \sim 5$ 倍，血浆的黏度为水的 $1.6 \sim 2.4$ 倍。全血的黏度主要取决于红细胞的数量，红细胞数量越多则黏度越大；血浆的黏度主要取决于血浆中蛋白质的含量，蛋白质的含量愈多则黏度愈大。血液黏度增加导致血流阻力增大，从而增加心脏的负担。临床医学中的许多疾病都与血液黏度的改变有密切关系，如冠心病、高血压、糖尿病、肿瘤及周围血管病等。

4. 血浆酸碱度（plasma pH）

正常人血浆 pH 为 $7.35 \sim 7.45$。血浆适宜的酸碱度是机体组织、细胞进行正常生命活动的重要保证。机体虽不断摄入并产生酸性和碱性物质，但能依赖体内的缓冲系统及肺和肾的调节，使血浆的酸碱度可始终维持在正常范围之内。

血浆中的缓冲对包括 $NaHCO_3/H_2CO_3$、蛋白质钠盐/蛋白质、Na_2HPO_4/NaH_2PO_4 等，红细胞中的缓冲对包括血红蛋白钾盐/血红蛋白、氧合血红蛋白钾盐/氧合血红蛋白、$KHCO_3/H_2CO_3$、K_2HPO_4/KH_2PO_4 等。血浆 pH 主要取决于血浆中的缓冲对 $NaHCO_3/H_2CO_3$ 的比值，通常 $NaHCO_3/H_2CO_3$ 的比值为 20。如果酸碱物质超量负荷，或是调节功能发生障碍，则平衡状态将被破坏，形成酸中毒或碱中毒，严重者可危及生命。

三、血液系统的主要功能

（一）造血器官的功能

造血器官的主要功能是能够生成并支持造血细胞的分化、发育和成熟，为造血细胞提供造血微环境，并且进行造血调控，最终向外周血释放所有的成熟血细胞。

（二）血液的功能

血液在维持机体内环境稳态中起到非常重要的作用，血液还具有重要的防御和保护的功能，抵御细菌、病毒等微生物引起的感染和各种免疫反应，参与机体的生理性止血。当血液总量或器官的血流量不足时，可造成组织损伤，严重时可危及生命。由于很多疾病可导致血液成分或性质发生变化，故血液检查在临床诊断上有重要的价值。

1. 运输功能

运输是血液的基本功能。血液在心脏的推动下，能够运输葡萄糖、氨基酸、脂肪酸、维生素和无机盐等营养物质到各组织细胞，还将 O_2 和激素运输到各组织细胞。同时，血液将 CO_2、尿素、尿酸等细胞代谢产物运输到排泄器官。

2. 缓冲功能

血液又具有缓冲功能，血液中含有 $NaHCO_3/H_2CO_3$、蛋白质钠盐/蛋白质、Na_2HPO_4/NaH_2PO_4 等多种缓冲物质，可缓冲进入血液的酸性或碱性物质，使血液的酸碱度维持在正常范围之内。

3. 免疫功能

血液中的白细胞通过吞噬作用和免疫反应对机体实现保护作用。血浆中的补体、抗体参与免疫反应，抵御病原微生物的入侵。

4. 调节体温

血液中的水比热较大，可以吸收代谢产生的热量，从而维持体温的相对恒定。

 第二节　血液系统疾病的基本特点

一、血液系统疾病的分类

（一）传统分类

血液系统疾病是指原发于血液系统或主要累及血液和造血器官组织的疾病。传统上，根据形态学、临床生化等特征，将血液系统疾病分为红细胞疾病、白细胞疾病、出凝血性疾病和血栓性疾病四大类。

1. 红细胞疾病

红细胞疾病包括红细胞质和红细胞量的异常。由于红细胞质的异常通常伴有量的改变，临床上习惯按照红细胞的量将红细胞疾病分为贫血和红细胞增多症。贫血又分为红细胞生成减少、红细胞破坏过多和丢失过多三类。红细胞增多主要为原发性真红细胞增多症和各类引起红细胞生成素过多性疾病继发的红细胞增多症。

2. 白细胞疾病

白细胞疾病也包括白细胞质和白细胞量的异常。常见的白细胞疾病包括白血病、淋巴瘤、骨髓增生异常综合征、中性粒细胞增多症、中性粒细胞减少症、嗜酸性粒细胞增多症、嗜酸性粒细胞减少症、嗜碱性粒细胞及肥大细胞增多症、传染性单核细胞增多症、类白血病反应等。

3. 出凝血性疾病

出凝血性疾病包括：血管因素引起的疾病，如遗传性出血性毛细血管扩张症、过敏性紫癜等；血小板因素引起的疾病，如特发性血小板减少性紫癜、血小板无力症等；凝血因子异常引起的疾病，如血友病、维生素 K 依赖性凝血因子疾病等；纤维蛋白溶解系统异常引起的疾病，如弥散性血管内凝血等。

4. 血栓性疾病

血栓性疾病包括抗凝血酶Ⅲ缺乏症、蛋白 C 缺乏症、活化蛋白 C 抵抗症、蛋白 S 缺乏症、肝素辅因子Ⅱ缺乏症、异常纤维蛋白原血症、先天性纤溶异常症、药物诱发的血栓性疾病、肿瘤相关的血栓形成等。

（二）按照疾病发病机制分类

随着对血液系统疾病发病机理深入的研究和认识，尤其是遗传生物学和免疫组织化学的进展，按照疾病发病机制对血液系统疾病进行分类和诊断的可重复性更好，疾病实体间的界限更加清晰。血液系统疾病按照发病机制可分为遗传性疾病、获得性克隆性疾病、自身免疫系统疾病和血液系统临床综合征四大类。

1. 遗传性疾病

血液系统遗传性疾病具有明确的遗传学特点，已经发现了遗传缺陷的具体位点。例如，遗传性球形细胞增多症为 8 号染色体短臂缺失，遗传性 G6PD 缺乏症突变基因位于 X 染色体（Xq28）。同样属于这一类的血液系统疾病还包括海洋性贫血、血友病等。

2. 获得性克隆性疾病

血液系统获得性克隆性疾病的发病机理是血液相关细胞增殖周期异常，出现克隆性增生，从而引发一系列临床表现。例如髓系肿瘤的发病机理是髓系造血干细胞突变，发生恶性克隆性增殖，白血病、真性红细胞增多症、原发性骨髓纤维化、原发性血小板增多症等均属于这一类型。

3. 自身免疫系统疾病

血液系统自身免疫系统疾病发病机制是机体免疫系统功能紊乱，自身的免疫系统攻击自身机体正常组织/细胞，从而引起一系列的临床表现。例如自身免疫性溶血性贫血就是由于免疫系统功能紊乱，自身产生的抗体吸附于红细胞表面而引起溶血性贫血的表现。同样属于这一类疾病的还包括原发性血小板减少性紫癜、再生障碍性贫血等。

4. 血液系统临床综合征

血液系统临床综合征包括弥散性血管内凝血、易栓症、缺铁性贫血、巨幼细胞性贫血、维生素 K 缺乏症等。

以上列举的疾病均为常见血液系统疾病，对于少见和罕见的血液系统疾病，原则上根据其发病机制均能划归上述四类中，有些疾病的发病机制相对比较复杂，可能有多种发病机制共同参与。

二、血液系统疾病的流行病特点

血液系统疾病种类繁多，无论生理情况的改变还是年龄和环境的影响，都可以使同样的疾病表现出完全不同的特点。例如新生儿期和老年期造血特点明显不同，疾病的表现也不同。白血病、淋巴瘤等克隆性疾病，以 5 年为间距，发病率呈年龄依赖性，恶性贫血的发病率亦随年龄增长而增长。以下列举几个常见血液系统疾病的流行病学特点。

（一）遗传性疾病

遗传性球形细胞增多症起病年龄和病情轻重差异很大，大多在幼儿和儿童期发病。如果在新生儿或 1 岁以内的婴儿期发病，一般病情较重。海洋性贫血病例广泛分布于世界许多地区，东南亚为高发区之一。我国在广东、广西、四川多见，长江以南各省区有散发病例，北方地区则少见。

（二）获得性克隆性疾病

我国白血病发病率为（3～5）/10万人口，急性白血病较慢性白血病多见。其中，急性髓系白血病发病率最高，其次为急性淋巴细胞白血病和慢性髓系白血病。急性和慢性髓系白血病均随年龄增长而发病率逐渐升高。

（三）自身免疫性疾病

再生障碍性贫血在我国的发病率约为0.74/10万人口，各年龄阶段均可发病，青年人和老年人发病率相对较高，男性和女性发病率没有明显的差别。

（四）血液系统临床综合征

缺铁性贫血是最常见的贫血类型，随着生活水平的提高，该病的发病率逐年下降，但仍然普遍存在，主要发生在儿童和育龄期妇女。

三、血液系统疾病的诊断步骤

如同其他疾病的诊断步骤一样，血液系统疾病也需详细询问患者病史，重点为贫血、出血、感染的相关病史，必须进行认真的体格检查，重点为肝、脾、淋巴结肿大、胸骨压痛等浸润表现，还需要依靠实验室检查，重点为血象和骨髓象的检查等。

针对血液系统疾病的一些特点，其诊断步骤也有一些特殊的诊断思路。首先根据以上所述的病史、全身体格检查、实验室检查的内容判断是否为血液系统疾病，如果确定为血液系统疾病，再继续判断是原发性还是继发性，如果为原发性则要再继续判断为良性还是恶性。如为血液系统肿瘤，要进一步确定其分类、恶性程度或危险分层。最后，要确定血液系统疾病的病因及其发病机制。

四、血液系统疾病的治疗方法

（一）抗肿瘤药物

抗肿瘤药物对于许多血液系统恶性肿瘤具有治疗和缓解的作用，例如细胞周期特异性药物氨甲蝶呤、阿糖胞苷等，微管蛋白抑制剂长春花生物碱等，但这些药物的安全范围窄，具有严重的毒副作用。白血病和淋巴瘤药物治疗的创新和发展，也为开发其他实体瘤的有效治疗途径提供了成功的典范。

（二）输血治疗

血液病常因造血功能障碍导致血细胞和血浆异常，因此，大多数血液病患者在治疗的过程中需要进行输血治疗，从而保证一些有效治疗得以顺利进行，使不少生命垂危的患者转危为安。临床上再生障碍性贫血、溶血性贫血、白血病、多发性骨髓瘤、出血性疾病等患者都可能在治疗过程中进行输血。

（三）造血干细胞移植

异基因造血干细胞移植是通过大剂量放疗和化疗，有时联合其他免疫抑制药物，最大限度地杀灭受者的造血系统，以清除体内的肿瘤细胞、异常克隆细胞，然后再输入供者造血干细胞，重建受者正常造血和免疫功能的一种治疗手段。造血干细胞移植可以治疗很多血液病，包括血液系统恶性肿瘤，如白血病、淋巴瘤、骨髓增生异常综合征、多发性骨髓瘤等；某些血液系统非恶性肿瘤，如地中海贫血、重型再生障碍性贫血。

（四）治疗性血液成分单采

治疗性血液成分单采是指为了满足不同的治疗目的，使用血细胞分离机从供者或者患者的血液中采出其中的一种成分，再回输其余血液成分的过程。通常情况下，从患者体内单采的某一种血液成分可根据治疗的需要进行废弃、用置换液替代或者做某种处理后回输体内，也可以从供血者体内单采某一种成分输给患者。临床上治疗血液单采可分为细胞去除、血液成分置换、血液成分修饰、单采成分输血等。

（五）细胞因子治疗

细胞因子中具有调节造血干/祖细胞增殖、分化、成熟和血细胞存活功能的部分也称为造血生长因子。现在细胞因子不仅可以检测出来，还可以通过基因工程技术生产大量高纯度的细胞因子应用于临床。例如，干扰素在临床上可用于治疗多毛细胞白血病和慢性髓细胞白血病，促红细胞生成素可用于治疗肾性贫血和其他慢性病贫血等。

（六）抗血栓治疗

血栓可以发生在任何部位的血管内，阻塞血管腔，导致血流停止或淤滞，从而造成组织缺血或坏死，进而影响器官功能。临床上抗血栓治疗主要包括抗血小板治疗、抗凝治疗和溶栓治疗，常用的药物包括阿司匹林、氯吡格雷、肝素、华法林、链激酶、尿激酶等。

（七）基因治疗

基因治疗是把一个或多个基因插入到体细胞中的治疗手段。目前有很多对各种血液病进行基因治疗的临床试验，如白血病、淋巴瘤、再生障碍性贫血、血红蛋白病、凝血因子缺陷病等。血友病的生理和遗传特征决定了血友病是基因治疗的理想病种。

（王　晗）

第二章 造血与骨髓检查

 第一节 骨髓和血细胞发生

一、造血器官

造血器官（hematopoietic organ）是能够生成并支持造血细胞分化、发育和成熟的器官。人体的造血器官起源于中胚层原始间叶细胞，主要包括骨髓、胸腺、淋巴结、肝、脾等。人体在胚胎期和出生后，主要的造血器官是不同的。成熟血细胞在体内储存、释放、凋亡的过程不属于造血的范畴。

（一）胚胎及胎儿造血器官

在胚胎发育过程中，造血场所发生了几次改变，而骨髓是这一系列改变的最后归宿。胚胎及胎儿造血可分为三个阶段，中胚层造血期、肝造血期和骨髓造血期。三个阶段的主要造血器官分别是卵黄囊、肝和骨髓。胚胎时期的三个造血阶段不是截然分开，而是互相交替、此消彼长的，虽然有主次之分，但也有重叠，即两个器官同时造血。

1. 中胚层造血期

此期造血大约在胚胎发育第 2 周末开始，此时卵黄囊壁上的胚外中胚层细胞是一些未分化的、具有自我更新能力的细胞，这些细胞聚集成团，称为血岛。到胚胎第 3 周血岛内层的细胞演变成最早的造血干细胞，随着胚胎发育，胚内细胞团中出现胚胎干细胞，随此时胚胎内建立的血流循环迁移到最适宜的微环境中增殖和分化，到胚胎第 9 周时卵黄囊停止造血。

2. 肝造血期

此期始于胚胎第 6 周，胚胎干细胞随血流迁移到肝后种植到肝而引起造血。胚胎 3～6 个月的胎肝是体内主要的造血场所，主要产生有核红细胞，以合成胎儿血红蛋白 F（HbF）为主。胚胎第 4 个月以后开始产生粒细胞和少量的巨核细胞，至胚胎第 7 个月逐渐退化。

3. 骨髓造血期

在胚胎第 3 个月长管骨骨髓已开始造血，随着胚胎发育，骨髓造血日趋发育。胚胎第 8 个月时，骨髓造血已高度发育，主要产生红细胞、粒细胞、巨核细胞、淋巴细胞和单核细胞。这时骨髓成为造血中心，从此肝、脾造血功能减退。另外，胸腺、淋巴结和脾也在不同阶段参与造血。胸腺是最早的中枢淋巴器官，两个半月的胸腺皮质已有淋巴细胞生成，胸腺髓质中不仅有淋巴细胞，还有原始红细胞和粒细胞，但数量很少，持续时间短。

淋巴结在胚胎 3 个月末形成，参与红系细胞的生成，但至胚胎第 4 个月后即转变为淋巴细胞的生成场所，直到出生，并且持续到终身。

脾造血开始于胚胎第 10 周，刚开始以生成红系细胞为主，伴有巨核细胞生成，以后粒系细胞开始增生，在胚胎第 5 个月时生成淋巴细胞和单核细胞，此后红细胞和粒细胞的生成迅速减少，淋巴细胞持续存在到出生后，脾成为终身的淋巴器官。

（二）出生后造血

出生后人体主要的造血场所是骨髓。骨髓是人体最大的器官之一，是形成血细胞的主要场所。正常成年人的骨髓每天每千克体重可产生 25 亿个红细胞、10 亿个粒细胞和 25 亿个血小板，造血速度根据实际需要进行调整。骨髓主要产生红细胞、粒细胞和巨核细胞，同时也产生淋巴细胞和单核细胞。在 3～4 岁前人体全身骨髓均为略呈红色的红骨髓（图1-2-1），到青春期，管状骨骨髓内的造血细胞逐渐被脂肪细胞所取代，外观呈黄色，称之为黄骨髓。随着年龄的增大，黄骨髓的面积逐渐增大，从管状骨的远心端向近心端扩展。在成人期，红骨髓与黄骨髓约各占一半，其中红骨髓主要分布在管状骨近心端、扁骨和椎骨中，黄骨髓主要分布在管状骨中。

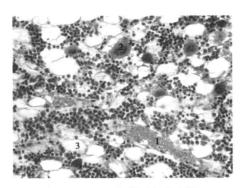

图 1-2-1 红骨髓切片光镜

（图片来源：李继承、曾园山主编，《组织学与胚胎学》第 9 版，人民卫生出版社，2010，正文 42 页，图 5-7）

正常情况下，胎儿出生 2 个月后，骨髓外的器官如脾、淋巴结和肝等不再制造红细胞、粒细胞和血小板。但是，在某些病理情况下，骨髓外的这些器官可以恢复造血功能，参与造血，称为髓外造血。

二、骨髓组织结构

骨髓由造血细胞、非造血细胞、血窦、血管和神经组成。

（一）骨髓的血管

长骨有从骨干进入的滋养动脉，还有从骨骺进入的骺动脉和干骺端动脉。以股骨为例，滋养动脉从近心端骨干通过滋养孔穿过骨皮质进入骨髓腔，分为升支和降支。升支较短，向股骺延伸，降支较长，沿长轴中心延伸，升、降支在长骨的两端与骺动脉分支吻合，共同营养骨骺部的骨髓。位于长骨长轴中心的升、降支再发出辐射状的分支到骨髓皮质的内膜面。在重新穿入骨内膜后，这种辐射状血管的口径变小，成为毛细血管样的结构，穿行于骨皮质的小管系统内。在此，来自滋养动脉的动脉血与来自肌肉动脉衍化来的骨外膜毛细血管的皮质毛细血管系统的血液相混合，这些皮质毛细血管系统重新进入骨髓腔后在造血组织附近形成窦状网络，造血细胞分布其中。血窦彼此相连，在骨髓腔中，血液在高度分化的髓窦网络中流动，这些血窦汇集到一条大的中心髓窦，并通过静脉导管与滋养动脉伴行，从滋养孔穿出骨髓腔，流向全身静脉循环。扁骨和不规则骨的骨髓通常由滋养动脉和骨膜动脉供应血液。

（二）骨髓的神经

骨髓的神经来自脊神经，骨髓的所有动脉都有神经束伴行，神经束的分支缠绕动脉壁呈网状分布，神经束的神经纤维终止于动脉的平滑肌。还有一些无髓鞘的神经纤维终止于毛细血管或者造血细胞之间。另外有一些孤立的神经束在骨皮质与中央静脉间平行前行，神经纤维终止于血窦内皮细胞。骨髓的静脉系统也有少量神经支配。肾上腺素能神经纤维多见于动脉的外膜、中小静脉和血窦，而胆碱能神经纤维多见于大血管和骨髓实质中接近巨核细胞和脂肪细胞处。

（三）血窦

对于哺乳动物，造血发生在骨髓血窦之间的血管外间隙。血窦形状不规则，血窦壁由内皮细胞、基底膜和外膜网状细胞组成。内皮细胞呈扁平梭形，覆盖着窦腔的内表面，细胞核通常向窦腔内膨出，周边的胞浆较薄，细胞核呈椭圆形或长杆形，核仁有或无，含有线粒体、高尔基体、核糖体、微丝、微管等。内皮细胞不仅充当血管内壁，还是造血微环境中重要的基质成分，其与造血细胞有着密切的解剖关系，在造血祖细胞的增殖和分化中起到关键性作用。内皮细胞还可以分泌细胞因子参与造血调控。

内皮细胞间的连接方式与骨髓外血管内皮细胞间的连接不相同，它们不是紧密连接，是互相重叠或互相交错对插，可以互相滑动，有利于血窦的扩张和收缩。内皮下的基底膜是不连续的，主要由层粘连蛋白和胶原组成，呈颗粒状。外膜网状细胞也是不连续分布的，细胞突一面包绕血窦内皮细胞，另外一面伸出长长的突起穿行于造血细胞之间。

（四）非造血细胞

骨髓中的非造血细胞是指基质细胞，包括成纤维细胞、脂肪细胞、巨噬细胞和骨髓基质干细胞，它们与血窦内皮细胞共同构成造血微环境。

成纤维细胞散在于间质中，呈短梭形或星形，胞质嗜酸性，细胞核呈梭形，可见核仁，染色质稀疏。成纤维细胞可表达 α - 平滑肌 - 1 抗原和平滑肌肌浆球蛋白，还可以分泌多种细胞因子。

脂肪细胞占髂骨骨髓总容量的 1/3 ～ 1/2，主要起到支持和营养的作用。脂肪细胞来源于成纤维细胞或外膜网状细胞，也可转化为成纤维细胞。脂肪细胞胞浆中含有大量脂滴，细胞核常被挤到一侧。骨髓中的脂肪细胞体积小，饱和脂肪酸含量低，不像其他部位的脂肪细胞在机体饥饿时分解。脂肪细胞减少了骨髓造血空间，一旦机体需要，脂肪细胞可以失去脂肪，使血窦重新形成。

巨噬细胞外形不规则，可伸出长长的突起，细胞核不规则，胞浆中有溶酶体颗粒和残渣小体。骨髓中的巨噬细胞具有活跃的吞噬功能和防御功能。当细菌、异物侵入时，巨噬细胞参与吞噬和清除。巨噬细胞的第一种位置是位于红细胞造血岛的中央，为红细胞提供铁，第二种位置是位于血窦旁，伸出的突起穿过内皮细胞壁，清除血液循环中无效的红细胞，第三种位置是位于造血细胞之间。

骨髓基质干细胞是在哺乳动物的骨髓基质中发现的一种具有分化形成骨、软骨、脂肪、神经等多种分化潜能的细胞亚群。它们对骨髓中的造血干细胞不仅有支持作用，还能分泌多种生长因子来支持造血。

三、造血干/祖细胞

造血干细胞的"干"，译自英文 stem，意为"树干"和"起源"。造血干细胞具有向红系、粒系、巨核系和淋巴系祖细胞分化的能力，干细胞是祖细胞的来源，是所有血细胞和免疫细胞的起源。造血干/祖细胞具有以下生物学特性。

（一）造血干细胞的全能性

造血干细胞具有分化为髓系和淋巴系祖细胞的潜能，髓系又包括红系、粒系和巨核系。由许多实验可以证明髓系和淋巴系是同源的。例如在慢性粒细胞白血病急变时，其粒系白血病细胞也出现了淋巴系表型。再比如含铁粒幼细胞性贫血患者红细胞、粒细胞、单核细胞及淋巴细胞中发现完全相同的 G6PD 同工酶等。

（二）造血干细胞具有自我更新能力

造血干细胞在体内数量极少，而且正常情况下95%的造血干细胞处于静止期，它在不断分化为祖细胞的同时还能够保持数量不变，而且还保持造血干细胞自身的特性不变，是因为造血干细胞具有自我更新的能力。正常的造血干细胞只进行不对称有丝分裂，即一个造血干细胞进行分裂产生两个子细胞，其中一个子细胞当即分化为祖细胞，而另外一个子细胞则保持造血干细胞全部的特征不变。这种不对称分裂不论进行多少次，造血干细胞的数量和质量都不会发生改变。这就说明造血干细胞在有丝分裂的过程中并不增殖或扩张却又不断产生祖细胞。

（三）造血干/祖细胞的多态性

造血干细胞和祖细胞都是不均一的细胞群体。经过有丝分裂的次数为造血干细胞的"代龄"，代龄不同就形成了造血干细胞群体的代龄结构，即多态性。随着代龄的增加，造血干细胞自我更新和维持能力会有所下降，但对于处于稳定状态的人体并不影响正常的造血。在应激的状态下，代龄小的造血干细胞具有更强的造血能力。因此，来自胎儿肝、脐带血的造血干细胞相比老年人骨髓中的造血干细胞具有更强的造血潜能。造血干细胞的多态性除了表现为不同的代龄外，还有增殖态和静止态之分，并且造血干细胞不断地在增殖态与静止态之间转换。

造血祖细胞的多态性更加明显，由于其分化和增殖同时进行，所以分化等级也反映了造血祖细胞的代龄。最早期的造血祖细胞是从造血干细胞直接演变而来，它的数量反映了造血干细胞的数量。高增殖潜能集落形成单位（high proliferative potential colony forming unit，CFU-HPP）和长期培养起始细胞（long term culture initiating cell，LTC-IC）都属于人类早期的祖细胞。这些祖细胞再分化为粒红单核巨核多系集落形成单位（colony forming unit-granulocyte，erythrocyte，monocyte and megakaryocyte，CFU-GEMM），红单核巨核系集落形成单位（colony forming unit-erythrocyte，monocyte and megakaryocyte，CFU-EMM），粒红单核集落形成单位（colony forming unit-granulocyte, erythrocyte and monocyte, CFU-GEM），粒单核巨核集落形成单位（colony forming unit-granulocyte, monocyte and megakaryocyte, CFU-GMM），以上这些属于多向性祖细胞，培养形成的集落含有至少三个细胞系的细胞。它们在体外培养三周形成的集落非常巨大，称为"瀑式集落"。多向性祖细胞再继续分化为晚期祖细胞，如粒 – 单核细胞集落形成单位（colony forming unit-granulocyte and monocyte, CFU-GM）、嗜酸 – 单核细胞集落形成单位（colony forming unit-eosinophil and monocyte, CFU-EOM）、红系 – 粒系集落形成单位（colony forming unit-erythrocyte and granulocyte, CFU-EG）、粒系集落形成单位（colony forming unit-granulocyte, CFU-G）、单核集落形成单位（colony forming unit-monocyte, CFU-M）等，其中红系集落形成单位（colony forming unit-erythrocyte, CFU-E）代表最晚的祖细胞。骨髓中早期祖细胞的含量非常少，晚期祖细胞的含量很多，往往是早期祖细胞的数十倍。造血祖细胞的自我更新能力逐渐减弱，到晚期祖细胞已经完全丧失了自我更新的能力。但造血过程中细胞的大量扩增主要依靠祖细胞的增殖扩增。

晚期祖细胞分化到最后，最终出现特异性的形态和功能，成为从形态上可以辨认的各系前体细胞，这些前体细胞是骨髓细胞分类中所见到的各系幼稚细胞。

（四）造血干/祖细胞的检测方法

造血干/祖细胞在形态学上没有特异性的特征，因此无法从形态上给予辨认。通常利用体外培养形成集落进行辨认。CFU-HPP 为体外培养 28 天形成的巨大集落，LTC-IC 为体外培养 5 ～ 8 周形成。CFU-HPP 和 LTC-IC 的检测可以反映体内造血干细胞的存在和变化，集落内的细胞分化不足，形态上无法辨认。在体外培养形成集落的祖细胞称为集落形成细胞（CFC），集落计数可以反映祖细胞的数量，经培养后所形成的集落内部都是 CFC 的后代细胞，有许多形态可辨认的前体细胞和成熟细胞。每一个这样的集落源自一个 CFC，在进行计数时这些集落称为集落形成单位（colony forming cell, CFU），CFU 是 CFC 经培养形成集落后可计数的单位。例如 CFC-EG 经培养后形成可计数的红粒系，称为 CFU-EG，在培养皿中见到的是 CFU。在体外还可以通过流式细胞仪检测细胞表面标志从而鉴定造血干细胞的存在和数量。

除了上述介绍体外检测法外，还有体内检测，后者才是造血干细胞最可靠的定性检测方法。体内检测主要利用人造血干细胞移植入造血缺陷的动物模型中，可以在动物体内长期地重建造血，从而验证了造血干细胞的存在。

（五）造血干/祖细胞的临床应用

造血干/祖细胞在临床上主要用于造血干细胞移植。临床上造血干细胞可来自骨髓、外周血、脐带血等。造血干细胞广泛应用于血液病治疗的临床实践，已经成为治疗恶性血液病、重型再生障碍性贫血、某些异常免疫病、某些遗传病和急重度骨髓型放射病的最有效的方法。对造血干细胞的深入研究还发现它们可以被诱导分化为肝细胞、骨骼肌细胞、心肌细胞、血管内皮细胞、神经细胞等细胞，因此造血干细胞有望用于组织再生和创伤修复。

四、造血微环境

造血干/祖细胞处在由各种调控细胞和来自原位或远处的细胞因子等构成的空间中，

这个能够调控造血干/祖细胞增殖分化的环境叫造血微环境（hemopoietic microenvironment）。造血微环境是造血细胞赖以生长发育的环境，在骨髓中由基质细胞和细胞外基质组成，其核心成分是基质细胞，基质细胞主要包括巨噬细胞、血窦内皮细胞、网状细胞、成纤维细胞、骨髓基质干细胞和肥大细胞等细胞。细胞外基质包括胶原纤维、纤维连接素、软骨素等。基质细胞位于造血干/祖细胞周围，不仅起到造血支架作用，而且具有调控活性。造血微环境中还有许多的粒细胞、单核细胞、淋巴细胞等成熟血细胞，这些细胞与造血干/祖细胞之间有生物信号网络，并能够分泌各种细胞因子。基质细胞还能产生粘连性糖蛋白、网状纤维等细胞外基质成分，有滞留造血细胞的作用。

各种发育中的血细胞在造血微环境中的分布呈现一定的规律。造血微环境的不同部位具有不同的造血诱导作用。幼稚红细胞常位于血窦附近，嵌附在巨噬细胞表面，当红细胞发育成熟而贴近并穿过血窦内皮，脱去细胞核成为网织红细胞。而幼稚粒细胞多远离血窦，当发育至晚幼粒细胞时，以变形运动接近并穿入血窦。巨核细胞多紧靠血窦内皮间隙，将细胞质突起伸入窦腔，脱落形成血小板。

在造血微环境中，根据距离不同，细胞因子及其受体的作用方式可分为 4 类。

1. **旁分泌**

受体在靶细胞表面，细胞因子由附近的不同细胞产生，这种作用方式在体内普遍存在，是细胞间通行的主要方式。

2. **自分泌**

受体在靶细胞表面，细胞因子由同一细胞产生，细胞因子分泌至细胞外与细胞表面的受体结合，作用于细胞自身。

3. **并置分泌**

这种类型为膜结合型细胞因子的作用方式，细胞因子分子的一段穿出生成细胞的细胞膜之外，而另外一段则留在生成细胞的胞质之中，仅当细胞因子产生细胞与靶细胞并且贴近时，胞外段才能与靶细胞上的受体结合。

4. **内分泌**

受体在细胞表面，细胞因子由相距甚远的不同细胞产生，经血液循环运送至造血组织。

在造血微环境中，各种调控细胞之间、细胞因子与相应的受体之间、细胞因子之间、不同受体之间，以及调控细胞和细胞因子与造血干/祖细胞之间，有相互识别、调控等复杂的联系，近距离调控和远距离调控交织成网，各种细胞之间相互协同或制约。细胞因子通过一个或几个调控细胞诱导产生一些其他的细胞因子，作用于造血干/祖细胞。归纳起来，造血微环境为造血干细胞提供生存和发育的空间，与造血干细胞发生细胞间作用，还可以产生造血生长因子。

五、造血调控

造血的过程要使不断消耗的各系血细胞得到补充，保持血液中各系血细胞的数量与质量的稳定，这需要十分精细的造血调控系统，它要保持各阶段的细胞增殖与分化、生长与凋亡之间的平衡。这个调控的过程既包括正调控和负调控、近距离调控与远距离调控的平衡，也包括在造血微环境中造血调控细胞之间、各细胞因子之间、细胞因子与受体之间的

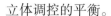

立体调控的平衡。

（一）细胞因子的生物学特性

在对细胞因子加深了解的过程中，细胞因子的命名曾被多次更改。它曾被称为"淋巴因子""单核因子""生长因子""造血因子""免疫因子"等。但这些命名都有一定的局限性，不能够涵盖细胞因子的所有功能，还是命名为"细胞因子"最为恰当。细胞因子是指源自细胞又以不同方式作用于细胞的活性多肽，具有多种生物学功能，如调节细胞生长、分化成熟、功能维持、调节免疫应答、参与炎症反应等。细胞因子可分为白细胞介素、集落刺激因子、干扰素、肿瘤坏死因子超家族、趋化因子、生长因子等类别。

天然的细胞因子都是糖蛋白，分子量在 $15\sim66$ kDa，用基因工程方法大量生产的重组人类细胞因子与天然细胞因子的结构与功能几乎完全相同，凡是用于临床及实验的细胞因子及其可溶型受体等都是重组产品。在体内，同一种细胞可产生多种细胞因子，例如 T 细胞可生成 20 余种细胞因子。同一种细胞因子又可具备多种功能，例如白细胞介素 – 3（IL-3）对造血干细胞、早期祖细胞、晚期祖细胞、粒系、红系、巨核系都有明显的促生长作用。不同种细胞因子之间还可以发挥协同作用，例如粒细胞 – 巨噬细胞集落刺激因子（granulocyte-matrophage colony stimulating factor，GM-CSF）能够加强 IL – 3 的促细胞生长的作用。

（二）细胞因子与受体结合后的信号转导调控网络

从信号转导角度，细胞因子属于胞外信号，即第一信使，细胞因子蛋白必须与靶细胞上相应的受体结合后，才能产生胞内信号，即第二信使。靶细胞上受体的数量直接关系到该细胞因子对靶细胞作用的强度。细胞因子与受体结合后启动的信号转导途径很多，形成了错综复杂的调控网络。细胞因子与受体结合后启动的胞内信号转导形成的调控网络有两种调节方式：一种是级联反应，即纵向调节，是指在一条信号转导通路上各种调节因子作用于不同环节，磷酸化和去磷酸化作用就属于这种调节；另一种是交联反应，即横向调节，是指不同信号转导途径之间的交流，可发生在多个水平，例如可以是激酶与转录因子之间的作用。

（三）造血的基因调控

造血干/祖细胞增殖分化的每个环节都受到基因的调控。造血祖细胞每一步分化都是其基因的序列发生重排所引起的，细胞基因的功能又受到细胞外环境的影响。各种细胞因子及它们的受体也都是基因表达的产物。基因表达的效率直接关系到调控细胞与造血细胞之间的相互作用。在机体正常稳定的状态下，造血调控相关的基因协调有序、准确无误地表达，即便在有丝分裂过程中发生了染色体或 DNA 分子结构轻微改变，也能够在某些基因的调控下使造血细胞进入静止状态进行基因修复。在某些致病因素的作用下，如果发生了 DNA 缺失、易位、插入、扩增等不可逆的基因突变，造血干/祖细胞增殖分化的调控将发生紊乱，从而出现各种病理性变化。但对于基因如何调控造血干/祖细胞的定向分化知之甚少，迄今为止，已发现大多数细胞因子及其受体的基因位点。近年来还逐渐认识到转录因子对造血的调控作用，例如缺乏粒细胞集落刺激因子（granulocyte colony stimulating factor，G-CSF）和其受体的小鼠仅表现为轻度的粒细胞减少，而转录因子 C/EBPα 缺乏的小鼠粒细胞严重减少。

六、各系血细胞发育过程

晚期祖细胞已开始定向分化，形成从形态上可以辨认的各系前体细胞，这些造血前体细胞是骨髓细胞分类中见到的各类幼稚细胞（图1-2-2）。

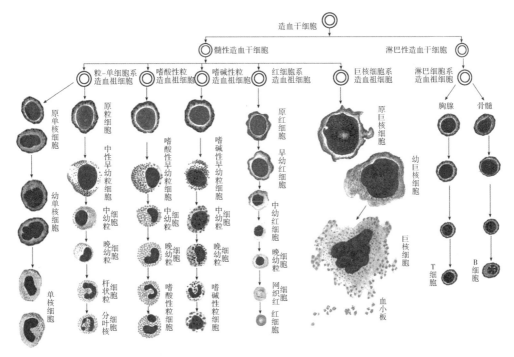

图1-2-2 血细胞发生模式

（图片来源：引自李继承、曾园山主编，《组织学与胚胎学》第9版，人民卫生出版社，2010，正文45页，图5-10）

（一）血细胞发育规律

1. 细胞体积

随着血细胞的发育成熟，胞体逐渐变小，但巨核细胞体积通常在发育过程中逐渐变大，早幼粒细胞也较原始粒细胞稍大。发育过程中胞体大小变化的同时常发生形态学变化，如单核细胞和巨核细胞从圆形或椭圆形变为不规则形。

2. 细胞质

随着血细胞的发育成熟，胞质的量由少逐渐增多，但淋巴细胞的变化不大。染色方面随着发育的进行，由深蓝变浅染，甚至淡红，红细胞系最终变为橙红色。颗粒方面从原始细胞无颗粒到早幼粒细胞出现嗜天青颗粒，再到出现特异性颗粒。但幼红细胞的胞质内无颗粒，淋巴细胞除NK细胞外也无颗粒。

3. 细胞核

细胞核在血细胞的发育过程由大变小，由形状规则变为不规则，甚至出现分叶。染色质由细致疏松逐渐变得粗糙致密，着色由浅变深。核仁由有到无，从清晰到模糊不清，最后消失。核膜从不明显到明显。但巨核细胞核则逐渐由小变大，红细胞系核变小，核形规则，并且成熟以后脱核。

4.细胞核/细胞质比例

随着血细胞的发育，细胞核与细胞质的比例由大变小，但巨核细胞与其相反。

（二）粒系发育过程

对于普通成年人来说，粒细胞分别生活在骨髓、血液和组织三种环境中，造血干细胞在骨髓分化为粒细胞前体以及增殖和成熟，前体细胞大约发生 5 次分裂后失去分裂的能力，进入巨大的骨髓储存池，在储存池被释放入血液，循环数小时后进入组织。

最早的粒系前体细胞称为原粒细胞，细胞具有分裂能力，胞质内无颗粒，细胞核体积较大，直径占细胞直径一半以上，染色质细致，核仁清晰可辨。原粒细胞边分裂边成熟，分化为早幼粒细胞。早幼粒细胞体积比原粒细胞大，胞质中出现暗红色的嗜天青颗粒（Romanowsky 染色），染色质开始聚集在核仁周围使得核仁更容易看清。此时期的细胞仍具有分裂能力，边分裂边分化为中幼粒细胞，中幼粒细胞细胞体积较早幼粒细胞略小，胞质中出现 S 颗粒，在 Romanowsky 染色中分别染上紫色、红色和蓝色，即中性、嗜酸性和嗜碱性。中性颗粒细小，不易辨认。嗜酸性颗粒粗大，具有折光性，极易辨认。嗜碱性颗粒粗大，但为水溶性，处理不当时易丧失。中幼粒细胞的染色质更为致密，并可结块，细胞核一侧可有凹陷，切迹不超过一半，核仁不复存在。此时期的细胞不再分裂，分化成熟为晚幼粒细胞，晚幼粒细胞的细胞核一侧也有凹陷，切迹超过一半。此时期的细胞再继续发育为杆状核粒细胞，其细胞核呈带状，并可分段，再下一期则为分叶核粒细胞。

参与调控粒细胞生成的主要细胞因子有 GM-CSF、M-CSF、G-CSF、IL-5、IL-3 等，其中 G-CSF 是粒系造血调控的核心因子。粒系定向分化有特异性因子调控，向中性粒细胞分化必需的细胞因子是 G-CSF，向嗜酸性粒细胞分化必需的细胞因子是 IL-5，向嗜碱性粒细胞分化必需的细胞因子是 SF、IL-3、TGF-β。

（三）单核细胞系发育过程

单核细胞和中性粒细胞来源于共同的造血祖细胞，原单核细胞和幼单核细胞是单核细胞的前体细胞，这些细胞的核染色质细致，有核仁。原单核细胞在骨髓内很少见，光镜下很难与原始髓系的细胞相区别。幼单核细胞核不规则，有折叠凹陷，核染色质浓聚。经过原单核细胞和幼单核细胞的发育阶段，最终发育为单核细胞。幼单核细胞增殖力很强，当机体出现炎症或免疫功能活跃时，幼单核细胞分裂增殖加速，以提供足量的单核细胞。参与单核系发育调控的细胞因子主要为 M-CSF。

（四）红系发育过程

红细胞系起源于未分化造血干细胞，红系祖细胞定向分化经历数个复制阶段，每个阶段都有其特征性超微结构形态学特征。随着红系祖细胞向成熟分化，血红蛋白合成逐渐增强且密度逐渐增加，细胞核逐渐固缩并最终从细胞内脱出。

最早的红系定向的特征性祖细胞是 BFU-E，BFU-E 能在体外半固体培养基上形成瀑式集落，即包含成千上万个细胞的集落，BFU-E 需要 IL-3、促红细胞生成素、粒细胞－单核细胞集落刺激因子等作用进行增殖、逃避细胞凋亡及分化为形态上可以辨认的红系祖细胞。CFU-E 为较晚期红系祖细胞，能在体外得到确认，对促红细胞生成素非常敏感，在体外培养 2～5 天，可以形成形态上可以辨认的红系前体细胞集落。最早的红系前体细胞称为原红细胞，体积较大，呈不规则圆形或略椭圆形，细胞核占细胞总面积的 80%，染色质细致，呈小块状分布，可见一个或多个清晰的核仁。早幼红细胞比原红细胞小，细胞核占细胞面积的 3/4，染色质呈细颗粒状，偶见核仁，此时血红蛋白开始出现，此期的细胞仍有分裂能力。进入中幼红细胞时期，由于血红蛋白稀释了多核糖体的含量，使得胞质由蓝色变为粉红色。此阶段细胞体积比早幼红细胞小，细胞核占细胞面积不到一半，染色质呈粗块状，核仁消失，血红蛋白开始增多，细胞分裂能力变弱。在红系生成的最后一次有丝分裂后形成晚幼红细胞，此时期血红蛋白浓度增加，细胞体积缩小，核偏心，占细胞体积的 1/4，染色质呈致密块，核仁消失。晚幼红细胞不再分裂，细胞内血红蛋白含量已达到正常水平，脱核成为网织红细胞。网织红细胞进入血循环后通过自噬清除残留的核糖体、线粒体等细胞器，最终发育为成熟红细胞。

促红细胞生成素是红系造血调控的核心因子，它防止红系各发育阶段细胞的凋亡。IGF-1 和 SF 也起到重要的作用。

（五）淋巴系发育过程

一部分淋巴性造血干细胞经血流进入胸腺，分化为 T 淋巴细胞，一部分在骨髓内发育为 B 淋巴细胞和 NK 细胞。淋巴细胞的发育过程主要表现为细胞膜蛋白和功能状态的变化，而形态结构的演变不明显，因此不易从形态上划分淋巴细胞的发育阶段。

（六）巨核细胞系发育过程

造血干细胞和祖细胞向巨核系定向分化为前体细胞，最早的巨核系前体细胞为原巨核细胞。原巨核细胞分化为幼巨核细胞，体积变大，胞质内开始出现血小板颗粒，细胞核常呈肾形。幼巨核细胞经过数次 DNA 复制，成为 8～32 倍体，但细胞核不分裂，形成巨核细胞。巨核细胞形状不规则，胞质中形成大量血小板颗粒，聚集成团，细胞核巨大呈分叶状。然后，胞质内出现大量的分隔小管，将胞质分隔成许多小区，每个小区内含有一团血小板颗粒，这就是一个未来的血小板。最后，巨核细胞伸出胞质突起从血窦内皮细胞间隙伸入窦腔，巨核细胞末端胞质脱落成为血小板。一个巨核细胞可生成 2000～8000 个血小板。

与巨核细胞生成和成熟相关的细胞因子有 IL-3、IL-6、IL-11、SF、LIF 和 TPO，其中影响血小板数量的最重要的细胞因子是 TPO 和 IL-11。

七、细胞凋亡

细胞凋亡是一种在一个特定的信号转导通路中涉及一系列生化事件的生理过程，这个过程最终导致有序的细胞死亡。通过这种方式死亡的细胞不会向内环境中释放有毒成分。典型的细胞凋亡过程涉及由半胱氨酸蛋白酶进行级联裂解，这种酶称为半胱天冬酶（caspases）。激活的半胱天冬酶通过裂解细胞内底物诱导 DNA 片段化，核固缩，胞质皱缩，细胞膜起泡。此后，凋亡小体形成，细胞发生死亡和溶解。细胞凋亡在维持正常组织和器官的细胞恒定与生长平衡以及胚胎发育、造血、免疫系统的成熟，乃至机体衰老方面都起着重要作用。根据诱发凋亡的刺激来源，凋亡主要分为三种途径：

（1）一种是细胞凋亡的内部线粒体途径：当细胞受到 DNA 损伤、细胞缺氧、细胞生长因子缺失等内部凋亡刺激因子作用，可激活细胞内部线粒体凋亡途径，引起细胞凋亡。

（2）另一种是死亡受体介导的外部凋亡途径：死亡受体通过与相关配体结合发生寡聚化及结构的改变，暴露出能与衔接蛋白结合的结构域，聚集并激活衔接蛋白，从而引发下游 caspases 的活化，最终导致细胞凋亡的发生。

（3）还有一种是 B 粒酶信号途径介导的细胞凋亡：细胞毒性淋巴细胞能向靶细胞传递一些毒性颗粒，其中包含 TNF、B 粒酶。进入细胞内部的 B 粒酶自身具备蛋白水解作用，既能直接裂解并激活 caspases，促进细胞凋亡，还能通过裂解 BH3-only 蛋白（bcl-2 homology domain 3-only proteins）间接激活细胞凋亡的线粒体途径。

在血液系统中，活跃的细胞凋亡能够维持造血干细胞的自我更新，维持血细胞分化和血细胞消亡的平衡，从而保持血细胞数量和功能的恒定。细胞凋亡过程的紊乱可能与许多血液系统肿瘤的发生有直接或间接的关系，对细胞凋亡机制的研究必将有助于深入地探讨血液系统肿瘤治疗的新方法，最终达到控制和治疗的目的。

 第二节　骨髓检查

随着医学技术的发展，各种诊断技术和检查手段日益完善，但是对于血液系统疾病患者，骨髓检查是最基本、最重要的检查。骨髓是主要的造血器官，结合血象、骨髓象和临床资料可以对一些血液系统疾病作出肯定诊断或支持临床诊断。骨髓检查还可用于某些感染性疾病的诊断。由于骨髓是许多恶性肿瘤转移的好发部位，通过骨髓检查可以确定是否有骨髓转移。

骨髓检查分为骨髓穿刺和骨髓活检两种。骨髓穿刺是指抽取少量的骨髓液针对骨髓细胞进行检查，通过骨髓穿刺后进行涂片实现。骨髓活检是指用特制的穿刺针取一小块圆柱形骨髓组织来做病理学检查，主要是针对骨髓的组织结构进行检查。

一、骨髓穿刺涂片检查临床意义

骨髓穿刺涂片检查是血液病诊断中必不可少的步骤，骨髓细胞涂片后可通过多种手段进行骨髓细胞学检查，包括细胞形态学、细胞生物化学、细胞免疫学、细胞遗传学等。骨髓细胞学检验可以了解骨髓中各种血细胞的数量和形态，可以了解有无异常细胞等，从而辅助诊断疾病、观察治疗效果和判断预后。

二、骨髓穿刺涂片检查步骤

1. 穿刺部位的选择

骨穿部位的选择一般要考虑以下几方面的问题：一是选择红骨髓丰富的骨髓腔进行穿刺；二是选择浅表、易定位的部位进行穿刺；三是穿刺应避开重要脏器。因此，临床上常采用的穿刺部位是髂骨前上棘和髂骨后上棘，其次采用的穿刺部位为胸骨、胫骨等。

2. 骨髓穿刺获得骨髓液

常规消毒皮肤，戴无菌手套、铺消毒洞巾，用局部麻醉药利多卡因逐层做局部浸润麻醉直至骨膜。将骨髓穿刺针固定器固定在适当长度后，以左手拇、食指固定穿刺部位皮肤，右手持针于骨面垂直刺入，若选择胸骨柄作为穿刺部位，穿刺针与骨面成 $30°\sim40°$ 角斜行刺入。穿刺针接触到骨质后左右旋转，缓慢钻刺骨质，当感到阻力消失，且穿刺针已固定在骨内时，表示已进入骨髓腔。拔出针芯，接上干燥的 20 mL 注射器，用适当力度缓慢抽吸，骨髓液抽吸量以 $0.1\sim0.2$ mL 为宜。

3．涂片

将适量骨髓液置于干净的玻片上，用推片蘸取骨髓小粒丰富的骨髓液少许，置于玻片右端三分之一处，使玻片、推片和骨髓液接触后骨髓液扩散成一均匀的粗线，然后使推片和玻片呈 $30°\sim45°$ 角，自右向左，均匀地向前推。涂片制备的质量直接影响骨髓细胞形态的观察及结果的判断。

三、骨髓常规检验

骨髓细胞形态学检验包括骨髓常规检验和骨髓特殊检验（细胞化学染色）。用来观察细胞形态的显微镜包括普通显微镜、相差显微镜、扫描电镜、透视电镜、荧光显微镜等，其中最实用、操作最简单的是普通显微镜。骨髓常规检验主要包括普通显微镜低倍镜观察和油镜观察相关内容。

（一）低倍镜观察内容

1．骨髓涂片质量

通过观察涂片厚薄程度、骨髓小粒数量多少、油滴和染色等情况判断骨髓涂片质量，并选择满意的镜下区域进行有核细胞分类和计数。

2．骨髓增生程度

通过骨髓中有核细胞数量的多少可以反映出骨髓增生程度。通常骨髓增生程度可分为极度活跃、明显活跃、活跃、减低和极度减低五级。

3．巨核细胞计数

由于巨核细胞体积较大，数量少，因此，巨核细胞的计数通常在低倍镜下进行。但巨核细胞的分期需在油镜或者高倍镜下观察。

4．查找异常细胞

要在整个涂片范围内观察有无成堆分布或体积较大的异常细胞，尤其在涂片尾部等边缘部位，如恶性淋巴瘤细胞、骨髓转移癌细胞、戈谢细胞等。

（二）油镜观察内容

1．骨髓各系细胞增生程度

观察骨髓各系细胞形态、增生程度、各系大致比例等情况，得出初步的诊断意见。

2．有核细胞计数和分类

应该选择涂片背景干净、厚薄合适且均匀、细胞结构清晰的部位进行计数，通常在涂片体尾交界处。计数要有一定的顺序，避免重复计数。计数的细胞包括除破碎细胞、巨核细胞和分裂象以外的其他有核细胞。

3．细胞形态观察

观察粒细胞、红细胞、巨核细胞、淋巴细胞、单核细胞等的形态特征以及各阶段比例。细胞形态的观察包括胞体、胞质、胞核的形态特点等。

四、常用细胞化学染色的原理和方法

细胞化学染色是以细胞形态学为基础，结合运用化学反应原理对细胞的酶类、脂类、糖类、蛋白质、核酸、铁等化学物质作定性、定位和半定量分析的方法。由于血细胞在病理情况下的化学物质成分和含量会发生改变，故临床上细胞化学染色主要用于辅助血液系统疾病的诊断和鉴别诊断。另外，不同血细胞系列所含的化学物质成分、含量和分布各有不同，而且随着血细胞的逐渐成熟，其化学物质的成分和含量等会发生相应的变化。因此，细胞化学染色可以辅助判断急性白血病的细胞类型。

细胞化学染色可分为中性粒细胞碱性磷酸酶染色、过氧化物酶染色、铁染色、苏丹黑染色、酯酶染色等不同方法。不同的细胞化学染色方法，染色步骤不同，但基本步骤和原理是相同的。

1. 固定

为了使细胞结构和化学成分保持不变，需要对细胞进行固定。根据染色的成分不同，选择合适的固定液，使细胞内的酶类、蛋白质、糖类变成不溶性物质。固定的方法有化学法和物理法，化学法包括蒸汽固定或液体固定，物理法包括干燥固定和火焰固定。临床上常采用的是化学法固定，如采用甲醛、乙醛、甲醇等。

2. 有色沉淀反应

通过不同化学反应，使被检测的化学物质形成稳定的有色沉淀。以雪夫反应为例，过碘酸氧化细胞内糖类中的乙二醇，使之成为乙二醛基，雪夫试剂与醛基作用，使红色品红形成红色沉淀物。

3. 复染

复染的目的是使各种细胞能清楚地显示出来便于辨认。为了既能使细胞结构显示清楚又能看出细胞化学染色结果，选择复染液需要注意的是复染液的颜色应与有色沉淀的颜色有明显的对比度。

五、中性粒细胞碱性磷酸酶染色

(一) 原理

中性粒细胞碱性磷酸酶（neutrophil alkaline phosphatase，NAP）显示方法有偶氮偶联法和钙钴法两种。偶氮偶联法的染色原理是血细胞内的碱性磷酸酶在 pH 为 9.4～9.6 条件下，可将基质液中的 α 磷酸萘酚钠进行水解，产生 α 萘酚与重氮盐偶联形成有色的沉淀，定位于细胞质内酶活性所在位置。

(二) 临床意义

NAP 的活性可因性别、年龄、月经周期、妊娠等不同状态而呈现一定的生理性变化。在病理状态下，NAP 活性的变化可帮助诊断某些疾病。

（1）急性淋巴细胞白血病的 NAP 积分值常增高，急性粒细胞白血病时 NAP 积分值降低，急性单核细胞白血病时 NAP 积分值通常正常或降低，慢性髓系白血病的 NAP 活性明显降低。

（2）细菌性感染时 NAP 活性明显增高，由细菌感染引起的类白血病反应时 NAP 活性极度增高，可作为与慢性髓系白血病鉴别的重要指标。

（3）再生障碍性贫血时 NAP 活性增高，而阵发性睡眠性血红蛋白尿时活性降低，因此可作为两者鉴别的参考。

（4）骨髓增殖性肿瘤如真性红细胞增多症、骨髓纤维化症、原发性血小板增多症等患者 NAP 活性中度增高。

（王　晗）

第三章 血浆的特征与功能

 第一节 血浆的组成及功能

一、血浆的化学成分

将血液放入抗凝管中离心 30 min，血液将分为三层（图 1-3-1）。上层淡黄色的液体即为血浆，中间层白色不透明的液体为白细胞和血小板，下层深红色不透明的液体为红细胞。

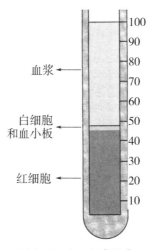

图 1-3-1 血液组成

血浆（plasma）由水和溶质组成。其中水的容积占血浆的 91%～92%；溶质包括蛋白质、电解质、气体和小分子有机物（如营养物质、激素、代谢产物等），容积占 8%～9%。其中小分子物质（电解质、气体和小分子有机物）约占血浆容积的 2%，余 6%～7% 为血浆中的蛋白质。血浆中的蛋白质统称为血浆蛋白，用盐析法可分为白蛋白、球蛋白和纤维蛋白原。正常成人血浆蛋白总量为 65～85 g/L，其中白蛋白为 40～48 g/L，球蛋白为 15～30 g/L，纤维蛋白原仅为 2～4 g/L，白蛋白/球蛋白比值为（1.5～2.5）:1。由于血浆中的白蛋白主要由肝产生，肝疾病时常致白蛋白减少，白蛋白/球蛋白比值下降。血浆的化学成分见图 1-3-2。

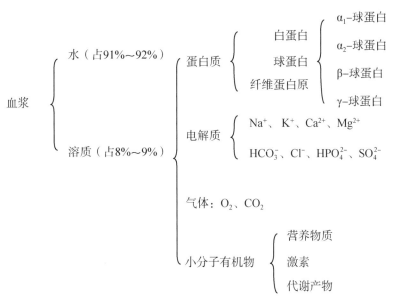

图 1-3-2　血浆组成

血浆的固体成分还可以分为无机物和有机物两大类。无机物以电解质为主，重要的阳离子包括 Na^+、K^+、Ca^{2+}、Mg^{2+}，重要的阴离子包括 Cl^-、HCO_3^-、SO_4^{2-}、HPO_4^{2-} 等。有机物包括蛋白质、非蛋白质类含氮化合物、糖类、脂类等。非蛋白质类含氮化合物主要包括尿素、肌酸、肌酸酐、胆红素、尿酸、氨等，它们中的氮总量称为非蛋白质氮（nonprotein nitrogen，NPN），其中血尿素氮约占 NPN 的一半。

二、血浆的理化特性

（一）渗透压的概念

如果在不同浓度的溶液间用半透膜隔开，半透膜只能让水分子透过，而溶质分子不能透过，因高浓度溶液中含有较多的溶质颗粒，从而具有较强的保留和吸引水分子的能力。结果会出现水分子从低浓度溶液向高浓度溶液中扩散，这种现象称为渗透现象。渗透压就是指溶液中溶质分子通过半透膜吸引水分子的能力。渗透压越大，吸引水分子的能力就越强。渗透压的大小与溶质颗粒数目的多少呈正比，与溶质的种类及颗粒的大小无关。例如，1% NaCl溶液的渗透压比 1% 葡萄糖溶液的渗透压大，原因是前者溶液中的颗粒数较后者多。

（二）渗透压的单位

渗透压通常以渗透浓度单位毫渗摩每升（mOsm/L）或压力单位（kPa 或 mmHg）表示。

（三）血浆渗透压的组成及正常值

血浆渗透压由两部分构成，一是主要由 Na^+ 和 Cl^- 等小分子物质形成的血浆晶体渗透压（crystal osmotic pressure），一是主要由白蛋白形成的血浆胶体渗透压（colloid osmotic pressure）。由于血浆中晶体物质分子量小，分子数量多，血浆晶体渗透压占血浆渗透压的 99.6%。虽然血浆中含有多种蛋白质，但蛋白质的分子量大，分子数量少，因此其产生的血浆胶体渗透压也小，仅占血浆渗透压的 0.4%。正常血浆渗透压约为 300 mOsm/L，相当于 770 kPa（5790 mmHg），其中血浆晶体渗透压为 298.5 mOsm/L，血浆胶体渗透压为 1.3 mOsm/L。

（四）等渗、高渗和低渗溶液

临床工作或生理学实验中使用的各种溶液，如其渗透压与血浆渗透压相等则称为等渗溶液，临床上常用的 0.9% NaCl 溶液和 5% 葡萄糖溶液就属于等渗溶液；如其渗透压高于血浆渗透压则称为高渗溶液；如其渗透压低于血浆渗透压则称为低渗溶液。

（五）血浆渗透压的作用

1. 血浆晶体渗透压在维持细胞内、外水平衡中起重要作用

血浆中的晶体物质绝大多数不易通过细胞膜，在细胞外形成一定的浓度，产生相对稳定的晶体渗透压，而水分子能自由通过细胞膜。正常情况下，细胞内外的渗透压是相等的，水分子出入细胞的量保持动态平衡。如果血浆晶体渗透压发生改变，细胞膜内外就会出现渗透压差而发生渗透现象。因此一般在等渗溶液中红细胞可以保持正常的大小和形态；在高渗溶液中，溶液晶体渗透压高于红细胞内晶体渗透压，红细胞内的水分将外渗而使红细胞发生皱缩；在低渗溶液中，溶液晶体渗透压低于红细胞内晶体渗透压，水将渗入红细胞内而使胞体逐步胀大甚至破裂。

血浆晶体物质一般能够自由通过毛细血管壁，因此血浆晶体渗透压与组织液晶体渗透压基本相等，血浆晶体渗透压对毛细血管内外水的分布不发生显著影响。

2. 血浆胶体渗透压在维持血管内、外水平衡中起重要作用

正常情况下，血浆中的蛋白质不能通过毛细血管壁，致使血浆中的蛋白质含量多于组织液中的蛋白质含量，因此血浆胶体渗透压高于组织液胶体渗透压。这种差别成为组织液中水分子进入毛细血管的主要动力。发生某些肾脏疾病，随尿排出部分蛋白质；发生某些肝疾病，可能使蛋白质合成减少；在营养不良的情况下，蛋白质的摄入不足。这些因素都会导致血浆中蛋白质减少，继而使血浆胶体渗透压降低，组织液回流减少而滞留于组织间隙，形成水肿（图 1-3-3）。

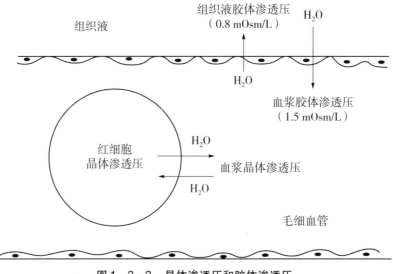

图 1-3-3　晶体渗透压和胶体渗透压

三、血浆的功能

1. 运输功能

血浆中的白蛋白能够协助运输低分子物质和脂溶性物质，球蛋白能够协助运输激素、维生素、代谢产物等。血浆蛋白质还能与易被细胞摄取和易从尿液排出的小分子物质结合，防止它们从肾脏丢失。

2. 形成血浆胶体渗透压

血浆中的白蛋白是维持血浆胶体渗透压的主要物质，血浆胶体渗透压的大小取决于血浆蛋白质的摩尔浓度。

3. 缓冲作用

血浆中存在多种缓冲对，缓冲进入血液的酸性或碱性物质，维持血液 pH 的相对稳定。如血浆中的主要缓冲对为 $NaHCO_3/H_2CO_3$。另外，蛋白质是两性电解质，血浆蛋白质的等电点大部分在 pH 4.0～7.3，血浆蛋白盐与相应的蛋白质形成的缓冲对也参与维持血浆正常的 pH 范围。

4. 营养作用

血浆中存在葡萄糖、氨基酸、脂肪酸、维生素和无机盐等营养物质。血浆中的白蛋白分解产生的氨基酸可作为合成蛋白质的原料。

5. 免疫功能

血浆中的抗体参与免疫反应，抵抗病原微生物。血浆中的补体是一组与免疫有关，具有酶活性的球蛋白，可被细菌脂多糖等激活物激活，激活的补体可导致细胞和细菌溶解。

6. 凝血功能

大多数参与凝血过程的凝血因子都存在于血浆中，此外，血浆中还有抗凝物质和纤溶物质，它们在血液中相互作用、相互制约、共同维持血液在循环系统中的畅通。当发生血管破损，将发生血液凝固，形成止血栓，防止大量血液流出。

第二节 疾病状态下血液成分的变化

一、疾病状态下血浆无机成分的变化

血浆中以电解质为主的无机成分是维持机体内环境稳定的重要因素，当血浆中这些无机成分发生变化后可以反映一些疾病的发生和严重程度。

（一）血清钾测定

人体内的钾离子是维持细胞生理活动的主要阳离子，血清钾测定实际为细胞外液钾离子测定，但由于体内的钾离子不断在细胞内与体液之间交换，以保持动态平衡，因此血清钾的测定可以间接反应细胞内钾的水平。例如急性肾功能衰竭、严重溶血或组织损伤、急性酸中毒或组织缺氧等情况会引起血清钾增高，而严重呕吐、腹泻、肾上腺皮质功能亢进等情况会引起血清钾降低。

（二）血清钠测定

机体内的钠主要来源于食物中的钠盐，钠是细胞外液中含量最多的阳离子。血清钠主要以氯化钠的形式存在，主要功能是保持细胞外液容量、维持酸碱平衡和渗透压稳定。严重呕吐、腹泻、慢性肾炎并发尿毒症、大量应用排钠利尿剂、大面积烧伤等情况可出现血清钠降低，肾上腺皮质功能亢进、垂体前叶肿瘤等可出现血清钠增高。

（三）血清氯化物测定

氯离子是血浆内主要的阴离子，主要功能是调节机体的酸碱平衡和渗透压，血浆中的氯化物主要是氯化钠。例如急性或慢性肾小球肾炎所致的肾功能衰竭、尿道及输尿管梗阻、过度换气所致的呼吸性碱中毒等可引起血清氯化物增高，严重的呕吐、腹泻、长期使用噻嗪类利尿剂等情况可引起血清氯化物降低。

（四）血清钙测定

人体内的总钙99%以上是以磷酸钙或碳酸钙的形式存在于骨骼中，血液中钙的含量很少。血液中的钙分为非扩散型钙和扩散型钙。非扩散型钙是指与白蛋白结合的钙，不能进入组织间液，约占50%，扩散型钙是呈离子状态的钙，能够透过毛细血管壁进入组织间液，约占50%。临床上由于血清钙异常引起症状时，多是由于扩散型钙的变化所致。甲状旁腺功能减退、维生素D缺乏症、钙摄取不足或吸收不良、肾脏疾病等可引起血清钙降低。甲状旁腺功能亢进、骨肿瘤等可引起血清钙增高。

（五）血清铁的测定

血清铁是人体必需的微量元素之一，来自食物的非血红素铁盐多为高价铁（Fe^{3+}），先在肠道内还原为低价铁（Fe^{2+}），再被吸收后氧化为高价铁。血红素铁多为可溶性铁，比较容易被肠黏膜吸收。人体内的铁可分为正在执行生理功能的铁和贮存铁两部分。正在执行生理功能的铁包括血红蛋白内的铁（占65%～80%）、组织内铁（占5%）和血液内的转运铁（占0.15%）。贮存铁（占25%）主要以铁蛋白、含铁血红素的形式贮存于肝、脾、骨髓等组织的单核－巨噬细胞系统。缺铁性贫血、慢性失血或恶性肿瘤、慢性感染等情况可引起血清铁降低，再生障碍性贫血、溶血性贫血等可引起血清铁升高。

二、疾病状态下血浆酶的变化

血浆中的外分泌酶和细胞酶属于血浆非功能性酶，正常情况下存在于细胞中，在血浆中的含量很低，只有在一些疾病状态下才进入血液中。这些血浆非功能性酶无生理作用，但对于某些疾病的诊断有一定的意义。

一些疾病可引起酶活性或量的异常，体液中酶活性的改变可作为疾病的诊断指标。组织器官损伤可使其中组织特异性的酶释放入血，有助于对相关疾病的诊断。例如急性胰腺炎时血浆中淀粉酶活性升高，急性肝炎时血清谷丙转氨酶活性升高，骨癌病人血浆中碱性磷酸酶含量升高，前列腺癌病人血清酸性磷酸酶含量增高，卵巢癌和睾丸肿瘤患者血浆中胎盘型碱性磷酸酶升高。血浆中酶的增多或减少可用于辅助疾病的诊断和预后判断。

（一）肝血清酶检查

肝是人体含酶最丰富的器官，酶蛋白的含量约占肝蛋白总含量的2/3。已知肝细胞内约有几百种酶，在全身物质代谢中起到重要作用，但只有十余种酶用于临床诊断。有些酶具有肝组织特异性，测定血浆中这部分酶的含量或活性可用于肝胆疾病的诊断，如丙氨酸氨基转移酶（ALT）、天门冬氨酸氨基转移酶（AST）、乳酸脱氢酶（LDH）、醛缩酶等，这些酶存在于肝细胞内，当肝细胞受损时可以释放入血浆中，使血浆中这些酶的活性升高。胆道阻塞时，胆小管膜上的某些酶在胆盐的作用下从膜上解离下来反流入血中，使得血浆中这些酶的活性升高，例如碱性磷酸酶（ALP）、γ-谷氨酰转肽酶（GGT）。有些酶活性与肝纤维组织增生相关，当肝发生纤维化时，单胺氧化酶（MAO）、透明质酸（HA）、脯氨酰羟化酶（PH）等活性增高。

（二）心肌酶检测

心肌酶包括肌酸激酶、肌酸激酶同工酶、乳酸脱氢酶、乳酸脱氢酶同工酶等，在不同的疾病状态下，这些酶可以增多或减少。以肌酸激酶为例（CK），CK 主要存在于胞质和线粒体中，以心肌和骨骼肌含量最多，在急性心肌梗死发病 3～8 h 期间血清 CK 明显增高，峰值出现在 10～36 h，3～4 天恢复正常，CK 是早期诊断急性心肌梗死的灵敏指标之一。在心肌炎、多发性肌炎、横纹肌溶解症等疾病 CK 也明显升高。心脏手术或非心脏手术均可导致 CK 增高。而在长期卧床、甲状腺功能亢进症、激素治疗等患者 CK 水平均降低。

 第三节　血液凝固

血液凝固（blood coagulation）是指血液由流动的液体状态变为不流动的凝胶状态的过程，简称凝血。其实质就是一系列凝血因子参与的复杂的蛋白酶水解过程，最后使血浆中的可溶性纤维蛋白原转变成不溶性的纤维蛋白。

一、凝血因子

凝血因子是指血液和组织中直接参与凝血的物质。凝血因子有 20 多种，其中以罗马数字编号的有 12 种，依其发现的先后次序分别编号为 Ⅰ、Ⅱ、Ⅲ、Ⅳ、Ⅴ、Ⅶ、Ⅷ、Ⅸ、Ⅹ、Ⅺ、Ⅻ、ⅩⅢ（表 1-3-1），因子Ⅵ 就是血浆中活化的因子Ⅴ，故不再视为独立的凝血因子。此外还有前激肽释放酶、高分子激肽原以及来自血小板的磷脂等也都直接参与凝血过程。这些凝血因子有以下特征。

（1）在凝血因子中，除因子Ⅲ由组织细胞释放外，其余凝血因子均存在于新鲜血浆中，且大多数都在肝内合成，如肝功能损害，常导致凝血功能障碍而有出血倾向。

（2）在凝血因子中，除因子Ⅳ（Ca^{2+}）及血小板的磷脂外，其余均属于蛋白质。而且因子Ⅱ、Ⅶ、Ⅸ、Ⅹ、Ⅺ、Ⅻ、ⅩⅢ和前激肽释放酶都是丝氨酸蛋白酶，属于内切酶，只能对特定的肽链进行有限的水解，凝血主要就是凝血因子相继酶解激活的过程。

（3）凝血因子Ⅱ、Ⅶ、Ⅸ、Ⅹ的生成需要维生素 K 参与，如维生素 K 缺乏，也常导致凝血功能障碍而有出血倾向。

（4）凝血因子绝大部分是以无活性的酶原形式存在，如因子Ⅱ、Ⅸ、Ⅹ、Ⅺ、Ⅻ，必须通过其他酶的水解作用后，被激活才具有活性。被激活的凝血因子通过在原罗马数字的右下角标注"a"来表示，如因子Ⅱa、Ⅸa、Ⅹa、ⅪXa、ⅫⅩa等。

表1-3-1　各种凝血因子的功能

因子编号	同义名	在凝血过程中的作用
I	纤维蛋白原	形成纤维蛋白
II	凝血酶原	其活化形式能促进纤维蛋白原转变为纤维蛋白；激活因子Ⅴ、Ⅷ、Ⅺ、Ⅻ和血小板
III	组织因子	作为Ⅶa辅助因子，激活外源性凝血途径
IV	钙离子	辅助因子
V	前加速素	其活化形式加速Ⅹa对凝血酶原的激活
VII	前转变素	与因子Ⅲ形成复合物，激活因子Ⅹ和Ⅸ
VIII	抗血友病因子	其活化形式能加速Ⅸa对因子Ⅹ的激活
IX	血浆凝血激酶	其活化形式能将因子Ⅹ激活为Ⅹa
X	斯图亚特因子	其活化形式能将因子Ⅱ激活为Ⅱa
XI	血浆凝血激酶前质	其活化形式能将因子Ⅸ激活为Ⅸa
XII	接触因子	其活化形式能将因子Ⅺ激活为Ⅺa
XIII	纤维蛋白稳定因子	使纤维蛋白单体交联聚合为纤维蛋白网
未编号	前激肽释放酶	其活化形式能将因子Ⅻ激活为Ⅻa
未编号	高分子激肽原	促进因子Ⅻ的激活和Ⅻa对Ⅺ的激活
未编号	血小板磷脂表面	提供磷脂表面

二、血液凝固的过程

血液凝固是可溶性纤维蛋白原转变为不溶性的纤维蛋白的过程，那么是什么使纤维蛋白原变成纤维蛋白呢？这有赖于凝血酶对纤维蛋白原的激活。凝血酶原又是怎样转变成凝血酶呢？这有赖于凝血酶原激活物的激活作用。因此，凝血过程可分为三个阶段：①凝血酶原激活物的形成；②凝血酶原的激活；③纤维蛋白的生成。

1. 凝血酶原激活物的形成阶段

凝血酶原激活物的形成有内源性和外源性两条途径（图1-3-4），两条途径的主要区别是启动方式和参与的凝血因子不完全相同，两条途径中的凝血因子也能相互激活。

（1）内源性途径：内源性途径是指参与的凝血因子全部来源于血液。当血管发生破损，血液与血管内皮细胞损伤后暴露的内皮下胶原纤维接触，使血浆中的因子Ⅻ结合到胶原纤维上并被立即激活为Ⅻa，Ⅻa再将前激肽释放酶激活为激肽释放酶，生成的激肽释放酶又能激活因子Ⅻ，通过这一正反馈过程，形成大量Ⅻa。Ⅻa可激活因子Ⅺ使之成为Ⅺa。

Ⅺa在Ca^{2+}存在的条件下，将因子Ⅸ激活为Ⅸa。Ⅸa和Ⅷa被Ca^{2+}连接在血小板的磷脂表面上，形成复合物。该复合物又能将被Ca^{2+}连接在血小板磷脂表面的因子Ⅹ激活为

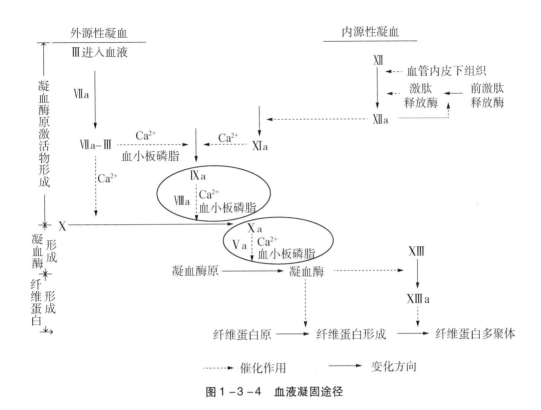

图1-3-4　血液凝固途径

Xa。在该复合物中，Ca^{2+}起到连接的作用，血小板膜上的磷脂主要提供了磷脂的吸附表面，IXa则起蛋白水解酶的作用，能使因子X激活，而Ⅷa是一种辅助因子，它可使IXa激活因子X的速度加快20万倍左右。

被激活的因子X与Va、Ca^{2+}、血小板磷脂形成一个复合物——凝血酶原激活物。在凝血酶原激活物中，Xa能激活因子Ⅱ变成Ⅱa，Va是辅助因子，它使Xa的作用速度加快，Ca^{2+}起到连接的作用，血小板磷脂提供磷脂表面。

（2）外源性途径：外源性途径是指启动凝血过程的组织因子是来自组织，而不是来自血液。当血管发生破损，如果血管壁及周围受损组织释放出的组织因子随组织液进入血液，则与血浆中的Ⅶa结合，在Ca^{2+}存在的条件下，Ⅶa-Ⅲ复合物再激活因子X为Xa，其后的凝血过程与内源性途径完全相同。此外，Ⅶa-Ⅲ复合物还可以激活因子IX，使内源性途径与外源性途径联合起来共同完成凝血过程。

2. 凝血酶原激活阶段

内源性途径或外源性途径形成的凝血酶原激活物可激活凝血酶原，使之成为具有活性的凝血酶。凝血酶的作用是使纤维蛋白原转变为纤维蛋白。

3. 纤维蛋白形成阶段

凝血酶能激活纤维蛋白原，使之转变为纤维蛋白单体。在Ca^{2+}的参与下，凝血酶还能将因子XIII激活为XIIIa，XIIIa使纤维蛋白单体变为牢固的不溶性的纤维蛋白多聚体，后者交织成网，把血细胞网罗其中形成血凝块。

根据凝血酶原激活物形成的途径不同，可将整个凝血过程分为内源性凝血和外源性凝血。内源性凝血和外源性凝血最后两个阶段即凝血酶原激活阶段和纤维蛋白形成阶段是相同的。在通常情况下，机体发生的凝血过程，多是内源性凝血和外源性凝血两条途径相互促进，同时进行的。

三、血液凝固的调节

1. 抗凝因素

正常情况下，血管内血液能保持流体状态而不发生凝固。在生理性止血时，凝血也只限于某一小段血管。这说明体内还存在着与凝血系统相对抗的抗凝系统。

（1）细胞抗凝系统：血管内皮细胞在正常情况下保持血管内膜完整光滑，使得凝血因子不能被激活，血管内皮细胞还可以合成释放前列环素，从而可抑制血小板聚集。

（2）体液抗凝系统：体内存在丝氨酸蛋白酶抑制物、肝素、蛋白质C系统和组织因子途径抑制物等抗凝物质。其中最重要的抗凝物质是抗凝血酶Ⅲ和肝素。

A. 抗凝血酶Ⅲ：抗凝血酶Ⅲ是由肝细胞和血管内皮细胞合成的一种丝氨酸蛋白酶抑制剂，其分子上的精氨酸残基与凝血因子Ⅱa、Ⅸa、Ⅹa、Ⅺa、Ⅻa活性中心上的丝氨酸残基结合，封闭了这些凝血因子的活性中心而使之失活，从而阻断凝血过程。

B. 肝素：肝素是一种由肥大细胞和嗜碱性粒细胞产生的酸性黏多糖。肝素与抗凝血酶Ⅲ的结合可以使其与凝血酶的亲和力增强约100倍，导致凝血酶立即失活，肝素还使抗凝血酶Ⅲ对因子Ⅸa、Ⅹa、Ⅺa、Ⅻa的抑制作用也大为增强。此外，肝素还能抑制凝血酶原激活物的形成，刺激血管内皮细胞释放大量抗凝物质，阻止血小板的黏附、聚集、释放反应，从而抑制凝血过程。临床上把肝素作为一种抗凝剂广泛应用于防治血栓性疾病，尤其是低分子肝素，副作用小，更适于临床使用。天然肝素是一种分子量不均一的混合物，分子量为3～57 kDa，低分子肝素的分子量在7 kDa以下。天然肝素除与抗凝血酶Ⅲ结合外，还能与血小板结合，不仅抑制血小板表面凝血酶的形成，而且能抑制血小板的聚集和释放。而低分子肝素只能通过与抗凝血酶Ⅲ结合发挥抗凝作用。因此，使用天然肝素有明显的出血倾向，而低分子肝素的副作用小。

2. 促凝因素

临床上有些情况需要加强血液凝固的过程，如在进行外科手术时，常用温热生理盐水纱布或明胶海绵压迫止血。利用温热是为了提高凝血因子活性和加速酶促反应，利用粗糙面是为了加速血小板黏附。有时为了防止病人在手术中大出血，常在手术前注射维生素K，以促进肝合成凝血因子，加速凝血过程。

四、纤维蛋白溶解

纤维蛋白被降解液化的过程称为纤维蛋白溶解，简称纤溶。体内的纤溶过程可分为纤维蛋白溶解酶原（纤溶酶原）的激活和纤维蛋白、纤维蛋白原的降解两个阶段（图1-3-5）。

（一）纤溶酶原的激活

纤溶酶原是一种单链糖蛋白，纤溶酶原能被各种纤溶酶原激活物激活成为纤溶酶。纤溶酶原激活物按其来源的不同主要分为两大类：①血浆激活物：有些凝血因子如Ⅻa、激肽释放酶能使纤溶酶原激活转变为纤溶酶。由血浆中的凝血因子激活纤溶酶原的途径称为

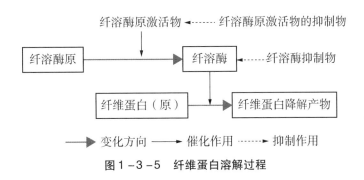

图 1-3-5　纤维蛋白溶解过程

内源性激活途径。可见，凝血系统被激活的同时，纤溶系统也被激活。②组织激活物：包括受损组织和血管内皮细胞合成的组织型纤溶酶原激活物（tissue plasminogen activator，tPA）、肾小管上皮细胞合成的尿激酶（urokinase 或 urokinase plasminogen activator，uPA）。由组织激活物激活纤溶酶原的途径称为外源性激活途径。

进行甲状腺手术时易出血，这是由甲状腺释放出组织激活物所致。同理，妇女月经血之所以不凝固而呈液态，也是子宫组织释放出组织激活物的缘故。

（二）纤维蛋白与纤维蛋白原的降解

被激活的纤溶酶能将整个纤维蛋白或纤维蛋白原分子水解为大小不等的可溶性多肽，称为纤维蛋白降解产物（FDP）。临床上可通过检测 FDP 了解纤溶发生的情况。纤维蛋白和纤维蛋白原的降解产物通常不再发生凝固，相反，其中一部分还有抗凝的作用。

（三）纤溶抑制物

除纤溶酶原激活物外，人体内还存在许多物质可抑制纤溶过程，这些物质称为纤溶抑制物，可分为两大类：一类是纤溶酶原激活物的抑制物，如纤溶酶原激活物的抑制物 -1 能抑制组织型纤溶酶原激活物和尿激酶的作用；另一类是纤溶酶的抑制物，如 α_2 - 抗纤溶酶和 α_2 - 巨球蛋白能抑制纤溶酶的作用。

（王　晗）

第四章　血细胞的特征与功能

 第一节　红细胞的特征与功能

一、红细胞结构和特性

（一）红细胞的结构

人类正常红细胞呈双凹圆碟形，直径约为 7.5 μm，周边厚、中央薄，周边最厚处的厚度约为 2.5 μm，中央最薄处的厚度约为 1 μm。因此，在血涂片中，红细胞中央部呈现浅红色。这种形态与同样体积的球形结构相比，表面积增大约 25%，红细胞体积约为 90 μm³，表面积约为 140 μm²。而且红细胞内任何一点距离细胞表面都不超过 0.85 μm，这一结构有利于细胞内外气体的交换。正常人所有红细胞的总表面积约为 3800 m²。成熟的红细胞没有细胞核和细胞器。

（二）红细胞的特性

1. 红细胞的渗透脆性

红细胞在等渗溶液中才能维持其正常的大小和形态。在渗透压递减的一系列溶液中，水将渗入红细胞内而使胞体变形。如将红细胞置于 0.6% NaCl 溶液中，红细胞逐步胀大并双侧凸起，接近球形；若将红细胞置于 0.42% NaCl 溶液中，有部分红细胞发生破裂，导致胞浆中血红蛋白向外逸散，称之为溶血；若将红细胞置于 0.35% NaCl 溶液中，全部红细胞发生溶血。可见，红细胞对低渗溶液有一定的抵抗力。渗透脆性是指红细胞在低渗溶液中发生膨胀破裂的特性。渗透脆性越大，表示红细胞对低渗溶液的抵抗力越小，越容易发生破裂；渗透脆性越小，表示红细胞对低渗溶液的抵抗力越大。

红细胞渗透脆性与红细胞的表面积/体积的比值有关，红细胞的表面积/体积的比值越小，渗透脆性越大。如遗传性球形细胞增多症病人红细胞的表面积/体积的比值缩小，其红细胞在 0.51%～0.72% 的 NaCl 溶液中就开始溶血，在 0.35%～0.45% NaCl 溶液中已完全溶血，说明病人的红细胞渗透脆性增大。

2. 红细胞的可塑变形性

红细胞在血管中运行时常需挤过口径比其细胞直径还小的毛细血管或血窦孔隙，此时红细胞发生变形使其能够通过，通过后又可恢复原状。红细胞这种可按照实际需要改变自身形态的特性称为可塑变形性（plastic deformation）。红细胞的可塑变形性与红细胞表面积/体积比值成正比关系，表面积/体积的比值越大，红细胞变形的能力也就越大。遗传性球形红细胞增多症患者红细胞呈球形，表面积/体积的比值缩小，红细胞的变形能力会减弱。

3. 红细胞的悬浮稳定性

悬浮稳定性（suspension stability）是指血液中的红细胞能相当稳定地悬浮于血浆中不易下沉的特性。红细胞悬浮稳定性的大小可以用红细胞沉降率（erythrocyte sedimentation rate，ESR）表示。将经过抗凝处理的血液置于垂直放置的血沉管中，通常以红细胞在第一小时末下沉的距离表示红细胞沉降的速度，称为红细胞沉降率，简称血沉。血沉越快，说明红细胞的悬浮稳定性越小；血沉越慢，则说明红细胞的悬浮稳定性越大。用魏氏（Westergren）法检测，正常成年男性的血沉为 0～15 mm/h，成年女性的血沉为 0～20 mm/h。

红细胞的悬浮稳定性与红细胞在下沉时与血浆的摩擦力有关。现已证实，血浆中纤维蛋白原、球蛋白及胆固醇含量增多时，许多红细胞彼此凹面相贴重叠在一起，其总的表面积与体积的比值减小，与血浆的摩擦力减小，血沉加快，红细胞的悬浮稳定性减小；血浆中白蛋白、卵磷脂含量增多时，血沉则减慢。可见，血沉快慢主要取决于血浆的性质，而不决定于红细胞本身。因此，将血沉快的标本的红细胞放入血沉正常标本的血浆中时，红细胞沉降率正常，而将血沉正常标本的红细胞放入血沉快的血浆标本中时，红细胞沉降率则会增快。

血沉是临床上常用的辅助检查项目，如活动性肺结核、风湿热、晚期癌症等疾病可使血沉明显增快。虽然不能单凭血沉检测指标作为确定任何疾病诊断的依据，但将血沉结果与其他临床资料结合起来考虑，则有一定的临床参考价值。

二、红细胞代谢

（一）红细胞生成的场所和过程

正常人出生以后，骨髓是生成红细胞的唯一场所。红细胞的生成是一个连续而又分阶段的过程，可分为造血干细胞阶段、红系祖细胞阶段、可识别的前体细胞的增殖与分化阶段、网织红细胞的增殖与成熟过程、以及网织红细胞向外周血释放成为成熟红细胞的过程。

（二）红细胞生成的原料和成熟因子

红细胞的主要成分是血红蛋白，血红蛋白由珠蛋白和含铁血红素结合而成。合成血红蛋白的基本原料是铁和蛋白质。此外，红细胞生成还需要氨基酸、维生素 B_6、B_2、C、E 和微量元素铜、锰、钴、锌等。在幼红细胞的发育和成熟过程中，细胞核的 DNA 对于细胞分裂有着重要的作用，合成 DNA 必须有叶酸和维生素 B_{12} 作为合成核苷酸的辅因子，因此叶酸和维生素 B_{12} 是红细胞生成的成熟因子（表 1-4-1）。

表 1-4-1　红细胞生成的原料和成熟因子

原料/成熟因子	说明	临床意义
基本原料	（1）Fe^{2+} 内源性：红细胞破坏后释放出来（20～25 mg/d）；外源性：来自食物（1 mg/d） （2）蛋白质：来源于食物	缺铁时易患小细胞低色素性贫血

续表 1-4-1

原料/成熟因子	说明	临床意义
成熟因子	(1) 叶酸：是合成 DNA 过程中必需的辅酶，缺乏时 DNA 合成障碍，细胞的分裂增殖速度减慢 (2) 维生素 B_{12}：能增加叶酸在体内的吸收利用而间接促进 DNA 合成	缺乏时易患巨幼红细胞性贫血

（三）红细胞生成的调节

正常情况下，人体红细胞数量保持相对恒定。当机体有需要时，如失血或某些疾病使红细胞寿命缩短时，红细胞的生成率可以加快数倍，即红细胞的生成与破坏保持动态平衡。这种平衡主要与以下调节因子的调节有关。

1. 爆式促进因子（burst promoting activator，BPA）

该因子是一种分子量为 25～40 kPa 的糖蛋白，其作用是促进早期的红系祖细胞从细胞周期中的静息状态（G0 期）进入 DNA 合成期（S 期），促进早期祖细胞增殖。

2. 促红细胞生成素（erythropoietin，EPO）

该因子是一种主要由肾脏产生的糖蛋白，分子量为 34 kPa。EPO 的主要作用是促进晚期红系祖细胞增殖、分化，并可促进骨髓内网织红细胞和成熟红细胞释放入血。组织缺氧是刺激肾脏合成释放 EPO 的主要原因。如久居高原地区居民、长期从事体力劳动或经常锻炼的人，其红细胞数量较多，就是由于组织缺氧刺激肾脏合成并分泌 EPO 增多，使红细胞生成增多，从而提高血液的运输氧的能力，以满足组织对氧的需要。发生某些肾脏疾病或肾切除时，肾脏合成 EPO 减少，这是肾性贫血的原因之一。我国已应用重组技术生产 EPO，临床上可用于治疗肾性贫血等，有很好的效果。重组人红细胞生成素（rHuEPO）问世以来，绝大多数患者可以免除输血。

3. 雄激素（androgen）

雄激素调节红细胞的生成主要体现在两个方面，一是雄激素可作用于肾，促进 EPO 的合成，使骨髓造血功能增强，从而间接使红细胞生成增多。另外，雄激素还可以直接刺激骨髓造血细胞，使红细胞生成增多。雄激素的作用是成年男性红细胞数量多于女性的重要原因。临床上可采用雄激素治疗骨髓造血功能降低所造成的贫血。

其他一些激素，包括甲状腺激素、生长激素、糖皮质激素对红细胞的生成也有一定的促进作用。

（四）红细胞的破坏

人体内红细胞的平均寿命约为 120 天，成年人体内每小时约有 0.8% 的红细胞进行更新。红细胞的破坏可发生在血管内和血管外，但以血管外破坏为主。血管内破坏是指红细胞衰老时，可塑变形能力减退，渗透脆性增加，容易在血流湍急处因机械冲撞而被破坏。在血管内被破坏的红细胞释放出血红蛋白，与血浆中的触珠蛋白结合而被肝摄取。经肝处理后，血红蛋白中的铁以铁黄素的形式沉着于肝细胞中，而脱铁血红素被转变为胆色素排出。严重溶血达到每升血浆中有 1 g 血红蛋白时，超过触珠蛋白的结合能力，没有与触珠蛋白结合的血红蛋白将经肾脏随尿排出,形成血红蛋白尿。血管外破坏是指衰老破损的红细胞难以通过微小孔隙,在肝、脾等处被巨噬细胞吞噬破坏。在血管外被巨噬细胞吞噬的衰老红细胞释放出铁和血红素,铁可再利用,而脱铁血红素则转变为胆色素排出人体。

三、红细胞的功能

(一)运输 O_2 和 CO_2

运输 O_2 和 CO_2 是红细胞最主要的功能,因此贫血时会表现出缺氧的症状。O_2 和 CO_2 的运输是由红细胞内的血红蛋白完成的。

(二)免疫功能

红细胞表面有 I 型补体的受体(CR1),可以与抗原 – 抗体 – 补体免疫复合物结合,促进巨噬细胞对抗原 – 抗体 – 补体免疫复合物的吞噬。

(三)缓冲功能

红细胞内的缓冲对,如血红蛋白钾盐/血红蛋白、氧合血红蛋白钾盐/氧合血红蛋白、$KHCO_3/H_2CO_3$,K_2HPO_4/KH_2PO_4 等对血液中的酸碱物质具有缓冲作用,维持机体酸碱平衡。

第二节 白细胞的特征与功能

一、白细胞的分类

白细胞是一类不均一的有核细胞群。根据白细胞形态、功能和来源不同,可将其分为粒细胞、单核细胞和淋巴细胞三大类。粒细胞又根据其嗜色特性不同分为中性粒细胞、嗜酸性粒细胞和嗜碱性粒细胞。

二、白细胞的动力学特征

描述中性粒细胞在相应发育阶段的数量变化,是分析中性粒细胞动力学的简便方法。通常把中性粒细胞的生命时相分为骨髓、血循环和组织中三个时期。

(一)骨髓时期

骨髓中的中性粒细胞可分为有丝分裂和成熟储存两个区群,原始粒细胞、中性早幼粒细胞和中性中幼粒细胞组成有丝分裂区群,具有增殖能力。由于更早的祖细胞无法在形态上判定,对其动力学研究很少。中性晚幼粒细胞和成熟的中性粒细胞组成成熟储存区群,没有增殖能力。经估算,细胞在有丝分裂区群由原始粒细胞分裂为中性中幼粒细胞,数量会增加 4～5 倍。中性粒细胞数量的增加主要在中性中幼粒细胞阶段,在中性中幼粒细胞阶段至少有 3 次有丝分裂,每次细胞分裂的数量不能确定。在体外培养时一个原始粒细胞可能发生 1 次有丝分裂,到中性早幼粒细胞又分裂 1 次,到中性中幼粒细胞再分裂 2～3 次,最后转化为成熟储存区群。理论上讲,一个粒系祖细胞发育成为成熟的中性粒细胞至少经过 6 次细胞分裂,细胞数量应为大于等于 2^6 即 64 个。随着成熟的完成,中性粒细胞被储存在骨髓中，在任何时候，骨髓储存库中都含有比正常血循环中多得多的细胞，正常情况下粒细胞在骨髓的储存量是外周血粒细胞总数的 15～20 倍。在某些不利条件下粒细胞成熟期可能缩短，分裂期可能被跨越，其在成熟前可能提前释放到血液中。

（二）血循环时期

成熟的中性粒细胞离开骨髓储存区群随即进入血循环，而且不再重新回到骨髓。血液中存在两个中性粒细胞库（池）。一个是循环池，血管中的中性粒细胞约有一半存在于此池中，存在于这个池中的中性粒细胞参与血循环，通常白细胞计数即反映这部分中性粒细胞的数量。另一个是边缘池，这部分粒细胞不参加循环，而是黏附在血管的内皮细胞上。这两部分细胞可以相互交换，保持动态平衡。体育锻炼、注射肾上腺素等因素可使中性粒细胞从边缘池进入循环池，在 5～10 min 内可使外周血中的中性粒细胞增高 50%。中性粒细胞在血管内停留的时间平均 6～8 h，一旦进入组织就不再返回血液。

（三）组织时期

进入组织中的中性粒细胞不再回到血液，中性粒细胞的流动呈单向性特征。在损伤组织或感染部位，中性粒细胞黏附到血管内皮上，数秒内就可以游移至组织，这一过程是其趋化性引起的。中性粒细胞的黏附作用和趋化作用是两个独立的过程，分别由相应的配体和受体介导。中性粒细胞是体内游走速度最快的细胞，最高可达 30 μm/min。在感染发生 6 h 左右组织局部中性粒细胞的数量可达高峰，增高 10 倍以上，直到把所有的细菌或异物吞噬掉。虽然对中性粒细胞迁移至炎症部位已有广泛的研究，但对于中性粒细胞在正常组织中的死亡则知之甚少。正常情况下中性粒细胞分布于肺、胃肠道、口腔、肝和脾等处，它们可能消失在黏膜表面。

三、白细胞的形态和功能

白细胞的总体功能是通过吞噬及免疫反应，实现对机体的保护防御功能。各类白细胞发挥防御功能的机制又各不相同，如中性粒细胞和单核细胞主要通过吞噬作用发挥防御功能，淋巴细胞主要通过免疫反应发挥防御功能。

（一）中性粒细胞（neutrophilic granulocyte，neutrophil）

中性粒细胞是体内主要的吞噬细胞，它能够吞噬外来的微生物、机体坏死组织及衰老的红细胞。

中性粒细胞直径 10～12 μm，细胞核呈深染的弯曲杆状或分叶状，分叶核一般为 2～5 叶，正常人以 2～3 叶居多，叶间有纤细的缩窄部相连。中性粒细胞核的叶数与细胞的衰老程度呈正相关。当机体有严重的细菌感染时，大量新生的细胞从骨髓进入外周血，杆状核和 2 叶核的中性粒细胞增多，称为核左移；当骨髓造血功能发生障碍，4 叶和 5 叶核的中性粒细胞增多，称为核右移。

中性粒细胞的胞质呈极浅的粉红色，内含许多细小颗粒，其中浅红色的为特殊颗粒（specific granule），浅紫色的为嗜天青颗粒（azurophilic granule）。特殊颗粒约占颗粒总数的 80%，电镜下显示特殊颗粒直径为 0.3～0.4 μm，呈哑铃形或椭圆形，内含溶酶菌、吞噬素等，具有杀菌作用。嗜天青颗粒约占颗粒总数的 20%，电镜下显示嗜天青颗粒直径为 0.6～0.7 μm，呈圆形或椭圆形。嗜天青颗粒本身是一种溶酶体，含有酸性磷酸酶、髓过氧化物酶和酸性水解酶等，能吞噬消化细菌和异物。

当细菌入侵机体时，侵入的部位能产生大量的化学趋化因子，在其作用下，中性粒细胞通过变形运动从毛细血管壁的缝隙中游出，并向趋化因子来源的方向即细菌入侵的部位游走。中性粒细胞膜能够形成伪足包围细菌并将其吞入细胞内形成吞噬体，中性粒细胞吞噬细菌后立即启动依氧杀菌和非氧杀菌的过程。依氧杀菌主要是通过产生大量具有细胞毒性的活性氧基团进行杀菌，如超氧阴离子、过氧化氢、羟自由基及单线态氧等。非氧杀菌主要是通过中性粒细胞颗粒中所含的抗菌性蛋白分子对细菌进行杀伤，如乳铁蛋白可与铁螯合而抑制细菌的生长，杀菌性通透性增加蛋白（bactericidal/permeability increasing protein，BPI）可增加细菌外膜的通透性而达到杀菌的效果。中性粒细胞的依氧杀伤能力强于颗粒内的非氧杀伤能力，杀菌后对细菌的分解依赖于溶酶体中大量的溶酶体酶来实现。当中性粒细胞吞噬数十个细菌后，其自身会解体，释放出的各种酶又溶解周围组织而形成脓液。中性粒细胞是急性化脓性细菌入侵时的第一道防线。

临床上，成年人外周血中性粒细胞绝对计数低于 $2.0 \times 10^9/L$ 时，称为中性粒细胞减少。严重者低于 $0.5 \times 10^9/L$ 时，称为粒细胞缺乏症。这样的患者抵抗力降低，容易发生感染。

（二）嗜酸性粒细胞（eosinophilic granulocyte，eosinophil）

嗜酸性粒细胞直径为 $10 \sim 15\ \mu m$，细胞核分叶，多为 2 叶，胞质内充满粗大的鲜红色的嗜酸性颗粒，电镜下可见嗜酸性颗粒内基质中有长方形结晶体。嗜酸性颗粒本身是一种特殊的溶酶体，除含有一般的溶酶体酶外，还含有组胺酶、阳离子蛋白和芳基硫酸酯酶。

嗜酸性粒细胞虽然含有溶酶体和颗粒，但因缺乏溶菌酶，其所含过氧化物酶也不参与杀菌，故仅有吞噬作用而无杀菌能力。嗜酸性粒细胞可受嗜碱性粒细胞、肥大细胞等释放的嗜酸性粒细胞趋化因子的作用移位至发生过敏反应的部位，能使嗜碱性粒细胞和肥大细胞以及受损组织释放的致炎物质灭活，其中组胺酶能分解组胺，芳基硫酸酯酶能灭活白三烯，从而限制了局部炎症反应，这是嗜酸性粒细胞的主要功能。另外，嗜酸性粒细胞还参与对寄生虫的免疫反应，其阳离子蛋白对寄生虫有很强的杀灭作用。当机体被寄生虫感染时，嗜酸性粒细胞生成增多。临床上常将嗜酸性粒细胞数量增多作为寄生虫感染的间接依据之一。

（三）嗜碱性粒细胞（basophilic granulocyte，basophilic）

嗜碱性粒细胞直径为 $10 \sim 12\ \mu m$，细胞核分叶，或呈 S 形或不规则形，着色较浅。嗜碱性粒细胞的胞浆中含有碱性染色深的颗粒，大小不等，分布不均，颗粒内有肝素、组胺、嗜酸性粒细胞趋化因子 A 和过敏性慢反应物质等。

嗜碱性粒细胞也无杀菌能力，其主要功能是参与过敏反应。嗜碱性粒细胞释放的组胺和过敏性慢反应物质能使毛细血管壁通透性增加，局部充血水肿，平滑肌收缩，从而引起荨麻疹、支气管哮喘等过敏反应症状。嗜碱性粒细胞释放的嗜酸性粒细胞趋化因子 A 能够吸引嗜酸性粒细胞聚集于局部，以限制嗜碱性粒细胞在过敏反应中的作用。临床上可采用组胺受体拮抗剂治疗支气管哮喘。

（四）单核细胞（monocyte）

单核细胞是体积最大的细胞，直径 $14 \sim 20\ \mu m$，细胞核呈肾形、马蹄铁形或不规则形，胞质丰富，因弱嗜碱性而呈灰蓝色，内含许多细小的淡紫色嗜天青颗粒，即溶酶体。染色质颗粒细而松散，故着色较浅。

单核细胞具有较强的变形运动和吞噬能力。单核细胞生成后在血液中停留 2 ~ 3 天就穿过毛细血管进入组织中，此时细胞体积增大，吞噬能力也明显增强，称之为巨噬细胞。外周血中的单核细胞和组织中的巨噬细胞统称为单核 – 吞噬细胞系统。该系统主要功能是吞噬清除较难杀灭的、在细胞内繁殖的病原微生物和衰老受损的细胞。另外，激活的单核 – 巨噬细胞能合成与释放干扰素、白细胞介素和肿瘤坏死因子等多种细胞因子，激活淋巴细胞的特异性免疫功能，识别和杀伤肿瘤细胞。

（五）淋巴细胞（lymphocyte）

血液中的淋巴细胞大部分为直径 6 ~ 8 μm 的小淋巴细胞，小部分为直径 9 ~ 12 μm 的中淋巴细胞。而直径为 13 ~ 20 μm 的大淋巴细胞不存在于血液中，存在于淋巴组织中。淋巴细胞的胞质为嗜碱性，呈蔚蓝色。小淋巴细胞的胞质很少，在细胞核周形成很薄的一圈，细胞核为圆形，一侧常有浅凹，染色质浓密呈块状，着色深。中淋巴细胞的胞质较多，胞质中含有嗜天青颗粒，细胞核染色质略稀疏，着色略浅，有的可见核仁。电镜下可见淋巴细胞内含有大量游离核糖体、溶酶体、高尔基复合体、线粒体、粗面内质网等。

淋巴细胞属于免疫细胞，在免疫应答过程中起核心作用。体内淋巴细胞根据来源、形态特征和免疫功能等方面主要分为三大类：一类是胸腺依赖淋巴细胞（thymus dependent lymphocyte），简称 T 淋巴细胞，T 淋巴细胞由骨髓生成，在胸腺激素的作用下发育成熟，约占血液中淋巴细胞总数的 75%，体积小，胞质中含少量溶酶体，它主要发挥细胞免疫的功能。一类是骨髓依赖淋巴细胞（bone marrow dependent lymphocyte），简称 B 淋巴细胞，B 淋巴细胞在骨髓中发育成熟，约占血液中淋巴细胞总数的 10% ~ 15%，体积略大，一般不含有溶酶体，有少量粗面内质网。在抗原的刺激下，B 淋巴细胞转化为浆细胞，浆细胞能产生抗体，参与体液免疫。一类是自然杀伤细胞（nature killer cell），简称 NK 细胞，来源于骨髓，约占淋巴细胞的 10%，为中淋巴细胞，特点是内含较多溶酶体。

 第三节　血小板的特征与功能

一、血小板的结构和特征

血小板是从骨髓中成熟的巨核细胞细胞质脱落下来的小块胞质，没有细胞核，但具有代谢能力和生物学活性，直径为 2 ~ 4 μm，正常状态的形状为梭形或椭圆形，在血涂片呈不规则形状。

（一）黏附（adhesion）

黏附是指血管破损后，血管内皮细胞下的胶原纤维暴露出来，流经破损处的血小板立即附着在胶原纤维上。血小板的黏附需要血小板膜上 GPIb/Ⅸ/Ⅴ 复合物、内皮下胶原纤维、血浆血管性血友病因子（von Willebrand Factor，vWF）的共同参与。血管受损后，血浆 vWF 首先与内皮下暴露的胶原纤维结合，结合后的 vWF 发生变构，从而获得了与血小板膜上 GPIb 结合的能力，血小板通过 vWF 结合在血管内皮上。

（二）聚集（aggregation）

聚集是指血小板与血小板之间彼此聚合的现象。血小板的聚集需要血小板膜上 GP Ⅱ b/Ⅲa、纤维蛋白原、钙离子。当血小板黏附于胶原纤维上或在致聚剂的激活下，血小板膜上 GP Ⅱ b/Ⅲa 活化，与纤维蛋白原亲和力增高，在钙离子的作用下，血小板可与纤维蛋白原结合，纤维蛋白原充当聚集的桥梁，将相邻的血小板连接起来，使其聚集成团。血小板聚集可分两个时相：第一时相发生迅速，但聚集后还可解聚，因此又称为可逆性聚集；第二时相发生缓慢，但一旦发生后则不能再解聚，因此又称为不可逆性聚集。ADP、5 - 羟色胺、组胺和凝血酶等物质可以引起血小板聚集。

（三）释放

释放是指血小板受刺激后，其颗粒中的活性物质向外排出的过程。如血小板受刺激后其致密体能释放出 ADP、5 - 羟色胺。ADP、5 - 羟色胺可加强血小板聚集。5 - 羟色胺还可促使小动脉收缩，有利于止血。从 α - 颗粒中可以释放出血小板因子 4（PF4）、vWF、纤维蛋白原、β - 血小板球蛋白、血小板源性生长因子（platelet-derived growth factor，PDGF）等。由血小板释放的物质除来自其细胞内的颗粒外，也可临时合成释放出来，如血栓素 A2（thromboxane A_2，TXA_2）。当血小板受刺激活化时，血小板内的磷脂酶 A2 也被激活，继而裂解细胞膜磷脂，产生花生四烯酸，在环加氧酶的作用下，花生四烯酸生成前列腺素 G2（PGG2）和前列腺素 H2（PGH2），又在血栓烷合成酶的催化下生成血栓烷 A2，血栓烷 A2 具有强烈的聚集血小板和缩血管的功能。多数能引起血小板聚集的因素都能引起血小板的释放反应，许多由血小板释放的物质可进一步促进血小板的活化和聚集，血小板的黏附、聚集和释放往往同时发生。

（四）收缩

收缩是指在血凝块中血小板通过其收缩蛋白可使血小板伸缩和改变形态，使血凝块回缩硬化。血小板中的收缩蛋白包括肌动蛋白、肌球蛋白和微管等。血小板被激活后，胞浆中钙离子浓度升高，通过分解 ATP 引起血小板的收缩。在形成的血凝块中，血小板伪足通过膜上 GP Ⅱ b/Ⅲa 与纤维蛋白原结合，血小板的收缩可引起血凝块回缩。

（五）吸附

吸附是指血小板质膜能结合血浆中的多种成分，如凝血因子 Ⅰ、Ⅱ、Ⅴ、Ⅶ、Ⅸ、Ⅹ、Ⅺ、Ⅻ等。血小板为多种凝血因子激活和发挥作用提供磷脂表面。

（六）修复

修复是指血小板能填补因血管内皮细胞脱落留下的空隙，及时修补血管壁，从而维持毛细血管壁的正常通透性。

二、血小板的功能

血小板有助于维持血管壁的完整性，当血小板降至 $50 \times 10^9/L$ 时，患者毛细血管脆性增高，微小的创伤即可使之破裂而出现出血点，血小板能够维持血管壁的完整性的机制尚未明确。血小板可释放具有稳定内皮屏障的物质和生长因子，如血管内皮生长因子、血小板源生长因子，有利于受损血管的修复。当血管损伤时，血小板可被激活而在生理性止血过程中发挥重要作用（见第七章相应内容）。

三、血小板生成的调节

从原始巨核细胞到释放血小板进入外周血，需 8 ～ 10 天的时间。进入血液的血小板，2/3 存在于循环血液中，其余贮存在肝和脾。最新研究发现，肺也是血小板生成的重要部位。

体内调节血小板生成的最重要的调节因子是血小板生成素（thrombopoietin，TPO）。TPO 是由 332 个氨基酸残基组成的糖蛋白，分子量为 50 ～ 70 kPa，主要由肝合成，肾脏也可以少量产生。TPO 既可促进巨核系祖细胞的增殖，还可促进不成熟巨核细胞的分化，是促进巨核系祖细胞增殖和分化作用最强的细胞因子。TPO 的作用可使血小板的生成增加 10 倍。TPO 的受体是原癌基因 $c-mpl$ 的表达产物 Mpl，TPO 促血小板生成的作用也是通过与其受体结合实现的。有研究表明，如果敲除小鼠 TPO 或其受体后，除了巨核细胞和血小板的生成减少 90% 外，骨髓中的干细胞和其他各系祖细胞的数量也降至正常值的 15% ～ 25%，提示 TPO 对造血干细胞的存活、增殖和分化也具有重要的作用。TPO 的生成速率不受血小板数量的影响，肝以恒定的速率生成和释放 TPO。血小板膜上含有高亲和力的 TPO 受体 Mpl，Mpl 可与 TPO 结合而将循环中的 TPO 清除。当血液中血小板计数正常时，血浆中大量的 TPO 与血小板膜结合而被清除，从而维持血浆中 TPO 浓度在正常范围内；当血液中血小板计数降低时，血浆中的 TPO 清除减少，使得血浆 TPO 浓度增高，从而促进骨髓生成血小板，发挥调节的作用。临床试验表明，重组人血小板生成素可有效促进血小板的生成，从而应用于临床。

（王　晗）

第五章 贫血与外周血一般检查

 第一节 贫血的实验室判断

一、贫血的概念

贫血（anemia）是指人体外周血红细胞容量减少，低于正常范围下限的一种常见的临床症状。由于测定红细胞容量较为复杂，临床上常采用单位容积内血红蛋白（Hb）的浓度来代替。我国的标准一般认为在我国海平面地区成年男性 Hb <120 g/L，非妊娠成年女性 Hb <110 g/L，孕妇 Hb <100 g/L 就有贫血。贫血在全世界都很常见。其主要病因是缺铁，缺铁性贫血是世界上最流行的营养缺乏症。除缺铁之外，个人卫生、环境卫生、饮水卫生，以及与水的管理相关的若干种感染也是造成贫血的重要原因，其中包括疟疾、血吸虫病和钩虫病。

二、贫血分类

贫血的分类方法有多种，常用的是根据红细胞形态分类或者根据发生贫血的病理生理分类。

（一）根据红细胞形态学特点分类

1. 大细胞性贫血

MCV >100 fL，这类贫血大多为正常色素型，MCHC 在 32%～35%。属于这类贫血的主要有叶酸和/或维生素 B_{12} 缺乏引起的巨幼细胞贫血、伴有网织红细胞大量增生的溶血性贫血、肝疾病、骨髓增生异常综合征等。

2. 正常细胞性贫血

MCV 为 80～100 fL，这类贫血大多为正常色素型，MCHC 在 32%～35%。属于这类贫血的主要有再生障碍性贫血、溶血性贫血、纯红细胞再生障碍性贫血、骨髓病性贫血、急性贫血等。

3. 小细胞低色素性贫血

MCV <80 fL，这类贫血大多为小细胞低色素型，MCHC <32%。属于此类贫血的有缺铁性贫血、珠蛋白生成障碍性贫血、铁粒幼细胞性贫血等。

（二）根据贫血病理生理分类

1. 红细胞生成减少

造血细胞、造血微环境和造血原料的异常影响红细胞的生成，导致红细胞生成减少。

（1）造血干/祖细胞异常：例如再生障碍性贫血，是由多种病因、多种发病机制导致的一种骨髓造血功能衰竭症，其中获得性再生障碍性贫血就是原发或继发的造血干细胞缺陷、细胞免疫功能增强等多因素作用的结果。

（2）造血微环境异常：例如骨髓纤维化、骨髓硬化症、肿瘤性疾病骨髓转移、感染性或非感染性骨髓炎等均可因损伤骨髓基质而引起贫血。再比如肝肾功能不全时可引起造血因子 EPO 不足而导致慢性病性贫血。

（3）造血原料不足：例如叶酸和/或维生素 B_{12} 缺乏引起的巨幼细胞贫血和铁缺乏引起的缺铁性贫血属于此类。

2. 红细胞破坏过多

当溶血超过骨髓的代偿能力，引起的贫血即为溶血性贫血属于此类。

（1）红细胞自身异常所致的溶血性贫血：遗传性或获得性因素导致的红细胞膜异常、红细胞酶缺乏、珠蛋白生成障碍、血红素异常都可以导致溶血性贫血的发生，如遗传性球形细胞增多症、葡萄糖-6-磷酸脱氢酶（G6PD）缺乏症、地中海贫血、红细胞生成性血卟啉病等。

（2）红细胞外部异常所致的溶血性贫血：免疫性因素包括系统性红斑狼疮、血型不符的输血反应等；血管性因素包括血栓性血小板减少性紫癜、钙化性主动脉瓣狭窄等；生物性因素包括蛇毒、疟疾、黑热病等；理化性因素包括大面积烧伤、血浆渗透压改变等。

3. 失血性贫血

根据失血速度失血性贫血可分为急性失血性贫血和慢性失血性贫血。

三、贫血诊断步骤

贫血本身并不是一种疾病的诊断，而仅代表许多不同疾病引起的一系列临床表现。对贫血患者的诊断必须遵循病因诊断的原则，这对于贫血的正确治疗具有非常重要的意义。因此，临床上对于贫血的诊断主要有两大步骤：第一是明确贫血存在与否，了解贫血的程度及类型；第二是查明贫血的病因及发病机制。

 第二节 外周血检查

一、血常规检查

血常规检查就是对血液中的有形成分即红细胞、白细胞及血小板这三个系统的量和质进行检测与分析。血常规检查不仅是诊断各种血液系统疾病的主要依据，也可为其他系统疾病的诊断和鉴别诊断提供依据，是临床检验中最常用的基本内容。

（一）血常规检查采用的方法

血常规检查一般通过针刺法采取末梢血检查，如指尖、耳垂部位的血，也可选取体表的浅静脉部位来采血，制成血液涂片。以前血常规检查大多靠人工检测，在显微镜下观察计数，效率低，工作量大；而目前随着血细胞分析仪的发展，血常规的检查多是由机器来检测，速度快且数据较准确。

（二）血常规检查的各项指标及临床意义

1. 红细胞计数（red blood cell count，RBC）（单位：$10^{12}/L$）

红细胞计数是指每升血液中的红细胞数。生理情况下，年龄和性别的差异、精神因素、剧烈的体力劳动、气压影响等都可以引起红细胞计数值的生物学变异。我国成年男性红细胞的数量为（$4.5 \sim 5.5$）$\times 10^{12}/L$，女性为（$3.5 \sim 5.0$）$\times 10^{12}/L$。病理情况下如果红细胞计数大于正常值，提示可能存在原发性红细胞增多（如真性红细胞增多症）、继发性红细胞增多（如心肺疾病）、相对性红细胞增多（如严重呕吐和腹泻）；如果红细胞计数小于正常值，提示贫血。

2. 红细胞压积（hematocrit，HCT）（单位：%）

红细胞压积也称为红细胞比容，是指红细胞在全血中所占的容积百分比。红细胞压积大于正常值见于真性红细胞增多症、血液浓缩如脱水、大面积烧伤等；红细胞压积小于正常值见于贫血、失血后大量补液等。

3. 平均红细胞体积（mean corpuscular volume，MCV）（单位：fL）

平均红细胞体积是指单个红细胞的平均体积。平均红细胞体积大于正常值见于巨幼红细胞性贫血、酒精性肝硬化、失血性贫血再生之后、甲状腺功能低下等；平均红细胞体积小于正常值见于小细胞低色素贫血、全身性溶血性贫血等。

4. 红细胞分布宽度（red cell volume distribution width，RDW）（单位：%）

红细胞分布宽度是反应红细胞体积异质性的参数，用红细胞体积大小的变异系数来表示。红细胞分布宽度大于正常值用于缺铁性贫血的诊断与疗效观察，以及小细胞低色素性贫血的鉴别诊断；红细胞分布宽度小于正常值，说明红细胞比正常人的红细胞更整齐，临床意义不大。

5. 血红蛋白浓度（Hemoglobin concentration，HGB）（单位：g/L）

血红蛋白浓度指单位体积血液内所含血红蛋白的量。我国成年男性血红蛋白浓度为 $120 \sim 160$ g/L，成年女性为 $110 \sim 150$ g/L。血红蛋白浓度大于正常值见于真性红细胞增多症、先天性心脏病、肺源性心脏病、高原病、严重脱水，严重烧伤等；血红蛋白浓度小于正常值见于贫血等。

6. 平均红细胞血红蛋白含量（mean corpuscular hemoglobin，MCH）（单位：pg）

平均红细胞血红蛋白含量指每个红细胞内所含血红蛋白的平均量。平均红细胞血红蛋白含量大于正常值见于叶酸、维生素 B_{12} 缺乏及长期饥饿等引起的大细胞性贫血；平均红细胞血红蛋白含量小于正常值见于单纯小细胞性贫血和小细胞低色素性贫血。

7. 平均红细胞血红蛋白浓度（mean corpuscular hemoglobin concentration，MCHC）（单位：g/L）

平均红细胞血红蛋白浓度是指平均每升血细胞中所含血红蛋白克数。平均红细胞血红蛋白浓度大于正常值见于真性红细胞增多症等；平均红细胞血红蛋白浓度小于正常值见于贫血，临床上该指标主要用于判断贫血的严重程度。

8. 白细胞计数（white blood cell counts，WBC）（单位：$10^{9}/L$）

白细胞计数是指测定单位体积血液中各种白细胞的总数。正常成年人血液中白细胞数为（$4.0 \sim 10.0$）$\times 10^{9}/L$。同红细胞一样，生理情况下的各种因素可以引起白细胞计数值的生物学变异。病理情况下白细胞计数大于正常值，常见于炎性感染、出血、中毒、白血病等；白细胞计数小于正常值常见于白细胞减少症、脾功能亢进、造血功能障碍，放射线、药物、化学毒素等引起骨髓抑制等。

9. 单核细胞计数（MONO）（单位：10^9/L）

单核细胞计数是指测定单位体积外周血液中所有单核细胞的总数。儿童和妊娠妇女会有单核细胞计数生理性增高。病理性单核细胞计数大于正常值，见于某些细菌感染、单核细胞白血病、淋巴瘤、骨髓增生异常综合征等；单核细胞计数小于正常值无重要临床意义。

10. 单核细胞比例（MONO%）（单位：%）

单核细胞比例是指白细胞分类计数中单核细胞在白细胞中所占的比例。正常成年人血液中的单核细胞占3%～8%，单核细胞比例改变的临床意义同单核细胞计数（绝对值计数）。

11. 中性粒细胞计数（NEUT）（单位：10^9/L）

中性粒细胞计数是指测定单位体积外周血液中所有中性粒细胞的总数。中性粒细胞也存在生理性增多和病理性增多。病理情况下中性粒细胞计数大于正常值见于急性感染或炎症、广泛组织损伤或坏死、急性溶血、急性失血、急性中毒、白血病、骨髓增殖性疾病等；中性粒细胞计数小于正常值，见于伤寒、副伤寒、某些病毒性感染、粒细胞缺乏症、慢性理化损伤、自身免疫性疾病和脾功能亢进等。

12. 中性粒细胞比例（NEUT%）（单位：%）

中性粒细胞比例是指白细胞分类计数中中性粒细胞在白细胞中所占的比例。正常成年人血液中的中性粒细胞占50%～70%，中性粒细胞比例改变的临床意义同中性粒细胞计数（绝对值计数）。

13. 淋巴细胞计数（LY）（单位：10^9/L）

淋巴细胞计数是指测定单位体积外周血液中所有淋巴细胞的总数。淋巴细胞也存在生理性增多和病理性增多。病理情况下淋巴细胞计数大于正常值见于风疹、流行性腮腺炎、传染性单核细胞增多症、传染性淋巴细胞增多症、百日咳等。淋巴细胞计数小于正常值见于免疫缺陷、长期化疗、X射线照射后、应用肾上腺皮质激素等。

14. 淋巴细胞比例（LY%）（单位：%）

淋巴细胞比例是指白细胞分类计数中淋巴细胞在白细胞中所占的比例。正常成年人血液中的淋巴细胞占20%～40%，淋巴细胞比例改变的临床意义同淋巴细胞计数（绝对值计数）。

15. 嗜酸性粒细胞计数（EO）（单位：10^9/L）

嗜酸性粒细胞计数是指测定单位体积外周血液中所有嗜酸性粒细胞的总数。嗜酸性粒细胞计数大于正常值见于寄生虫病、变态反应性疾病、皮肤病等；嗜酸性粒细胞计数小于正常值见于长期应用肾上腺皮质激素后，临床意义较小。

16. 嗜酸性粒细胞比例（EO%）（单位：%）

嗜酸性粒细胞比例是指白细胞分类计数中嗜酸性粒细胞在白细胞中所占的比例。正常成年人血液中的嗜酸性粒细胞占0.5%～5%，嗜酸性粒细胞比例改变的临床意义同嗜酸性粒细胞计数（绝对值计数）。

17. 嗜碱性粒细胞计数（BASO）（单位：10^9/L）

嗜碱性粒细胞计数是指测定单位体积外周血液中所有嗜碱性粒细胞的总数。嗜碱性粒细胞计数大于正常值见于过敏性或炎症性疾病、嗜碱性粒细胞白血病等；嗜碱性粒细胞计数小于正常值很难察觉，故临床意义尚不明确。

18. 嗜碱性粒细胞比例（BASO%）（单位:%）

嗜碱性粒细胞比例是指白细胞分类计数中嗜碱性粒细胞在白细胞中所占的比例。正常成年人血液中的嗜碱性粒细胞占比小于1%，嗜碱性粒细胞比例改变的临床意义同嗜碱性粒细胞计数（绝对值计数）。

19. 血小板计数（platelet，PLT）（单位：10^9/L）

血小板计数是指测定单位体积血液中血小板的总数。正常成年人血液中血小板数为（100～300）×10^9/L。正常人血小板计数一天内可在6%～10%范围内变化，平原居民较低，高原较高，女性月经前降低，月经后升高，运动后升高，休息时恢复。病理性血小板计数大于正常值见于原发性血小板增多症、慢性粒细胞白血病、急性感染、急性失血等；小于正常值见于再生障碍性贫血、急性白血病、放射治疗和化疗、血小板减少性紫癜、脾功能亢进等。

20. 血小板体积分布宽度（platelet distribution width，PDW）（单位:%）

血小板体积分布宽度是反映血液内血小板容积变异的参数，以测得的血小板体积大小的变异系数表示。血小板体积分布宽度大于正常值见于急性髓系白血病、巨幼细胞性贫血、慢性粒细胞白血病、血栓性疾病等；血小板体积分布宽度小于正常值表明血小板的均一性高。

21. 平均血小板体积（mean platelet volume，MPV）（单位：fL）

平均血小板体积是指单个血小板的平均体积。平均血小板体积大于正常值，见于原发性血小板减少性紫癜、骨髓增生异常综合征、巨幼细胞性贫血等。平均血小板体积小于正常值见于急性白血病化疗期、再生障碍性贫血、脾功能亢进等。

二、外周血细胞形态

（一）血液涂片（blood smear）的制备

用酒精棉球将耳垂或手指消毒，待干燥后以消毒的刺血针刺之，使血液流出，滴一滴于载玻片的一端上，再用另一载玻片的一端置于血滴上，并倾斜45°，迅速均匀地将血液在载玻片上推成一薄层血膜，血涂片应呈舌状，头、体、尾三部分应清晰可见。待晾干后滴加 Wright 染液数滴，3～5 min 后再滴加等量的蒸馏水，然后用吸球对准血涂片吹气，使其与染液充分混合。大约 10 min 后，以流水冲洗染液 30 s，待干透后即可用显微镜观察血细胞形态。

（二）显微镜观察

先用低倍镜分辨红细胞和白细胞，低倍镜视野下可见大量被染成红色的无核细胞，此即为红细胞，红细胞之间散在的有核细胞即为白细胞。注意选择血涂片均匀且白细胞较多的区域，稍微转动物镜转换器，滴上 1～2 滴香柏油，继续油镜观察。将油镜头轻轻移向载玻片接触油滴，转动细调节器，直到看清血细胞形态。

1. 红细胞

正常人血涂片中红细胞大小一致，多属正面观，红细胞为圆形无核的淡红色的细胞，中央着色较浅，周围着色较深。红细胞形态学的异常可表现为大小异常、形态异常、着色异常、结构异常，当红细胞形态发生异常可提示某些疾病，例如：缺铁性贫血时红细胞直径小于 6 μm，细胞体积变小，中央淡染区扩大；巨幼细胞性贫血时红细胞直径大于 15 μm，细胞常呈椭圆形，中央淡染区常消失；遗传性球形红细胞增多症可见细胞体积小，圆球形，中央淡染区消失；镰状细胞贫血可见细胞形如镰刀状。观察红细胞时应注意其大小、形态、中央淡然区、色泽、内含物及排列方式，注意小红细胞、大红细胞、红细胞碎片、球形红细胞、口形红细胞、靶型红细胞等。

2. 粒细胞

粒细胞体积比红细胞大，呈圆球形，有细胞核，比较容易与红细胞相区别，但因其数量明显比红细胞少，须移动载玻片进行寻找。中性粒细胞数量最多，比较容易找到。胞质中有许多细小、分布均匀的颗粒，染成淡紫色或浅红色，细胞核染成紫蓝色。在严重传染性疾病、各种化脓性感染、败血症等病理情况下，中性粒细胞在形态上可表现出中毒性和退行性变化，具体表现为细胞大小不均，相差悬殊，胞质内可出现大小不均、分布不均，染色呈深紫红或紫黑色中毒颗粒，胞质中还可出现大小不等的空泡，有时还可出现杜勒小体，细胞核可出现固缩、溶解及碎裂的现象。以上这些表现可单独出现，亦可同时出现。嗜酸性粒细胞数量较中性粒细胞少，体积一般比中性粒细胞稍大。嗜碱性粒细胞数量最少，其特殊颗粒又易溶于水，故在血涂片中很难找到。观察粒细胞系时应注意观察中性分叶核粒细胞、中性杆状核粒细胞、嗜酸性粒细胞和嗜碱性粒细胞的数量及形态，观察有无原始粒细胞和幼稚粒细胞，观察粒细胞的毒性改变。

3. 单核细胞

单核细胞是白细胞中体积最大的细胞，注意观察单核细胞的数量及形态，观察有无原始单核细胞和幼稚单核细胞。

4. 淋巴细胞

观察淋巴细胞的数量及形态，观察有无原始淋巴细胞、幼稚淋巴细胞及异型淋巴细胞等。

5. 血小板

正常血小板常聚集成群，胞体为圆形、椭圆形或不规则形，大小约为红细胞的 1/3，周围部分呈透明浅蓝色，中央部分呈紫蓝色颗粒。小型血小板占 33%～47%，中型血小板占 44.3%～49%，大型血小板占 8%～16%，巨型血小板占 0.7%～2%。血小板形态变化具有一定的意义，例如血小板如出现明显的大小不均，大的血小板直径可达 50 μm 以上，主要见于特发性血小板减少性紫癜、急性髓系白血病和慢性粒细胞白血病等。观察血小板时注意其数量、大小、形态、颗粒、聚集性及异常血小板等形态学特征。

第三节 血型与输血

一、血型

血型（blood group）是指细胞膜上特异性抗原的类型。血型是机体免疫系统识别"自我"或"异己"的标志，鉴定血型不仅用于输血的需要，而且对器官移植、法医学上的亲子鉴定都具有重要价值。我们通常所说的血型指的就是红细胞血型。临床上最重要的是 ABO 血型系统和 Rh 血型系统。

（一）ABO 血型系统

ABO 血型系统是根据红细胞膜表面所含特异抗原（凝集原）的种类而分型的一套血型分类系统。若将血型不相同的两个人的血液滴放在玻片上混合，其中的红细胞会凝集成簇，这种现象称为红细胞凝集（agglutination）（图 1-5-1）。红细胞凝集现象的本质是抗原-抗体反应。镶嵌于红细胞膜表面的一些特异蛋白质、糖蛋白或糖脂在凝集反应中起抗原作用，称为凝集原（agglutinogen）。血清中能与红细胞膜上的凝集原起反应的特异性抗体则称为凝集素（agglutinin）（表 1-5-1）。

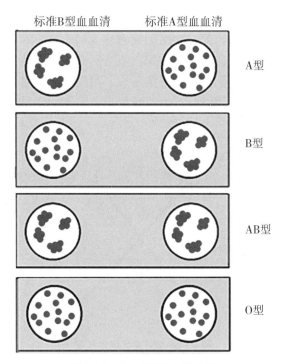

图 1-5-1 ABO 血型分型

表 1 - 5 - 1　ABO 血型分型

血型	红细胞上的凝集原	血清中含的凝集素
A 型	A	抗 B
B 型	B	抗 A
AB 型	A + B	无抗 A、无抗 B
O 型	无 A，无 B	抗 A + 抗 B

（二）Rh 血型系统

Rh 血型系统是人类红细胞表面与 ABO 血型系统同时存在的另一种血型系统。因此凡红细胞表面有 D 凝集原的就称为 Rh 阳性血型，没有 D 凝集原的称为 Rh 阴性血型。在我国汉族和其他大部分民族中，属 Rh 阳性血型的人约占 99%，属 Rh 阴性血型的人只占 1% 左右。

二、输血原则

临床上输血的基本原则是同型血相输。为了避免由 ABO 血型系统中的亚型和其他因素引发的同型输血凝集反应，在输血前还要进行严格的交叉配血试验（cross-match test）。交叉配血试验分为主侧配血和次侧配血（图 1 - 5 - 2）。将供血者的红细胞混悬液和受血者的血清相混合，称为主侧配血；将受血者的红细胞混悬液与供血者的血清相混合，称为次侧配血。如果主侧配血和次侧配血均无凝集反应，即为配血相合，可以进行输血；如果主侧配血有凝集反应，则为配血不合，此种情况绝对不能输血；如果主侧配血不发生凝集反应，而次侧配血发生凝集反应，只能在紧急情况下输血，而且必须少量、缓慢输血，同时还要密切观察受血者的反应，一旦发生输血反应，应立即停止输血。

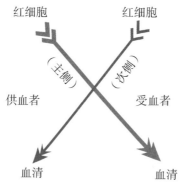

图 1 - 5 - 2　交叉配血试验

临床应用中并不是必须输全血，为了提高输血疗效和厉行节约，输血疗法已经从原来的输全血发展到成分输血，即把血液中的各种成分通过一定的分离技术，制成高纯度制品，如红细胞、粒细胞、血小板和血浆，根据实际需要进行输血。如严重贫血的病人主要是红细胞数量不足，可输红细胞；大面积烧伤的病人主要是血浆大量丢失，可输血浆。成分输血还可减少输血引起的不良反应。

（王　晗）

第六章　淋巴造血系统疾病

淋巴造血系统包括髓样组织（myeloid tissue）和淋巴样组织（lymphoid tissue）。髓样组织主要由骨髓和血液中的各种血细胞成分构成，包括红细胞、白细胞（粒细胞、淋巴细胞和单核细胞）、血小板等。淋巴样组织包括胸腺、脾、淋巴结和人体广泛分布的淋巴组织（如扁桃体、肠道淋巴组织等）。实际上这两种组织并不能截然分开，淋巴系统和造血系统关系密切，结构和功能上都有交叉，所发生的一些重要疾病也相互影响，如骨髓发生的各种肿瘤性疾病常累及淋巴结和脾等。因此，本章将淋巴系统疾病和造血系统疾病一起介绍。

淋巴造血系统的疾病种类繁多，表现为淋巴造血系统各种成分的量和（或）质的变化。量的改变如贫血、白细胞减少症、血小板减少症、反应性白细胞增多症、反应性红细胞增多症、反应性淋巴结增生等，质的改变见于淋巴造血系统的恶性肿瘤。本章将简要介绍一些淋巴结常见的良性病变，重点介绍淋巴造血系统的肿瘤性疾病。

 第一节　淋巴结的良性病变

淋巴结是人体重要的免疫器官，各种刺激（如各类病原微生物感染、化学药物、外来毒物、异物、机体自身的代谢产物、变性坏死组织等）都可成为抗原和致敏原刺激淋巴结内的细胞（主要是淋巴细胞、组织细胞和树突状细胞）增生，导致淋巴结增大。淋巴结的增生是机体免疫反应的具体表现。根据病因、病理变化及临床表现，淋巴结的良性病变可分为三类：一是反应性淋巴结炎；二是特异性淋巴结炎；三是原因不明的淋巴增生性疾病，如巨大淋巴结增殖症。

一、反应性淋巴结炎

反应性淋巴结炎（reactive lymphadenitis）也称为淋巴结反应性增生（reactive hyperplasia of lymph node），是淋巴结最常见的良性病变。引起反应性淋巴结炎的原因很多，如微生物感染、炎症刺激等，但其病理变化基本相似，缺乏特异性，故又称为非特异性淋巴结炎（non-specific lymphadenitis）。

（一）急性非特异性淋巴结炎

急性非特异性淋巴结炎常见于局部感染的引流区淋巴结。最常见于颈部，病原体可由发生感染的牙齿或扁桃体引流至颈部淋巴结。菌血症和败血症可导致全身急性淋巴结肿大。

1. 病理变化

肉眼所见，受累淋巴结充血、肿大，呈灰红色。光镜下，淋巴滤泡增生，生发中心扩大。如果是化脓菌感染所致，滤泡生发中心可能会发生坏死，并形成脓肿；如果感染不严重，淋巴滤泡周围或淋巴窦内可见一些中性粒细胞浸润。

2. 临床表现

肿大淋巴结的被膜受到牵拉，产生局部疼痛和触痛。当有较大脓肿形成时，则有波动感，其被覆的皮肤发红，有时脓肿可穿破皮肤形成窦道。

（二）慢性非特异性淋巴结炎

1. 病理变化

慢性非特异性淋巴结炎因其病因不同，可表现为淋巴滤泡增生、副皮质区增生和窦组织细胞增生等不同的形态学改变。①淋巴滤泡增生，常由刺激 B 细胞增生的体液免疫反应引起。病变特点是淋巴滤泡增大、数量增多，滤泡大小和形态差异大（图 1 - 6 - 1）。滤泡生发中心明显扩大，其内见激活的不同活化阶段的 B 淋巴细胞。在类风湿性关节炎和人类免疫缺陷病毒感染的早期常有明显的淋巴滤泡增生。②副皮质区增生，常由刺激 T 细胞增生的细胞免疫引起，常见于活跃的病毒感染（如传染性单核细胞增生症）、接种病毒性疫苗后以及某些药物引起的过敏反应。病变特征是淋巴结的副皮质区增宽，可见活化的免疫母细胞，常伴有血管内皮细胞增生和淋巴窦扩张。③窦组织细胞增生，多见于肿瘤引流区的淋巴结，如乳腺癌患者同侧和对侧腋窝淋巴结肿大，这可能是肿瘤免疫反应引起，也见于造影后的淋巴结。病变表现为淋巴窦明显扩张，窦内充满组织细胞。

2. 临床表现

因病变淋巴结是逐渐肿大的，患者常无明显感觉，一般不需特殊治疗，给患者做淋巴结活检的目的是排除淋巴结的肿瘤性病变或特殊感染。

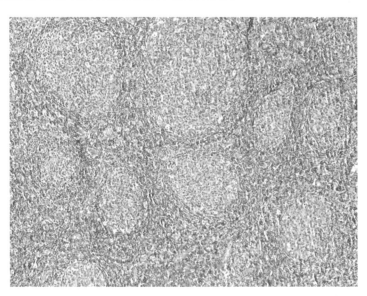

图 1 - 6 - 1　淋巴结反应性增生

二、特异性淋巴结炎

除了非特异性淋巴结炎外，淋巴结还可以发生很多特异性炎症，这些病变的特点是：由特殊的病原微生物感染引起，有特殊的病理形态学改变，在病变组织、分泌物或体液中可能找到相关的病原微生物，在临床上需要特殊的治疗。有些病变虽由未知原因引起，但因其具有特异的临床和病理特征，亦归为特异性淋巴结炎。

（一）结核性淋巴结炎

结核性淋巴结炎是淋巴结最常见的特异性淋巴结炎，多见于儿童和青少年，以颈部、支气管和肠系膜淋巴结常见，尤以颈部淋巴结结核最常见。结核性淋巴结炎可单独存在，也可合并肺结核或作为全身播散性结核的一部分。淋巴结常成群受累，最初淋巴结尚能分离，严重时淋巴结相互融合，也可穿破皮肤形成经久不愈的窦道，流出液化的干酪样坏死物。其主要病变是结核结节的形成和干酪样坏死，抗酸染色可找到染成紫红色的结核分支杆菌。患者需接受正规的抗结核治疗。

（二）淋巴结真菌感染

真菌是条件致病菌，常见于免疫力低下的人群。临床上患者一般先感染皮肤、黏膜和器官，而后继发局部或全身淋巴结的感染。淋巴结感染的真菌常见的有曲菌、新型隐球菌和组织胞浆菌等。曲菌感染为化脓性炎，可有脓肿形成，PAS 和六胺银染色显示曲菌的菌丝。新型隐球菌为肉芽肿性炎，黏液卡红染色液和 PAS 染色显示有较厚荚膜的芽孢。组织胞浆菌主要为巨噬细胞增生和肉芽肿性炎，六胺银和吉姆萨染色显示圆形的孢子体。真菌感染需抗真菌治疗。

（三）组织细胞坏死性淋巴结炎

组织细胞坏死性淋巴结炎（histiocytic necrotizing lymphadenitis）由日本学者 Kikuchi 首先描述，故又称为 Kikuchi 淋巴结炎。该病具体病因不明，可能与病毒感染有关，好发于年轻女性，以颈部淋巴结受累最常见。患者淋巴结轻度肿大、可有轻微疼痛，多有发热。本病具有自限性，多数患者在 2～3 个月内自愈。病理变化表现为淋巴结被膜下和副皮质区不规则片状或灶状凝固性坏死灶，有较多的细胞碎屑，几乎不见中性粒细胞浸润（图 1 -6-2）。坏死区周边大量组织细胞增生，并伴有明显的吞噬现象，还可见较多 T 淋巴细胞。而病变周围区域淋巴结的结构和细胞形态基本正常。

（四）猫抓病

猫抓病（cat-scratch disease）是由汉赛巴通体属立克次体感染引起的自限性淋巴结炎。患者被猫抓伤和咬破皮肤后 1～2 周出现引流区淋巴结肿大、可伴有疼痛，多数位于腋下和颈部，皮损部位可出现红斑状丘疹、脓疱或痂皮，大多数患者肿大的淋巴结在 2～4 个月后自行消退。病理特点是形成化脓性肉芽肿，即病变中央主要为中性粒细胞，周围由上皮样组织细胞围绕。淋巴结有典型病变、有猫等宠物抓伤史和病原体检查阳性者，可以确定诊断。

（五）传染性单核细胞增生症

传染性单核细胞增生症（infectious mononucleosis）由嗜 B 细胞的 EB 病毒（Epstein-Barr virus，EBV）感染引起。该病好发于儿童和青少年，是一种自限性的淋巴组织增生性

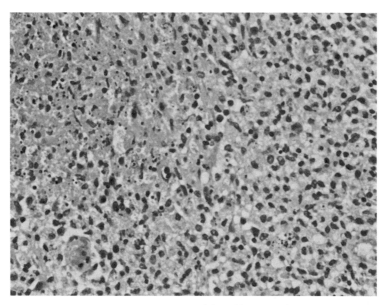

图 1 - 6 - 2　组织细胞坏死性淋巴结炎

淋巴结发生灶性凝固性坏死（左上），有明显核碎屑，坏死灶周围可见组织细胞和淋巴细胞活跃增生。

疾病，病程短（4～6 周），多数预后较好。典型的临床表现为不规则发热、咽炎、淋巴结和肝脾肿大等，外周血淋巴细胞数量增加，并见 CD8$^+$ 的异型 T 淋巴细胞。病理变化表现为淋巴滤泡增生，滤泡间区淋巴细胞增生活跃、同时可见大量免疫母细胞分布，有时可见形态与霍奇金淋巴瘤 R-S 细胞相似的双核和多核大细胞，因此易误诊为恶性淋巴瘤。

第二节　淋巴组织肿瘤

一、概述

淋巴组织肿瘤（lymphoid neoplasms）是指来源于淋巴细胞和其前体细胞的恶性肿瘤，包括淋巴瘤、淋巴细胞白血病、毛细胞白血病和浆细胞肿瘤等。其发病率在不同国家和不同地区不尽相同，但近年来在国内外均呈上升趋势。

淋巴瘤（lymphoma）最常发生于淋巴结和结外淋巴组织，也可发生于骨髓、皮肤、软组织和脑等全身各个组织和器官，是人类较为常见的恶性肿瘤，占全部恶性肿瘤的3%～4%。淋巴瘤分为两大类：霍奇金淋巴瘤和非霍奇金淋巴瘤，大多数淋巴瘤是 B 细胞源性，其次为 T/NK 细胞源性，而组织细胞性肿瘤罕见，我国 T/NK 细胞肿瘤的比例大于欧美地区。淋巴细胞白血病（lymphocytic leukemia）是指肿瘤细胞广泛累及骨髓和外周血。某些非霍奇金淋巴瘤和淋巴细胞白血病存在重叠，反映的是同一疾病的不同发展阶段。当只有瘤块或仅有轻微血液或骨髓受累时，应视为淋巴瘤；当存在广泛骨髓、血液受累时，诊断为淋巴细胞白血病更合适。

（一）病因与发病机制

1. 病毒和细菌

EB 病毒感染与淋巴瘤的发生关系密切，EB 病毒检测阳性率在霍奇金淋巴瘤可高达75%，在鼻型 NK/T 细胞淋巴瘤可达 90%～100%，非洲地方性 Burkitt 淋巴瘤 EB 病毒感染率几乎 100%。EB 病毒感染宿主后，病毒癌基因整合到宿主基因组中，其编码的产物可诱导和促进肿瘤的发生，如 EB 病毒编码的 LMP1 是一种致瘤性潜伏膜蛋白，能抑制细胞 DNA 损伤修复，并能激活多条信号转导通路。人类 T 细胞白血病病毒 - 1（Human T cell leukemia virus type 1，HTLV-1）被认为是成人 T 细胞白血病/淋巴瘤的病因。幽门螺杆菌（*H. pylori*）的感染与胃黏膜相关淋巴组织肿瘤的发生有关。

2. 免疫缺陷或抑制

淋巴瘤是机体免疫系统肿瘤，机体免疫功能低下是淋巴瘤的重要原因和发病条件。先天性免疫缺陷（如共济失调性毛细血管扩张症）、获得性免疫缺陷（如人类免疫缺陷病毒感染者）、自身免疫性疾病（如系统性红斑狼疮、桥本甲状腺炎）及长期使用免疫抑制剂者（如接受器官移植的患者），淋巴瘤的发病率明显高于正常人。

3. 职业暴露和环境因素

长期接触杀虫剂、除草剂、染料、溶剂等会增加患淋巴瘤的风险。木工行业中木尘和苯的暴露史与霍奇金淋巴瘤的发病率高度相关。

4. 遗传因素

淋巴瘤有时有明显的家族聚集性，如慢性淋巴细胞性白血病/小淋巴细胞淋巴瘤和浆细胞骨髓瘤患者直系亲属的患病率都高于普通人。

（二）淋巴细胞的分化与肿瘤的关系

B 细胞和 T 细胞都来自骨髓干细胞，分别在骨髓和胸腺发育为初始细胞后迁出并进入外周淋巴器官。初始 B 细胞迁徙定居于外周淋巴器官初级滤泡的套区，当受到外来抗原刺激，其活化、增殖、形成次级滤泡，最终成熟为具有抗体分泌功能的浆细胞和记忆 B 细胞。T 细胞分化的详细途径还有待进一步研究，但初始 T 细胞与抗原接触后，活化、增殖并分化为具有不同效应功能的 T 细胞。淋巴细胞在分化过程的任何阶段都可能发生恶变而形成肿瘤，淋巴组织肿瘤可理解为被阻断在 B 细胞和 T 细胞分化的某一阶段的淋巴细胞克隆性增生形成的肿瘤。肿瘤性淋巴细胞具有正常淋巴细胞分化过程中某个阶段的细胞形态特点和免疫表型，因此可以从细胞形态、免疫表型和基因水平来判断肿瘤细胞的属性，这也是病理诊断的基础。在免疫表型上，CD2、CD3、CD4、CD7 和 CD8 是 T 细胞及其肿瘤的标志，CD19、CD20、CD79α 和 PAX5 是 B 细胞及其肿瘤的标记，CD56 是 NK 细胞的标记，幼稚的 B 和 T 细胞表达 TdT。

淋巴细胞在其分化成熟的过程中，抗原受体基因会发生重排，这一机制保证每个分化成熟的淋巴细胞具有独一无二的抗原受体。正常免疫反应是多克隆性增生，增生的淋巴细胞群体表达多种不同的抗原受体。在多种淋巴组织肿瘤，肿瘤细胞由恶变的细胞克隆性增生而来，表达相同类型的抗原受体。因此，抗原受体基因及其蛋白产物的分析可用于区别反应性淋巴增生和淋巴组织肿瘤。

（三）WHO 关于淋巴组织肿瘤的分类

WHO 于 2017 年出版了淋巴造血组织肿瘤分类第四版的修订版（表 1-6-1），该版的分类原则和要点是：①以细胞谱系为依据，将淋巴造血组织肿瘤分为淋巴系肿瘤、髓系肿瘤、组织细胞和树突状细胞肿瘤；②结合形态学、免疫表型、遗传学和临床特点来判断淋巴组织肿瘤的每一类型，每一类型都定义为一个独特的病变实体；③引入临床亚型和形态学变异型的概念，并将有特殊临床表现、免疫表型和遗传学改变的淋巴组织肿瘤单独列出或作为新的亚型，这些亚型分类对准确的个体化治疗非常重要；④根据淋巴组织肿瘤的临床经过和生物学行为，将其分为惰性（indolent）、局限性惰性（locally indolent）、侵袭性（aggressive）和高度侵袭性（highly aggressive）淋巴瘤（表 1-6-2）。

表 1-6-1　WHO 淋巴组织肿瘤分类中的主要肿瘤类型

前体淋巴细胞肿瘤	成熟 T 和 NK 细胞淋巴瘤
B 淋巴母细胞白血病/淋巴瘤，非特殊型	T 细胞幼淋巴细胞白血病
B 淋巴母细胞白血病/淋巴瘤伴重现性遗传学异常	侵袭性 NK 细胞白血病
T 淋巴母细胞白血病/淋巴瘤	成人 T 细胞白血病/淋巴瘤
成熟 B 细胞肿瘤	结外 NK/T 细胞淋巴瘤，鼻型
慢性淋巴细胞白血病/小淋巴细胞淋巴瘤	皮下脂膜炎样 T 细胞淋巴瘤
B 细胞幼淋巴细胞白血病	原发皮肤 γδ T 细胞淋巴瘤
脾脏边缘区淋巴瘤	单形性亲上皮性肠道 T 细胞淋巴瘤
毛细胞白血病	蕈霉菌病样/Sezary 综合征
淋巴浆细胞性淋巴瘤	外周 T 细胞淋巴瘤，非特殊类型
浆细胞肿瘤	血管免疫母细胞性 T 细胞淋巴瘤
结外边缘区黏膜相关淋巴组织淋巴瘤	间变性大细胞淋巴瘤，ALK 阳性
淋巴结内边缘区淋巴瘤	间变性大细胞淋巴瘤，ALK 阴性
滤泡性淋巴瘤	**霍奇金淋巴瘤**
套细胞淋巴瘤	结节性淋巴细胞为主型霍奇金淋巴瘤
弥漫大 B 细胞淋巴瘤，非特殊类型	经典型霍奇金淋巴瘤
高级别 B 细胞淋巴瘤	结节硬化型
浆母细胞淋巴瘤	混合细胞型
Burkitt 淋巴瘤	富于淋巴细胞型
	淋巴细胞减少型

表 1-6-2　主要类型淋巴瘤的生物学行为

惰性淋巴瘤	侵袭性淋巴瘤
滤泡性淋巴瘤	弥漫大 B 细胞淋巴瘤
慢性淋巴细胞白血病/小淋巴细胞淋巴瘤	外周 T 细胞淋巴瘤
淋巴浆细胞性淋巴瘤	NK/T 细胞淋巴瘤
脾边缘区淋巴瘤	**高度侵袭性淋巴瘤**
套细胞淋巴瘤	淋巴母细胞性淋巴瘤
局限性惰性淋巴瘤	Burkitt 淋巴瘤
结外边缘区黏膜相关淋巴组织淋巴瘤	
原发性皮肤间变大细胞淋巴瘤	

（四）淋巴组织肿瘤的临床表现

淋巴瘤的临床表现与病变部位关系密切，大多数患者会出现局部或全身性无痛性、进行性淋巴结肿大，肿大淋巴结的直径常大于 2 cm，不明原因的淋巴结肿大也常是患者就诊的主要原因。淋巴瘤患者可出现发热、盗汗和体重下降的表现，被称为 B 症状。由于淋巴瘤是免疫细胞来源的肿瘤，患者常会出现各种免疫功能异常的现象，如对感染的易感性或出现自身免疫反应等。因肿瘤细胞在骨髓内增生和浸润，引起造血功能障碍，导致淋巴细胞白血病患者出现贫血和出血等表现。一些淋巴组织肿瘤的临床表现还与肿瘤细胞所产生或分泌的物质有关，如浆细胞肿瘤患者因产生过量的免疫球蛋白而致继发性肾脏损害。淋巴瘤的诊断主要依靠淋巴结或其他受累器官的病理组织学检查。

二、非霍奇金淋巴瘤

非霍奇金淋巴瘤（non-Hodgkin lymphoma，NHL）占所有淋巴瘤的 80%～90%，其中 2/3 原发于淋巴结，另 1/3 原发于淋巴结外器官，如消化道、呼吸道、皮肤、涎腺、甲状腺等部位。我国成人淋巴结发病率最高的 NHL 是弥漫大 B 细胞淋巴瘤，淋巴结外主要是黏膜相关淋巴组织淋巴瘤和鼻型 NK/T 细胞淋巴瘤，儿童和青少年最常见的是急性淋巴母细胞白血病/淋巴瘤、Burkitt 淋巴瘤和间变性大细胞淋巴瘤。

（一）前体淋巴细胞肿瘤

前体淋巴细胞肿瘤，即急性淋巴母细胞白血病/淋巴瘤（acute lymphoblastic leukemia/lymphoma，ALL），是不成熟的前体淋巴细胞（又称淋巴母细胞）来源的一类高度侵袭性肿瘤，包括 B-ALL 和 T-ALL 两种类型，两者的细胞形态和临床表现相似。

（1）病理变化。

肿瘤细胞浸润骨髓、淋巴结、肝、脾、胸腺等。淋巴结的正常结构被完全破坏、由瘤细胞所取代，瘤细胞可浸润淋巴结被膜和周围软组织。瘤细胞体积比小淋巴细胞略大，胞质稀少，核染色质均匀，核仁不明显，核分裂象多见。瘤细胞间可有数量不一的吞噬细胞散在分布形成"星空"现象（图 1-6-3）。病变累及骨髓时，瘤细胞弥漫性增生、取代骨髓组织。病变累及脾及肝脏时，瘤细胞主要在脾红髓、肝汇管区及其周围肝窦内浸润。

B-ALL 和 T-ALL 在形态学上难区分。

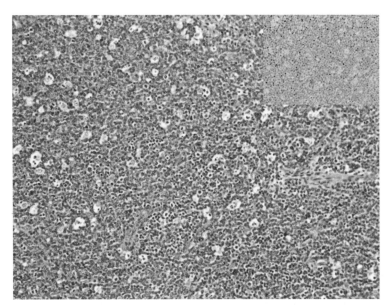

图 1 - 6 - 3　淋巴母细胞淋巴瘤
中等偏小的异型淋巴细胞紧密分布，见"星空"现象，右上插图显示肿瘤细胞 TdT 阳性。

（2）免疫表型和细胞遗传学。

约 95% 病例的瘤细胞表达原始淋巴细胞的标记 TdT 和 CD34，大多数病例的瘤细胞表达 CD10、CD1α 以及 B 或 T 细胞分化抗原。ALL 根据不同类型的重现性染色体易位分为不同的遗传学亚型，这些亚型的治疗和预后不同。

（3）临床表现。

多数患者年龄在 15 岁以下，患者病情进展迅速。B-ALL 患者多为儿童，常表现为白血病，一般有广泛的骨髓累及和外周血白细胞数量增加，患者可有贫血、粒细胞和血小板减少、出血和继发感染等，常有淋巴结肿大和脾大。T-ALL 多见于青少年，表现为局部肿块，50%～70% 的患者有纵隔（胸腺）肿块、可致纵隔内的大血管或气道受压，但也常有白血病征象。ALL 用强力化疗，95% 的患者可获完全缓解。遗传学异常可影响患者的预后，如存在 t（9；22）（q34；q11.2）（*BCR-ABL1* 基因融合）的患者预后较差，而存在 t（12；21）（p13；q22）（*ETV6-RUNX1* 基因异位）的患者预后较好。

（二）成熟 B 细胞肿瘤

约 85% 的 NHL 是成熟 B 细胞淋巴瘤，最常见的是弥漫大 B 细胞淋巴瘤和滤泡性淋巴瘤。成熟 B 细胞肿瘤是 B 细胞在其分化过程中被阻滞在不同阶段并克隆性增生而形成的肿瘤，其肿瘤细胞形态和免疫表型类似于不同分化阶段的正常 B 细胞。

1. 慢性淋巴细胞白血病/小淋巴细胞淋巴瘤（chronic lymphocytic leukemia/small lymphocytic lymphoma，CLL/SLL）

CLL/SLL 是成熟 B 细胞来源的惰性肿瘤。CLL 和 SLL 在形态学、免疫表型和基因改变等方面均相似。若主要是骨髓受累，外周血淋巴细胞数量增多（诊断要求外周血 CD5$^+$ 肿瘤性 B 淋巴细胞≥5×10^9/L），则为 CLL；而 SLL 则指单纯累及外周淋巴组织，血象和骨髓象均无白血病改变。因肿瘤发展的时期不同，在临床上可表现为 CLL、SLL 和两者共存的状态。

（1）病理变化。

淋巴结结构消失，小淋巴样肿瘤细胞弥漫增生。瘤细胞核为圆形或略不规则，染色质浓密，胞质少，核分裂象少见（图1-6-4）。有时可见体积中等或较大的幼淋巴细胞灶性聚集形成淡染区，称为增殖中心或"假滤泡"。所有 CLL 和大多数 SLL 都有骨髓累及，骨髓有核细胞增生活跃，以成熟小淋巴细胞为主，红系、粒系和巨核细胞系均减少。瘤细胞主要浸润脾脏的白髓，也可累及脾脏的红髓和肝脏的门管区等处。CLL 患者外周血白细胞常明显增多，可达（30～100）×10^9/L，绝大多数为成熟的小淋巴细胞。SLL 患者外周血白细胞可正常。

（2）免疫表型和细胞遗传学。

瘤细胞表达 B 细胞标记 CD19、CD20，通常还表达 CD5 和 CD23。最常见的细胞遗传学异常是 12q 三体、11q22 缺失、17q13 缺失和 13q14 基因突变，这些遗传学异常与该肿瘤的某些临床表现、对治疗的反应和预后有关。

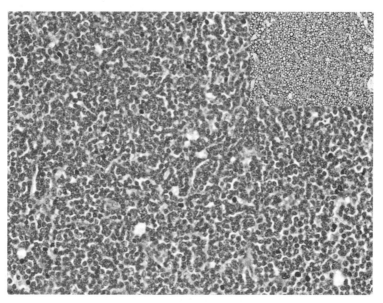

图1-6-4 小淋巴细胞淋巴瘤
单一形态的小淋巴细胞弥漫浸润，右上角插图显示肿瘤细胞 CD20 阳性。

（3）临床表现。

CLL/SLL 好发于 50 岁以上老年人，40 岁以下少见，男性多于女性。患者病情进展缓慢，一般无自觉症状或其表现缺乏特异性，临床上多出现厌食、疲乏、体重下降、自身免疫性溶血性贫血、感染等，50%～60% 的患者有全身淋巴结肿大和肝脾大。CLL/SLL 的病程和预后与临床分期和遗传学改变有关。患者平均生存期 4～6 年，但低肿瘤负荷患者生存期可达 10 年以上。有 11q 和 17q 缺失提示患者预后不良。随着病程进展，少数患者

（约5%）可转化为幼淋巴细胞白血病和弥漫大B细胞淋巴瘤，转化后患者的预后较差，多在1年内死亡。

2. 弥漫大B细胞淋巴瘤（diffuse large B-cell lymphoma，DLBCL）

DLBCL是一组异质性的侵袭性B细胞肿瘤，是最常见的NHL类型，占所有NHL的30%～40%，可原发于淋巴结或结外任何部位，也可由其他惰性淋巴瘤发展和转化而来。

（1）病理变化。

DLBCL的组织学形态变异大，但基本组织学大多表现为形态相对单一、体积较大的异型淋巴细胞弥漫浸润、取代淋巴结和结外组织的正常结构。瘤细胞的直径为小淋巴细胞的3～5倍，细胞形态多样，可以类似中心母细胞、免疫母细胞、间变大细胞或者伴有浆细胞分化。细胞核圆形或卵圆形，染色质边集，有单个或多个核仁（图1-6-5）。

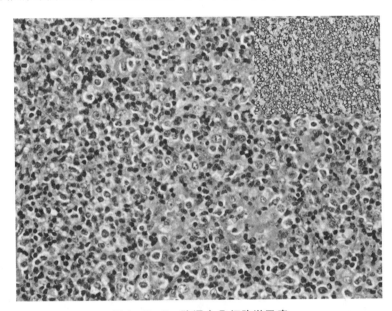

图1-6-5　弥漫大B细胞淋巴瘤
体积较大的肿瘤性淋巴细胞弥漫分布，右上方插图显示肿瘤细胞CD20阳性。

（2）免疫表型和细胞遗传学。

瘤细胞表达B细胞标记CD19、CD20和CD79α。DLBCL同时表达Myc和Bcl-2蛋白的称为"双表达"DLBCL。DLBCL可分别出现*BCL2*、*MYC*和*BCL6*基因的易位，当在同一病例中同时出现*MYC*与*BCL2*易位或*MYC*与*BCL6*易位，则称为"双打击"淋巴瘤。"双表达"和"双打击"DLBCL均预后较差。利用cDNA芯片检测基因表达谱，发现DLBCL有两种不同的分子亚型：①生发中心B细胞来源的DLBCL（GCB-DLBCL），常表达CD10和Bcl-6蛋白，通常出现表观遗传调控相关基因的突变，如*MLL2*、*EZH2*、*MEF2b*等基因；②活化B细胞来源的DLBCL（ABC-DLBCL），常表达Mum-1蛋白，常常出现B细胞受体途径相关基因突变，如*CD79B*、*MYD88*、*CARD11*、*TNFAIP3*等基因。这提示两种类型DLBCL的发病机制不同，GCB-DLBCL的预后比ABC-DLBCL好，区分DLBCL的分子亚群对治疗方案的选择有一定的指导意义。

（3）临床表现。

DLBCL 以中老年人多见，平均年龄 60 岁，男性患者略多，也可见于儿童和青年。患者常在短期内出现淋巴结迅速增大，或者结外部位出现迅速增大的肿块，可累及肝脾。但骨髓受累少见。患者预后较差，若未及时诊断和治疗，会在短期内死亡。但 DLBCL 对化疗敏感，采用加强联合化疗的完全缓解率可达 60%～80%，约 50% 的患者可达临床治愈。抗 B 细胞 CD20 单克隆抗体（利妥昔单抗）与化疗联合使用，可显著改善患者的预后。

3. 滤泡性淋巴瘤（follicular lymphoma，FL）

FL 是来源于滤泡生发中心细胞的惰性 B 细胞肿瘤。在欧美国家是最常见的 NHL，占非霍奇金淋巴瘤的 29%；在我国和其他亚洲国家发病率较低，约占 NHL 的 5%～10%。

（1）病理变化。

FL 的组织学特点是瘤细胞呈滤泡样生长，滤泡大小、形态相似，界限不清楚（图 1-6-6）。肿瘤性滤泡主要由中心细胞和中心母细胞以不同比例组成。中心细胞中等大小，核型不规则，核仁不明显。中心母细胞体积较大，比正常淋巴细胞大 2～3 倍，核圆形或卵圆形，有 1～3 个靠近核膜的核仁。在大多数 FL，中心细胞占绝大多数。随着病程的进展，中心母细胞数量增多，生长方式从滤泡型发展成弥漫型，提示肿瘤的恶性程度增加。FL 根据中心母细胞的数量分为 1～3 级。

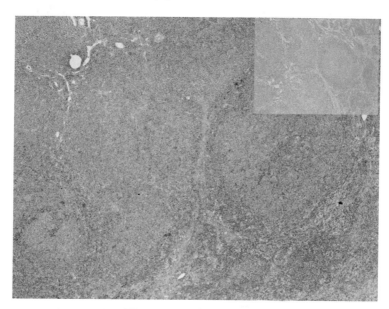

图 1-6-6　滤泡性淋巴瘤
滤泡增大并融合，右上插图显示肿瘤细胞 Bcl-2 阳性。

（2）免疫表型和细胞遗传学。

瘤细胞具有正常生发中心细胞的免疫表型，表达 CD19、CD20、CD79α、CD10、Bcl-6 和单克隆性的表面免疫球蛋白（Ig）。约 90% 病例的瘤细胞还表达 Bcl-2 蛋白。这是由于肿瘤细胞的 t（14；18）使 14 号染色体上的 *IgH* 基因和 18 号染色体上的 *BCL2* 基因拼接，活化 *BCL2* 基因，导致 Bcl-2 蛋白高表达。Bcl-2 蛋白有抗细胞凋亡的作用，正常滤泡生发中心 B 细胞 Bcl-2 阴性，因此 Bcl-2 是区别滤泡反应性增生和 FL 的有用标记。

（3）临床表现。

FL 多见于中老年人，无明显性别差异。患者主要表现为局部或全身淋巴结肿大，尤其以腹股沟淋巴结受累为常见。常有脾肿大，部分患者有发热和乏力等，约 40% 有骨髓受累，但不影响预后。FL 难以治愈，但病情进展缓慢，10 年存活率超过 50%。但 30% 的患者会转化或进展为更具侵袭性的 DLBCL。

4. 结外边缘区黏膜相关淋巴组织淋巴瘤

结外边缘区黏膜相关淋巴组织淋巴瘤是一种结外淋巴瘤，因最初在黏膜部位被认识，故称为黏膜相关淋巴组织（mucosa associated lymphoid tissue，MALT）淋巴瘤，若发生在脾脏、淋巴结等部位，称为边缘区淋巴瘤（marginal zone lymphoma，MZL）。MALT 淋巴瘤占所有 B 细胞淋巴瘤的 7%～8%，常有慢性炎症、自身免疫性疾病或某些特殊微生物感染，如桥本甲状腺炎、胃幽门螺杆菌感染等，炎症刺激导致结外淋巴组织增生而发生。

（1）病理变化。

瘤细胞常见于淋巴滤泡套区的外侧，围绕淋巴滤泡浸润于边缘区。瘤细胞常侵入腺体上皮组织中，形成淋巴上皮病变（lympho-epithelial lesion）。瘤细胞有时侵入生发中心形成滤泡植入现象。瘤细胞小到中等大，细胞核型不规则，可见浆细胞分化。

（2）免疫表型和细胞遗传学。

瘤细胞表达 B 细胞标记 CD20 和 CD79α，而 CD5、CD10、CD23 和 Cyclin D1 阴性，特征性表达免疫球蛋白 IgM。胃和肺常发生 t（11；18）（q21；q21），导致 *API2-MALT1* 基因融合，提示对抗幽门螺杆菌治疗的效果不佳。

（3）临床表现。

MALT 淋巴瘤多数为成年人，发病部位以胃肠道最多见，其次为眼附属器、皮肤、甲状腺、肺、涎腺和乳腺等部位，具有惰性的临床过程，病变可长期局限于原发部位而不扩散，多数患者预后良好。部分病例初始病因根除后，肿瘤可消退，如采用抗幽门螺杆菌治疗，幽门螺杆菌相关的 MALT 淋巴瘤可达长期缓解。但晚期可发生远距离转移，甚至累及骨髓，部分病例可向 DLBCL 转化。

5. Burkitt 淋巴瘤（Burkitt lymphoma，BL）

BL 是起源于滤泡生发中心细胞或生发中心后 B 细胞的高度侵袭性肿瘤。BL 有三种临床亚型：①地方性 BL，多见于非洲赤道附近地区，是非洲儿童最常见的淋巴瘤，与 EB 病毒潜伏感染有密切关系；②散发性 BL，全球均有发病，但发病率不高，只占所有淋巴瘤的 1%～2%；③免疫缺陷相关性 BL，常见于 HIV 感染者。20%～30% 的散发性 BL 和免疫缺陷相关性 BL 也伴有 EB 病毒的感染。这三型 BL 的组织学改变相同，但在发生部位和某些临床表现方面有所不同。

（1）病理变化。

受累器官的组织结构被破坏，由中等大小、形态单一的淋巴样细胞浸润，核分裂象较多。瘤细胞间散在分布吞噬核碎片的巨噬细胞，形成所谓"满天星（starry sky）"图像。

（2）免疫表型和细胞遗传学。

瘤细胞表达成熟 B 细胞分化抗原 CD19、CD20、CD79α 以及滤泡生发中心细胞标记

Bcl-6 和 CD10，表达免疫球蛋白 IgM，细胞增殖活性标记 Ki67 几乎 100% 阳性。BL 大多存在与 8 号染色体上 *MYC* 基因相关的易位，最常见的是 t（8；14）（q24；q32），导致 8q24 的 *MYC* 基因受 14q32 的免疫球蛋白重链基因的调控而使 *MYC* 癌基因过度表达，促使细胞发生恶性转化。

（3）临床变化。

BL 多见于儿童和青年人。地方性 BL 常发生于淋巴结外组织和器官，最常累及颌骨，表现为颌面部巨大包块。散发性 BL 常发生在回盲部，表现为腹腔巨大肿物。免疫缺陷性 BL 最常累及淋巴结和骨髓。BL 瘤细胞倍增时间短，肿瘤生长快，需尽早诊断和治疗。患者对短期、大剂量化疗反应好，大多数儿童和年轻患者可治愈，而年长成年患者预后较差。

6. 套细胞淋巴瘤（mantle cell lymphoma，MCL）

MCL 起源于淋巴滤泡套区的 B 细胞，大多数起源于生发中心前的童贞细胞，因瘤细胞与正常次级滤泡套区细胞相似而得名。MCL 占 NHL 的 3%～10%。

（1）病理变化。

滤泡外套层瘤细胞增生、套区明显增宽至生发中心消失，或形成多个大小不一的模糊结节。瘤细胞小至中等大，核形稍不规则，染色质稍粗，核仁不明显。

（2）免疫表型和细胞遗传学。

瘤细胞表达成熟 B 细胞分化抗原 CD19、CD20、CD79α，还表达 CD5、CD43。几乎所有病例有 *CCND*1 基因和 *IgH* 基因的转位，导致特征性表达 CyclinD1 蛋白，表达免疫球蛋白 sIgM 和 IgD。

（3）临床表现。

MCL 好发于中、老年人，男性多于女性。临床见局部和全身淋巴结肿大，可伴有肝脾肿大和骨髓受累，外周血受累常见。

7. 浆细胞肿瘤及其相关病变

浆细胞肿瘤及其相关病变均由分化末端的 B 细胞克隆性增生所致，这类疾病多数是恶性，包括浆细胞骨髓瘤、孤立性浆细胞瘤、意义未定的单克隆 γ 球蛋白血症、轻链和重链沉积病等。肿瘤性浆细胞合成并分泌单克隆的免疫球蛋白或其片段，有时只产生轻链或重链。游离的轻链即 Bence Jones 蛋白，因其分子量小，可经尿排出体外。下面以浆细胞骨髓瘤为代表进行简要介绍。

（1）病理变化。

肿瘤组织呈胶冻样、质软、鱼肉状。组织学多表现为分化不成熟的肿瘤性浆细胞弥漫性增生和浸润，取代正常组织。分化好的瘤细胞形态与成熟的浆细胞相似，核偏位，有核旁空晕，核染色质呈"车辐状"，核分裂象少。分化差的瘤细胞具有浆母细胞的形态，细胞较大，核大、偏位或居中、有核仁，核分裂象多，可见多形性瘤细胞。

（2）免疫表型和细胞遗传学。

瘤细胞表达 CD138、CD38 等浆细胞标记和 B 细胞分化标记 CD79α，但不表达 CD19 和 CD20。表达克隆性胞质内免疫球蛋白，以 IgG 和 IgA 多见，缺乏表面免疫球蛋白，有免疫球蛋白轻链限制性表达。20%～40% 的病例有染色体结构和数量的异常。55% 的病例出现免疫球蛋白重链基因位点的易位，大部分易位累及其他染色体上的癌基因位点，如 *CC-ND*1/11q13、*MAF*/16q23 等，这些基因易位的出现提示预后不良。

（3）临床表现。

浆细胞骨髓瘤多发生于中、老年人。患者表现为全身骨骼系统的多发性溶骨性损伤，常累及机体中线部位骨骼，可造成骨痛和病理性骨折，影像学表现为穿凿性骨缺损病灶。破坏骨髓内造血组织导致贫血、白细胞和血小板减少。正常体液免疫受到抑制可能是反复感染的原因，单克隆轻链蛋白尿损害肾小管导致肾衰竭。实验室检查，99% 的患者有外周血单克隆 IgM 水平升高，尿中可有 Bence Jones 蛋白。患者的预后差别较大，有多发性骨损害者，若不治疗，生存期仅为 6～12 个月，常死于继发感染和肾衰竭。采用烷化剂治疗，50%～70% 的患者可获缓解，但中位生存期仅 3 年。随着新药如免疫调节剂、蛋白酶体抑制剂及单克隆抗体的出现，中位生存期明显延长。

（三）成熟 T 细胞和 NK 细胞肿瘤

1. 周围 T 细胞淋巴瘤，非特殊类型（peripheral T-cell lymphoma，not otherwise specific，PTCL-NOS）

PTCL-NOS 是来源于胸腺后成熟 T 细胞的一组异质性侵袭性肿瘤，占 NHL 7%～10%，占所有成熟 T 细胞淋巴瘤的 50%。在 WHO（2017 版）分类中，除已单列的、有独特临床病理表现的 T 细胞淋巴瘤以外的所有外周 T 细胞淋巴瘤都归于 PTCL-NOS。

（1）病理变化。

PTCL-NOS 的形态学改变多样，主要表现为瘤细胞在副皮质区浸润或弥漫浸润，淋巴结结构不同程度破坏，有较多高内皮血管和瘤细胞侵袭血管现象，背景中见数量不等的非肿瘤性反应性细胞，如嗜酸性粒细胞、浆细胞、巨噬细胞等。瘤细胞异型性明显，核形态极不规则，可见扭曲核和多分叶状核，核染色质呈粗颗粒状，部分瘤细胞有明显核仁，核分裂象多见。瘤细胞胞质可透明、淡染、嗜酸性或嗜碱性。

（2）免疫表型和细胞遗传学。

瘤细胞表达 T 细胞分化抗原 CD2、CD3、CD5 和 CD7 等，某些病例丢失部分 T 细胞分化抗原（如 CD5、CD7），大多数病例表达 CD4 或 CD8，并存在 T 细胞受体（TCR）基因的克隆性重排。

（3）临床表现。

老年男性患者相对多见，发病高峰年龄为 60～70 岁，部分患者有自身免疫病病史。临床表现多样，多数患者有全身淋巴结肿大，伴有或仅有结外病变（如皮肤、胃肠道、肺、肝脾等）。患者对治疗反应差，常见复发，5 年生存率为 20%～30%。少数伴有噬血细胞综合征患者预后极差，在 6～12 个月内死亡。

2. 结外 NK/T 细胞淋巴瘤，鼻型（extranodal natural killer/T-cell lymphoma，nasal type）

结外 NK/T 细胞淋巴瘤是一类细胞毒性细胞（NK 细胞或细胞毒性 T 细胞）来源的侵袭性肿瘤，属 EB 病毒相关淋巴瘤。其约 2/3 发生于中线面部，1/3 发生于皮肤、软组织、胃肠道和附睾等其他部位。该肿瘤在欧美地区罕见，但在中国及亚洲其他国家和地区较多见，占 NHL 的 5%～15%。

（1）病理变化。

在凝固性坏死和大量反应性炎症细胞（淋巴细胞、浆细胞、组织细胞和嗜酸性粒细胞）浸润的背景中见瘤细胞散布或弥漫性分布（图1-6-7）。瘤细胞大小不等，形态多样，核形态不规则、深染，核仁不明显，核分裂象易见。瘤细胞浸润到血管壁内而致血管狭窄或闭塞。

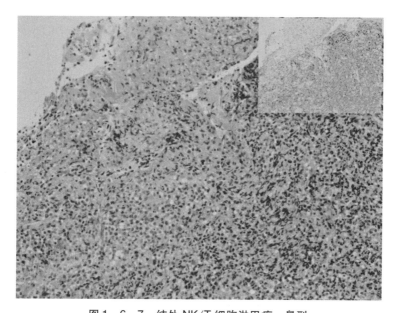

图1-6-7　结外 NK/T 细胞淋巴瘤，鼻型

肿瘤性淋巴细胞弥漫分布，表面见凝固性坏死，右上插图显示肿瘤细胞 CD56 阳性。

（2）免疫表型和细胞遗传学。

瘤细胞表达部分 T 细胞抗原，如 CD2、胞质型 CD3；也表达 NK 细胞相关抗原 CD56；以及细胞毒性分子抗原，如 T 细胞内抗原-1（T-cell intracellular antigen，TIA-1）、穿孔素（perforin）、颗粒酶 B（granzyme B）等。T 细胞受体基因在多数病例中呈胚系构型，少数病例可有克隆性重排。绝大多数病例可检出 EB 病毒编码的小 RNA 分子（EBER）。

（3）临床表现。

发病的高峰年龄在40岁左右，男女之比为4:1。鼻腔是最好发部位，其次是口腔，常累及鼻咽和鼻窦。主要症状是顽固性鼻塞、鼻出血、分泌物增多和鼻面部肿胀等。病变局部形成溃疡、肉芽样新生物和骨质破坏。晚期可发生播散，累及多处结外组织和器官。放疗是目前首选的治疗方法，疗效较好，但易复发，配合化疗，可减少或延缓复发。临床Ⅰ、Ⅱ期患者5年生存率为50%～70%，Ⅲ、Ⅳ期患者的5年生存率为17%，骨髓受累提示预后不良。

三、霍奇金淋巴瘤

霍奇金淋巴瘤（Hodgkin lymphoma，HL）是淋巴瘤的一个独特类型，由英国的 Thomas Hodgkin 医师首先报道。HL 在欧美发病率较高，在我国占所有淋巴瘤的10%～20%。HL

有以下特点：①肿瘤原发于淋巴结，病变往往从一个或一组淋巴结开始，逐渐由近及远地向周围淋巴结和结外器官扩散；②HL均有一种独特的瘤巨细胞，因分别由Sternberg（1898年）和Reed（1902年）首先描述，故称为Reed-Sternberg细胞（R-S细胞），R-S细胞在不同病例或同一病例不同时期的病变组织中的数量各异，病变组织中可只有少数R-S细胞；③瘤组织内常有数量不等的各种反应性炎症细胞存在，并常有不同程度的纤维化；④98%以上的病例R-S细胞有Ig基因的克隆性重排，支持R-S细胞起源于滤泡生发中心B细胞。

（一）病理变化

1. 大体特点

HL好发于颈部淋巴结，其次是腋下、腹股沟、纵隔和主动脉旁淋巴结，罕见原发于结外淋巴组织。病变淋巴结肿大，早期无粘连，可活动。随着病程的进展，相邻的肿大淋巴结相互粘连、融合、不能活动。肿块常呈结节状，切面灰白色、呈鱼肉状样，可有灶性坏死。

2. 组织学特点

HL的组织学特征是细胞类型的多样化，在多种炎症细胞（包括淋巴细胞、浆细胞、中性粒细胞、嗜酸性粒细胞和组织细胞等）混合浸润的背景中见数量不等、形态不一的肿瘤细胞（R-S细胞及其变异细胞）散布其中。

典型的R-S细胞是一种直径15～45μm的双核或多核的瘤巨细胞。瘤细胞胞质丰富，略嗜酸或嗜碱性，核圆形或椭圆形，核膜厚，核内有一大而醒目、直径与红细胞相当的嗜酸性中位核仁，核仁周围有空晕、形似包涵体。最典型的是R-S细胞的两个核面对面地排列，彼此对称，形似镜中之影，称为"镜影细胞"（mirror image cell）（图1-6-8）。典型的R-S细胞对HL具有诊断价值。

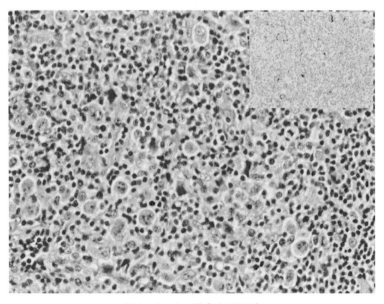

图1-6-8　霍奇金淋巴瘤

在反应性细胞中有较多的R-S细胞，右上插图显示肿瘤细胞CD30阳性。

HL 的肿瘤细胞除了典型的 R-S 细胞外，具有上述形态的单核瘤细胞称为霍奇金细胞。此外，还有一些其他变异的 R-S 细胞：①陷窝细胞（lacunar cells），瘤细胞体积大，与周围细胞之间形成透明的空隙（甲醛固定导致胞质收缩形成），细胞似位于陷窝中，核染色质稀疏，有一个或多个较小的嗜碱性核仁；②LP 细胞（lymphocyte predominant cells），又称为"爆米花"细胞（popcorn cells），瘤细胞体积大，细胞核多呈分叶状，染色质稀少，有多个小的嗜碱性核仁，胞质淡染；③木乃伊细胞（mummified cells），是变性或凋亡的 R-S 细胞，胞质嗜酸性，核固缩浓染，又称为"干尸"细胞；④多形性 R-S 细胞，瘤细胞体积大，大小形态极不规则，有明显的多形性，细胞核大，形态不规则，染色质粗，有明显的大核仁。

（二）组织学分型

WHO 分类将 HL 分为两大类：经典型霍奇金淋巴瘤（classical Hodgkin lymphoma，CHL）和结节性淋巴细胞为主型霍奇金淋巴瘤（nodular lymphocyte-predomiant Hodgkin lymphoma，NLPHL）。CHL 根据病变组织中背景细胞的成分和肿瘤细胞的形态分为四个亚型。NLPHL 以其瘤细胞表达成熟 B 细胞的免疫表型而单独列出。

1. 经典型霍奇金淋巴瘤

CHL 有两个发病高峰年龄，分别是 15 ～ 35 岁和 50 岁以后，前者多见。CHL 各亚型 R-S 细胞有相同的免疫表型：不表达 B 细胞标记 CD20 和 CD79α，但 95% 的病例瘤细胞核弱表达 B 细胞特异性活化因子 PAX5，几乎所有病例表达活化淋巴细胞抗原 CD30，75% ～ 85% 的病例表达 CD15。CD30、CD15 和 PAX5 是最常用于 CHL 诊断和鉴别诊断的抗原标记。随着现代放疗和化疗技术的进步，CHL 各亚型的预后差别已不明显。

（1）结节硬化型（nodular sclerosis，NS）。

NS 占 CHL 的 40% ～ 70%。病变特点是宽大的胶原纤维束分割淋巴结为大小不等的结节，在炎症细胞背景中（嗜酸性粒细胞和中性粒细胞常常较多）见散在分布较多陷窝细胞和少量典型的 R-S 细胞。NS 多见于年青女性，好发于颈部、锁骨上和纵隔淋巴结。约 10% ～ 40% 的病例有 EB 病毒感染。

（2）混合细胞型（mixed cellularity，MC）。

MC 占 CHL 的 20% ～ 25%。病变特点是肿瘤细胞和各种炎症细胞混合存在，诊断性 R-S 细胞和单核 R-S 细胞均多见。MC 以男性年长者多见，患者常有系统症状，并累及脾脏和腹腔淋巴结。约 75% 的病例有 EB 病毒感染。

（3）富于淋巴细胞型（lymphocyte-rich，LR）。

LR 约占 CHL 的 5%。病变特点是有大量反应性淋巴细胞，诊断性 R-S 细胞较少且散在分布，可混有较多的组织细胞，但嗜酸性粒细胞、中性粒细胞和浆细胞都很少或缺乏。约 40% 的病例有 EB 病毒感染。

（4）淋巴细胞减少型（lymphocyte depletion，LD）。

LD 仅占 CHL 的 1% ～ 5%。病变特点是淋巴细胞数量明显减少而有大量的 R-S 细胞或多形性 R-S 细胞。LD 多发于 HIV 阳性者，在发展中国家和落后地区较多见，接近 100% 有 EB 病毒感染。LD 多见于老年男性，病变常发生于纵隔和后腹膜，患者常有发热、体重下降、明显贫血和肝脾肿大，是 HL 中预后最差的类型。

2. 结节性淋巴细胞为主型的霍奇金淋巴瘤

NLPHL 不常见，约占 HL 的 5%。淋巴结部分或全部被深染、模糊不清的大结节所取代，结节主要由小 B 淋巴细胞和一些组织细胞构成，嗜酸性粒细胞、中性粒细胞和浆细胞少见，散在分布一些 LP 细胞。瘤细胞表达 LCA 和 B 细胞标记 CD20 和 CD79α，不表达 CD15，偶有 CD30 表达，无 EB 病毒感染。患者多为男性，年龄在 30～50 岁。主要表现为颈部和腋下肿块，纵隔和骨髓受累罕见，临床经过非常缓慢，绝大多数患者预后极好，10 年生存率大于 80%，但有 3%～5% 的病例可转化为 DLBCL。

（三）临床表现

HL 主要的临床表现为无痛性、进行性淋巴结肿大，以颈部淋巴结肿大最常见，可形成包绕颈部的巨大肿块，晚期可累及脾、肝、骨髓等组织和器官。部分患者可有不规则的发热、盗汗、体重下降和皮肤瘙痒。晚期患者可出现免疫功能低下、继发感染、贫血、骨痛、腹水和下肢水肿等。

（四）临床分期与预后

HL 的临床分期目前使用的是修订后的 Ann Arbor 分期法（表 1-6-3）。该分期方法也同样适用于 NHL。HL 的临床分期在估计患者的预后和选择治疗方案上有重要的指导意义。近年由于诊断和治疗的进步，HL 的预后有显著改善，使得 HL 成为临床可治愈的疾病。对局部病变者采用放疗，临床 Ⅰ、Ⅱ 期患者的治愈率接近 90%。即使 Ⅲ、Ⅳ 期患者，60%～70% 的患者可获得 5 年无病生存，部分患者也可达到治愈。

表 1-6-3 霍奇金淋巴瘤的临床分期

分期	肿瘤累及范围
Ⅰ期	病变局限于一组淋巴结，或一个结外器官或部位
Ⅱ期	病变局限于膈肌同侧的两组或两组以上的淋巴结，或直接蔓延至相邻的结外器官或部位
Ⅲ期	累及膈肌两侧的淋巴结，或再累及一个结外器官或部位
Ⅳ期	弥漫或播散性累及一个或多个结外器官，如肝、骨髓等

第三节 髓系肿瘤

骨髓内具有多向分化潜能的造血干细胞可以向两个方向分化，向髓细胞方向克隆性增生形成粒细胞、单核细胞、红细胞和巨核细胞系别的肿瘤，统称为髓系肿瘤（myeloid neoplasms）。若造血干细胞向淋巴细胞方向克隆性增生则形成淋巴组织肿瘤。

结合临床、形态学、免疫表型和遗传学特征，WHO 分类将髓系肿瘤分为：①急性髓系白血病及其相关的前体细胞肿瘤，以不成熟髓细胞在骨髓内聚集及骨髓造血抑制为特征；②骨髓增殖性肿瘤，以终末分化的髓细胞数量的增加、极度增生的骨髓象及外周血细胞数量的明显增加为特征；③骨髓增生异常综合征，是指骨髓中一系或多系细胞发育异常、无效造血，造成一系或多系外周血细胞减少，发生急性髓系白血病的风险增高；④骨髓增生异常/骨髓增殖性肿瘤，同时具有骨髓增生异常和骨髓增殖性肿瘤的特征，表现为不同程度的有效造血及发育异常；⑤伴有嗜酸性粒细胞增多和 *PDGFRA*、*PDGFRB*、*FG-FR1* 基因重排，或 *PCM1-JAK2* 基因异常的髓系和淋巴肿瘤，是主要依据遗传学异常界定的疾病，使用酪氨酸激酶抑制剂治疗有效；⑥伴胚系易感性髓系肿瘤；⑦肥大细胞增生症；⑧母细胞性浆细胞样树突状细胞肿瘤；⑨急性未明系别白血病，是指那些没有明确沿单一系列分化证据的白血病。

白血病（leukemia）是骨髓内造血细胞发生的肿瘤，特征是骨髓内克隆性增生的白细胞弥漫性增生取代正常骨髓组织，并进入周围血和浸润肝、脾、淋巴结等全身各组织和器官，造成贫血、出血和感染。由于异常增生的白细胞侵入外周血，导致外周血中的白细胞出现质和量的改变，因此称为白血病。白血病在我国恶性肿瘤的死亡率中居第 6 或第 7 位，其发病率在儿童和青少年的恶性肿瘤中居第 1 位。根据白血病细胞的成熟程度和自然病程，白血病分为急性和慢性。急性白血病的细胞分化停滞在较早阶段，多为原始细胞和早期幼稚细胞，起病急，开始时症状类似急性感染，进展快，多发生于幼儿和青少年。慢性白血病的细胞分化停滞在较晚的阶段，多为中晚幼细胞和成熟细胞，早期无明显症状，病情发展缓慢，多见于成人。髓系肿瘤均来源于造血干细胞，而造血干细胞主要位于骨髓内，故多表现为白血病。

髓系肿瘤在临床表现和病理形态学改变上常有重叠，随着疾病的进展，某种髓系肿瘤可转化为侵袭性更高的肿瘤，如骨髓增生异常综合征和骨髓增殖性肿瘤常转化为急性髓系白血病、骨髓增殖性肿瘤或慢性髓系白血病转化为急性淋巴母细胞白血病，这与肿瘤性造血干/祖细胞的多向分化潜能有关。

髓系肿瘤已发现很多遗传学异常，一些重现性遗传学异常与临床表现、实验室和形态学所见相关联，并且比单一的形态指标更能预测肿瘤的临床行为及患者预后，因此这些重现性遗传学异常不仅为识别特定疾病提供了客观标准，而且可作为潜在治疗策略的分子靶标。

一、急性髓系白血病

急性髓系白血病（acute myeloid leukemia，AML）是骨髓中原始、幼稚的髓系细胞克隆性增生，破坏骨髓并侵袭进入外周血的一类白血病。多数 AML 伴有遗传学异常，包括染色体易位和基因突变。AML 的染色体易位会干扰正常髓细胞发育所必需转录因子的基因表达和功能。伴有 *t*（15；17）（q22；q12）的急性早幼粒细胞白血病因染色体易位产生维 A 酸受体 – *PML* 融合基因，基因产物能抑制造血干细胞的成熟分化。AML 还可发生特定的基因突变，如酪氨酸激酶 3 基因（*FLT3*）、核磷蛋白基因（*NPM1*）、异柠檬酸脱氢酶基因（*IDH*）等突变，这些基因突变具有预后意义。

1. 分类

AML 是一组异质性的肿瘤，可累及一系或多系或全部髓系细胞，它们在形态学、细胞遗传学、临床表现、治疗和预后上均不相同。在 WHO 分类中，AML 及其相关的前体细胞肿瘤包括下列疾病：①伴重现性遗传学异常的 AML；②伴有骨髓增生异常相关改变的 AML；③治疗相关的髓系肿瘤；④髓系肉瘤；⑤DOWN 综合征相关骨髓增殖症；⑥非特指型 AML。非特指型 AML 包括了不符合上述单列肿瘤特征的其他 AML，依据细胞形态和细胞化学/免疫表型特点，分为微分化型、无成熟迹象型、有成熟迹象型、急性粒 – 单核细胞白血病、急性原单核细胞和单核细胞白血病、急性红白血病、急性巨核细胞白血病、急性嗜碱粒细胞白血病、急性全髓增殖症伴骨髓纤维化。

2. 病理变化

AML 各亚型病变基本相似，骨髓内原始、幼稚的细胞弥漫性增生，取代原有骨髓组织，并在肝、脾、淋巴结等全身各组织和器官内广泛浸润，一般不形成肿块。肿瘤细胞主要在淋巴结的副皮质区及窦内、脾脏红髓和肝窦内浸润。有单核细胞的 AML 可见肿瘤细胞浸润生长于皮肤和牙龈的现象。肿瘤细胞的形态与其来源的相应正常细胞有一定相似性。外周血白细胞可呈现质和量的变化，白细胞总数升高，达 $10 \times 10^9/L$ 以上，以原始细胞为主；但有时白细胞不增多，甚至在外周血涂片中难以找到原始和幼稚细胞。肿瘤细胞在骨髓以外的器官和组织内聚集增生而形成肿块，称为髓系肉瘤（myeloid sarcoma）。髓系肉瘤可先于 AML 或与 AML 同时发生，好发于扁骨和不规则骨，如颅骨、肋骨和椎骨等的骨膜下，也可发生于皮肤、淋巴结、胃肠道、前列腺、睾丸和乳腺等处。髓系肉瘤通常由原始粒细胞构成（图 1 - 6 - 9），而其他系别少见。因瘤组织含有原卟啉或绿色过氧化物酶，在新鲜时肉眼呈绿色，而当暴露于日光后，绿色迅速消失，若用还原剂（过氧化氢或亚硫酸钠）处理可重现绿色，故称为绿色瘤（chloroma）。

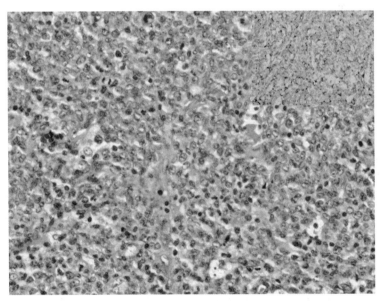

图 1 - 6 - 9　髓系肉瘤
大量幼稚粒细胞弥漫分布，右上方插图显示肿瘤细胞 MPO 阳性。

3. 临床表现

AML 多见于年轻人，发病高峰年龄为 15 ～ 39 岁，患者多在数周或数月内发病，病情进展迅速。由于大量异常的原始和幼稚细胞在骨髓内增生并抑制正常造血，患者主要临床表现为贫血、白细胞增多或减少、血小板减少和自发性皮肤、黏膜出血等。由于患者的发热、乏力、免疫力和抵抗力低下，常继发细菌和真菌等感染。因瘤细胞浸润生长，患者常有骨痛，可有淋巴结和肝脾肿大。后期会出现恶病质，死亡原因主要是多器官功能衰竭、继发感染。

4．诊断

通过骨髓穿刺液涂片和周围血涂片，观察分析白细胞质和量的变化，外周血或骨髓中原始细胞在有核细胞的比例≥20%，即可诊断 AML。但如果患者有 t（15；17）（q22；q12）、t（8；12）（q22；q22）、t（16；16）（p13.1；q22）或 inv（16）（p13.1；q22）等遗传学异常，即使骨髓中原始细胞比例<20%，也应诊断为 AML。髓外浸润的诊断必须依靠病理活检。骨髓活检是评估白血病患者骨髓增生程度、观察疗效和化疗后残余病灶的重要手段，并可协助临床进行白血病分类。

5．治疗和预后

AML 若不经治疗，平均生存期仅 3 个月左右。经过化疗，不少患者可获得病情缓解。伴有 t（15；17）（q22；q12）的急性早幼粒细胞白血病患者经全反式维 A 酸及三氧化二砷治疗有很好的疗效。对化疗不敏感或复发性的 AML 患者，异基因造血干细胞移植是目前可能根治的方法。

二、骨髓增殖性肿瘤

骨髓增殖性肿瘤（myeloproliferative neoplasms，MPN）是骨髓中具有多向分化潜能干细胞克隆性增生的一类肿瘤性疾病，以骨髓中一系或一系以上髓系增生为特征，但干细胞的成熟分化相对不受影响。因此 MPN 的瘤细胞可分化为成熟的红细胞、血小板、粒细胞和单核细胞，导致骨髓造血增加伴外周血细胞数量增加。

MPN 包括下列疾病：①慢性粒细胞白血病（chronic myelogenous leukemia，CML），*BCR-ABL1* 融合基因阳性（*BCR-ABL1* positive）；②慢性中性粒细胞白血病；③真性红细胞增多症；④原发性骨髓纤维化；⑤原发性血小板增多症。MPN 的肿瘤性干细胞能够循环和回归至第二造血器官，特别是脾脏，因此所有 MPN 患者均有不同程度的脾脏肿大。后期，MPN 可发生骨髓纤维化和外周血细胞数量减少，甚至转为 AML。

MPN 的病理变化不具特异性，MPN 不同类型之间及 MPN 与反应性因素导致的骨髓增生之间均有重叠，因此应结合形态学、临床特点和实验室结果对 MPN 进行诊断和分型。细胞遗传学和分子生物学基因分析在 MPN 的诊断和分型中具有不可代替的作用。

BCR-ABL1 融合基因阳性的 CML 是最常见的一种 MPN，以费城染色体（Philadelphia chromosome，Ph）和 *BCR-ABL1* 融合基因的形成为其遗传学特征。几乎所有 CML 都存在特征性的 t（9；22）（q34；q11），22 号染色体的长臂易位到 9 号染色体长臂形成 Ph 染色体。异位使 9 号染色体长臂上的 *ABL* 原癌基因与 22 号染色体上的 *BCR* 基因发生拼接，形成 *BCR-ABL1* 融合基因，该基因编码的 210 kDa 蛋白具有酪氨酸激酶活性。在动物实验中，*BCR-ABL1* 产物通过自身磷酸化和活化下游信号通路，促进细胞分裂和异常增殖，抑制细胞凋亡，导致髓系增生失控而形成 CML。

1．病理变化

CML 患者骨髓增生明显活跃，以粒细胞系增生占绝对优势，可见到从原粒细胞到成熟的分叶核粒细胞的整个粒细胞分化谱系，以分叶核和杆状核粒细胞为主。巨核细胞数量增加、红系细胞数量正常或减少，还可见散在分布的泡沫细胞，并随着疾病进展发生不同程度的纤维化。外周血白细胞计数显著增多，常超过 $20 \times 10^9/L$，甚至高达 $100 \times 10^9/L$ 以上，以中、晚幼和杆状核粒细胞居多，原始粒细胞通常少于 2%。因肿瘤细胞浸润，患者脾肿大明显，而肝脏和淋巴结轻微肿大。临床既可通过核型分析检测 Ph 染色体，也可通过采用 FISH 和 RT-PCR 技术来检测 *BCR-ABL1* 融合基因以确诊 CML。

2. 临床表现

CML 多见于中老年人，发病高峰年龄为 40～50 岁，起病隐匿，多无症状或仅有乏力、心悸、头晕等症状。贫血和脾脏明显肿大是重要的体征。有的患者以脾极度肿大引起的不适或因脾破裂致突发性左上腹疼痛为首发症状。临床上未经治疗的 CML 自然病程表现为慢性期、加速期和急性变期。CML 病程进展缓慢，未加治疗者的中位生存期可达 3 年。但在约 3 年后，50% 的病人进入加速期，外周血或骨髓中的原始细胞占 10%～19%，贫血和血小板减少加重。在 6～12 个月后患者进入急性变期，外周血白细胞和骨髓中有核细胞中的原始细胞≥20%，呈急性白血病改变。另外 50% 的 CML 病人不经过加速期，直接进展为急性白血病。约 70% 的急性变病例呈急性髓系变，20%～30% 为急性淋系变，极少数为粒系和淋系同时急性变，进一步证实 CML 起源于多向分化潜能干细胞。CML 急性变发生后，病情常急转直下，预后很差。

3. 治疗和预后

CML 治疗经历了放疗、化疗、免疫治疗、骨髓移植、分子靶向治疗等一系列治疗措施，疗效逐渐提高。放疗、化疗以改善症状为主，无法改变 CML 自然病程。20 世纪 90 年代末酪氨酸激酶抑制剂（TKI）甲磺酸伊马替尼（Imatinib mesylate，IM）成功用于临床，成为 CML 治疗的里程碑，CML 的治疗进入了分子靶向治疗时代。2008 年，国际上已公认伊马替尼是 CML 慢性期的一线治疗，随着二代、三代 TKI 的出现，CML 一线治疗 TKI 选择更多样，异基因造血干细胞移植也成为 CML 二、三线治疗的选择。大部分患者可以达到治愈目的。

附：类白血病反应

类白血病反应（leukemoid reaction）通常是由于严重感染、某些恶性肿瘤、药物中毒、大量出血和溶血反应等刺激造血组织而产生的以外周血中白细胞显著增多（可达 $50 \times 10^9/L$ 以上）且伴有幼稚细胞出现的一种异常反应。类白血病反应的本质、治疗与预后均与粒细胞白血病完全不同。一般根据病史、临床表现和细胞形态可以与白血病鉴别，但有时比较困难。类白血病反应有以下特点可协助鉴别：①引起类白血病反应的原因去除后，血象可以恢复正常；②一般无明显贫血和血小板减少；③粒细胞有严重中毒性改变，胞浆内有中毒性颗粒和空泡等；④出现类白血病反应时，中性粒细胞的碱性磷酸酶活性和糖原皆明显增高，而粒细胞白血病时，两者均显著降低；⑤CML 可出现特征性的 Ph 染色体和 *BCR-ABL1* 融合基因，类白血病反应则无。

（丁莉利）

第七章 弥散性血管内凝血与止血血栓实验室诊断

 ## 第一节 生理性止血

一、生理性止血的定义

正常情况下，小血管破损后引起的出血在几分钟内就会自行停止的现象被称为生理性止血（physiological hemostasis）。临床上根据出血时间的长短反映生理性止血功能的状态。出血时间（bleeding time，BT）是指用小针刺破耳垂或手指血液自然流出后，出血持续的时间。正常人出血时间不超过 9 min（模板法）。生理性止血是机体重要的保护机制之一，当血管受损时，一方面机体迅速形成止血栓以避免血液的流失，另一方面机体会使止血反应限制在损伤的局部，从而保持全身血管内的血液处于流体状态。生理性止血功能减退时，出血时间延长，可有出血倾向；而生理性止血功能过度激活时，出血时间缩短，可出现病理性血栓。

二、生理性止血的过程

生理性止血包括血管收缩、血小板血栓的形成和血液凝固三个基本过程（图 1 - 7 - 1）。

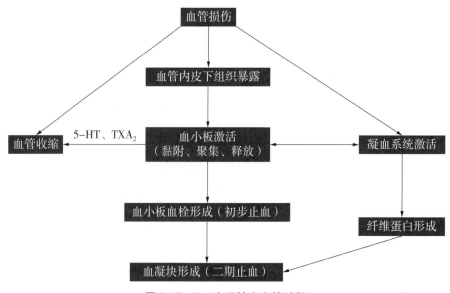

图 1 - 7 - 1 生理性止血的过程

（一）血管收缩

血管收缩是指小血管受损后立即收缩。血管受损后会出现血管局部和附近的小血管收缩，使创口缩小，有利于减轻出血。引起血管收缩的原因主要有以下两个方面，一是损伤性的刺激反射性引起血管收缩；二是血小板在损伤的刺激下发生释放反应，释放出 5 - 羟色胺（5-HT）、血栓素 A2（TXA$_2$）、儿茶酚胺等物质使受损血管进一步发生收缩。

血管内皮细胞受损后能够表达并释放血管性血友病因子（vWF），促进血小板在损伤部位的黏附和聚集；能够表达并释放组织因子，启动外源性凝血过程；能够暴露基底胶原，启动内源性凝血途径；能够使血小板致密颗粒释放活性物质，引起血小板膜蛋白Ⅱb/Ⅲa 变构活化；能够表达并释放血栓调节蛋白，调节抗凝系统。

（二）血小板血栓的形成

血小板血栓的形成是指血小板黏附、聚集在受损血管暴露出来的胶原纤维上，形成松软的血小板栓子堵塞血管破损处，实现初期止血。

（三）纤维蛋白凝块的形成与维持（血液凝固）

血液凝固是指凝血系统被激活，血浆中的纤维蛋白原转变为纤维蛋白多聚体。血小板为凝血因子提供了活性表面，而且血凝块中的血小板伪足伸入纤维蛋白网，在血小板伪足中存在成束的收缩蛋白，其收缩可引起血块的回缩，挤出血块中的血清使血凝块成为坚实的止血栓，实现永久性止血。

生理性止血的三个过程相继发生并相互重叠，彼此密切相关。例如只有在血管发生收缩使得血流减慢时，血小板黏附才易于实现，血小板激活后释放的活性物质又可促进血管收缩；血小板表面结合有多种的凝血因子，血小板还可以释放纤维蛋白原等凝血因子，从而加速凝血过程，凝血过程中产生的凝血酶又可加强血小板的活化。由此可见，生理性止血的三个过程互相促进，其中，血小板在生理性止血过程中占有极为重要的地位，其与三个过程都有密切的关系，当血小板减少或功能降低时，出血时间会延长。

第二节　止血血栓筛选试验

一、一期止血缺陷筛选试验与临床

一期止血缺陷是指血管壁和血小板缺陷所致的出血性疾病。可选用出血时间（BT）和血小板计数（PLT）作为筛选试验，根据筛选试验的结果，病因及发病机制主要有以下四种情况。

（一）BT 和 PLT 都正常

除正常人外，这种情况多数是由单纯的血管壁通透性增加和（或）脆性增加所致的血管性紫癜所致。临床上可见于过敏性紫癜、单纯性紫癜等。

（二）BT 延长，PLT 正常

这种情况多数是由血小板功能异常或者某些凝血因子严重缺乏所致的出血性疾病。临床上可见于血小板无力症、低（无）纤维蛋白原血症等。

（三）BT 延长，PLT 减少

这种情况多数是由血小板数量减少所致的血小板减少症。临床上可见于原发性血小板减少性紫癜、继发性血小板减少性紫癜等。

（四）BT 延长，PLT 增多

这种情况多数是由血小板数量增多所致的血小板增多症。临床上可见于原发性血小板增多、反应性血小板增多。

二、二期止血缺陷筛选试验与临床

二期止血缺陷是指凝血因子缺陷或病理性抗凝物质的存在所致的出血性疾病，可选用凝血酶原时间（prothrombin time，PT）和活化的部分凝血酶原酶时间（activated partial thromboplastin time，APTT）作为筛选试验的指标，根据筛选试验的结果，病因及发病机制主要有以下四种情况。

（一）PT 和 APTT 都正常

除正常人外，这种情况仅见于遗传性和获得性因子ⅩⅢ缺陷症。

（二）PT 正常，APTT 延长

这种情况多数是由于内源性凝血途径缺陷所引起的出血性疾病，临床上多见于遗传性和获得性因子Ⅷ、Ⅸ、Ⅺ、Ⅻ缺陷症等。

（三）PT 延长，APTT 正常

这种情况多数是由于外源性凝血途径缺陷所引起的出血性疾病，临床上多见于遗传性和获得性因子Ⅶ缺陷症等。

（四）PT 延长，APTT 延长

这种情况多数是由于共同凝血途径缺陷所引起的出血性疾病，临床上多见于遗传性和获得性因子Ⅹ、Ⅴ、Ⅱ、Ⅰ缺陷症等。

三、纤溶活性增强的筛选试验

纤溶活性增强是指纤维蛋白（原）和某些凝血因子被纤溶酶降解所致的出血性疾病，可选用纤维蛋白（原）降解产物（fibrin/fibrinogen degradation product，FDPs）和 D - 二聚体（D-dimer）作为筛选试验，根据筛选试验的结果，病因及发病机制主要有以下四种情况。

（一）FDPs 和 D - 二聚体都正常

这种情况表示纤溶活性正常，出血症状可能与纤溶症无关。

（二）FDPs 正常，D - 二聚体升高

这种情况理论上只见于纤维蛋白原未被降解，而纤维蛋白被降解，即继发性纤溶。实际上这种情况多数属于 FDPs 出现假阴性，临床上可见于 DIC、动脉血栓、静脉血栓和溶血栓治疗等。

（三）FDPs 升高，D - 二聚体正常

这种情况理论上只见于纤维蛋白未被降解，而纤维蛋白原被降解，即原发性纤溶。实际上这种情况多数属于 FDPs 出现假阳性，临床上可见于肝病、重型 DIC、手术出血、纤

溶早期、剧烈运动、类风湿关节炎等。

（四）FDPs 升高，D – 二聚体升高

出现这种情况表明纤维蛋白原和纤维蛋白同时被降解，临床上可见于 DIC、溶血栓治疗后。

四、特殊试验的临床应用

（一）凝血酶调节蛋白和内皮素 – 1 增高

凝血酶调节蛋白（thrombomodulin，TM）是存在于血管内皮细胞上的单链糖蛋白，是启动蛋白 C（PC）抗凝途径的重要辅因子。内皮素 – 1（endothelin，ET-1）是重要的血管活性肽，由血管内皮细胞合成及释放，是内皮细胞功能的一个标志。TM 和 ET-1 升高反映血管内皮细胞受损。

（二）P – 选择素和（或）11 – 去氢血栓素 B_2 增高

P – 选择素（P-selectin）存在于血管内皮细胞的 Weibel-Palade 小体膜上及血小板 α 颗粒膜上，11 – 去氢血栓素 B_2（11-DH-TXB$_2$）为 TXA$_2$ 的代谢产物。P – 选择素和（或）11-DH-TXB$_2$ 增高反映血小板被激活。

（三）凝血酶 – 抗凝血酶复合物升高

凝血酶 – 抗凝血酶复合物（thrombin-antithrombin complex，TAT）是体内凝血酶原被激活成凝血酶后，迅速被抗凝血酶结合，生成共价键相连的无活性不可逆复合物 TAT，目前认为 TAT 的形成是凝血酶生成的直接证据，TAT 增高反映凝血酶的活性增强。

（四）凝血酶原片段 1 + 2（F1 + 2）和（或）纤维蛋白肽 A 增高

凝血酶原片段 1 + 2（F1 + 2）是凝血酶原激活转化为凝血酶过程中释放的稳定的降解产物，纤维蛋白肽 A（fibrinopepide-A，FPA）是在凝血酶作用下，由纤维蛋白原 α（A）链的精 – 16 和甘 – 17 之间的肽链裂解释放得来。F1 + 2 和（或）FPA 增高反映凝血酶的活性增强。

（五）组织因子活性增高

组织因子活性增高反映外源性凝血系统的凝血活性增强。

第三节　出凝血疾病

一、出凝血疾病概述

出凝血疾病包括出血性疾病和血栓性疾病两大类。

（一）出血性疾病

出血性疾病是由于遗传或获得性的原因，导致机体止血、血液凝固活性减弱或纤溶活性增强，从而引起自发性或轻微外伤后出血不止的一类疾病。

（二）血栓性疾病

血栓性疾病是由血栓形成和血栓栓塞两种病理过程所引起的疾病。

二、出血性疾病的分类

按照病因及发病机制，出血性疾病可分为以下四种主要类型。

（一）血管壁异常

1. 遗传性血管壁异常

遗传性出血性毛细血管扩张症、家族性单纯性紫癜、先天性结缔组织病属于此种类型。

2. 获得性血管壁异常

此种类型主要由感染性因素、过敏、化学物质及药物、营养不良、代谢及内分泌障碍、机械性因素、体位性因素等引起。

（二）血小板异常

1. 血小板数量异常

（1）血小板减少。

血小板减少包括由再生障碍性贫血和白血病等引起的血小板生成减少、与免疫反应有关的血小板破坏过多、弥散性血管内凝血引起的血小板消耗过度。

（2）血小板增多。

血小板增多包括原发性血小板增多和脾切除术后等情况引起的继发性血小板增多。

2. 血小板质量异常

（1）遗传性因素。

遗传性因素包括血小板无力症、血小板颗粒性疾病等。

（2）获得性因素。

获得性因素包括肝脏疾病、感染、抗血小板药物等因素。

（三）凝血因子异常

1. 先天性凝血因子异常

先天性凝血因子异常包括血友病 A、血友病 B、血管性血友病等疾病。

2. 获得性凝血因子异常

获得性凝血因子异常包括由肝病、维生素 K 缺乏症、淀粉样变性等因素。

（四）抗凝及纤维蛋白溶解异常

此种类型的出血疾病主要是由于肝素使用过量、香豆素类药物使用过量、免疫相关性抗凝物质增多、蛇咬伤、溶栓性药物过量等因素引起。

三、血栓性疾病的分类

按照病因及发病机制，血栓性疾病的分类可分为以下五种类型。

（一）血管壁异常

当血管内皮细胞因机械因素（如钝器伤）、化学因素（如药物）、生物性因素（如内毒素）、免疫因素受损时，其促凝血和抗凝血作用失去平衡，内皮素 - 1 增多、血小板活性因子释放增多、前列环素 I_2 减少导致血管壁痉挛、发生动脉粥样硬化等，以上因素均可促进血栓的形成。

（二）血小板活性增强

血管内皮损伤、很多药物和疾病均可导致血小板活性增强，从而形成血栓。

（三）凝血因子异常

凝血因子异常包括凝血酶原基因突变导致的凝血酶原水平增加、多种疾病引起的纤维蛋白原增加、手术和创伤引起的凝血因子Ⅷ、Ⅸ、Ⅹ释放和激活等。以上因素均可促使血栓形成。

（四）抗凝系统减弱或纤溶活力降低

抗凝系统减弱包括遗传性和获得性两种因素引起的抗凝蛋白含量及活性异常，如抗凝血酶减少或缺乏，蛋白C及蛋白S缺乏症。纤溶活性降低可以由纤溶酶原结构或功能异常、纤溶酶原激活剂释放障碍、纤溶酶活性剂抑制物过多等因素引起。

（五）血液流变学异常

凡是能够导致血液黏滞度增高的各种原因，如高脂血症、脱水、红细胞增多症等情况均可为血栓形成创造条件。

 第四节 弥散性血管内凝血

一、弥散性血管内凝血的概念

弥散性血管内凝血（disseminated intravascular coagulation，DIC）是指在某些致病因子的作用下，大量的促凝物质入血，凝血因子和血小板被激活，使凝血酶增加，导致微循环中形成广泛的微血栓，继而因凝血因子和血小板被大量地消耗，引起继发性的纤维蛋白溶解功能增强，机体表现为以止、凝血功能障碍为特征的病理生理过程。

二、弥散性血管内凝血的实验室诊断指标

DIC的实验室检查包括两个方面：一是反映止血功能的变化，如血小板计数、凝血酶原时间（PT）、活化的部分凝血酶原酶时间（APTT），这些信息可反映凝血因子和血小板消耗程度和活化程度；二是反映纤溶系统的活化，如纤维蛋白降解产物的测定可间接评价。

（一）血小板计数（PLT）

血小板计数减少或者进行性下降是诊断DIC比较敏感但非特异性的指标。98%的DIC患者存在血细胞计数减少，其中超过一半以上的患者血小板计数低于$50 \times 10^9/L$。血小板计数减少与凝血酶生成密切相关，因为血小板的消耗是由凝血酶诱导的血小板聚集所致。

（二）凝血酶原时间（PT）

凝血酶原时间是指在被检测血浆中加入钙离子和组织因子或者组织凝血活酶，观察血浆的凝固时间。这种方法是外源性凝血系统较为灵敏和最为常用的筛选试验。由于凝血因子的消耗，50%～60%的DIC患者在疾病的某一阶段存在PT延长的表现，然而也有近一半DIC患者PT正常或者缩短，这是由活化的凝血因子所致。因此PT正常并不能排除凝血

系统的激活，必须进行动态监测。

（三）活化的部分凝血酶原酶时间（APTT）

在受检者血浆中加入活化部分凝血活酶时间试剂（即接触因子激活剂和部分磷脂）以及钙离子后，观察到血液凝固需要的时间。这种方法是内源性凝血系统较为敏感和最为常用的筛选试验。同 PT 一样，由于凝血因子的消耗，50%～60% 的 DIC 患者在疾病的某一阶段存在 APTT 延长的表现，然而也有近一半 DIC 患者 APTT 正常或者缩短，必须进行动态监测。

（四）纤维蛋白（原）降解产物（FDPs）和 D－二聚体（D-dimer）

在受检者血浆中加入纤维蛋白（原）降解产物单克隆抗体包被的胶乳颗粒悬液，如果血液中 FDPs 浓度超过或等于 5 µg/mL，胶乳颗粒则发生凝集。

将 D－二聚体单抗包被于酶标反应板，加入受检者血浆，血浆中的 D－二聚体（抗原）与包被于反应板的 D－二聚体单抗结合，然后再加入酶标记的 D－二聚体抗体，最后加底物显色，显色深浅与血浆中 D－二聚体的含量呈正相关，所测得的 A 值可从标准曲线中计算出血浆中 D－二聚体的含量。

在反映继发性纤维蛋白溶解亢进的指标中，临床最常采用的是 FDPs 和 D－二聚体。FDPs 为纤维蛋白原和绞链纤维蛋白单体的降解产物，然而 D－二聚体仅为绞链纤维蛋白单体被纤溶酶降解的产物，因此 D－二聚体对诊断 DIC 更有特异性。由于在手术、外伤或静脉血栓栓塞时也会出现 FDPs 和 D－二聚体的升高，而且 FDPs 可经肝代谢，经肾脏分泌，肝肾功能的异常可干扰 FDPs 的水平，因此在 DIC 的诊断中这两项指标必须结合血小板计数和凝血时间进行判断。

（王　晗）

第八章　作用于血液及造血系统的药物

 第一节　抗凝血药

抗凝血药（anticoagulants）是通过影响凝血因子，从而阻止血液凝固过程的药物，临床上此类药物主要用于血栓性疾病的预防与治疗。

一、凝血酶间接抑制药

（一）肝素

目前药用肝素（heparin）多从猪的肠黏膜和猪、牛的肺脏中提取。肝素为一种硫酸化的葡萄糖胺聚糖混合物，分子量为 $5 \sim 30$ kDa，平均分子量约为 12 kDa，因分子中含有大量硫酸根和羧基而带有大量负电荷，呈强酸性。肝素是极性很高的大分子物质，不易通过生物膜，口服不吸收，肌肉注射易引起局部出血和刺激症状，因此临床上常静脉注射给药。

1. 药理作用

肝素在体内外均有强大的抗凝作用，静脉注射肝素后，立即生效，10 min 内血液凝固时间及部分凝血酶时间均明显延长，作用可持续 $3 \sim 4$ h。肝素的抗凝作用主要依赖于抗凝血酶Ⅲ的存在。

2. 临床应用

（1）血栓栓塞性疾病。

主要用于防治血栓的形成和扩大，如肺栓塞、周围动脉血栓栓塞、深静脉血栓等，也可用于治疗心肌梗死、脑梗死，预防外周静脉手术及心血管术后血栓形成。

（2）弥散性血管内凝血。

用于各种原因引起的 DIC，如脓毒血症、恶性肿瘤溶解、胎盘早期剥离等所致的 DIC。注意应鉴别早期应用，可防止因纤维蛋白和凝血因子的消耗而引起的继发性出血。

（3）体外抗凝。

如心导管检查、人工肾血液透析、体外循环等。

3. 不良反应

（1）出血。

出血是肝素的主要不良反应，可表现为各种黏膜出血、关节腔积血和伤口出血等。在肝素的使用中应密切监测凝血时间或部分凝血活酶时间（partial thromboplastin time，PTT），使 PTT 维持在正常范围（$50 \sim 80$ s）的 $1.5 \sim 2.5$ 倍，可减少出血的危险。如发生肝素轻度过量，停药即可，如发生严重出血，可缓慢静脉注射鱼精蛋白（protamine）解救，鱼精蛋白带有正电荷，是强碱性蛋白质，可与肝素结合形成稳定的复合物而使肝素失活。每 1 mg 的鱼精蛋白可中和 100 U 的肝素，但每次剂量不得超过 50 mg。

（2）血小板减少。

血细胞减少一般是肝素引起的一过性血小板聚集所致，多数发生肝素使用后的 7～10 天，与免疫反应有关，停药后约 4 天可恢复。

4．禁忌证

出血性疾病或有出血倾向者；对肝素过敏者；有活动性溃疡、严重高血压、脑出血者；严重心、肾、肝功能不全或恶病质者；活动性肺结核，尤其并发空洞者；有细菌性心内膜炎者；孕妇、先兆流产、产后；外伤及术后。

（二）低分子肝素

低分子量肝素（low molecular weight heparin，LMWH）是从普通肝素中分离或降解后得到的短链制剂，其长度约为普通肝素的 1/3，一般分子量低于 7 kDa。

1．药理作用

由于 LMWH 分子链较短，不能与抗凝血酶Ⅲ和凝血酶同时结合形成复合物，因此 LMWH 主要选择性作用于凝血因子 Xa，而对凝血酶及其他凝血因子影响较小。与普通肝素相比，LMWH 抗凝血因子 Xa 活性/抗凝血因子Ⅱa 活性比值明显增加。分子量越低，抗凝血因子 Xa 活性越强，这样就使肝素抗血栓作用与致出血作用分离，既能保持肝素的抗血栓作用又降低了出血的危险。

2．临床应用

LMWH 有许多种类，由于来源和制作方法不同，其分子量和硫酸化程度各异，药动学参数也不同。临床常用制剂有依诺肝素（enoxaparin）、弗希肝素（fraxiparin）、洛吉肝素（logiparin）等，主要用于肺栓塞和深静脉血栓的防治、外科手术后预防血栓形成、不稳定型心绞痛、急性心肌梗死和体外循环、血液透析等。LMWH 在临床应用中比较安全，毒性小，一般不需要实验室监测抗凝活性。LMWH 抗凝剂量易掌握，个体差异小，作用时间长，皮下注射每日只需 1～2 次，可用于门诊患者。

3．不良反应

LMWH 可引起出血、血小板减少症、低醛固酮血症伴高钾血症、过敏反应、皮肤坏死和暂时性 ALT、AST 升高等不良反应。治疗时可通过测定血浆凝血因子 Xa 活性进行监护。LMWH 引起的出血，同样也可用硫酸鱼精蛋白来解救。

4．禁忌证和注意事项

禁忌证和注意事项与肝素相似。

二、凝血酶抑制药

（一）水蛭素

水蛭素（hirudin）是水蛭唾液中的抗凝成分，分子量约为 7 kDa，含 65 个氨基酸残基。天然水蛭素产量极为有限，只能用于研究，并不能满足临床应用，因此临床采用其基因重组技术产品重组水蛭素（lepirudin）。重组水蛭素的分子结构与天然水蛭素分子结构极为相似，口服不吸收，静脉注射后进入细胞间隙，不容易透过血脑屏障。

1. 药理作用

水蛭素是强效的凝血酶抑制剂，并且具有特异性，水蛭素可以直接与凝血酶的催化位点和阴离子外位点结合，形成不可逆的复合物，从而抑制凝血酶活性，减少纤维蛋白的生成。水蛭素还可以抑制凝血酶引起的血小板聚集与分泌，从而产生抗血栓作用。

2. 临床应用

水蛭素既可用于深静脉血栓形成的防治，不稳定型心绞痛、急性心肌梗死后溶栓、DIC 的辅助治疗，也可用于血管成形术、血液透析及体外循环等。

3. 不良反应

水蛭素不像肝素那样能激活纤溶系统而引起出血，因此出血的不良反应少见，大剂量可能会引起出血，治疗期间每日测定 APTT 进行监控。肾衰竭患者慎用，目前尚无有效的水蛭素解毒剂。

（二）维生素 K 拮抗药

具有拮抗维生素 K 作用的药物为香豆素类抗凝药（coumarins）。香豆素类都具有 4 - 羟基香豆素的基本结构，口服吸收后参与体内代谢发挥抗凝作用，又称为口服抗凝药。此类药包括双香豆素（discoumarol）、华法林（苄丙酮香豆素，warfarin）和醋硝香豆素（acenocoumarol，新抗凝）等，其中华法林不良反应最小，临床上最为常用。华法林口服后吸收快而完全，其钠盐的生物利用度几乎为 100%，可通过胎盘，主要在肝中代谢，最后以代谢物形式由肾排出，作用维持 2～5 天。

1. 药理作用

香豆素类药物抑制维生素 K 在肝由环氧化物向氢醌型转化，从而抑制维生素 K 的反复利用。维生素 K 的作用是使存在于线粒体内的羟基化酶将凝血因子前体（Ⅱ、Ⅶ、Ⅸ、Ⅹ）中的谷氨酸残基转变为 γ 羟基谷氨酸，钙离子结合于这些凝血的 γ 羟基谷氨酸部位，凝血因子（Ⅱ、Ⅶ、Ⅸ、Ⅹ）必须结合钙离子才能参与凝血过程。因此，香豆素类药物使凝血因子（Ⅱ、Ⅶ、Ⅸ、Ⅹ）前体不能转化为能与钙离子结合的凝血因子，但对已经发生 γ 羟化的上述因子无抑制作用。香豆素类药物口服后至少需经 12～24 h 才出现作用，1～3 天达到高峰。

2. 临床应用

主要用于预防髋关节、骨折、腹部外科、妇产科术后深静脉血栓的形成。还可以用于预防来自心脏的动脉栓塞，如心房纤颤和心脏瓣膜病所致的血栓栓塞。此类药物作用时间较长，但起效慢，作用过于持久，不易控制。防治静脉血栓和肺栓塞一般先用肝素或者先与肝素同时并用，经 1～3 天后停用肝素，用香豆素类药物维持治疗。

3. 不良反应

香豆素类药物应用过量易致自发性出血，最严重者为颅内出血，使用该药物期间必须测定凝血酶原时间及凝血酶原时间国际标准化比值（PT - INR），并据此调整剂量，一般控制在 18～24 s 较好，PT-INR 控制在 2～3。如用药量过大引起出血时，应立即停药并且缓慢静脉注射大量维生素 K 或输医用融化器融化的新鲜冰冻血浆。

4. 禁忌证

禁忌证基本与肝素的相同。

第二节 抗血小板药

抗血小板药是指能够抑制血小板黏附、聚集和释放功能的药物。

一、抑制血小板花生四烯酸代谢的药物

（一）阿司匹林

阿司匹林（aspirin）又名乙酰水杨酸，最初阿司匹林作为解热镇痛消炎药应用于临床，后发现其可以延长出血时间，抑制前列腺素合成，目前作为主要抗血小板药物广泛应用于临床。

1. 药理作用

阿司匹林与血小板内环加氧酶 – 1 活性部位多肽链 529 位上的丝氨酸残基的羟基结合使之乙酰化，从而不可逆性地抑制环加氧酶 – 1 的活性，减少 PGG_2 和 PGH_2 的生成，TXA_2 的合成受到抑制，发挥抗血小板聚集的作用。另外，血管内皮细胞中含有环加氧酶 – 1 和前列环素合成酶，可使 PGH_2 转化为前列环素（prostacyclin，PGI_2）。PGI_2 与 TXA_2 的作用相反，具有较强的抑制血小板聚集和舒张血管的作用。小剂量阿司匹林可显著减少血小板中的 TXA_2 水平，对血管内皮的环加氧酶 – 1 的抑制作用只持续 1 ～ 1.5 天，对血管内皮中 PGI_2 的合成无明显影响。较大剂量的阿司匹林（300 mg）能对血管内皮内的环加氧酶 – 1 产生明显抑制作用，PGI_2 的合成减少，抵消了部分阿司匹林抗血小板的作用。

2. 临床应用

预防血栓形成和栓塞性疾病，如复发性血栓性静脉炎、冠状动脉硬化性疾病、心肌梗死、肺梗死、脑梗死等。联合应用阿司匹林和口服抗凝药，预防血栓形成和栓塞并发症的效果更好。

3. 不良反应

不良反应主要累及血液系统与消化系统，血液系统不良反应主要表现为皮肤黏膜出血、牙龈出血以及鼻腔出血，消化系统不良反应主要以胃黏膜损害为主。

4. 禁忌证

有出血症状的溃疡病或其他活动性出血时、血小板减少症等情况禁用。

（二）利多格雷

利多格雷（ridogrel）能够强烈抑制血栓烷合成酶，并且对 TXA2 受体也有中度的拮抗作用。据报道在急性心肌梗死患者的血管栓塞率、复灌率以及促进链激酶的纤溶作用等方面，利多格雷与阿司匹林效果相当。利多格雷在对血小板血栓和冠状动脉血栓的作用方面比阿司匹林更有效。利多格雷在降低反复心绞痛、再栓塞及缺血性卒中发生率、防止新的缺血病变等方面比阿司匹林强。不良反应是有轻度胃肠道反应，易耐受，但未发现有出血性卒中等并发症。

二、增加血小板内 cAMP 的药物

双嘧达莫（dipyridamole）又名潘生丁（persantin），口服吸收缓慢，口服后 1 ～ 3 h 血

药浓度达到高峰。

1. 药理作用

双嘧达莫能够抑制磷酸二酯酶活性，减少环磷酸腺苷（cAMP）的降解，增加血小板内 cAMP 的含量；还能抑制腺苷的再摄取，激活腺苷酸环化酶，使得 cAMP 生成增多；还可使血管内皮细胞 PGI_2 的生成和活性增加；还可轻度抑制血小板内的环加氧酶，使 TXA_2 合成减少。双嘧达莫综合以上作用发挥抗血小板聚集的作用。双嘧达莫对二磷酸腺苷（ADP）、胶原、肾上腺素、凝血酶等诱导的血小板聚集均有抑制作用。

2. 临床应用

主要用于防治各种血栓形成和栓塞性疾病，现临床上已较少采用。

3. 不良反应

有胃肠道刺激以及因血管扩张引起的血压下降、眩晕、晕厥、头痛等。少数心绞痛患者用药后诱发心绞痛发作，应慎用。

三、抑制 ADP 活化血小板的药物

人类血小板上有 3 种 ADP 的受体，其中 P2Y1 和 P2Y12 属于 G 蛋白偶联受体，P2X1 属于配体门控离子通道型受体。

（一）噻氯匹定

噻氯匹定（ticlopidine）是第一代 P2Y12 受体拮抗剂，能特异性地干扰 ADP 介导的血小板活化。作用缓慢，口服给药后 3～5 天见效，5～6 天作用达高峰，停药后药效可持续作用 10 天。

1. 药理作用

抑制 ADP 诱导的血小板 α 颗粒分泌黏联蛋白、有丝分裂因子等物质，从而抑制血小板的黏附；还可抑制 ADP 诱导的血小板膜 GP Ⅱb/Ⅲa 与纤维蛋白原结合位点的暴露，从而抑制血小板的聚集；还可拮抗 ADP 对腺苷酸环化酶的抑制作用。

2. 临床应用

主要用于预防心肌梗死、脑卒中和外周动脉血栓性疾病的复发，疗效比阿司匹林好。

3. 不良反应

包括血栓性血小板减少性紫癜、腹泻、中性粒细胞减少、骨髓抑制等。

（二）氯吡格雷

氯吡格雷（clopidogrel）是第二代 P2Y12 受体拮抗剂，其药理作用与噻氯匹定相似，药效更强，不良反应少，肝肾功能不全者慎用。

第三节　纤维蛋白溶解药

纤维蛋白溶解药可使纤维蛋白溶解酶原转变为纤维蛋白溶解酶，继而降解纤维蛋白原和纤维蛋白限制血栓增大和溶解血栓，因此，纤维蛋白溶解药又称为血栓溶解药。

一、链激酶

链激酶（streptokinase，SK）为第一代天然溶栓药，是在 β‑溶血性链球菌培养液中提取的蛋白质，分子量约为 47 kDa，现多采用基因工程技术制成重组链激酶。

（一）药理作用

链激酶与内源性纤维蛋白溶解酶原结合成 SK‑纤溶酶原复合物，使纤溶酶原转变为纤溶酶，继而迅速水解血栓中的纤维蛋白而溶解血栓。

（二）临床应用

主要用于治疗血栓栓塞性疾病。静脉注射链激酶治疗动静脉内新鲜血栓形成和栓塞，如深部静脉血栓和急性肺栓塞。冠脉注射链激酶可使阻塞的冠脉再通，用于心肌梗死的早期治疗。

（三）不良反应

主要不良反应为出血，链激酶局部注射处可出现血肿，严重出血时可注射抗纤溶药对抗。链激酶可致皮疹、药物热等过敏反应。

（四）禁忌证

禁用于出血性疾病、消化道溃疡、新近创伤、伤口愈合中及严重高血压患者。

二、尿激酶

尿激酶（urokinase）是从人尿中分离或从肾细胞培养液中提取的丝氨酸蛋白水解酶，由两条多肽链组成，肽链间以一条双硫键连接。两条多肽链分子量分别为 20 kDa 及 34 kDa。

（一）药理作用

尿激酶可直接将纤溶酶原分子中的精氨酸 560‑缬氨酸 561 间的肽键断裂而激活为纤溶酶，纤溶酶既可裂解血凝块表面上的纤维蛋白，也可裂解血液中的纤维蛋白原。由于进入血液中的尿激酶可被血循环中的纤溶酶原激活剂的抑制物（plasminogen activator inhibitor，PAI）中和，产生的纤溶酶也可被血液中 α‑抗纤溶酶（α-antiplasmin，α-AP）灭活，因此需大量尿激酶使 PAI 和 α-AP 耗竭，才能发挥溶栓作用。

（二）临床应用

尿激酶的临床适应证与链激酶相同。

（三）不良反应

尿激酶的不良反应基本与链激酶相同。但尿激酶无抗原性，不引起过敏反应，可用于对链激酶过敏者。

（四）禁忌证

禁忌证同链激酶。

第四节　促凝血药

一、维生素 K

维生素 K（vitamin K）又称为凝血维生素，属于维生素的一种，基本结构为甲萘醌。维生素 K 包括 K_1、K_2、K_3、K_4 等几种形式，其中 K_1、K_2 属于脂溶性维生素，是天然存在的，而 K_3、K_4 属于水溶性的维生素，是通过人工合成的。以上四种维生素 K 的化学性质都较稳定，能耐酸、耐热，但对光敏感，也易被碱和紫外线分解。

（一）药理作用

维生素 K 是 γ-羧化酶的辅酶，促进 Ⅱ、Ⅶ、Ⅸ、Ⅹ 等凝血因子前体蛋白氨基末端第 10 个谷氨酸残基的 γ-羧化作用，从而使这些凝血因子具有与 Ca^{2+} 结合活性，再与带有大量负电荷的血小板磷脂结合，保证血液凝固正常进行。

（二）临床应用

可预防长期应用广谱抗菌药继发的维生素 K 缺乏症；可用于治疗梗阻性黄疸、胆瘘、慢性腹泻、新生儿出血等患者以及香豆素类、水杨酸类药物导致凝血酶原过低而引起的出血者。

（三）不良反应

维生素 K 毒性低。如果静脉注射维生素 K 速度过快可发生面部潮红、出汗、血压下降，甚至虚脱的情况。维生素 K_3 和维生素 K_4 常引起胃肠道反应，包括恶心、呕吐等，较大剂量时可导致新生儿、早产儿溶血性贫血、高胆红素血症及黄疸。肝功能不全者应慎用。

二、凝血因子制剂

凝血因子制剂是从健康人体或者动物血液中提取、分离、纯化、冻干后制备的制剂，包括凝血酶、纤维蛋白原、凝血酶原复合物、抗血友病球蛋白等。

（1）凝血酶是从猪血和牛血中提取制备的无菌制剂。该制剂可使血液中的纤维蛋白原转变为纤维蛋白，发挥止血的作用。可用于止血困难的小血管和实质脏器的止血，也可用于口腔、创面、消化道和泌尿道等部位的止血。

（2）凝血酶原复合物是从正常人静脉血中分离而得到的含有 Ⅱ、Ⅶ、Ⅸ、Ⅹ 凝血因子的混合制剂。该制剂主要用于治疗先天性凝血因子Ⅸ缺乏的乙型血友病、严重肝疾病、维生素 K 依赖性凝血因子缺乏、香豆素类抗凝剂过量所致的出血。

（3）纤维蛋白原是从正常人血浆中分离得到，输入患者体内可迅速提高血中纤维蛋白原浓度，在凝血酶作用下激活为纤维蛋白，达到止血的目的。该制剂主要用于原发性低纤维蛋白原血症，也可用于由于外伤、大手术、严重肝损害等所致的继发性纤维蛋白缺乏症。

三、纤维蛋白溶解抑制药

此类药的代表为氨甲苯酸（aminomethylbenzoic acid，PAMBA），结构与赖氨酸类似，能竞争性地抑制纤溶酶原激活因子，使纤溶酶原不能激活为纤溶酶，从而抑制纤维蛋白的降解，产生止血作用。临床上主要用于纤维蛋白溶解症所致的出血，如肺、肝、胰、甲状腺、前列腺及肾上腺等手术所致的出血，因这些脏器内存有较大量纤溶酶原激活因子。PAMBA 不良反应少，但应用过量可致血栓形成并可能诱发心肌梗死。

 第五节　抗贫血药

一、铁剂

铁（iron）是血红蛋白、肌红蛋白、电子传递链、细胞色素系统主要的复合物，是过氧化物酶和过氧化氢酶等的重要组成部分，缺铁可导致贫血。正常人对铁的需求量因不同年龄阶段和生理状态而有所差异。

（一）药理作用

进入肠黏膜的铁可根据需要直接进入骨髓参与造血，或与肠黏膜去铁蛋白结合以铁蛋白形式储存。体内铁的转运需要转铁蛋白，铁–转铁蛋白复合物与细胞膜上的转铁蛋白受体结合，通过受体介导的胞饮作用进入细胞，继而铁从复合物中分离出来，去铁的转铁蛋白重新回到细胞外转运铁。进入骨髓的铁，吸附在有核红细胞膜上然后进入细胞内的线粒体，与原卟啉结合形成血红素，血红素再与珠蛋白结合形成血红蛋白。

（二）临床应用

主要用于治疗失血过多或需铁增加所致的缺铁性贫血。对月经过多、痔疮出血和子宫肌瘤等引起的慢性失血、营养不良、儿童生长发育、妊娠所引起的贫血，用药后一般症状迅速改善，网织红细胞计数于治疗后 10～14 天达高峰，血红蛋白 4～8 周接近正常。为使体内铁贮存恢复正常，待血红蛋白正常后继续服药 4～6 个月。

（三）不良反应

铁剂可刺激胃肠道，引起恶心、呕吐、上腹部不适、腹泻等症状，Fe^{3+} 的胃肠道反应较 Fe^{2+} 多见。此外使用铁剂可引起便秘、黑便，可能是由于 Fe^{2+} 与肠蠕动生理刺激物硫化氢结合后形成硫化铁，减弱了肠蠕动，并且使大便颜色变为黑色。儿童如果误服铁剂超过 1 g 以上即可引起急性中毒，表现为坏死性胃肠炎症状，可有呕吐、血性腹泻、腹痛，甚至可出现休克、呼吸困难、死亡。急救措施为采用磷酸盐或碳酸盐溶液洗胃，并采用特殊解毒剂去铁胺（deferoxamine）注入胃内结合残存的铁。

二、叶酸

叶酸（folic acid）由蝶酸和谷氨酸结合而成，又名蝶酰谷氨酸，绿叶蔬菜、水果、酵母、肝都是叶酸的丰富来源，不耐热。食物中的叶酸和叶酸制剂都主要在小肠上段被吸收，叶酸在小肠黏膜上皮细胞二氢叶酸还原酶的作用下生成其活性形式 5，6，7，8 - 四氢叶酸（tetrahydrofolic acid，FH_4）。叶酸在血循环中的主要形式是含单谷氨酸的 5 - 甲基四氢叶酸，而在体内各组织中，FH_4 则多以多谷氨酸形式存在。

（一）药理作用

FH_4 是体内一碳单位转移酶的辅酶，分子中的 N^5 和 N^{10} 是一碳单位的结合位点。一碳单位在体内参与嘌呤核苷酸的从头合成、脲嘧啶核苷酸合成胸腺嘧啶核苷酸。

（二）临床应用

可用于各种原因引起的叶酸缺乏及叶酸缺乏所致的巨幼红细胞贫血；慢性溶血性贫血所致的叶酸缺乏；妊娠期、哺乳期妇女预防给药。

（三）不良反应

不良反应较少，罕见过敏反应。长期使用叶酸制剂可出现纳差、恶心、腹胀等胃肠道症状。大量服用叶酸时，可使尿呈黄色。

三、维生素 B_{12}

维生素 B_{12} 又称为钴胺素，是唯一含金属元素的维生素。自然界中的维生素 B_{12} 都是微生物合成的，维生素 B_{12} 是唯一的一种需要肠道产生的内因子辅助才能被吸收的维生素。其膳食来源主要为动物性食品，其中动物内脏、蛋类、肉类是维生素 B_{12} 的丰富来源。豆制品经发酵后会产生一部分维生素 B_{12}。人体肠道细菌也可以合成一部分。

（一）药理作用

维生素 B_{12} 分子中的钴能与—CH_3、5′ - 脱氧腺苷、—CN、—OH 等基团连接，分别形成甲钴胺素、5′ - 脱氧腺苷钴胺素、氰钴胺素、羟钴胺素，前两者是维生素 B_{12} 在体内的活性形式。

维生素 B_{12} 是甲硫氨酸合成酶的辅酶，催化同型半胱氨酸发生甲基化生成甲硫氨酸，后者在腺苷转移酶的作用下生成 S - 腺苷甲硫氨酸，S - 腺苷甲硫氨酸是具有活性的甲基供体。维生素 B_{12} 缺乏时，甲硫氨酸合成酶的甲基不能转移出去，不仅引起甲硫氨酸合成减少，而且影响四氢叶酸的再生，一碳单位的代谢受阻，造成核酸合成障碍。5′ - 脱氧腺苷钴胺素是 L - 甲基丙二酰 CoA 变位酶的辅酶，能够催化琥珀酰 CoA 的生成。当维生素 B_{12} 缺乏时，导致 L - 甲基丙二酰 CoA 大量堆积。因脂肪酸合成的中间产物丙二酰 CoA 与 L - 甲基丙二酰 CoA 的结构相似，后者的蓄积可导致异常脂肪酸合成，神经髓鞘的完整性受损，出现神经损伤。

（二）临床应用

主要用于恶性贫血，或与叶酸合用治疗各种巨幼细胞贫血；也可作为神经炎、神经萎缩等神经系统疾病、肝炎、肝硬化等肝疾病等的辅助治疗；还可用于高同型半胱氨酸血症。

（三）不良反应

可致过敏反应，甚至是过敏性休克，不宜滥用。不可静脉给药。

第六节 造血细胞生长因子

一、人粒细胞集落刺激因子

G-CSF 是粒系造血调控的核心因子，临床上采用的为重组人粒细胞集落刺激因子。

（一）药理作用

促进粒细胞集落的形成，促进造血干细胞向中性粒细胞增殖、分化；也可动员成熟的中性粒细胞从骨髓进入外周血；还可促进外周血成熟的中性粒细胞游走、吞噬、释放活性氧，提高其杀菌能力。

（二）临床应用

用于骨髓抑制和肿瘤化疗后严重中性粒细胞减少症，对先天性中性粒细胞缺乏症患者都有效，可缩短中性粒细胞缺乏时间，降低感染发生率；也可用于再生障碍性贫血、骨髓增生异常综合征伴发的中性粒细胞减少症；可部分或完全逆转艾滋病患者中性粒细胞缺乏。

（三）不良反应

偶可出现皮疹、低热、头痛、骨痛、胸痛、腰痛、消化道不适、肝功能损伤等表现，以及发生过敏性休克。

二、促红细胞生成素

正常人体内有一定含量的促红细胞生成素（EPO），主要由肾脏产生，少量由肝产生。血浆中存在的促红细胞生成素由 165 个氨基酸组成。现临床应用的 EPO 采用基因重组技术合成，称重组人促红素（recombinant human erythropoietin，r-HuEPO），临床上静脉或皮下注射给药。

（一）药理作用

同内源性促红细胞生成素的作用相同，r-HuEPO 与红系祖细胞的表面受体结合，导致细胞内磷酸化及钙离子浓度升高，促进骨髓内红系定向干细胞分化为红系母细胞，促进有核红细胞的血红蛋白合成以及骨髓内网织红细胞和红细胞的释放。

（二）临床应用

促红细胞生成素用于治疗肾功能不全合并的贫血、骨髓造血功能低下、艾滋病本身所致贫血或因治疗药物引起的贫血、恶性肿瘤伴发的贫血、类风湿关节炎及严重的寄生虫病患者的慢性贫血等。

（三）不良反应

一般情况下不良反应轻，可出现血压升高、流感样症状、皮肤反应；偶可诱发脑血管意外或癫痫发作。

（王　晗）

参 考 文 献

[1] 王庭槐. 生理学 [M]. 9 版. 北京：人民卫生出版社，2018：58 - 83.

[2] 张梅，胡翊群. 血液与肿瘤疾病 [M]. 北京：人民卫生出版社，2015：3 - 150.

[3] 胡翊群，赵涵芳. 血液系统 [M]. 上海：上海交通大学出版社，2012：1 - 157.

[4] 张之南，郝玉书，赵永强，等. 血液病学 [M]. 2 版. 北京：人民卫生出版社，2011：1 - 8.

[5] 葛均波，徐永健，王辰. 内科学 [M]. 9 版. 北京：人民卫生出版社，2018：237 - 635.

[6] 林果为，欧阳仁荣，陈珊珊，等. 现代临床血液病学 [M]. 上海：复旦大学出版社，2013：1 - 25.

[7] KAUSHUNSKY K, LICHTMAN M, PRCHAL J, et al. Williams Hematology [M]. 9th ed. New York：McGraw - Hill, 2016：3 - 23.

[8] WALTER F, EMILE L. Medical Physiology [M]. Holland：elsevier, 2017：1027 - 1063.

[9] 万学红，卢雪峰. 诊断学 [M]. 9 版. 北京：人民卫生出版社，2018：237 - 387.

[10] 李继承，曾园山. 组织学与胚胎学 [M]. 9 版. 北京：人民卫生出版社，2018：39 - 44.

[11] 步宏，李一雷. 病理学 [M]. 9 版. 北京：人民卫生出版社，2018：238 - 260.

[12] 来茂德，申洪. 病理学 [M]. 2 版. 北京：高等教育出版社，2019：244 - 276.

[13] 王连唐. 病理学 [M]. 3 版. 北京：高等教育出版社，2018：157 - 174.

[14] 陈杰，周桥. 病理学（8 年制）[M]. 3 版. 北京：高等教育出版社，2015：250 - 326.

[15] KUMAR V, ABBAS A K, ASTER J C. Robbins basic pathology [M]. 10th ed. Philadelphia：W B Saunders, 2017：441 - 494.

[16] SWERDLOW S H, CAMPO E, HARRIS N L, et al. WHO Classification of Tumors of Haematopoietic and Lymphoid Tissues [M]. 4th ed. Lyon：IARC, 2017.

[17] 王建枝，钱睿哲. 病理生理学 [M]. 9 版. 北京：人民卫生出版社，2018：188 - 190.

[18] 杨宝峰，陈建国. 药理学 [M]. 9 版. 北京：人民卫生出版社，2018：260 - 274.

[19] 周春燕，药立波. 生物化学与分子生物学 [M]. 9 版. 北京：人民卫生出版社，2018：389 - 390.

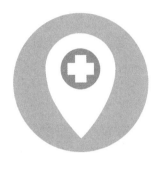

第二编 | 循环系统

第一章　绪　论

 第一节　循环系统的组成和主要功能

一、循环系统概述

（一）循环系统研究范畴

循环系统的相关研究涉及人体解剖学、组织学与胚胎学、遗传学、生理学、病理学、病理生理学、药理学、影像学、心血管病学等多个学科的内容。其中，心血管病学是研究心血管疾病病因、发病机制、临床表现、预防、诊断、治疗和康复的临床学科。

（二）循环系统研究历史

1. 人类循环系统研究的经验学时期

中国对循环系统的研究可以追溯到公元前1600—公元前1046年，从甲骨文中大量的象形和会意文字中可以看出，商代就对人体心脏有了一定的认识，"心"字像人的心脏形状，"心"字是迄今为止甲骨文中发现的唯一表示内脏器官名称的文字。公元前500年我国最早的医学著作《黄帝内经》中记载了心脏的位置和大小，提出了"心主身之血脉""诸血者，皆归于心"等理论，表明当时已经认识了心脏的主要生理功能，并且对"心痛""心痹""心风""久心痛""卒心痛"等类似于冠心病的症状也有描述。可见，我国历史上的杰出医学家对中国传统医学做出了杰出的贡献。

西方对循环系统的研究是从古希腊开始的，并经历了一个漫长而曲折的过程。希波克拉底（Hippocrates，约公元前460—公元前377年）认为血液是来自心脏，心脏与血管相连，脉搏是血管运动引起的；亚里士多德（Aristotle，公元前384—公元前322年）描述了鸡胚心脏搏动现象，但对人体的血液循环毫无认识；赫罗菲拉斯（Herophilus，公元前335—公元前280年）通过解剖人体最早发现了血管及其动静脉之间的区别；埃拉西斯特拉图斯（Erasistratus，公元前304—公元前250年）第一个精确描述了心脏瓣膜的结构；希腊医圣盖仑（Galen，129—200年）通过解剖猕猴等动物发现了心脏是由肌肉组成的，他还提出了血液循环理论，不过他研究成果存在的致命缺陷是误认为血液的流动是以肝脏为中心的。达·芬奇（Leonardo da Vinci，1452—1519年）发现心脏有四个腔，并证明瓣膜的作用是阻止血液回流。

2. 人类循环系统研究的生理学时期

直到欧洲文艺复兴时期，有关循环系统的研究才取得重大的进展。1628年英国医生哈维（Harvey，1578—1657年）发表的《心血运动论》具有划时代的意义，该书的发表不仅标志着近代生理学的诞生，还奠基了循环系统研究的生理学时期的基石。哈维描述了心脏的运动过程及心脏与脉搏的关系，建立了循环系统的概念。哈维第一个认识到心脏像一个水泵，可以泵出血液。他认为心脏通过心室将血液从静脉运送至动脉，再通过动脉将血液分配到全身，血液在血管内循环流动。哈维还强调肺动脉的存在不仅是为了营养肺本身，还是为了血液能够通过肺，虽然他未能发现毛细血管，却预言了其存在。意大利解剖学家马尔比基（Malpighi，1628—1694 年）和荷兰显微镜学家列文虎克（Leeuwenhoek，1632—1723 年）两人对毛细血管的研究使哈维的血液循环理论最终得到了世界的认可。1816 年法国医生雷奈克（Laennec，1781—1826 年）发明了医学史上第一个诊断工具——听诊器。

进入 20 世纪后，心血管疾病的诊断、治疗、心脏矫形手术等方面取得了显著的进步。1902 年爱因托芬（Einthoven，1860—1927 年）发明了心电图仪，1929 年福斯曼（Forssmann，1904—1979 年）发明了心导管术。20 世纪中叶开始，人类陆续完成了动脉导管结扎术、主动脉缩窄术、法洛四联症手术、体外循环下心内直视手术完成房间隔修补。随着体外循环技术的逐渐成熟，大多数的先天性心脏病被外科医生征服。在新的医疗器械和影像技术发展的同时，心血管疾病的治疗也不断出现新的成就。1958 年瑞典医生森宁（Senning，1915—2000 年）完成了世界第一例心脏起搏器植入手术，美国医生索恩斯（Sones，1918—1985 年）发明了冠状动脉造影术。与此同时，抗心律失常药、抗心绞痛药、抗高血压药等治疗循环系统疾病（circulation system diseases）药物的研究也取得了重大的进展。

1973 年我国学者成功完成国内首例经皮穿刺经股动脉选择性冠状动脉造影术。从此，冠心病介入性诊断在国内逐渐开展起来。1985 年我国开展了首例经皮球囊导管冠状动脉腔内成形术（PTCA），至此，开创了我国介入心脏病学的新纪元。1999 年我国学者在国际上首次提出中国人应用 50 mg（西方人使用的半量）重组组织型纤溶酶原激活剂的静脉溶栓方案，血管开通率显著高于传统溶栓药物尿激酶，减少了出血并发症并且节省了经费。

3. 人类循环系统研究的分子生物学时期

随着分子生物学技术的发展，人类对循环系统的研究逐渐从整体器官和组织水平发展到细胞和分子水平，从临床病理特征研究发展到基因诊断和治疗的研究。1993 年美国发育学家博德默（Bodmer）用果蝇模型鉴定了世界上第一个心脏基因 *tinman*，1997 年我国心脏发育学家吴秀山鉴定了控制心脏早期发育的第二个基因 *wingless*，并且首次证明了第一条心脏信号控制途径——Wg 信号转导途径直接控制果蝇心脏发育过程。随后世界各国的科学家们在心血管研究的分子生物学领域取得了很多重要进展，发现了 *Gata*4、*Smad*、*Mef*2、*Myocardin* 等与心脏发育相关的基因，对重要基因的缺失与表达调控失误所引起的心血管疾病也有了一定的认识。迄今为止，人类已经认识到循环系统的发生是一个非常复杂而精细的过程，若干相关基因在不同的时间和不同的空间依次表达，不同基因间相互作用并由此发生细胞迁移、分化，任何一个基因的表达异常都有可能影响循环系统的发育，从而导致心血管疾病的发生。

近 70 年以来，我国循环系统领域的分子科学研究也迈向全面加强和引领阶段。跨学科领域的交叉融合，表观遗传学、非编码 RNA、自噬现象等分子生物学新发现与新理论的广泛渗透，以及各类组学与基因组编辑技术的快速发展，推动了我国循环系统细胞和分子研究领域的不断深入并取得了一系列原始创新成果。我国科学家通过外显子组或全基因组关联研究首次发现了多个中国汉族人群冠心病易感位点，确定了东亚人特有的与脂质水平和冠心病相关的基因变异。我国 20 世纪 90 年代后开始心电生理学基础研究，先后发现内皮素、心钠素和腺苷等生物活性物质对离子通道的影响。近年来，应用连锁分析在遗传性房颤家系中发现了 *KCNQ*1 基因突变（S140G）可减少心房肌细胞的动作电位持续时间和有效不应期，启动和维持房颤。

（三）循环系统研究展望

随着各类组学、生物医学新理论与技术的吸收融合，循环系统基础研究领域的发展呈现新趋势。基因组、转录组和蛋白质组学将推动循环系统疾病遗传机制与调控网络的研究，从而深入理解疾病的个体与群体差异；分子发光技术与示踪技术将逐渐明晰循环系统发育异常的过程；宏基因组学与应用代谢组学有助于研究和阐明外环境、微生物与机体代谢变化对循环系统疾病进程的影响；分子影像技术和光电磁技术将对心脏结构与电活动、血管结构与功能进行深入解析；生物信息学与应用大数据用于描绘遗传与环境影响循环系统发育异常与疾病发生的框架；现代中医药发展、生物制药与疫苗将推动疾病标志物、新型药物和疫苗的研发；细胞组织工程与 3D 打印技术将推动个体化组织和器官的定制与移植；可穿戴、无创技术可促进个体化与高通量诊疗及治疗设备的研制。总之，新理论与新技术的发展将影响循环系统疾病基础研究策略，推动从基础研究到临床应用的转化，迅速提高未来循环系统疾病的防治水平。

二、循环系统的组成

循环系统是一套连续的封闭管道系统，分布于人体的各部分，包括心血管系统（cardiovascular system）和淋巴系统（lymphatic system）。心血管系统由心脏、血管和存在于心腔内与血管内的血液组成，血管又由动脉、毛细血管和静脉组成。淋巴系统包括淋巴器官、淋巴组织和淋巴管道，淋巴管道收集和运输淋巴液，并将其注入静脉，被视为静脉的辅助管道。在整个生命活动中，心脏不停地跳动，推动着血液在心血管系统内循环流动，称为血液循环（blood circulation）。

（一）心脏

心脏是心血管系统的"动力泵"及连接动脉和静脉的枢纽。心脏是由心肌组成的空腔脏器，心腔被心间隔分隔为互不相通的左、右两半，这两部分结构又被房室口分为心房和心室，因此，心脏共有 4 个心腔。同侧的心房和心室通过房室口相通。心室发出动脉将血液运离心脏，心房连接静脉将血液引流回心脏。左、右房室口和动脉口均有瓣膜，它们可顺血流而开放，逆血流而关闭，从而保证血液定向流动。

（二）动脉

动脉是运血离心的血管，由心室发出，在行程中不断分支，最后移行为毛细血管。动脉管壁较厚，富有弹性，其内血液压力高。

（三）静脉

静脉是引导血液回心的血管。毛细血管静脉端汇合成小静脉，在向心回流过程中不断接受属支的并入，管径变得越来越粗，最后汇入心房。静脉管壁较薄，管腔大，弹性小。

（四）毛细血管

毛细血管是连接动脉和静脉的管道，彼此吻合成网，遍布全身各处，但软骨、毛发、角膜、晶状体、牙釉质和被覆上皮除外。毛细血管数量多，管壁薄，通透性大，其内血流缓慢，是血液和组织液进行物质交换的场所。

三、体循环和肺循环

在神经体液调节下，血液在心血管系统中循环不息。

心室收缩时，含有较多的氧及营养物质的鲜红色的血液即动脉血自左心室输出，经主动脉及其各级动脉分支，到达全身各部分的毛细血管，进行组织内气体交换和物质交换后，血液变成了含有较多二氧化碳及组织代谢产物的略紫色的血液即静脉血，再经各级静脉，最终汇入上、下腔静脉流回右心房。以上路径的血液循环称为体循环（systemic circulation），亦称为大循环（greater circulation）。体循环的主要特点是路径长，流经范围广，以动脉血滋养全身各部分，而将代谢产物和二氧化碳运回心脏。

返回心脏的血液从右心房流入右心室，右心室收缩时，将含氧少而含二氧化碳较多的静脉血从右心室射入肺动脉，经其分支到达肺泡周围毛细血管网，在此与肺泡进行气体交换，即静脉血释放出二氧化碳，由肺经呼吸道呼出体外，同时经过吸气自肺泡摄取氧，于是将暗红色的静脉血，转变为鲜红色的富含氧的动脉血，再经由各级肺静脉，最后注入左心房。以上路径的血液循环称为肺循环（pulmonary circulation），又称为小循环（lesser circulation）。肺循环的特点是路程短，只通过肺，主要是使静脉血转变为动脉血。

体循环和肺循环通过左、右房室口互相衔接，两个循环虽然路径不同，功能各异，但都是整个血液循环的一个组成部分。血液循环路径上任何一部分发生病变，如心瓣膜病、房间隔缺损、室间隔缺损、肺部疾病等都会影响血液循环的正常进行。

四、循环系统的主要功能

（一）运输功能

循环系统能够把细胞新陈代谢所需要的营养物质和氧运送到全身各处，又能够运送代谢产物和二氧化碳到排泄器官。另外，由内分泌细胞分泌的各种激素及生物活性物质通过循环系统运送到相应的靶细胞，从而完成机体的体液调节。

（二）维持内环境稳定

血液在心血管内循环流动可以维持内环境理化特性的相对稳定，保障实现血液的防御免疫功能。

（三）内分泌功能

心肌细胞可产生和分泌肾素、血管紧张素、心房钠尿肽、B 型钠尿肽和抗心律失常肽等；血管内皮细胞可合成和分泌内皮素、内皮细胞生长因子等；血管平滑肌能产生和分泌肾素和血管紧张素。这些激素和生物活性物质参与机体多种功能的调节。

（王　晗）

第二节 循环系统与其他系统的关系

一、循环系统与血液系统的关系

血液是一种流体组织，循环系统是个相对封闭的管道系统，血液在循环系统内循环流动，血液对物质的运输必须通过循环系统才能完成。循环系统如果发生异常导致循环功能障碍，机体的新陈代谢将不能正常进行，重要的器官组织将受到损伤，甚至危及生命。

二、循环系统与其他系统的关系

循环系统影响机体的生命活动，同时也受到机体神经因素和体液因素的调节，且与呼吸系统、消化系统、泌尿系统、神经系统和内分泌系统等多个系统相互协调，从而使机体能够很好地适应内外环境的变化。

（一）与呼吸系统的关系

肺循环直接关系到呼吸系统的功能。肺是呼吸系统的重要器官，其关键结构是呼吸膜。通过呼吸运动，外界环境里的新鲜空气进入肺泡，在肺泡内通过呼吸膜与肺循环毛细血管中的血液进行气体交换，外界空气中的氧进入血液，再由血液循环运送到身体各部分组织的细胞，细胞与毛细血管之间进行气体交换，氧进入细胞，细胞代谢产生的二氧化碳和其他代谢产物则进入血液，血液循环再次将其带入肺循环进行气体交换，排出二氧化碳。可见，呼吸系统的功能与循环系统的功能紧密相连，气体在肺与外界环境之间进行交换有赖于肺循环，而在全身器官组织与细胞进行交换则有赖于体循环。循环系统的疾病也常会影响呼吸功能，例如左心衰竭的患者可出现肺淤血、肺水肿，从而表现为呼吸困难。而肺功能不全也会影响循环系统，例如肺功能不全时严重的缺氧和二氧化碳潴留可直接抑制心血管中枢和心脏活动，表现为血压下降、心肌收缩力下降、心律失常等。

（二）与消化系统的关系

经消化后的氨基酸、脂肪酸、甘油、葡萄糖等营养物质以及无机盐、维生素和水透过消化道黏膜进入血液，由血液循环将这些物质运送到全身各处。流经消化器官的血量对于消化道和消化腺的功能有重要的保障作用。在消化期内，流经消化器官的血量也增多，从而满足消化期对于营养物质的消化与吸收。肝脏是人体内最大的消化腺，肝脏的血液供应极为丰富，所含血量相当于人体血液总量的14%。肝脏的血液来自门静脉和肝动脉，门静脉收集来自腹腔内脏的血液，内含从消化道吸收入血液的营养物质，它们在肝脏内被加工、储存或转运，门静脉中的有害物质及微生物等抗原物质也在肝内被解毒或清除。另外，肝内静脉窦可储存一定量的血液，当机体失血时，肝脏可从窦内排出较多的血液，补充循环血量的不足。循环系统的疾病也常会影响消化系统功能，例如慢性心功能不全时，由于动脉血流灌注不足及胃肠道淤血，可出现消化系统功能障碍。长期右心衰竭，还可造成心源性肝硬化。

（三）与泌尿系统的关系

肾脏是机体最重要的排泄器官，虽然肾脏仅占体重的 0.5% 左右，但流经双肾的血流量相当于心排血量的 20%～25%，因此肾脏是机体供血量最丰富的器官。血液经肾小球毛细血管滤过形成超滤液，血液中除血细胞和大分子蛋白质以外，其他成分如水、无机盐、葡糖糖、尿酸、尿素等物质都可以由肾小球毛细血管过滤到肾小囊内，形成原尿。原尿流经肾小管时，对人体有用的大部分水、全部葡萄糖和部分无机盐等又被肾小管重新吸收回血液。循环系统的疾病也常会影响泌尿系统功能，例如心功能不全时，心排血量减少，通过对压力感受器及肾球旁器的刺激使得肾血流量明显减少，肾小球滤过率降低和肾小管重吸收增加，导致患者尿量减少，水钠潴留，亦可伴有氮质血症。泌尿系统的疾病也常会影响循环系统功能，例如肾实质病变可引起高血压，称为肾性高血压。

（四）与神经系统的关系

心血管活动受自主神经系统的调控，交感神经系统对心脏和血管的活动有重要的调节作用，副交感神经系统主要调节心脏活动。神经系统对心血管活动的调节通过各种心血管反射实现，心血管反射使心血管活动发生相应改变，以适应机体当时所处状态的变化。控制心血管活动的神经元广泛地分布于从脊髓到大脑皮层的各个水平，各级心血管中枢间存在密切的纤维联系。正常成年人脑的重量仅占体重的 2% 左右，但在安静状态下，脑循环总血流量约为 750 mL/min，相当于心排血量的 15%。脑组织对缺血缺氧的耐受性较低，在正常体温条件下，如果脑血流量完全中断 5～10 s，可导致意识丧失，如果中断 5～6 min 以上，将产生不可逆的脑损伤。循环系统的疾病也常会影响神经系统功能，例如心功能不全时，心排血量进一步减少，脑血流量也减少，脑供血不足可引起头晕、头痛、失眠等表现，当心排血量急性减少时，可导致心源性晕厥，发生短暂性意识丧失。

（五）与内分泌系统的关系

内分泌系统产生的许多激素都对心血管功能有重要的调节作用。例如甲状腺分泌的甲状腺激素对心脏的活动有显著的影响，可使心肌收缩力增强，心率增快，心排血量和心肌耗氧量增加。甲状腺功能亢进患者可出现心动过速、心律失常甚至心力衰竭。肾上腺糖皮质激素可提高心肌、血管平滑肌对儿茶酚胺类激素的敏感性，上调心肌、血管平滑肌细胞肾上腺素能受体的表达，并增加这些受体与儿茶酚胺的亲和力，加强心肌收缩力，增加血管紧张度，以维持正常血压。

（王　晗）

第三节　心血管系统疾病的基本特点

心血管系统疾病主要是由于心脏、血管和调节血液循环的神经体液出现病变，属于常见病，且较严重，其中以心脏病最多见，致残率及死亡率高，明显影响患者的生活质量及生命。在我国，随着生活质量的改善及平均寿命的延长，心血管系统疾病的患病率及死亡率也持续升高，21 世纪以来的统计资料显示，心血管系统疾病的病死率在首位。近年来，冠心病、高血压、心肌病及心律失常的发病率逐年上升，高血压和冠心病的发病年龄年轻化，以往风湿性心脏病发病率占我国心血管系统疾病的首位，现逐渐被冠心病所取代。

一、心血管系统疾病的分类

心血管系统疾病可以按照病因、病理解剖部位、病理生理和功能变化、学科研究内容进行分别的分类。临床上常见以下几种：

（一）心力衰竭

心力衰竭（heart failure，HF）是由各种心脏结构性或功能性疾病引起的心室充盈和（或）射血功能受损，导致心排血量不能满足机体组织代谢的需要，肺循环和（或）体循环淤血，器官和组织血液灌注不足为表现的一组综合征，临床上主要表现为呼吸困难、体力活动受限和体液潴留。根据发生的具体部位可分为左心衰竭、右心衰竭和全心衰竭。根据心力衰竭发生的时间、速度、严重程度可以分为慢性心力衰竭和急性心力衰竭。根据左心室射血分数，可分为射血分数下降的心衰、射血分数中间范围的心衰和射血分数保留的心衰。

（二）心律失常

心律失常（arrhythmia）是指心脏活动的起源和（或）传导功能障碍导致心脏搏动的频率和（或）节律异常，可单独发病，亦可与其他心血管疾病伴发。心律失常按发生部位可分为室上性心律失常（包括窦性、房性、房室交界性）和室性心律失常；按照发生机制可分为冲动形成异常和冲动传导异常两大类心律失常；按照发生时心率的快慢，可分为快速型心律失常和缓慢型心律失常。

（三）高血压

高血压（hypertension）是指以体循环动脉血压即收缩压和（或）舒张压增高为主要特征，可伴有心、脑、肾等器官功能或器质性损害的临床综合征。根据发病的原因可分为原发性高血压和继发性高血压，常见的引起继发性高血压的原因主要包括内分泌性高血压、肾实质性高血压和肾血管性高血压。

（四）冠状动脉粥样硬化性心脏病

冠状动脉粥样硬化性心脏病（coronary atherosclerotic heart disease）是指冠状动脉发生粥样硬化从而引起管腔狭窄或者闭塞，导致心肌缺血缺氧或坏死而引起的心脏病，简称为冠心病（coronary heart disease，CHD）。根据发病特点和治疗原则不同，冠心病可分为慢性冠脉疾病和急性冠状动脉综合征。前者包括稳定型心绞痛、隐匿性冠心病和缺血性心肌病等。后者包括不稳定型心绞痛、非 ST 段抬高型心肌梗死和急性 ST 段抬高型心肌梗死等。

（五）心脏瓣膜病

心脏瓣膜病（valvular heart disease）是由于炎症、退行性改变、黏液样变性、先天性畸形、创伤、缺血性坏死等原因引起的单个或多个瓣膜结构的功能或结构异常，导致瓣膜口狭窄和（或）关闭不全。根据发生的部位可分为二尖瓣疾病、主动脉瓣疾病、三尖瓣疾病、肺动脉瓣疾病和多瓣膜病。

（六）心肌疾病

心肌疾病（cardiomyopathy）是一组异质性疾病，由不同病因引起的心肌病变导致心肌机械性功能和（或）心电功能障碍，常表现为心室肥厚或扩张。心肌疾病可局限于心脏本身，亦可为系统性疾病的局部表现，最终可导致进行性心力衰竭或心脏性死亡。心肌疾病可分为遗传性心肌病（肥厚型心肌病、右心室发育不良心肌病等）、混合性心肌病（扩张型心肌病、限制型心肌病等）和获得性心肌病（感染性心肌病等）。

（七）感染性心内膜炎

感染性心内膜炎（infective endocarditis，IE）为心脏内膜表面的微生物感染，伴大小不等、形状不一的赘生物形成。赘生物为血小板和纤维素团块，内含大量的微生物和少量炎性细胞。心脏瓣膜为最常受累的部位，也可发生在间隔缺损部位、腱索或心壁内膜。根据病程可分为急性感染性心内膜炎和亚急性感染性心内膜炎。

（八）心包疾病

心包疾病除原发感染性心包炎症外，还有肿瘤、自身免疫性疾病、代谢性疾病、尿毒症等所致的非感染性心包炎。心包疾病按照病情进展，又可分为急性心包炎、慢性心包积液、粘连性心包炎以及亚急性渗出性缩窄性心包炎和慢性缩窄性心包炎等。

（九）先天性心脏病

先天性心脏病（congenital heart disease）是指在胚胎发育时期由于心脏和大血管的形成障碍或发育异常引起的解剖结构异常，或出生以后本应自动关闭的通道未能闭合的情形。包括先天性心脏病相关性肺动脉高压、房间隔缺损、室间隔缺损、动脉导管未闭、法洛四联症等。

二、心血管系统疾病的流行病学特点

在过去的十几年中，心血管系统疾病已经成为全球单一的最大的死亡原因。在2004年一年中，全世界范围内心血管系统疾病造成大约1700万人死亡。正如20世纪的许多高收入国家那样，中等收入和低收入国家的心血管系统疾病患病率正以惊人的速度增加，而且这种变化正在加速。

心血管系统疾病的流行病学发展经历了四个典型阶段。第一个阶段是瘟疫和饥荒阶段，这一阶段传染病和营养不良是主要死亡原因，儿童死亡率高，平均期望寿命低，死于心血管系统疾病的比例小于10%，出现的主要心血管系统疾病的类型是风湿性心脏病、感染和营养不良引起的心肌病。第二阶段是流行性疾病退却阶段，这一阶段公共卫生的改善使得感染和营养不良造成的死亡率减少，儿童死亡率急剧下降，死于心血管系统疾病的比例在10%～35%，出现的主要心血管系统疾病的类型为风湿性心瓣膜病、高血压、冠心病和卒中。第三阶段是退行性和人为疾病阶段，这一阶段的特点是人们脂肪和热量摄入增加、体力劳动减少导致的高血压和动脉粥样硬化疾病的发生，慢性非传染性疾病的死亡率超过传染病和营养不良性疾病，平均期望寿命增加。死于心血管系统疾病的比例占35%～65%，出现的心血管系统疾病主要是冠心病和卒中。第四阶段为迟发性退行性疾病阶段，这一阶段的特点是心血管疾病和癌症成为致残和致死的主要原因，预防措施和治疗措施的改善降低了患者的死亡率并延迟了主要终点事件的发生。心血管系统疾病影响老年群体，死于心血管疾病的比例占

40%～50%，出现的心血管系统疾病主要为冠心病、卒中和充血性心力衰竭。

随着我国人民生活方式的改变和人口老龄化的加剧，高血压、血脂异常、肥胖、糖尿病、吸烟、体力活动不足等多种心血管系统疾病危险因素流行趋势明显，我国的心血管系统疾病的患病率正处于持续上升阶段，已成为公共卫生的沉重负担。根据《中国心血管病报告2018》的数据，我国心血管系统疾病患者2.9亿，其中高血压病2.45亿，冠心病1100万，肺心病500万，心力衰竭450万，风湿性心脏病250万，先天性心脏病200万，每年因心血管疾病死亡的人数占总死亡人数的40%以上。我国正经历着从过去感染性疾病为主的流行病学模式向慢性病为主的流行病学模式转变，心血管系统疾病已经是导致我国城乡居民死亡的头号杀手，并且还有迅速扩大的趋势。

三、心血管系统疾病的诊断

（一）病史

1. 症状

（1）呼吸困难（dyspnea）。

急性肺水肿、肺栓塞可表现为突发的呼吸困难，慢性心功能不全的呼吸困难可在数周或数月中逐渐加重，与体力活动有关，呼吸困难也常由呼吸系统疾病如气胸、肺炎、慢性阻塞性肺病等引起，需要鉴别。

（2）胸痛或胸部不适。

心绞痛（angina pectoris）是冠状动脉供血不足的主要症状，为胸骨后的压迫或紧缩感，向左肩及左上肢放射，持续2～5 min。发作前常有诱因，于停止活动或含服硝酸甘油后即消失。急性心肌梗死（acute myocardial infarction）时的胸痛性质与心绞痛相似，历时长，可达数小时以上。急性心包炎的胸痛多在左前胸，与体位有关。主动脉夹层时的胸痛常为持续性撕裂样，向后背放射，其他非心脏性的疾病，如胸壁、肋间神经、肺部、食管或颈椎疾病也可引起胸痛，需注意鉴别。

（3）心悸（palpitation）。

心悸为心脏跳动时的一种不适感，发生于心动过速、异位搏动、高动力循环状态和突然发生的心动过缓。

（4）水肿（edema）。

水肿为组织间隙水分含量过多引起，一般为皮下水肿，是凹陷性。心源性水肿常从下肢开始，是对称的，下午出现，晨起后消失，早期仅于日间活动后出现。因为心源性水肿表现为坠积性，长期卧床者水肿发生在下垂部位。

（5）发绀（cyanosis）。

发绀为缺氧的表现，当血液中还原血红蛋白增多（超过50 g/L时），即可出现发绀。可分中枢性和末梢性两种，前者系由于右向左分流的先天性心脏病或肺部疾病所致，后者系由于周围循环血流缓慢，组织摄氧少，多常见于心力衰竭时。贫血患者由于血红蛋白量低，即使严重缺氧也无发绀。长期中枢性发绀常伴有杵状指（趾）。

（6）晕厥（syncope）。

晕厥为心脏因素导致心排量突然减少，脑组织暂时缺血所引起的短暂意识丧失。如伴发心跳骤停而发作者，称为心源性脑缺血综合征，即阿－斯综合征（Adams-Stokes syndrome），常伴有抽搐；如因反射性周围血管扩张或急性大量失血引起脑缺血而发生者，称为血管性晕厥。此外，血压陡然增高造成脑血管痉挛、颅内压增高或脑水肿时，也可引起晕厥。

（7）咳嗽和咯血。

咳嗽和咯血虽是肺部疾病的常见症状，但心脏病发生肺淤血（肺静脉高压）、肺水肿、肺梗死或呼吸道受压（主动脉瘤形成）时都可发生。

2．既往史

既往史应注意有无风湿热咽炎、扁桃体炎、糖尿病、肾脏疾病、慢性支气管炎和性病等病史，过去是否有心脏病及其诊断和处理经过。家族史中要注意有无遗传倾向的心血管疾病、高血压、肥厚型心肌病、动脉粥样硬化、马凡综合征，家族中有无猝死病例。

3．心脏的体征

（1）视诊。

左心室扩大时心尖搏动向左下移位并呈弥散性；左心室肥厚时心尖呈抬举性搏动；右心室肥厚或扩大时，心前区有抬举性或弥散性搏动；大量心包积液时心尖搏动消失。儿童心脏病者，心前区常隆起。

（2）触诊。

震颤是器质性心脏病的表现。如心室间隔缺损在胸骨左缘第3、4肋间有收缩期震颤；动脉导管未闭在胸骨左缘第2肋间有连续性震颤；主动脉或肺动脉瓣狭窄分别在相应的瓣膜区触到收缩期震颤；二尖瓣狭窄或严重关闭不全在心尖区触到舒张期或收缩期震颤。触诊还可发现梗阻性肥厚型心肌病时心尖的双搏动、室壁瘤时的负性心尖搏动、第三或第四心音引起的舒张早期或收缩期前的搏动。

（3）叩诊。

叩诊可了解心脏浊音界的大小，有明显肺气肿者心脏浊音界常不易叩出。

（4）听诊。

听诊具有重要诊断价值。听诊内容包括心率、心音的异常，有无额外心音、杂音、心包摩擦音和心律失常等。

（5）周围血管体征。

外周动脉脉搏检查，观察两侧脉搏是否对称，有无奇脉、水冲脉、无脉及交替脉；观察颈静脉充盈水平，肝颈静脉回流征是否存在。

（二）实验室检查

多种实验室检查有助于心血管系统疾病的诊断，常用的检查项目有血糖、血脂、肝功能、肾功能、尿酸、电解质测定及血液 pH 测定；还有反映心肌坏死的肌酸磷酸激酶同工酶、肌红蛋白、超敏肌钙蛋白 I 或 T 测定；反映心脏功能的 B 型钠尿肽（BNP）或 N 末端 B 型钠尿肽原（NT-proBNP）测定，反映各种微生物感染的血清抗体测定（如抗链球菌溶血素 O、抗链球菌激酶、抗透明质酸酶）、超敏 C 反应蛋白，以及其他内分泌系统的检测。

（三）辅助检查

1．X 线胸片

X 线胸片可以了解心脏、主动脉和肺门血管的情况，了解有无肺部淤血及胸腔积液。

2．心脏电学检查

（1）心电图检查（electrocardiogram，ECG）对诊断各种类型心律失常、心肌供血不足、心肌梗死有重要价值。可以间接提示心房心室肥大，对某些内分泌失调、电解质紊乱和药物对心肌的影响有一定的提示作用。连续的床旁心电监护有助于发现和处理心律失常；心电图负荷试验有助于心肌缺血的判断、对心脏病康复的指导和劳动力判断。

（2）动态心电图也叫Holter，可记录日常生活中固定时间内（24～72 h）的全部ECG波形，报告心搏总数，异常心律的类型和次数、最快与最慢心率及ST段的改变。可评估各种心律失常，并可将异常ECG与患者当时的活动情况或症状对照分析，因此对于下列情况具有重要价值：① 心悸、晕厥的鉴别诊断；②病态窦房结综合征，尤其是慢快综合征的诊断；③监测急性心肌梗死后的心律变化，发现猝死高危患者；④ 提高心肌缺血的检出率；⑤评价抗心律失常和抗心绞痛药物的临床疗效，为临床药理学研究的重要手段。

（3）植入型心电记录器（insertable loop recorder）可植入患者左胸皮下，长期留置（最长3年），主要用于不明原因晕厥患者的诊断。

（4）食管导联心电图（esophageal lead electrocardiogram）是将食管导联电极从口腔送入食管，达到心脏水平时所记录到的ECG，相当于在心房和心室表面记录。对P波的显示尤其清楚，因此有助于鉴别复杂的心律失常。

（5）房室束电图又称希氏束电图，主要用于：①判断房室阻滞部位；②诊断疑难心律失常；③配合心房快速起搏，诊断不同类型的预激综合征；④评价药物对心脏传导功能的影响。

（6）临床心脏电生理检查（clinical cardiac electrophysiological study）是同时用多根（4～6根）电极心导管分别置于右心房、冠状静脉窦、三尖瓣环和右心室，进行人工心脏起搏、心腔内心电图、房室束电图和体表心电图同步记录的电生理检查。结合程序刺激法可测定窦房结功能，心房、房室结、室内传导系统功能及额外通道的前向和逆向不应期等。在预激综合征患者和有过快速心律失常的患者中，通过诱发快速心律失常，可研究其发生机制。

3．超声心动图检查

超声心动图方便、快速，可床旁检查，快速评价心脏、血管形态及功能。

（1）二维超声心动图（two-dimensional echocardiogram）是协助诊断心血管系统的形态和功能的最重要和最基础的方法，实时显示心脏结构和运动状态，负荷超声心动图（药物或运动负荷）有助于判断心肌缺血，评价心肌存活性。

（2）多普勒超声心动图（Doppler echocardiogram）根据多普勒效应，探测心脏及大血管的血流情况及血流速度，同时可以无创性估测心内压力，观察心脏各瓣膜的功能。

（3）M型超声心动图（M mode echocardiogram）以单声束经胸探测心脏，获得位移曲线显示心腔内结构间距离改变与时间之间的关系，重点检测主动脉根部、二尖瓣及左室活动，但显示心腔结构形态及毗邻关系方面有局限性。

（4）声学造影超声心动图（acoustic contrast echocardiogram）通过注入含有微小气泡的液体于血液内，借超声波对气体的强反射，呈现出密集的云雾影，观察血流的动向，了解可能存在心内或大血管内的分流，协助诊断复杂的心脏畸形，近期发展了记录心肌灌注声学造影图像的技术。

（5）组织多普勒成像技术（tissue Doppler echocardiogram）用于分析局部、区域性的心脏功能障碍，评价室壁运动同步性，是临床上评价心脏收缩、舒张功能以及左心室充盈血流动力学的主要定量手段。

（6）经食管超声心动图（transesophageal echocardiogram，TEE）通过超声探头在食管内，提供更精确的心脏结构显像，对瓣膜赘生物、左心房血栓及主动脉夹层的诊断有帮助。也可用于经导管主动脉瓣植入术、二尖瓣修复术。

（7）腔内超声显像（intraluminal ultrasound imaging）采用导管技术，将带有微化超声探头的导管送入心腔内或血管腔内（包括冠状动脉），可在超声引导下进行心腔内房间隔穿刺、射频消融术；血管内超声可以了解血管动脉粥样硬化的组织学特征，指导器械的选择以及动脉粥样硬化斑块的旋磨术。

选用或联合应用上述超声诊断技术，可以判断：① 心脏及大血管的解剖结构改变及空间关系，心脏及大血管内有无瘤、赘生物、血栓、异物、积液等的异常回声；② 心脏及大血管的生理功能改变，评价心室的整体与局部功能等。加之超声检查安全、无创、可重复，已成为诊断和鉴别心血管系统疾病的重要手段。

4. 放射性核素检查

放射性核素检查主要包括心肌灌注显像（myocardial perfusion imaging）和核素心血池显像（cardiac blood pool imaging）。前者是用^{201}铊、^{99m}锝 – 甲氧基异丁基异腈使正常心肌显影，而缺血或坏死区不显影的"冷区"显像法，或为用^{99m}锝 – 焦磷酸盐或^{111}铟 – 抗肌凝蛋白抗体使新鲜坏死心肌显影，而正常心肌不显影的"热区"显像法。成像方法目前多采用单光子发射计算机断层显像术。结合负荷试验，影像呈可逆性改变判断缺血灶，如不可逆，考虑瘢痕或坏死性病灶。目前最准确判断心肌是否有活力的检查，是正电子发射断层显像术（positron-emission tomography，PET），以 18 – 氟 – 脱氧葡萄糖（18-FDG）为示踪剂，探测到心肌低灌注区的糖代谢活动存在或增强，说明心肌有活力，反之，则为疤痕或坏死。

5. 多排螺旋电子计算机 X 线断层显像（multidetector spiral computer tomography，MSCT）

MSCT 可以评价心包，显示心脏及邻近器官结构；CT 血管造影（CT angiography，CTA），使主动脉夹层分离诊断提高，同时，CTA 对冠心病病变诊断的阴性判断率高，可以排除冠心病。

6. 磁共振显像（magnetic resonance imaging，MRI）

MRI 能全面显示心脏大小、室壁厚度以及心包，动态电影能准确判断心脏整体和节段运动。

7. 心脏导管检查

（1）右心导管检查是一种有创介入技术。将心导管经周围静脉送入上腔静脉、下腔静脉、右心房、右心室、肺动脉及其分支，在腔静脉及右侧心腔进行血流动力学、血氧和心排血量测定，经导管内注射对比剂进行腔静脉、右心房、右心室或肺动脉造影，以了解血流动力学改变，用于诊断先天性心脏病、判断手术适应证和评估心功能状态。

临床上，可应用漂浮导管在床旁经外周大静脉（多为股静脉或颈内静脉）并利用压力变化将气囊导管送进肺动脉的远端，可持续进行床旁血流动力学测定，主要用于急性心肌梗死、心力衰竭、休克等有明显血流力学改变的危重病人的监测。

（2）左心导管检查在主动脉、左心室等处进行压力测定和心血管造影，可了解左心室功能、左心室运动及心腔大小、主动脉瓣和二尖瓣功能。

（3）血管狭窄功能性判断。血流储备分数是指在冠状动脉存在狭窄病变的情况下，该血管所供心肌区域能获得的最大血流与同区域理论上正常情况下所能获得的最大血流之比。通过置入压力导丝测定病变两端的压力获得，常用于临界病变的评估。

8. 心内膜和心肌活检

利用活检钳夹取心脏组织，以了解心脏组织结构及其病理变化。对于心肌炎、心肌病、心脏淀粉样变性、心肌纤维化等有确诊意义。

9. 心包穿刺

引流心包腔内积液，减轻急性心包压塞，取穿刺液做生化、涂片寻找细菌微生物和病理细胞，必要时注射药物治疗。

（四）心血管系统疾病的诊断步骤

心血管系统疾病的诊断首先注重全面的病史采集和体检，结合患者的情况做实验室检查和辅助检查。结合患者情况排除其他系统疾病，明确诊断心血管疾病后，要完整给出疾病诊断，包括病因诊断、病理解剖诊断、病理生理诊断等三部分。

（1）病因诊断说明疾病的基本性质，可分为先天性和后天性两大类。病因与疾病的发展、转归、预防和治疗有重要关系，故需放在诊断的第一位。在我国所见的各种心脏病的病因，随地区和年代不同而有所变化。

（2）病理解剖诊断列为诊断的第二位，可表明各种病因所引起的病理解剖改变。其与疾病的临床表现、预后密切相关，对准备施行手术治疗的病例更具有重要意义。

（3）病理生理诊断列为诊断的第三位，可表明各种循环系统疾病所发生的病理生理变化而导致的功能改变。其反映疾病的程度和对整个机体的影响，是判断劳动力的主要根据。如心脏功能分级（cardiac function classification），一般按患者能胜任多少体力活动来判断，目前通常采用美国纽约心脏病协会（New York Heart Association，NYHA）的心功能分级：①Ⅰ级：体力活动不受限制，一般体力活动不引起症状。②Ⅱ级：体力活动稍受限制，一般的体力活动可引起呼吸困难、心悸等症状。③Ⅲ级：体力活动明显受限制，较轻的体力活动引起心力衰竭的症状和体征。④Ⅳ级：体力活动能力完全丧失，休息时仍有心力衰竭症状和体征。

例如：病因诊断是高血压性心脏病，病理解剖诊断是左室大并肥厚，病理生理诊断是充血性心力衰竭、阵发性心房颤动、心功能Ⅲ级。

四、心血管系统疾病的防治进展

（一）心血管系统疾病的预防

心血管系统疾病，特别是目前严重危害城乡居民健康的高血压、冠心病是可防、可控、可治的。近年来，美国和部分欧洲发达国家的高血压、冠心病，无论是发病率、患病率还是死亡率都呈现下降趋势。预防心血管系统疾病的关键主要在于消除病因和针对发病机制进行治疗。例如：消除维生素 B_1 缺乏和贫血，维生素 B_1 缺乏性心脏病和贫血性心脏病将不会发生，消除梅毒感染，则梅毒性心脏病将不会发生。积极防治链球菌感染和风湿热，风湿性心脏病可以得到预防。但有些循环系统疾病的病因和发病机制还未明确，如高血压、动脉粥样硬化以及某些较常见的原发性心肌病，目前对这些疾病的防治，主要在于针对其危险因素和可能的发病因素，如对动脉粥样硬化危险因素的控制（戒烟、治疗高脂血症、高血压和糖尿病等）可以降低动脉粥样硬化及其并发症的发生，尤其是他汀类药物的应用对冠心病的防治起重要的作用，积极防治动脉粥样硬化对降低我国心血管疾病的发病起重要作用。

1. 心血管系统疾病的一级预防

2016 年世界卫生组织（WHO）在预防和控制非传染性疾病（NCD）的会议上，根据 2014 年统计数据，提出心血管疾病（cardiovascular disease，CVD）是目前全球死亡的最主要原因，每年约 3600 万人的 NCD 死亡人数中一半是死于 CVD，预测到 2025 年全球超过 5000 万的男性和 2800 万的女性将出现年轻 CVD 死亡，因此一致通过对非传染性疾病防治的中心目标是在 2025 年将 NCD 导致的年轻（30～70 岁）患者死亡率减少 25%。为了实现这个目标，WHO 提出了利用基本医疗技术和药物治疗来防治 NCD，尤其是控制 CVD 的 6 个主要危险因素。这 6 个 CVD 的主要危险因素包括：吸烟、高盐饮食、缺乏锻炼等 3 个行为危险因素，高血压、糖尿病/肥胖等 2 个生物学危险因素和对高危 CVD 的不作为的管理危险因素，其他心血管因素是高脂血症、精神紧张及饮食缺乏维生素。根据 2016 年全球疾病负担研究（GBD）的数据，收缩压升高、吸烟、超重和肥胖及糖尿病在人群中广泛流行且增加 CVD 的死亡风险，对这 4 个危险因素的综合控制较单一因素控制更加有效，从目前疾病防治角度来看，CVD 危险因素的控制是首要目标。

（1）生活方式干预。

戒烟及减少二手烟的吸入，减重，适量规律运动，限酒，保持心情平和。

（2）平衡膳食。

低盐，减少饱和脂肪摄入，增加蔬菜、水果、海鱼及谷类纤维素摄入。

（3）控制血脂，监测血糖、血压。

建议 18 岁以上成人体检要测血压和血脂，40 岁以上要监测血糖。对异常的血压、血糖及血脂建议到专科门诊进行咨询和治疗。

（4）对于高危 CVD 人群。

A. 糖尿病。在强化良好生活方式基础上，联合降糖药物或胰岛素，将血糖控制在 4.4～6.1 mmol/L，糖化血红蛋白≤6.5%；合并高血压，血压 <130/80 mmHg；合并高脂血症，LDL－C <2.6 mmol/L。

B. 无症状外周动脉狭窄。强化良好生活方式，控制血脂、血糖及血压，治疗目标同糖尿病。

C. 肾功能损害和肾脏疾病。研究发现，无论是高血压、糖尿病患者或是普通人群，微量白蛋白尿是心肾靶器官损害的标志物，是心血管事件发生和死亡的独立预测因素。故对患有高血压、糖尿病的患者应每年规律监测微量白蛋白尿，合并微量白蛋白尿需要强化血糖、血压的控制目标。

④女性。CVD 是我国女性健康的最大杀手。2006 年卫计委统计资料表明，我国因 CVD 死亡患者中男女比例约各占 50%，CVD 占女性所有死亡原因的 40.83%，是女性死于各种恶性肿瘤人数的 2 倍。2007 年女性 CVD 一级预防中指出，有一个主要的危险因素如吸烟、肥胖、无体力活动、高血压、高血脂、代谢综合征、早发心血管疾病家族史、冠状动脉钙化、踏车试验运动耐量下降等，考虑为危险人群，是 10 年内未来心血管事件的中或高危人群。建议对合并有以上危险因素者除生活方式干预外，针对合并疾病进行治疗，控制目标同上。

⑤超重、肥胖与儿童。超重和肥胖者应在 6～12 个月减少体重的 5%～10%，使 BMI 维持在 18.5～23.9 kg/m²，腰围控制在男性≤90 cm，女性≤85 cm。动脉粥样硬化是一个缓慢发展的过程，早期在部分儿童（超重或肥胖）时期就有变化，一系列解剖数据显示，血压、血脂和肥胖与儿童期的动脉硬化程度有关。儿童期的肥胖是成年后肥胖、胰岛素抵抗综合征及血脂异常的强烈预测因子，直接导致学龄期和成年早期 CVD 的流行，所以预防要从儿童时期做起，均衡膳食，摄入蔬菜、谷类纤维素，减少糖类食物和软饮料摄入；拒绝吸烟，每天坚持一小时的体育运动，减少看电视及电子产品。对于超重和肥胖儿童要控制体重，每月减少 1～2 kg，定期监测血压和血糖。

2. 心血管系统疾病的二级预防

有效的二级预防是减少心血管系统疾病复发与死亡、提高心血管系统疾病患者生存质量的重要手段。主要二级预防措施包括生活方式改变、积极干预危险因素、规范的抗血小板与调脂治疗。生活方式改变包括饮食调整、戒烟和有规律的体育锻炼；积极干预危险因素可减慢已存在的斑块的进展并使其逆转；即使血清胆固醇正常或轻度升高，他汀类药物也能够减少动脉粥样硬化相关的病残和死亡，抗血小板药物对所有患者都有帮助，心血管系统疾病患者可从 ACEI 和 β 受体阻断剂获得额外的收益。心血管系统疾病的二级预防包括冠心病的二级预防及外周血管疾病的二级预防。

（二）心血管系统疾病的治疗进展

1. 药物治疗

虽然治疗心血管系统疾病的方法越来越多，但药物治疗仍然是最重要和首选的方法之一。治疗心血管系统疾病的常用药物按作用机制常分为钙通道阻滞药、抗心律失常药、作用于肾素 - 血管紧张素 - 醛固酮系统的药物、利尿药、抗高血压药、治疗心力衰竭的药物、调血脂药与抗动脉粥样硬化药、抗心绞痛药等。新型的心血管系统治疗药物包括胆固醇吸收抑制剂、新型口服抗凝药、新型降脂药 PCSK9（Kexin 样前转化酶枯草杆菌蛋白酶家族的第 9 个成员）抑制剂、治疗心衰的血管紧张素受体脑啡肽酶抑制剂等。个体化治疗是药物治疗的关键。

2. 心脏介入治疗

心脏介入治疗是一种新型治疗心血管系统疾病技术，无须开胸手术，介于内科治疗与外科手术治疗之间，是一种有创的治疗方法。介入治疗是在影像学技术的引导下，经由穿刺的体表血管，借助器械将导管送到心脏病变部位，通过特定的心脏导管操作技术对心血管系统疾病进行治疗的方法，是较为先进的心血管系统疾病治疗方法，临床进展也非常迅速，它包括经皮冠状动脉介入术（球囊血管成形术、支架植入术、高频旋磨术、定向旋切术及动脉内血栓取出术）、射频消融术、冷冻消融术、起搏器植入术、先天性心脏病介入治疗、心脏瓣膜病的介入治疗。

（1）经皮冠状动脉介入术（percutaneous coronary intervention，PCI）是指经心导管技术疏通狭窄甚至是闭塞的冠状动脉管腔，从而改善心肌的血流灌注的治疗方法，包括球囊血管成形术、支架植入术、高频旋磨术、定向旋切术及动脉内血栓取出术，临床上往往根据患者的冠状动脉病变血管条件综合采用不同的介入方法进行冠心病的治疗。操作器械的改进、药物支架的出现明显改善了病人的预后和生活质量。目前还有生物可吸收支架、药物球囊、激光冠状动脉成形术及超声血管成形术等新技术应用于临床。

（2）射频消融术（catheter radiofrequency ablation）是将电极导管经动脉或静脉血管送入心腔特定部位，释放射频电流导致局部心内膜和心内膜下心肌凝固性坏死，达到阻断快速心律失常患者异常传导束和起源点的介入技术。随着三维标测系统的出现，射频消融术成功率显著提高，目前已成为治疗各种快速型心律失常的重要治疗方法。

（3）冷冻消融术（percutaneous cryoablation）是继射频消融之后发明的治疗心律失常新技术。其原理是通过液态制冷剂的吸热蒸发，带走组织的热量，使目标消融部位温度降低，发生异常电生理的细胞组织遭到破坏，从而降低心律失常的风险。

（4）埋藏式心脏起搏器植入术。心脏起搏器的应用已有四十余年的历史，主要用于高度房室传导阻滞和病态窦房结综合征患者，埋藏式起搏器主要分单腔起搏器和双腔起搏器。单腔起搏器是在右心房或右心室内放置一根电极导线，而双腔起搏器是在右心房内和右心室内放置两根电极导线，双腔起搏器能够按照正常的顺序依次起搏心房和心室。近年来三腔起搏器即心脏再同步化治疗（cardiac resynchronization therapy，CRT）在临床的应用越来越广泛。CRT是将三根电极分别植入右心室、右心房和左心室内，主要通过双侧心室起搏纠正室间或心室内不同步，以增加心室排血和充盈，提高射血分数，从而改善患者心功能的治疗方法。近年来，植入型心律转复除颤器（implantable cardioverter defibrillator，ICD）的研究取得了迅速的发展，是目前防止心脏性猝死最有效的方法，并且其适应证不断扩大。

（5）先天性心脏病介入手术包括房间隔缺损、室间隔缺损、动脉导管未闭的封堵术。我国先天性心脏病的介入手术处于世界领先水平。这类手术创伤小、康复快、治疗效果好。

（6）心脏瓣膜病的介入治疗。从20世纪80年代开始的心脏瓣膜病球囊扩张成形术到21世纪初的经皮瓣膜植入或修补术，心脏瓣膜病的介入治疗发展迅速。目前进展最迅速的是针对二尖瓣关闭不全患者的经皮修补术和针对高危主动脉瓣狭窄病人的经皮主动脉瓣置入术（transcatheter aortic valve implantation，TAVI）。

3. 外科治疗

外科手术治疗方法包括心脏搭桥术、瓣膜置换术、先天性心脏病手术等，主要用于治疗冠心病、瓣膜性心脏病、先天性心脏病、心包疾病、心脏肿瘤、胸主动脉瘤等疾病。随着医学科学的发展，微创技术在心脏外科领域的应用越来越广泛，使心脏外科向着创伤小、安全性大的方向发展。

4. 基因治疗

基因治疗是治疗心血管系统疾病的又一种新途径，主要步骤包括目的基因的制备，用合适的载体将目的基因导入心肌细胞以及目的基因在心肌细胞内的表达与调控。随着分子克隆技术的完善，这一新方法有可能使心血管系统疾病的治疗产生重大变革。

（王　晗、林　云）

第二章 循环系统的发生与组织结构

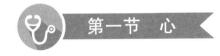

第一节 心

一、心的位置、毗邻和外形

（一）心的位置与毗邻

心（heart）位于胸腔中纵隔内，外裹心包，约2/3位于人体正中线的左侧，1/3位于正中线的右侧。前方正对胸骨体和第2～6对肋软骨，心及心包的前面大部分被双侧胸膜和肺覆盖，仅小部分与胸骨体下部左半及左侧第4、5肋软骨相邻，此处心包称为心包裸区，临床上在第4肋间隙胸骨左侧缘旁处进行心包穿刺，一般不会伤及胸膜和肺；后方平对第5～8胸椎，邻近食管和胸主动脉；两侧隔着心包与纵隔胸膜、胸膜腔、肺相邻；上方连于出入心的大血管；下方邻接膈（图2-2-1）。

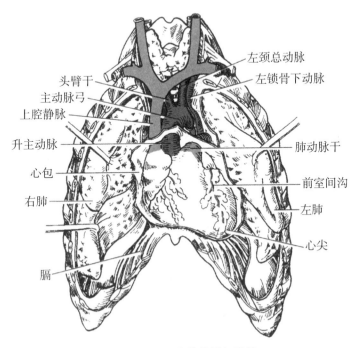

图2-2-1 心的位置与毗邻

（二）心的外形

心为中空的肌性器官，似倒置的、前后稍扁的圆锥体，心尖朝向左前下方，心底朝向右后上方，其长轴与人体正中线约成45°角。心的大小约与本人握紧的拳头相似，我国成年男性正常心重（284±50）g，女性略轻。心的重量、大小可因年龄、身高、体重和体力活动量等因素的影响有所差异。

心在外形上有一尖、一底、两面、三缘和四沟（图2-2-2，图2-2-3）。

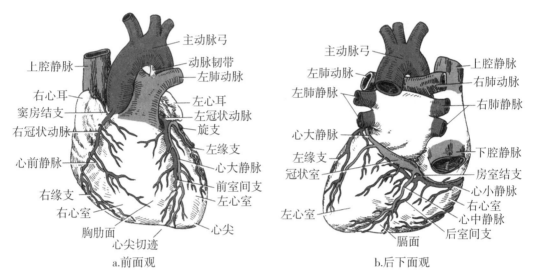

图2-2-2　心的外形和血管

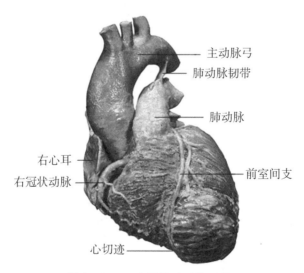

图2-2-3　心的外形（前面观）

心尖（cardiac apex）圆钝、游离、活动度较大，由左心室构成，朝向左前下方，贴近左胸前壁，位于左侧第5肋间隙、左锁骨中线内侧0.5～1 cm处，于活体的此处可扪及心尖搏动。

心底（cardiac base）大部分由左心房、小部分由右心房构成，朝向右后上方。左心房两侧分别有左上肺静脉、左下肺静脉、右上肺静脉、右下肺静脉注入；右心房的上、下方分别有上腔静脉和下腔静脉注入。

胸肋面（前面）朝向前上方，大部分由右心房和右心室构成，小部分由左心耳和左心室构成。胸肋面上部有起于右心室、行向左后上方的肺动脉干及起于左心室、在肺动脉干后方行向右上方的升主动脉。

膈面（下面）略朝向后下，隔心包贴于膈，大部分由左心室，小部分由右心室构成。

下缘（锐缘）介于膈面与胸肋面之间，接近水平位，由右心室和心尖构成。

左缘（钝缘）圆钝，斜向左下，绝大部分由左心室构成，仅上方一小部分由左心耳参与构成。

右缘垂直圆钝，由右心房构成，向上延续为上腔静脉右缘。

心表面有 4 条沟，是 4 个心腔的表面分界标志。冠状沟（coronary sulcus），又称为房室沟，是心房与心室的分界标志，近似环形，前方被肺动脉干隔断。前室间沟（anterior interventricular groove）位于心室的胸肋面，自冠状沟向下达心尖的右侧。后室间沟（posterior interventricular groove）位于心室的膈面，也自冠状沟向下达心尖的右侧。两沟在心尖的右侧汇合，并稍凹陷，称为心尖切迹（cardiac apical incisure）。前、后室间沟是左、右心室在心表面的分界标志。在心底部，右心房与右上、下肺静脉交界处的浅沟称后房间沟（posterior interatrial groove），是左、右心房在心表面的分界标志。在心的后面，后房间沟、后室间沟与冠状沟的交汇处，称为房室交点（atrioventricular crux），是左、右心房与左、右心室在心后面的邻接处，此处深面有重要的血管和神经等结构。

二、心腔

心腔分为心房与心室。心房以房间隔分为右心房与左心房；心室以室间隔分为右心室与左心室。

（一）右心房

右心房（right atrium）（图 2 - 2 - 4）位于心的右上部，壁薄而腔大，可分为前、后两部。前部由原始心房衍变而来，称固有心房；后部由原始静脉窦右角发育而来，称腔静脉窦。两部之间借上、下腔静脉口前缘间，纵行于右心房表面的界沟（sulcus terminalis）分界。心内面有与界沟相对应的一纵行的肌隆起，称为界嵴（crista terminalis），界嵴向下与下腔静脉瓣相续。

1. 固有心房

固有心房其向前上方呈锥体形突出，而形成憩室状的盲囊部分，称为右心耳（right auricle），遮盖于升主动脉根部的前方。固有心房内面有许多起始于界嵴大致平行排列的肌束，向前外方走行，止于右房室口，称为梳状肌（pectinate muscles）。在心耳内肌束交织成形似海绵状的网，当心功能发生障碍时，此处血流缓慢，易形成血栓。

2. 腔静脉窦

固有心房其内腔壁光滑，无肌性隆起，上、下方分别有上腔静脉口（parietal bone orifice of superior vena cava）和下腔静脉口（orifice of inferior vena cava）。下腔静脉口的前缘为下腔静脉瓣（valve of inferior vena cava，Eustachian 瓣），此瓣向内延伸至房间隔的卵圆窝。卵圆窝（fossa ovalis）是房间隔右侧面中下部一卵圆形凹陷，是卵圆孔闭合后的遗迹。在胎儿时期，下腔静脉瓣有引导下腔静脉血经卵圆孔流入左心房的作用。出生后卵圆孔关闭，下腔静脉瓣也随之失去作用逐渐退化，只留有一瓣膜残痕。在下腔静脉口与右房室口之间有冠状窦口（orifice of coronary sinus），心的静脉血经由此口流入右心房。上、下腔静脉和冠状窦回流的静脉血，汇入右心房，右心房的前下部为右房室口，右心房的血液由此流入右心室。

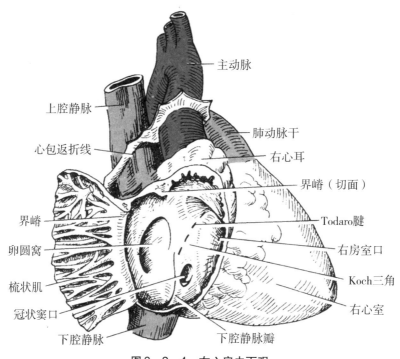

图 2-2-4　右心房内面观

（二）右心室

右心室（right ventricle）位于右心房的前下方，其前壁部分位于胸骨左缘第 4、5 肋软骨的后方，在胸骨旁左侧第 4 肋间隙作心内注射多注入右心室。右心室前壁较薄，供应血管相对较少，是右心室手术的常用切口部位。右心室以室上嵴（supraventricular crest）为界分为流入道（窦部）和流出道（漏斗部）两部分。室上嵴是位于右室腔内的一弓形肌性隆起（图 2-2-5）。

1. 右心室流入道

流入道的入口为右房室口（right atrioventricular orifice），呈卵圆形，口的周缘有由致密结缔组织构成的右房室口纤维环，即三尖瓣环，有三尖瓣的基底部附着。三尖瓣（tricuspid valve）是 3 个略呈三角形的瓣膜，游离缘伸入心室腔。三尖瓣按位置分为前尖、后尖和隔侧尖。两个相邻瓣膜之间相融合的部分称为连合。在心室壁上，基底附着于室壁，尖端游离并突入心室腔的锥状肌隆起，称为乳头肌（papillary muscles）。三尖瓣的游离缘

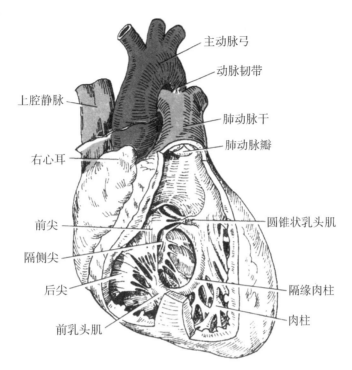

图 2 - 2 - 5　右心室的内部结构

和心室面借由结缔组织形成的细索状的腱索（tendinous cord）与乳头肌相连。右心室乳头肌分前、后、隔侧 3 群：前乳头肌，位于右心室前壁，其尖端通过腱索，呈放射状连于三尖瓣前、后尖；后乳头肌较小，位于下壁，通过腱索主要连于三尖瓣后尖；隔侧乳头肌位于室间隔右侧面，通过腱索多连于隔侧尖。右心室三尖瓣环、三尖瓣、腱索和乳头肌在结构和功能上是一个整体，称为三尖瓣复合体（tricuspid valve complex）（图 2 - 2 - 6），其作用是保证血液定向流动，防止血液逆流，其中任何结构的损伤，将导致血流动力学上的改变。

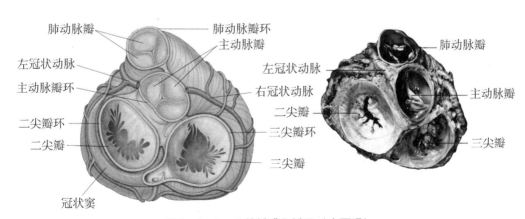

图 2 - 2 - 6　心的瓣膜和瓣环（上面观）

流入道的心室壁有许多纵横交错的肌性隆起，称为肉柱（trabeculae carneae），至腔面凸凹不平。一条特殊的肌束，自室间隔连于前乳头肌基底部，称为隔缘肉柱（septomarginal trabecula），又称为节制索（moderator band），其内有心传导系纤维（右束支）通过，并有防止右心室过度扩张的作用。

2. 右心室流出道

右心室流出道又称为动脉圆锥（conus arteriosus），位于右心室前上部，壁光滑，呈锥体状，上端为肺动脉口（orifice of pulmonary trunk），通入肺动脉干。肺动脉口周缘为肺动脉瓣环，是由 3 个半环形彼此相连的纤维结缔组织构成的环，环上附有 3 个半月形的肺动脉瓣（pulmonary valve）。肺动脉瓣游离缘中央有一小结，称为半月瓣小结。当心室收缩时，血液冲开肺动脉瓣，流入肺动脉干；心室舒张时，3 个肺动脉瓣彼此相互靠拢，使肺动脉口封闭，阻止血液逆流回右心室。

（三）左心房

左心房（left atrium）位于右心房的左后方，构成心底的大部，是 4 个心腔中最靠后方的一个（图 2 - 2 - 7）。前方有升主动脉和肺动脉干，后方直接与食管相邻。左心房可分为前部的左心耳和后部的左心房窦。

1. 左心耳（left auricle）

左心耳较右心耳狭长，边缘有几个深陷的切迹。左心耳突向左前方，覆盖于肺动脉干根部左侧及左冠状沟前部，其根部较细，与左房室口邻近，是二尖瓣手术最常用的入路部位。左心耳壁内面的肌束分布不均，并使心耳内壁凸凹不平，当心功能障碍时，心内血流缓慢，此处易形成血栓。

2. 左心房窦

左心房窦又称为固有心房。腔面光滑，其后壁两侧上、下各有一对肺静脉开口，开口处无静脉瓣。心房肌延伸围绕肺静脉的根部，具有括约肌样的作用。左心房窦的前下部借左房室口（left atrioventricular orifice）通向左心室。

（四）左心室

左心室（left ventricle）位于右心室的左后方，呈圆锥形，锥底处有左房室口和主动脉口。左心室壁厚，为右心室壁的 3 倍。左心室腔以二尖瓣前尖为界，分为流入道和流出道两部分（图 2 - 2 - 7）。

1. 左心室流入道

左心室流入道又称为左心室窦部，位于二尖瓣前尖的左后方。入口为左房室口（left atrioventricular orifice），口周缘有左房室口纤维环，即二尖瓣环。二尖瓣（mitral valve）是两片略呈三角形的瓣膜，基底部附着于二尖瓣环上，尖部游离，垂入室腔。依据二尖瓣的位置，可分前尖和后尖。前尖较大，介于左房室口与主动脉口之间；后尖位于后外侧。前尖和后尖的内、外侧端互相融合，分别称为后内侧连合和前外侧连合。左心室腔壁亦有呈锥体形隆起的乳头肌，较右心室者粗大，分为前、后两组：前乳头肌，位于左心室前外侧壁的中部，后乳头肌，位于左心室后壁的内侧部，每一乳头肌发出数条腱索，连于二尖瓣。乳头肌的正常位置排列几乎与左心室壁平行，这一位置关系对保证二尖瓣前、后尖有效闭合十分重要。二尖瓣环、二尖瓣、腱索和乳头肌构成二尖瓣复合体（mitral valve

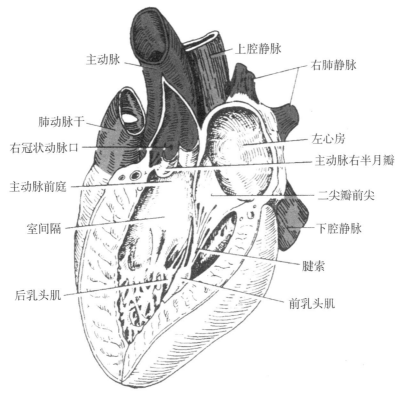

图2-2-7　左心房和左心室

complex），当左心室收缩时，乳头肌牵拉腱索使二尖瓣有效地靠拢、闭合，同时又限制瓣尖翻向心房，保证血液定向流动，防止逆流。

左心室流入道室壁同右心室一样也有束状隆起的肉柱，但较右心室内的肉柱细小。

2. 左心室流出道

左心室流出道又称为主动脉前庭（aortic vestibule），位于左心室的前内侧部，壁光滑，无肉柱，缺乏伸展性和收缩性。由室间隔构成其前内侧壁，二尖瓣前尖构成后外侧壁。流出道的出口为主动脉口（aortic orifice），口周围有纤维结缔组织形成的主动脉瓣环。环上亦附有半月形的瓣膜，称为主动脉瓣（aortic valve），每个瓣膜相对应的主动脉壁向外膨出，瓣膜与主动脉壁之间形成的袋状间隙称为主动脉窦（aortic sinus），分为左、右、后3个。主动脉左、右窦有左、右冠状动脉的开口，冠状动脉口一般高于主动脉瓣游离缘，由此，既有利于心室射血后主动脉瓣立即关闭，还可保证无论在心室收缩或舒张时都有足够的血液流入冠状动脉，从而保证心肌有充分的血液供应。

三、心的构造

（一）心壁

心壁主要由心内膜、心肌层和心外膜构成，分别与血管的3层结构相对应。心肌是构成心壁的主要部分。

1. 心内膜（endocardium）

心内膜是被覆于心腔内面的一层光滑的膜，由内皮、内皮下层构成。内皮与大血管内皮相延续。内皮下层位于基膜外，分内、外两层：内层薄，外层靠近心肌，也称为内膜下层，为较疏松的结缔组织，内含有小血管、神经及心传导系的分支。心瓣膜由心内膜向心腔折叠而形成。

2. 心肌层（myocardium）

心肌层为心壁的主体，主要由心肌纤维构成（图2-2-8）。心肌纤维呈束状，其间分布有胶原纤维、血管、神经纤维等一些非心肌纤维成分。

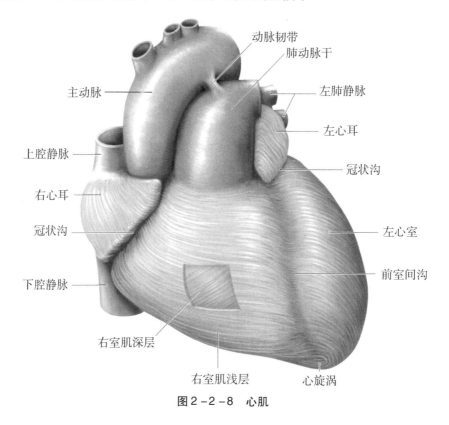

图2-2-8 心肌

心肌分为心房肌和心室肌两部分。心房肌较薄，附着于纤维环的上面，由浅、深两层组成。浅层横行，共同环绕左、右心房；深层为左、右心房所固有，呈襻状或环状。当心房收缩时，这些肌纤维具有括约作用，可阻止血液返流。心室肌较厚，附着于纤维环的下面，分浅、中、深三层。浅层肌起自纤维环，向左下方斜行，在心尖处捻转成心涡后转入深层，移行为纵行的深层肌，续于肉柱和乳头肌；中层肌纤维呈环行，亦起自纤维环，位于浅、深层肌之间，分别环绕左、右心室。

心房肌和心室肌彼此间不直接相连，故心房和心室不同时收缩。

3. 心外膜（epicardium）

心外膜包裹在心肌的外面。心外膜的表面被覆一层间皮，间皮下面为薄层结缔组织。心外膜的深层含较多的弹性纤维、血管、神经纤维与不定量的脂肪。

（二）心纤维性支架

心纤维性支架（cardiac fibrous skeleton）是由致密结缔组织组成的坚韧而富有弹性的支架结构，也称为心骨骼（cardiac skeleton），位于心房肌与心室肌之间，房室口、肺动脉口和主动脉口的周围（图2-2-9）。其包括2个纤维三角、4个瓣环（肺动脉瓣环、主动脉瓣环、二尖瓣环和三尖瓣环）及室间隔膜部等，起支撑作用，是心肌纤维和心瓣膜的附着处。心纤维性支架随着年龄的增长可发生不同程度的钙化，甚至骨化。

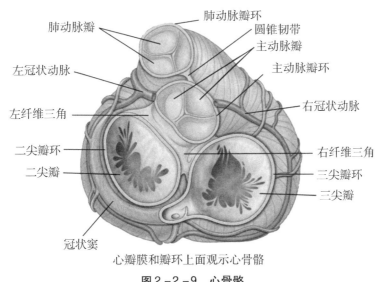

心瓣膜和瓣环上面观示心骨骼

图2-2-9　心骨骼

1. 右纤维三角（right fibrous trigone）

右纤维三角位于二尖瓣环、三尖瓣环和主动脉后瓣环之间，略呈三角形或前宽后窄的楔形。因右纤维三角位于心的中央部位，又称为中心纤维体（central fibrous body）。中心纤维体有心传导系统的房室束通过，其病变可导致房室传导阻滞。

2. 左纤维三角（left fibrous trigone）

左纤维三角位于主动脉左瓣环与二尖瓣环之间，呈三角形，体积较小。左纤维三角位于二尖瓣前外连合之前，外侧与左冠状动脉旋支相邻近，是二尖瓣手术时的重要标志，也是冠状动脉易损伤的部位。

（三）心间隔

心的间隔分为房间隔和室间隔，两个间隔把心分隔为互不相通的左半心和右半心。左半心包括左心房和左心室，容纳动脉血；右半心包括右心房和右心室，容纳静脉血（图2-2-10）。

1. 房间隔（interatrial septum）

房间隔位于左、右心房之间，向左前方倾斜，由两层心内膜夹心房肌纤维和结缔组织共同构成。房间隔右侧面中下部有卵圆窝，是胚胎时期右心房通向左心房的卵圆孔闭合后形成的遗迹，为房间隔最薄弱处，既是房间隔缺损的好发部位，也是右心房进入左心房心导管穿刺的理想部位。

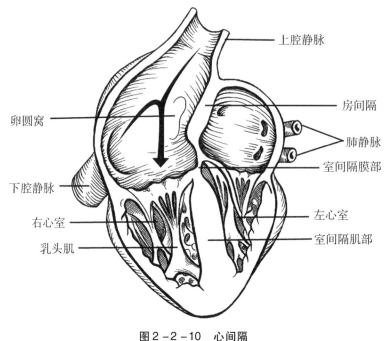

图 2 - 2 - 10　心间隔

2. 室间隔（interventricular septum）

室间隔位于左、右心室之间，分为膜部和肌部。

（1）膜部占据室间隔的后上部，为一不规则的膜性部分，因其右侧面有三尖瓣隔侧尖瓣附着，故可将膜部分为后上部（房室部）和前下部（室间部），前者分隔右心房和左心室，后者则分隔左、右心室。膜部是室间隔缺损的好发部位。

（2）肌部占据室间隔的前下大部分，由心内膜覆盖心肌而成，厚 1～2 cm。其左侧面心内膜深部有左束支及其分支通过，右侧面有右束支通过，右束支表面有薄层心肌覆盖。

四、心传导系

心肌细胞按形态和功能分为普通心肌细胞和特殊分化的心肌细胞。普通心肌细胞是构成心壁的主要细胞，执行收缩功能；特殊分化的心肌细胞组成心的特殊传导系统，主要功能是产生和传导兴奋，引起普通心肌细胞的收缩、舒张，控制心的节律性活动。心传导系包括窦房结、结间束、房室结、房室束、左束支、右束支和浦肯野（Purkinje）纤维网（图 2 - 2 - 11）。

（一）窦房结

窦房结（sinoatrial node）是心的正常起搏点，多呈长梭形或半月形，位于上腔静脉与右心房交界处的界沟上 1/3 的心外膜深面，肉眼不易辨认。结的长轴与界沟基本平行。窦房结动脉从窦房结的中央部穿过。

（二）结间束

目前尚无充分的形态学证据证明有结间束的存在，以此说明窦房结产生的冲动，经何种途径传至左、右心房和房室结。有学者认为窦房结产生的兴奋由结间束（internodal tract）传导至房室结，有以下三条途径：

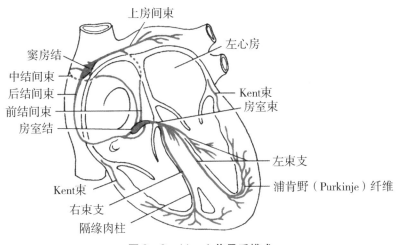

图2-2-11 心传导系模式

1. 前结间束

前结间束由窦房结的头侧发出，向左走行至房间隔上缘分为两束：一束横行走向左侧，分布于左心房前壁，称为上房间束。另一束经房间隔下行，至房室结的上缘。

2. 中结间束

中结间束由窦房结的右上缘发出，向后绕经上腔静脉进入房间隔，在卵圆窝前缘下行至房室结的上缘。

3. 后结间束

后结间束由窦房结的尾侧发出，在界嵴内下行并转向下内，经下腔静脉瓣及冠状窦口的上方至房室结的后缘。

（三）房室结

房室结（atrioventricular node）位于房间隔右心房侧下部，冠状窦口上方的心内膜深面，呈扁椭圆形。房室结的前端变细移行为房室束。房室结的心房扩展部即是结间束的终末部。

房室交界区又称为房室结区，由房室结、房室结的心房扩展部和房室束的近侧部组成。房室交界区是将窦房结来的冲动传向心室的必经之路，并且经过短暂的延搁后再传向心室，从而使心房肌和心室肌不同时收缩，有利于血液定向流动。房室结区的病变常会引起复杂的心律失常的发生。

（四）房室束

房室束（atrioventricular bundle）又称为 His 束，起自房室结前端，穿中心纤维体，向前下行于室间隔膜部的后下缘，分为右束支和左束支。

1. 左束支（left bundle branch）

左束支走行于室间隔左侧心内膜下，呈瀑布状散向左心室内面，其分支于心内膜下互相吻合成 Purkinje 纤维网。

2. 右束支（right bundle branch）

右束支自室间隔膜部下缘向前下弯行，表面有室间隔右侧面的薄层心肌覆盖，向下经隔缘肉柱、前乳头肌根部到达右心室前壁，并于此散开，分支分布于右心室壁。右束支分出较晚，主干呈圆索状且较长，故易受局部病灶影响而发生传导阻滞。

（五）浦肯野（Purkinje）纤维网

左、右束支的分支在心内膜下互相交织，形成心内膜下 Purkinje 纤维网。心内膜下 Purkinje 纤维网再发出分支，进入心室壁内，构成心肌内 Purkinje 纤维网，与心肌纤维相连，支配心肌纤维的收缩。

五、心的血管

心由左、右冠状动脉供血，而静脉血经心的静脉回流，心本身的血液循环称为冠状循环。

（一）心的动脉

1. 左冠状动脉（left coronary artery）

左冠状动脉起于主动脉的左冠状动脉窦（图2-2-2，图2-2-12），主干粗短，向左走行于肺动脉干和左心耳之间，在肺动脉干左侧分为前室间支和旋支。

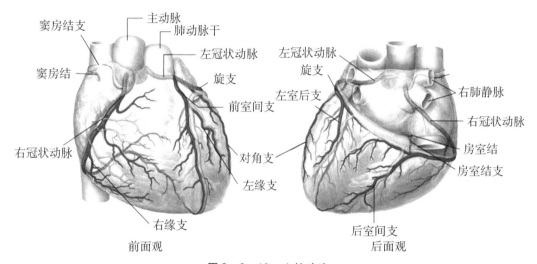

图2-2-12 心的动脉

（1）前室间支（anterior interventricular branch）。

前室间支亦称为前降支，为左冠状动脉主干的延续，下行于前室间沟内，绕过心尖切迹至膈面，与后室间支吻合。前室间支向左侧、右侧和深部发出3组分支，分布于左心室前壁、右心室前壁的一部分、室间隔前上2/3部和心传导系左、右束支的前部。

（2）旋支（circumflex branch）。

旋支亦称为左旋支，自左冠状动脉主干发出后，走行于左侧冠状沟内，绕心左缘至左心室膈面。旋支主要分布于左心房、左心室侧壁和后壁的部分。

2. 右冠状动脉（right coronary artery）

右冠状动脉起于主动脉的右冠状动脉窦，于右心耳与肺动脉干之间沿冠状沟右行，绕心右缘进入膈面的冠状沟内（图2-2-2，图2-2-12），约在房室交点处分为后室间支和右旋支。右冠状动脉一般分布于右心房、右心室前壁大部分、右心室侧壁和后壁的全部、左心室后壁的一部分和室间隔后下 1/3、左束支的后半以及房室结和窦房结。

右冠状动脉的主要分支有：

（1）后室间支（posterior interventricular branch）。

后室间支为主干在房室交点处的延续，沿后室间沟下行。后室间支向左、右侧和深面发出分支，分布于后室间沟两侧的心室壁和室间隔的后下 1/3。

（2）右旋支（左室后支）。

右旋支（左室后支）为右冠状动脉的另一终支，起始后向左走行，止于房室交点与心左缘之间，有细支与旋支（左旋支）吻合，供应部分左心室后壁。

（3）窦房结支。

窦房结支约有 60% 起于右冠状动脉的近侧段，沿右心耳内侧面向上腔静脉口方向走行，分布于窦房结。

（4）房室结支。

房室结支常起自右冠状动脉分支的"U"形弯曲部的顶端，于房室交点向深部进入，其末端穿入房室结，分布于房室结和房室束的近侧段。

（5）右缘支。

右缘支沿心下缘左行，分布至附近心室壁。

（6）右房支。

右房支分布于右心房，并形成心房动脉网。

由于窦房结和房室结的营养动脉多发自右冠状动脉，故临床上右冠状动脉阻塞常导致严重的缓慢性心律失常。

3. 冠状动脉的分布类型

左、右冠状动脉在心胸肋面的分布较恒定，但在心膈面的分布范围则有较大的变异。按 Schlesinger 分型原则，以后室间沟为标准，可将我国居民冠状动脉的分布分为 3 型：

（1）右优势型。

右冠状动脉在心室膈面的分布范围，除右心室膈面外，还分布于左心室膈面的部分或全部，后室间支发自右冠状动脉。此型占 71.35%。

（2）均衡型。

左、右心室的膈面各由本侧的冠状动脉供应，互不越过房室交点。此型出现率为 22.92%。

（3）左优势型。

左冠状动脉较粗大，除发分支分布于左心室膈面外，还分布于右心室膈面的一部分，后室间支和房室结动脉均发自左冠状动脉。此型出现率约占 5.73%。左优势型虽然出现率低，但不容忽视，一旦左冠状动脉出现阻塞，可发生左室心肌梗死，且心传导系均可受累，同时发生严重的心律失常。

4. 壁冠状动脉

冠状动脉主干及主要分支大部分行走于心外膜下的脂肪中和浅层心肌的浅面。有时动脉的主干或分支中的一段，被部分浅层心肌所掩盖，这部分浅层心肌称为心肌桥，该段动脉称为壁冠状动脉。壁冠状动脉常好发于前、后室间支，可一处或多处。壁冠状动脉受心肌桥的保护，局部承受的应力较小，心舒张时使之不过度扩张，较少发生动脉的硬化。在冠状动脉手术时，应注意壁冠状动脉的存在。

（二）心的静脉

心的静脉血可经 3 条途径回流入心。

1. 经冠状窦（coronary sinus）回流

冠状窦位于心膈面，左心房与左心室之间的冠状沟内（图 2-2-2，图 2-2-13），以冠状窦口开口于右心房。在开口处常有一个半月形瓣膜。冠状窦的主要属支有：①心大静脉（great cardiac vein），起始于前室间沟，伴左冠状动脉前室间支上行，斜向左上进入冠状沟，绕心左缘至心膈面，注入冠状窦左端。②心中静脉（middle cardiac vein），起于心尖部，伴右冠状动脉的后室间支上行，注入冠状窦的右端。(3)心小静脉（small cardiac vein），在冠状沟内与右冠状动脉伴行，向左注入冠状窦右端（图 2-2-13）。

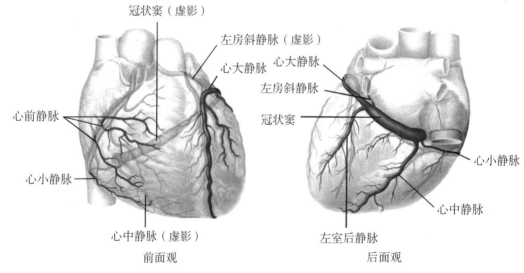

图 2-2-13　心的静脉模式

2. 心前静脉（anterior cardiac vein）

心前静脉起于右室前壁，可有 1～4 支，向上越过冠状沟直接注入右心房。

3. 心最小静脉（smallest cardiac vein）

心最小静脉是位于心壁内的小静脉，自心壁肌层的毛细血管网开始，直接开口于心房或心室腔，直径约 0.1 cm。心最小静脉没有瓣膜，故冠状动脉阻塞时，心最小静脉可成为心肌从心腔逆流获得血液供应的一个途径。

六、心的神经

（一）感觉神经

感觉神经是传导心脏的痛觉纤维，沿交感神经行走（颈上心神经除外），至脊髓 T_1～T_4 节段，T_5 节段；与心脏反射有关的感觉纤维，沿迷走神经行走，进入脑干（图 2-2-14）。

（二）交感神经

交感神经起自脊髓T_1～T_4节段，T_5节段的侧角，至交感干颈上、颈中、颈下神经节和上部胸神经节交换神经元，自神经节发出颈上、颈中、颈下心神经及胸心支，到主动脉弓后方和下方，与来自迷走神经的副交感纤维一起构成心丛，心丛再分支沿动脉分布于心脏（图2-2-14）。

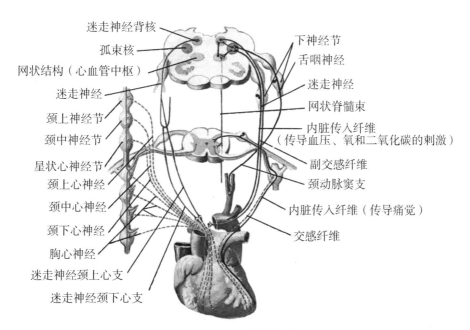

图2-2-14　心的神经支配

（三）副交感神经

副交感神经由迷走神经背核和疑核发出，沿迷走神经心支行走，在心丛内的神经节交换神经元后，沿动脉分布于心脏（图2-2-14）。

副交感神经刺激支配心脏的交感神经，引起心动过速，冠状血管舒张。刺激迷走神经，引起心动过缓，冠状血管收缩。

七、心包

心包（pericardium）为包裹在心表面和大血管根部的纤维浆膜囊，分内、外两层，外层是纤维心包，内层为浆膜心包（图2-2-15）。

（一）纤维心包

纤维心包（fibrous pericardium）为坚韧的纤维性结缔组织囊，上方与出入心的大血管的外膜相延续，下方与膈的中心腱附着。

（二）浆膜心包

浆膜心包（serous pericardium）为贴附于心肌、大血管根部表面及纤维心包内面的浆膜，分为脏、壁两层。脏层紧贴于心肌表面和大血管根部，又称为心外膜；壁层贴附于纤维心包的内面。脏、壁两层于大血管根部相互转折移行，两层之间形成潜在性的腔隙，称为心包腔（pericardial cavity），内含少量浆液，起润滑作用。

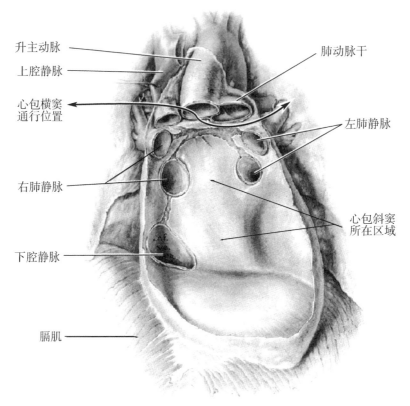

升主动脉

上腔静脉

心包横窦
通行位置

右肺静脉

下腔静脉

膈肌

肺动脉干

左肺静脉

心包斜窦
所在区域

图 2-2-15　心包

（三）心包窦

心包窦（pericardial sinus）在心包腔内，浆膜心包脏、壁两层反折处的间隙，称为心包窦。其主要包括：

1. 心包横窦（transverse sinus of pericardium）

心包横窦是位于升主动脉、肺动脉干后方与上腔静脉、左心房前壁之间的间隙。

2. 心包斜窦（oblique sinus of pericardium）

心包斜窦是位于左心房后壁，左肺上、下静脉，右肺上、下静脉，下腔静脉与心包后壁之间的间隙。

3. 心包前下窦（anterior inferior sinus of pericardium）

心包前下窦位于心包腔前下部，为心包前壁与下壁相移行处形成的间隙，在人体直立时，其位置最低，心包积液常积存于此窦。临床上，经左剑肋角行心包穿刺，可较安全地进入此窦。

心包对心具有保护、固定、屏障和润滑作用。心包可将心固定于正常位置，防止其过度扩张；作为屏障防止胸腔内器官及膈下感染蔓延到心；为心搏动提供一个光滑的活动面，减少心搏动时的摩擦。

八、心的体表投影

心的体表投影可分心外形和瓣膜位置的体表投影（图2-2-16）。

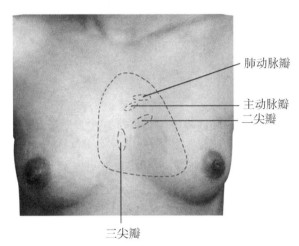

图2-2-16　心和心瓣膜的体表投影

（一）心外形体表投影

心外形体表投影个体差异很大，也可因体位而有变化，通常采用4个点间的连线法来确定。①左上点：位于左侧第2肋软骨下缘，距胸骨左侧缘约1.2 cm处。②右上点：位于右侧第3肋软骨上缘，距胸骨右侧缘约1 cm处。③右下点：位于右侧第7胸肋关节处。④左下点：位于左侧第5肋间隙，距前正中线7～9 cm。左、右上点连线为心的上界。左、右下点连线为心的下界。右上点与右下点之间微向右凸的弧线为心的右界，左上点与左下点之间微向左凸的弧形连线为心的左界。

（二）心瓣膜的体表位置投影

4个心瓣膜的体表位置投影：①肺动脉瓣（肺动脉口）在左侧第3胸肋关节的稍上方，部分位于胸骨之后。②主动脉瓣（主动脉口）在胸骨左缘第3肋间隙，部分位于胸骨之后。③二尖瓣（左房室口）在左侧第4胸肋关节处及胸骨左半的后方。④三尖瓣（右房室口）在第4肋间隙胸骨正中线的后方。

（张全鹏）

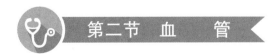

第二节　血　管

一、血管壁微细结构的共同特点

血管管壁结构分层排列，由内向外分为内膜、中膜和外膜三层（图2-2-17）。

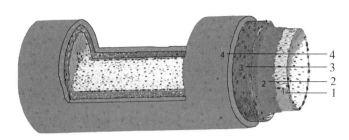

图 2 - 2 - 17　血管壁结构模式
1. 内皮；2. 内弹性膜；3. 中膜；4. 外膜。

（一）内膜

内膜（tunica intima）由内皮和内皮下层组成，是血管壁最薄的一层。

1. 内皮

内皮为衬贴在心血管腔面的单层扁平上皮，其游离面光滑，可减少液体流动时的阻力，利于血液和淋巴液的流动。细胞的胞质很少，仅含细胞核的部分略厚，细胞基底面附着于基膜上。扫描电镜下可见内皮细胞大多呈梭形，核位于细胞中央，所有细胞呈"鹅卵石"样排列，其纵轴与血流方向一致。

内皮细胞在超微结构方面还具有以下特征：

（1）内皮突起。

内皮细胞向管腔伸出的胞质突起，其形态不一，功能多样。例如，较大血管的内皮细胞表面伸出大型的指状突起，可减缓血流速度，便于血管壁营养供给等。

（2）质膜小泡。

在内皮细胞的胞质中含有质膜小泡或称吞饮小泡。其主要功能是运输大分子物质，是内皮细胞的一种运输工具，还能用于细胞的扩张或延伸。

（3）Weibel-Palade 小体。

内皮细胞特有的细胞器，是一种有膜包裹的杆状结构，简称 W-P 小体，具有储存第Ⅷ因子相关抗原的作用。血管破裂后，血小板以第Ⅷ因子相关抗原为中介，与胶原纤维相连，附着在内皮下层，形成血栓来止血。

内皮的主要功能如下：① 维持血管壁的完整性便于血液流动；② 构成一道屏障而选择性地透过物质；③ 内皮细胞中的微丝收缩可通过改变细胞间隙宽度和细胞连接的紧密程度，从而影响和调节血管的通透性；④ 合成和分泌多种生物活性物质，如一氧化氮，参与调节血管的舒缩。

2. 内皮下层

内皮下层是位于内皮下方的薄层结缔组织，内含少量胶原纤维、弹性纤维，有时有少量纵行平滑肌纤维。有的动脉内皮下层深面还有一层由弹性蛋白组成的弹性膜。在血管横切面上，因血管壁收缩，内弹性膜常呈波浪状。

（二）中膜

中膜（tunica media）位于内、外膜之间，由结缔组织和肌组织构成，其厚度及组成成分因血管种类不同而差异较大。大动脉的中膜以弹性膜为主，而中动脉的中膜以平滑肌为主。血管中膜平滑肌纤维较细长，具有类似成纤维细胞的功能，可产生胶原纤维、弹性纤维和基质。在病理状态下，中膜的平滑肌可移入血管内膜，增生并产生结缔组织成分，导致内膜增厚，此过程是动脉硬化发生的病理过程。

（三）外膜

外膜（tunica adventitia）由疏松结缔组织构成，血管壁的结缔组织细胞以成纤维细胞为主，且成纤维细胞具有修复外膜的能力。在有些动脉的中膜与外膜交界处有外弹性膜。较大血管的外膜含有血管、淋巴管和神经。为外膜和中膜提供营养的小血管称为营养血管。

二、动脉

依据管径大小和管壁结构特点，动脉可分为大动脉、中动脉、小动脉和微动脉。其管壁从内向外均可分为内膜、中膜、外膜。随着管腔逐渐减小，管壁各层结构也逐渐发生改变，其中以中膜的变化最为明显。

（一）大动脉（large artery）

大动脉包括主动脉、肺动脉、颈总动脉、无名动脉、锁骨下动脉、椎动脉、髂总动脉等。其管壁的主要特点是有多层弹性膜和大量弹性纤维，平滑肌纤维较少，故又称为弹性动脉（elastic artery）（图2－2－18）。

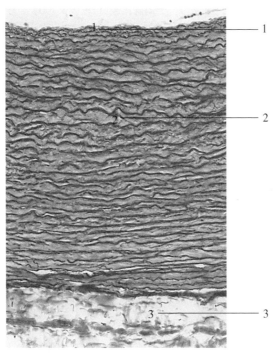

图2－2－18　大动脉（HE，×100）
1. 内膜；2. 中膜；3. 外膜。

1. 内膜

内膜由内皮和内皮下层组成（图 2 - 2 - 19）。电镜下，内皮细胞中的 W-P 小体尤为丰富。内皮下层较厚，由疏松结缔组织构成，含纵行胶原纤维和少量的平滑肌纤维。内皮下层之外的第一层弹性膜为内弹性膜。由于内弹性膜与动脉中膜的弹性膜相延续，故内膜与中膜的分界不明显。

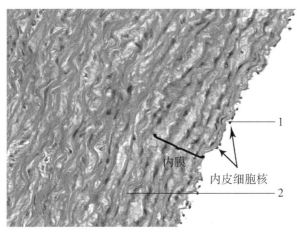

图 2 - 2 - 19　大动脉内膜（HE，×400）

1. 内皮细胞核；2. 内膜。

2. 中膜

中膜最厚，成人大动脉中膜有 40 ~ 70 层同心圆排列的弹性膜（图 2 - 2 - 20），弹性膜由弹性蛋白构成，弹性膜上有窗孔。各层弹性膜由弹性纤维相连，弹性膜之间有环形平滑肌和少量胶原纤维。由于血管收缩，弹性膜常呈波浪状。

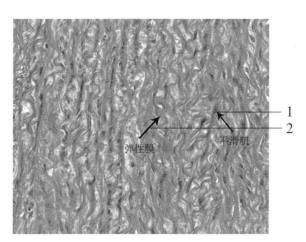

图 2 - 2 - 20　大动脉中膜（HE，×400）

1. 平滑肌；2. 弹性膜。

3. 外膜

外膜较薄，主要由疏松结缔组织构成，含有胶原纤维束和弹性纤维，少量平滑肌纤维，以及血管、淋巴管和神经。紧邻中膜的一层不连续的弹性膜为外弹性膜，但不明显。

（二）中动脉（midium-sized artery）

除了大动脉以外，在解剖学中有名称的动脉多属中动脉。管径一般大于 1 mm。中动脉管壁的特点是中膜平滑肌纤维丰富，故又称为肌性动脉（muscular artery）（图 2 - 2 - 21）。

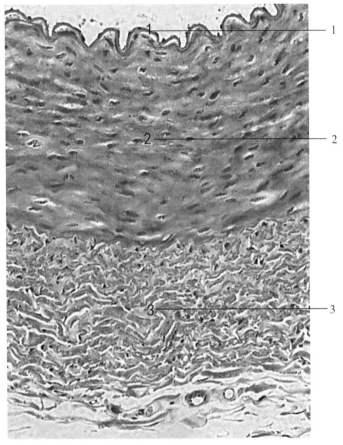

图 2 - 2 - 21　中动脉（HE，×100）
1. 内膜；2. 中膜；3. 外膜。

中动脉管壁三层结构分界明显，结构特点如下：

1. 内膜

内膜由内皮和内皮下层构成，内皮下层很薄，在内膜与中膜的交界处有 1～2 层呈波浪状的内弹性膜，此内弹性膜可作为内膜与中膜的分界。

2. 中膜

中膜较厚，由 10～40 层环形排列的平滑肌纤维构成（图 2 - 2 - 22），平滑肌纤维之间有缝隙连接，肌纤维间有少量弹性纤维和胶原纤维，均由平滑肌纤维产生。

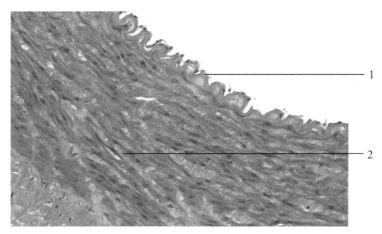

图2-2-22 中动脉中膜 (HE, ×400)
1. 内弹性膜; 2. 中膜。

3. 外膜

外膜由疏松结缔组织构成，厚度与中膜相当，除血管、淋巴管外，还有较多神经纤维，它们伸入中膜平滑肌，可调节血管的舒缩。多数中动脉的中膜和外膜的交界处有明显的不连续的外弹性膜。

(三) 小动脉 (small artery)

小动脉管径介于0.3～1.0 mm的动脉称为小动脉，结构与中动脉类似，也属肌性动脉。较大的小动脉，内膜有明显的内弹性膜，中膜有3～9层平滑肌纤维，外膜厚度与中膜相近，但一般无外弹性膜。

(四) 微动脉 (arteriole)

微动脉管径小于0.3 mm的动脉称为微动脉。其无内弹性膜，中膜由1～2层平滑肌纤维构成，外膜较薄，无外弹性膜 (图2-2-23)。

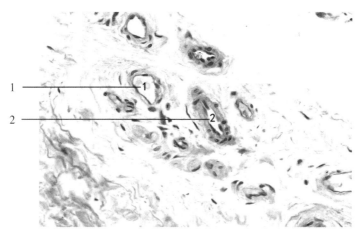

图2-2-23 微动脉与微静脉 (HE, ×400)
1. 微静脉; 2. 微动脉。

（五）动脉管壁结构与功能的关系

尽管心脏的收缩是间歇性的，但因大动脉的管壁有很强的弹性，心脏收缩时，血液快速进入大动脉使其扩张，在心脏的舒张期，大动脉的弹性膜反弹回缩，使血液继续向前流动，因此血管内的血流是连续的。中动脉的平滑肌发达，在神经支配下收缩舒张，可使血管管径缩小或扩大，进而调节分配到身体各部和各器官的血流量。因此，中动脉又称为分配动脉。小动脉和微动脉管壁的平滑肌纤维受到神经和多种体液因子的调节，其舒缩能显著地调节器官和组织内的血流量。正常血压的维持很大程度上取决于外周阻力，而外周阻力的变化与小动脉和微动脉的收缩程度有关，故此，小动脉和微动脉又称为外周阻力血管（peripheral resistancevessel vessel）。

（六）肺循环的动脉

肺动脉干（pulmonary trunk）是肺循环的动脉主干，粗且短，位于心包内，在升主动脉根部的前方起始于右心室，向左后上方斜行，至主动脉弓的下方分为左、右肺动脉（图2-2-24）。左肺动脉（left pulmonary artery）较短，在左主支气管的前方向左横行，经左肺门分支入肺；右肺动脉（right pulmonary artery）较长，在升主动脉和上腔静脉的后方，向右横行，经右肺门分支入肺。在肺动脉干分为左、右肺动脉的分叉处稍左侧，于上方的主动脉弓下缘连有一纤维性的结缔组织索，称为动脉韧带（arterial ligament），是动脉导管闭锁后形成的遗迹。动脉导管若在出生后6个月仍未闭锁，称动脉导管未闭，是一种常见的先天性心脏病。

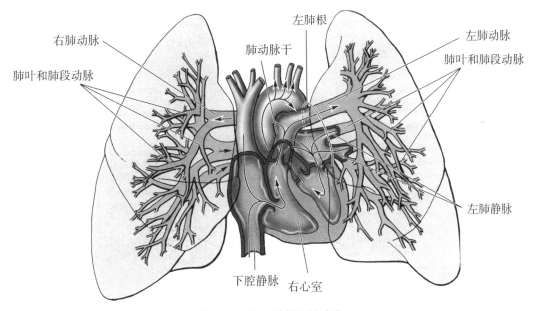

图2-2-24　肺循环的动脉

（七）体循环的动脉

主动脉（aorta）是体循环的动脉主干（图2-2-2，图2-2-25，图2-2-26）。主动脉依据其走行部位和形态可分为升主动脉（ascending aorta）、主动脉弓（aortic arch）和降主动脉（descending aorta）三部分。降主动脉又以膈的主动脉裂孔为界，分为胸主动脉（thoracic aorta）和腹主动脉（abdominal aorta）。

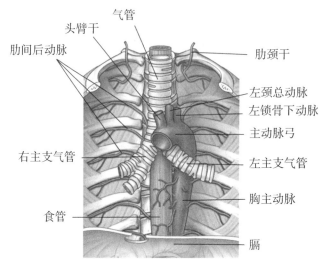

图2-2-25　胸主动脉及其分支

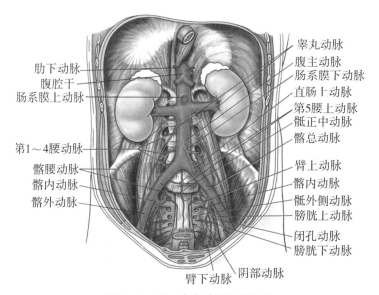

图2-2-26　腹主动脉及其分支

　　升主动脉起自左心室，在上腔静脉的左侧，肺动脉干的后方，向右前上方斜行，至右侧第2胸肋关节后方移行为主动脉弓。升主动脉的主要分支是左、右冠状动脉。

　　主动脉弓起自升主动脉，位于胸骨柄的后方，自右侧第2胸肋关节高度，呈弓形向左后下方走行至第4胸椎椎体下缘，移行为降主动脉。主动脉弓的凸侧自右向左依次发出三大分支，即头臂干（brachiocephalic trunk）、左颈总动脉（left common carotid artery）和左锁骨下动脉（left subclavian artery）。头臂干短而粗，向右上方斜行，在右胸锁关节的后方，分为右颈总动脉（right common carotid artery）和右锁骨下动脉（right subclavian artery）。

主动脉弓壁内有丰富的游离神经末梢，是压力感受器，可感受血压的变化，反射性地进行血压调节。主动脉弓下方，靠近动脉韧带处有 2 ~ 3 个粟粒状小体，称为主动脉小球（aortic glomera），为化学感受器，可感受血液中氧分压、二氧化碳分压和氢离子浓度的变化。

胸主动脉从第 4 胸椎椎体下缘高度起始，沿脊柱的左前方下行，于第 12 胸椎的水平，穿膈的主动脉裂孔进入腹腔移行为腹主动脉。腹主动脉沿脊柱的前方继续下行至第 4 腰椎下缘处，分为左、右髂总动脉（left and right common iliac artery）。

1. 头颈部的动脉

头颈部的动脉主要来源于颈总动脉，小部分来源于锁骨下动脉。

颈总动脉（common carotid artery）是头颈部的动脉主干（图 2 - 2 - 27）。左、右颈总动脉的起点不同，左颈总动脉直接起自主动脉弓，右颈总动脉起自头臂干。两侧颈总动脉均经胸锁关节的后方，胸锁乳突肌的深面，沿食管、气管和喉的外侧上行，至甲状软骨上缘水平，分为颈内动脉和颈外动脉。颈总动脉上段位置表浅，在活体上可摸到其搏动。平环状软骨弓高度，颈总动脉越过第 6 颈椎的颈动脉结节，此处可进行急救止血。在颈总动脉分叉处有颈动脉窦和颈动脉小球两个重要结构。

颈动脉窦（carotid sinus）是颈总动脉末端和颈内动脉起始部的膨大部分，窦壁内有丰富的游离神经末梢，是压力感受器。当血压增高时，窦壁扩张从而刺激压力感受器，可反射性地调节血压，导致血压下降。

颈动脉小球（carotid glomus）是扁椭圆形小体，借结缔组织连于颈内、外动脉分叉处的后方，是化学感受器，可感受血液中氧分压、二氧化碳分压和氢离子浓度变化。当血中氧分压降低或二氧化碳分压增高时，反射性地引起呼吸加深加快。

（1）颈外动脉（external carotid artery）。

颈外动脉约平对甲状软骨上缘处自颈总动脉发出，先在颈内动脉的前内侧，再由其前方转向外侧，上行穿腮腺至下颌颈处分为颞浅动脉和上颌动脉两条终支（图 2 - 2 - 27）。

颈外动脉的主要分支包括：

A. 甲状腺上动脉（superior thyroid artery）：起自颈外动脉的起始部，在颈总动脉与喉之间向前下走行，至甲状腺侧叶上端，分布于甲状腺上部和喉的一部分。

B. 舌动脉（lingual artery）：平对舌骨大角起自颈外动脉，经舌骨舌肌深面进入舌内，分支营养舌、舌下腺和腭及扁桃体等。

C. 面动脉（facial artery）：约平下颌角高度，在舌动脉稍上方起始，向前经二腹肌后腹和下颌下腺深面，在咬肌前缘绕过下颌骨下缘至面部，再沿口角及鼻翼外侧上行至内眦，移行为内眦动脉。面动脉分布于面部、腭扁桃体和下颌下腺等处。面动脉在咬肌前缘绕下颌骨下缘处位置表浅，在活体可扪到该动脉搏动，在该处可进行压迫止血。

D. 颞浅动脉（superficial temporal artery）：是颈外动脉的终支之一，经外耳门前方上行，越颧弓后端至颞部皮下，分布于腮腺和额、颞、顶部软组织。在活体，颞浅动脉于外耳门前上方位置较浅，可扪及其搏动。

E. 上颌动脉（maxillary artery）：是颈外动脉的另一终支，经下颌颈深面入颞下窝，在翼内、外肌之间向前内走行至翼腭窝。分支分布于牙及牙龈、鼻腔、腭、咀嚼肌、外耳道、

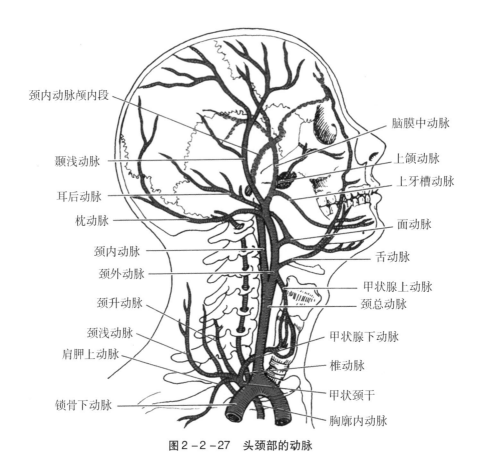

图 2－2－27　头颈部的动脉

鼓室及硬脑膜等处。脑膜中动脉（middle meningeal artery）是上颌动脉的重要分支，发出后向上穿过颅底的棘孔入颅腔，紧贴颅骨内面走行，并分为前、后两支，分布于颅骨和硬脑膜。脑膜中动脉前支走行经过翼点内面，该处骨折时易伤及此动脉，引起硬膜外血肿。

F．枕动脉（occipital artery）：与面动脉的起点相对，在乳突根部的内侧向后行至枕部，分布于枕部和项部。

G．耳后动脉（posterior auricular artery）：于二腹肌后腹上缘高度发出，在乳突前方上行至耳廓后方，分布于耳廓后部、乳突及腮腺等。

H．咽升动脉（ascending pharyngeal artery）：较细，起自颈外动脉起始部的内侧，沿咽侧壁上升至颅底，分布于咽和颅底等处。

（2）颈内动脉（internal carotid artery）。

颈内动脉平对甲状软骨上缘处自颈总动脉发出，在颈部无分支，垂直上升至颅底，经颈动脉管入颅腔，分支分布于视器和脑（详见中枢神经系统）。

（3）锁骨下动脉（subclavian artery）。

锁骨下动脉右侧起自头臂干，左侧起于主动脉弓，两者均于胸锁关节后方呈弓形向外走行，经胸膜顶前上方，再穿斜角肌间隙，在第 1 肋外缘延续为腋动脉。上肢出血时，可于锁骨中点上方的锁骨上窝处，向后下将该动脉压向第 1 肋进行止血（图 2－2－28）。

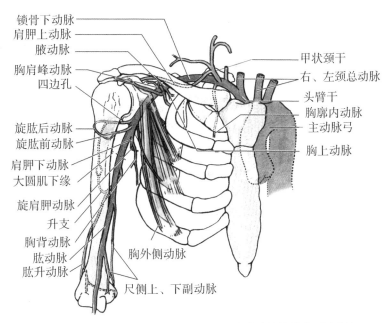

锁骨下动脉
肩胛上动脉
腋动脉
胸肩峰动脉
四边孔

旋肱后动脉
旋肱前动脉
肩胛下动脉
大圆肌下缘
旋肩胛动脉
升支
胸背动脉
肱动脉
肱升动脉

尺侧上、下副动脉

甲状颈干
右、左颈总动脉
头臂干
胸廓内动脉
主动脉弓
胸上动脉

胸外侧动脉

图 2 - 2 - 28　锁骨下动脉、腋动脉和肱动脉及其分支（右侧）

锁骨下动脉的主要分支包括：

A. 椎动脉（vertebral artery）：在前斜角肌内侧起始，向上依次穿第 6 至第 1 颈椎横突孔，经枕骨大孔入颅，分布于脑和脊髓（详见中枢神经系统）。

B. 胸廓内动脉（internal thoracic artery）：在椎动脉起点的相对侧发出，向下入胸腔，沿第 1～6 肋软骨后面下降，分支分布于胸前壁、心包、膈和乳房等处。其较大的终支称为腹壁上动脉，穿膈进入腹直肌鞘，在腹直肌深面下行，分支营养该肌和腹膜；另一终支称为肌膈动脉，行于第 7～9 肋软骨的后面，穿膈后终于最下两个肋间隙，分支分布于下五个肋间隙的前部、腹壁诸肌及膈。

C. 甲状颈干（thyrocervical trunk）：为一短干，在椎动脉的外侧，前斜角肌内侧缘附近起始，随即分出甲状腺下动脉、肩胛上动脉等分支，分布于甲状腺、咽、食管、喉、气管以及肩部骨骼肌等。

此外，锁骨下动脉还发出肋颈干至颈深肌和第 1、2 肋间隙后部。

2. 上肢的动脉

上肢的主要动脉干包括腋动脉、肱动脉、桡动脉和尺动脉。

（1）腋动脉（axillary artery）。

腋动脉在第 1 肋外缘由锁骨下动脉延续而来，行于腋窝深部，至大圆肌下缘移行为肱动脉（图 2 - 2 - 28）。其主要分支有：①胸肩峰动脉（thoracoacromial artery）：穿锁胸筋膜，分支分布于三角肌、胸大肌、胸小肌和肩关节等。②胸外侧动脉（lateral thoracic artery）：在胸侧壁沿胸小肌下缘走行，分布至前锯肌、胸大肌、胸小肌和乳房等。③肩胛下动脉（subscapular artery）：向后下方走行，随即分为胸背动脉和旋肩胛动脉。前者至背阔肌和前锯肌；后者穿三边孔至冈下窝，营养附近诸肌。④旋肱后动脉（posterior circumflex brachial artery)：伴腋神经穿四边孔，绕肱骨外科颈的后外侧至三角肌和肩关节等处。⑤旋肱前动脉（anterior circumflex brachial artery）：从前面绕行肱骨外科颈，与旋肱后动脉相吻合，共同营养三角肌和肩关节等。⑥胸上动脉（superior thoracic artery）：起自于腋动脉的起始处，分布于第1、2肋间隙。

（2）肱动脉（brachial artery）。

肱动脉延续于腋动脉，在肱二头肌内侧下行至肘窝，平桡骨颈高度分为桡动脉和尺动脉。肱动脉位置比较表浅，于肘窝处肱二头肌肌腱内侧能触及其搏动，是临床上测血压时听诊的部位。肱动脉主要分支是肱深动脉（deep brachial artery），肱深动脉起自肱动脉起始处，斜向后外方伴桡神经沿桡神经沟下行，至臂后部分支营养肱三头肌和肱骨。肱动脉还发出尺侧上副动脉、尺侧下副动脉、肱骨滋养动脉和肌支，营养臂肌和肱骨。肱动脉的分支还参与肘关节动脉网的形成（图2-2-29）。

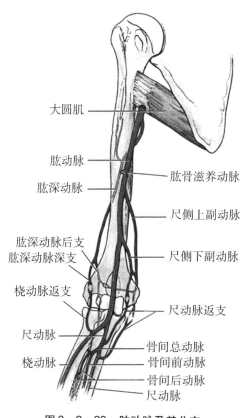

图2-2-29　肱动脉及其分支

（3）桡动脉（radial artery）。

桡动脉自肱动脉分出后，与桡骨平行向下走行，先经肱桡肌与旋前圆肌之间，而后行于肱桡肌肌腱与桡侧腕屈肌肌腱之间，绕桡骨茎突至手背，穿第1掌骨间隙到达手掌的前面深部，其末端与尺动脉掌深支吻合构成掌深弓。桡动脉在行程中除发分支参与构成肘关节网和营养前臂肌外，主要分支有：①掌浅支（ramus volaris superficialis）：在桡腕关节处发出，穿鱼际肌或沿其表面至手掌，与尺动脉末端吻合成掌浅弓。②拇主要动脉（main artery of thumb）：于拇收肌深面分为 3 支，分布于拇指掌面两侧缘和示指桡侧缘。桡动脉在前臂远侧、桡侧腕屈肌腱桡侧的一段位置表浅，是临床上触摸脉搏的部位（图 2 - 2 - 29）。

（4）尺动脉（ulnar artery）。

尺动脉自肱动脉发出后，斜向内下，经过旋前圆肌深面、指浅屈肌和尺侧腕屈肌之间向下走行，至豌豆骨的桡侧，在屈肌支持带的浅面入手掌，其末端与桡动脉的掌浅支吻合成掌浅弓。尺动脉的主要分支有：①骨间总动脉（common interosseous artery）：于肘窝处发出，行至前臂骨间膜的近侧端，分为骨间前动脉和骨间后动脉。骨间前动脉沿前臂骨间膜的前面下行，骨间后动脉穿过前臂骨间膜，沿前臂骨间膜后面下行。两条动脉分布于前臂肌和桡、尺骨；②掌深支（deep palmar branch）：在豌豆骨远侧由尺动脉发出后，穿小鱼际至掌深部，与桡动脉的末端吻合成掌深弓（图 2 - 2 - 29，图 2 - 2 - 30）。

（5）掌浅弓和掌深弓。

A. 掌浅弓（superficial palmar arch）：由尺动脉末端与桡动脉掌浅支吻合而成，位于掌腱膜和指浅屈肌腱之间。掌浅弓的凸侧发出 3 条指掌侧总动脉和 1 条小指尺掌侧动脉。指掌侧总动脉在掌指关节附近，又各自分为 2 条指掌侧固有动脉，分别沿第 2 ~ 5 指的相对缘走行；小指尺掌侧动脉走行于小指掌面尺侧缘（图 2 - 2 - 30）。

B. 掌深弓（deep palmar arch）：由桡动脉末端和尺动脉的掌深支吻合而成，位于指深屈肌腱深面，掌浅弓的近侧，约平腕掌关节处。由弓的凸侧发出 3 条掌心动脉，至掌指关节附近，分别注入相应的指掌侧总动脉（图 2 - 2 - 30）。

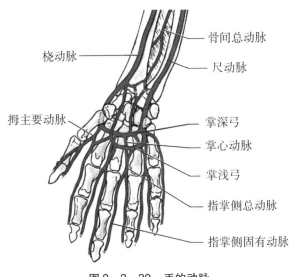

图 2 - 2 - 30　手的动脉

3. 胸部的动脉

胸主动脉是胸部的动脉主干，于第 4 胸椎下缘处自主动脉弓延续而来，至第 12 胸椎椎体前方的水平，穿膈的主动脉裂孔入腹腔，移行为腹主动脉。胸主动脉分支营养胸腔部分脏器和胸壁，其分支可分为壁支和脏支（图 2 - 2 - 25）。

（1）壁支：主要有肋间后动脉和膈上动脉。

A. 肋间后动脉（posterior intercostal artery）：共有9对，其中第3～11对走行于相应肋间隙的肋沟内，称为肋间后动脉；第12对称为肋下动脉，沿第12肋下缘走行。肋间后动脉及肋下动脉分支分布于第3肋间隙以下的胸壁和腹前外侧壁、脊髓及背部。

B. 膈上动脉（superior phrenic artery）：有2～3支，分布于膈上面的后部，并有分支与肌膈动脉和心包膈动脉的相应分支吻合。

（2）脏支：主要有支气管支、心包支和食管支等数条小动脉，分布于同名器官。

4. 腹部的动脉

腹主动脉是腹部的动脉主干，于主动脉裂孔处由胸主动脉移行而来，沿腰部脊柱的左前方下降，至第4腰椎椎体下缘水平分为左、右髂总动脉。腹主动脉可分为壁支和脏支，壁支细小，脏支相对粗大（图2-2-26，图2-2-31）。

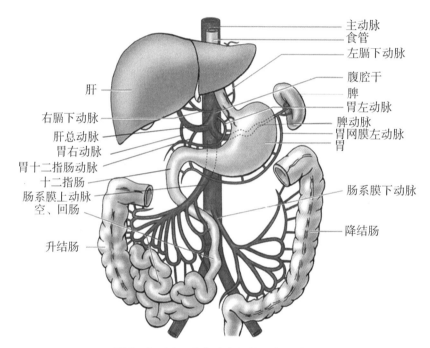

图2-2-31　腹主动脉及其不成对脏支

（1）壁支：主要有腰动脉、膈下动脉、骶正中动脉等，分布于腹后壁、脊髓、膈下面、肾上腺和盆腔后壁等处。

A. 膈下动脉（inferior phrenic artery）：起自腹主动脉上端，分布于膈的下面。左、右膈下动脉还分别发出2～3支肾上腺上动脉，至肾上腺上部。

B. 腰动脉（lumbar artery）：共有4对，起自腹主动脉后壁，横行向外，进入腰大肌的深面，分布于腰部深层肌、脊髓及其被膜。

C. 骶正中动脉（median sacral artery）：起自腹主动脉分叉部的背面，沿第5腰椎椎体及骶骨盆面中线下降，分布于直肠后壁和骶骨盆面。

（2）脏支：分为成对脏支和不成对脏支。成对脏支有肾上腺中动脉、肾动脉、睾丸动脉（男性）或卵巢动脉（女性）；不成对脏支有腹腔干、肠系膜上动脉和肠系膜下动脉。

A. 肾上腺中动脉（middle suprarenal artery）：平第 1 腰椎高度，起自腹主动脉两侧，向外走行，分别至左、右肾上腺中部。

B. 肾动脉（renal artery）：平对第 1～2 腰椎高度，起自腹主动脉的侧壁，横行向外，肾动脉经肾静脉的后面到达肾门附近，分前、后两干，经肾门入肾。右肾动脉较左肾动脉长，且位置稍低。肾动脉在入肾门之前发出肾上腺下动脉至肾上腺，在腺内与肾上腺上、中动脉吻合。

C. 睾丸动脉（testicular artery）或卵巢动脉（ovarian artery）：男性为睾丸动脉，细而长，在肾动脉起始处稍下方由腹主动脉前壁发出沿腰大肌前面斜向外下方，至第 4 腰椎下缘高度与输尿管交叉，然后穿入腹股沟管，参与精索的组成，分布于睾丸和附睾。女性则为卵巢动脉，经卵巢悬韧带下行入盆腔，分布于卵巢和输卵管外侧部等。

D. 腹腔干（celiac trunk）：为一粗短动脉干，于主动脉裂孔的稍下方自腹主动脉前壁发出，随即分为三支，即胃左动脉、脾动脉和肝总动脉（图 2－2－31，图 2－2－32）。

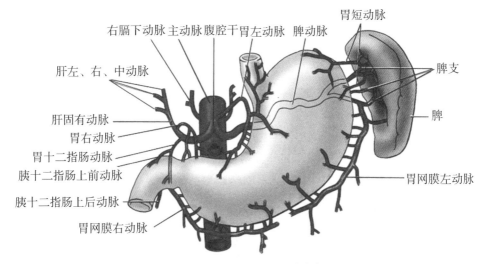

图 2－2－32　腹腔干及其分支

a. 胃左动脉（left gastric artery）：发出后向左上方走行至胃贲门附近，再沿胃小弯向右行于小网膜两层之间，分布于食管腹段、贲门和胃小弯附近的胃壁。

b. 肝总动脉（common hepatic artery）：向右走行至十二指肠上部的上缘进入肝十二指肠韧带，分为肝固有动脉和胃十二指肠动脉。①肝固有动脉（proper hepatic artery）。其在肝门静脉前方、胆总管左侧上行于肝十二指肠韧带内，至肝门附近分为左、右支，分别进入肝左、右叶。右支在入肝门之前发出一支胆囊动脉（cystic artery），分布于胆囊。肝固有动脉还发出胃右动脉（right gastric artery），在小网膜内下行至幽门上缘，继而沿胃小弯向左走行，与胃左动脉吻合，沿途分支至十二指肠上部和胃小弯附近的胃壁。②胃十二指肠动脉（gastroduodenal artery）。其经十二指肠上部后方下行至幽门下缘水平，分为胃网膜右动脉和胰十二指肠上动脉。胃网膜右动脉（right gastroepiploic artery）沿胃大弯向左走行，沿途发出胃支和网膜支，分布至胃和大网膜，其末端与胃网膜左动脉吻合。胰十二指肠上动脉（superior pancreaticoduodenal artery）分为前、后两支，分别走行于胰头和十二指肠降部之间的前、后面，分布于胰头和十二指肠。

c. 脾动脉（splenic artery）：其较粗，沿胰上缘左行至脾门，分数条脾支入脾。脾动脉在走行过程中发出多条较细小的胰支至胰体和胰尾；在脾门附近，发出 3～5 条胃短动脉（short gastric artery），经胃脾韧带分布于胃底；发出 1～2 条胃后动脉，经胃膈韧带至胃底；发出胃网膜左动脉（left gastroepiploic artery）沿胃大弯向右走行，发出胃支和网膜支营养胃和大网膜，其末端与胃网膜右动脉吻合。

E. 肠系膜上动脉（superior mesenteric artery）。其在腹腔干根部的稍下方，平第 1 腰椎的高度起自腹主动脉前壁，于胰头和胰体交界处的后方下行，经十二指肠水平部的前方进入小肠系膜根内，朝向右髂窝方向走行，分布于胰头、十二指肠、空肠、回肠、盲肠、阑尾、升结肠和横结肠等器官（图 2-2-33）。其主要分支如下：

a. 胰十二指肠下动脉（inferior pancreaticoduodenal artery）：分前、后支与胰十二指肠上动脉前、后支吻合，分支营养胰和十二指肠。

b. 空肠动脉（jejunal artery）和回肠动脉（ileal artery）：12～18 支，发自肠系膜上动脉左侧，走行于小肠系膜内，反复分支并吻合形成多级动脉弓，空肠动脉弓多为 2～3级，回肠动脉弓级数较多，多为 3～4 级，甚至可达 5 级弓；由最后一级动脉弓发出直行小支进入肠壁，分布于空肠和回肠。

c. 中结肠动脉（middle colic artery）：在胰下缘附近起于肠系膜上动脉，向前进入横结肠系膜，分为左、右支，分别与左、右结肠动脉的分支吻合，营养横结肠。

d. 右结肠动脉（right colic artery）：发自肠系膜上动脉的右侧，向右走行一小段发出升、降支与中结肠动脉和回结肠动脉的分支吻合，主要营养升结肠。

e. 回结肠动脉（ileocolic artery）：发自肠系膜上动脉下部右侧，至盲肠附近分数支营养回肠末端、盲肠、阑尾和升结肠。其中，发出至阑尾的分支称为阑尾动脉（appendicular artery），经回肠末端的后方进入阑尾系膜，营养阑尾。

F. 肠系膜下动脉（inferior mesenteric artery）：约平对第 3 腰椎高度，起自腹主动脉前壁，行向左下方，分支分布于结肠左曲、降结肠、乙状结肠和直肠上部（图 2-2-31）。

a. 左结肠动脉（left colic artery）：横行向左，至降结肠附近分升、降支，分别与中结肠动脉和乙状结肠动脉的分支吻合，分支营养降结肠。

b. 乙状结肠动脉（sigmoid artery）：2～3 支，斜向左下方进入乙状结肠系膜内，各支间相互吻合成动脉弓，营养乙状结肠。

c. 直肠上动脉（superior rectal artery）：为肠系膜下动脉的直接延续，在乙状结肠系膜内下行，至第 3 骶椎处分为两支，沿直肠两侧分布于直肠上部并在直肠表面和壁内与直肠下动脉的分支吻合。

5. 盆部的动脉

髂总动脉在第 4 腰椎椎体的左前方，自腹主动脉发出，沿腰大肌内侧向外下方走行，至骶髂关节前面分为髂内、外动脉。

（1）髂内动脉（internal iliac artery）：是盆部的主要动脉干，为一短干，发出后沿骨盆侧壁下行，发出壁支和脏支，分布于盆腔脏器、盆壁、盆内肌、盆外肌和大腿的部分骨骼肌（图 2-2-34，图 2-2-35）。

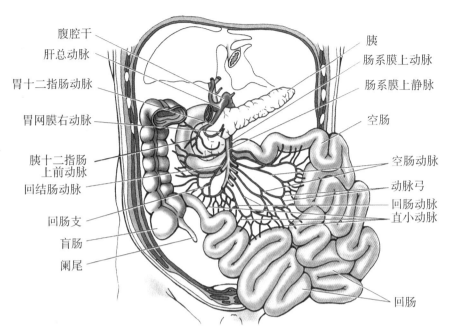

图 2 - 2 - 33　肠系膜上动脉及其分支

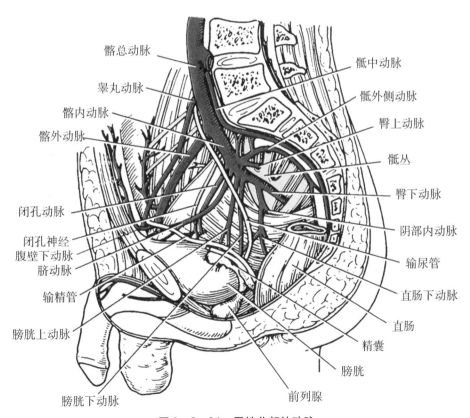

图 2 - 2 - 34　男性盆部的动脉

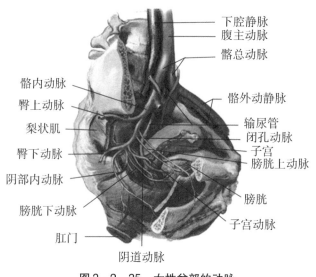

图 2 - 2 - 35　女性盆部的动脉

A. 壁支。

a. 髂腰动脉（iliolumbar artery）：由髂内动脉发出后行向外上方，至腰大肌内侧缘，分支分布于腰方肌、髂腰肌、髋骨和脊髓等。

b. 骶外侧动脉（lateral sacral artery）：于髂腰动脉下方发出，沿骶骨盆面经骶前孔的内侧下降，分布于梨状肌、肛提肌及骶管内的结构等。

c. 臀上动脉（superior gluteal artery）和臀下动脉（inferior gluteal artery）：分别经梨状肌上、下孔出骨盆，至臀部、臀大肌深面，分支分布于臀肌和髋关节。

d. 闭孔动脉（obturator artery）：发出后与闭孔神经一起沿骨盆腔侧壁向前下行，穿闭膜管至大腿内收肌群之间，营养大腿内侧群肌和髋关节。

B. 脏支。

a. 脐动脉（umbilical artery）：是胎儿时期的动脉干，出生后远侧段闭锁形成脐内侧韧带，近侧段管腔未闭，与髂内动脉起始段相连，发出 2 ～ 3 支膀胱上动脉（superior vesical artery），分布于膀胱中、上部。

b. 膀胱下动脉（inferior vesical artery）：发出后向前内侧行，分布于膀胱底、精囊、前列腺、输尿管下段等。在女性则以小支分布于阴道壁。

c. 子宫动脉（uterine artery）：沿骨盆腔侧壁下行，进入子宫阔韧带，在其底部双层腹膜之间内行，并于距子宫颈外侧约 2 cm 处跨过输尿管的前上方，至子宫颈外侧迂曲上行，沿途分支分布于子宫颈、子宫体、输卵管和卵巢，并与卵巢动脉吻合；子宫动脉还发出细小分支下行至阴道。由于输尿管位于子宫动脉的下方，存在交叉关系，临床上结扎子宫动脉时应予注意，以免损伤输尿管。

d. 直肠下动脉（inferior rectal artery）：为细小分支，分布于直肠下部，并于直肠壁内与直肠上动脉和肛动脉吻合。

e. 阴部内动脉（internal pudendal artery）：发出后穿梨状肌下孔出盆腔，经坐骨小孔至坐骨直肠窝，发出肛动脉、会阴动脉、阴茎（蒂）背动脉等支，分布于肛门、会阴和外生殖器。

（2）髂外动脉（external iliac artery）。沿腰大肌内侧缘下降，经腹股沟韧带的深面进入股三角，移行为股动脉（图 2 - 2 - 36）。其分支主要有腹壁下动脉和旋髂深动脉。

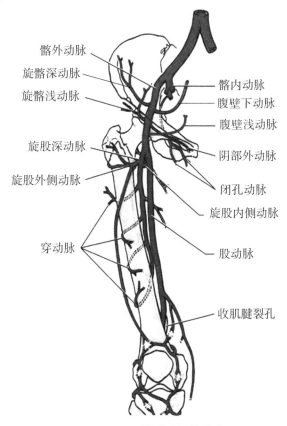

图 2 - 2 - 36　股动脉及其分支

A. 腹壁下动脉（inferior epigastric artery）：是髂外动脉在穿越腹股沟韧带之前发出的一分支，贴腹壁前内面，向内上斜行，入腹直肌鞘内，并与腹壁上动脉吻合，分支于腹直肌及附近的腹壁。

B. 旋髂深动脉（deep iliac circumflex artery）：平腹壁下动脉起点自髂外动脉发出，沿腹股沟韧带深面外行，穿腹横筋膜，沿髂嵴内面转向后，分支分布于髂嵴及附近的腹壁肌。

（六）下肢的动脉

下肢的主要动脉干包括股动脉、腘动脉、胫前动脉和胫后动脉等。

1. 股动脉（femoral artery）

股动脉由髂外动脉延续而来，是下肢的动脉主干，在股三角内下行，经收肌管出收肌腱裂孔至腘窝，移行为腘动脉。在腹股沟韧带中点稍下方，活体上可扪到股动脉的搏动，当下肢大出血时，可在此部位临时压迫止血（图 2 - 2 - 36）。股动脉的分支包括：

（1）股深动脉（deep femoral artery）。其在腹股沟韧带下方 3 ～ 4 cm 处发自股动脉，向后内下方走行，并发出分支：①旋股内侧动脉（medial circumflex femoral artery）。分支分布于附近诸肌和髋关节。②旋股外侧动脉（lateral circumflex femoral artery）。分支分布于股前群肌和膝关节。③穿动脉（arteriae perforantes）。分支一般为3条，分布于股后群肌及股骨。

（2）腹壁浅动脉（superficial epigastric artery）。其于腹股沟韧带稍下方自股动脉发出，穿至皮下，分支分布于腹前壁下部的浅筋膜及皮肤。

（3）旋髂浅动脉（superficial iliac circumflex artery）。其为股动脉发出的细小分支，穿出阔筋膜向外上斜行，分支分布于髂前上棘附近的浅筋膜和皮肤。

2. 腘动脉（popliteal artery）

腘动脉在腘窝深部下行，至腘肌下角分为胫前动脉和胫后动脉。发出分支分布于膝关节及其附近诸肌。

3. 胫后动脉（posterior tibial artery）

胫后动脉沿小腿后面浅、深层屈肌之间下行，经内踝后方，屈肌支持带的深面至足底，分为足底内侧动脉和足底外侧动脉。胫后动脉的分支如下：①腓动脉（peroneal artery）。其由胫后动脉上部发出，沿腓骨内侧下行，沿途分布于腓骨、腓骨附近的肌、外踝和跟骨外侧面，并参与外踝网的构成。②足底内侧动脉（medial plantar artery）。其沿足底内侧下行，分布于足底内侧。③足底外侧动脉（lateral plantar artery）。其在足底斜行至第5跖骨底处，转向内侧至第1跖骨间隙，与足背动脉的足底深支吻合成足底深弓（图2-2-37）。

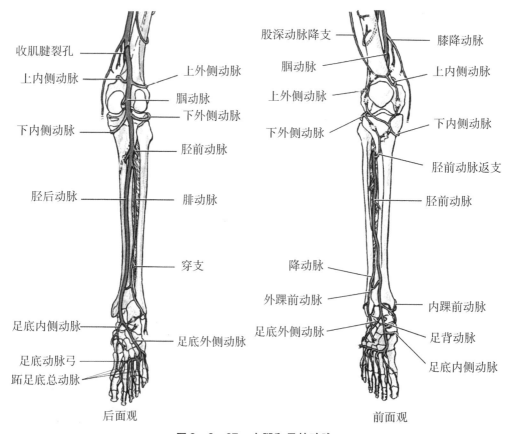

图2-2-37 小腿和足的动脉

4．**胫前动脉**（anterior tibial artery）

胫前动脉自腘动脉发出后，穿小腿骨间膜上部至小腿前面，沿小腿前群肌之间下行，至踝关节的前方，在小腿伸肌下支持带下缘移行为足背动脉，沿途发出许多肌支，分布于小腿前群肌。胫前动脉上端发出胫前返动脉，参与构成膝关节网；胫前动脉的下端发出分支，参与内、外踝网的形成（图 2 - 2 - 37）。

5．**足背动脉**（dorsal artery of foot）（图 2 - 2 - 37）

足背动脉为胫前动脉的直接延续，经瞬长伸肌腱和趾长伸肌腱之间前行，至第 1 跖骨间隙近侧分为第 1 趾背动脉和足底深支 2 终支。足背动脉在踝关节前方，内、外踝连线中点，瞬长伸肌腱外侧的位置浅表，可触及其搏动。足背动脉的分支有：①弓状动脉（arcuate artery）。其沿跖骨底呈弓形向外走行，并自弓的凸侧发出 3 条跖背动脉。每条跖背动脉又分为 2 支细小的趾背动脉，分布于 2～5 趾的相对缘。②足底深支（deep plantar branch）。其穿第 1 跖骨间隙至足底，与足底外侧动脉吻合形成足底深弓（deep plantar arch），该弓向前发出趾足底总动脉，向前至跖趾关节附近，又各分为 2 支趾足底固有动脉，分布于第 1～5 趾的相对缘。③第 1 趾背动脉（the first dorsal digital artery）。其沿第 1 趾骨间隙前行，分支到第 1 趾背面两侧缘和第 2 趾背内侧缘的皮肤。

（八）**头、颈、四肢的动脉搏动点及常用止血点**

1．**锁骨下动脉**

上肢出血时，可于锁骨中点上方的锁骨上窝处，向后下将该动脉压向第 1 肋进行止血（图 2 - 2 - 28）。

2．**颈总动脉**

颈总动脉上段位置表浅，在活体上可摸到其搏动。平环状软骨弓高度，颈总动脉越过第 6 颈椎的颈动脉结节，此处可进行急救止血（图 2 - 2 - 27）。

3．**面动脉**

面动脉在咬肌前缘绕下颌骨下缘处位置表浅，在活体可扪到该动脉搏动，在该处可进行压迫止血（图 2 - 2 - 27）。

4．**颞浅动脉**

在活体上，颞浅动脉于外耳门前上方位置较浅，可扪及其搏动（图 2 - 2 - 27）。

5．**肱动脉**

肱动脉位置比较表浅，于肘窝处肱二头肌肌腱内侧能触及其搏动，是临床上测血压时听诊的部位（图 2 - 2 - 29）。

6．**桡动脉**

桡动脉在前臂远侧、桡侧腕屈肌腱桡侧的一段位置表浅，是临床上触摸脉搏的部位（图 2 - 2 - 30）。

7．**股动脉**

股动脉在腹股沟韧带中点稍下方，在活体上可扪到股动脉的搏动，当下肢大出血时，可在此部位临时压迫止血（图 2 - 2 - 36）。

8．**足背动脉**

足背动脉在踝关节前方，内、外踝连线中点，瞬长伸肌腱外侧的位置浅表，可触及其搏动（图2-2-37）。

三、静脉

静脉（vein）是运送血液回心的血管，起始于毛细血管，终止于心房。在向心回流的过程中，小静脉逐级汇合成更大的静脉。通常把参与汇合形成较大静脉的小静脉称为较大静脉的属支。

（一）静脉与动脉的区别

与动脉相比，静脉在结构与配布上有其本身的特点：①静脉数量多、管壁薄、管腔大，血流缓慢、静脉压低、容血量大，但从静脉返回心房的血量与从心室输出的血量是相等的。②静脉内有静脉瓣（venous valve）（图2-2-38）。瓣膜由血管内膜的皱褶所形成，常成对存在，呈半月形小袋状，游离缘朝向心，有防止血液逆流或改变血流方向的作用。静脉瓣多见于受重力影响较大、血液回流比较困难的部位，如四肢，特别是下肢。头、颈和胸部的静脉内瓣膜较少或无静脉瓣。③体循环静脉可分为浅、深两类。浅静脉（superficial vein）位于浅筋膜内，又称皮下静脉，不与动脉伴行，最后注入深静脉。有些部位的浅静脉可在体表见到或扪及，是临床上进行注射、输液、采血或插入导管等的部位。深静脉（deep vein）位于深筋膜深面或体腔内，常与同名动脉伴行，又称为伴行静脉，其引流范围与伴行动脉的分布范围大体一致。在某些部位，如上肢和下肢，一条动脉有两条静脉伴行。④静脉的吻合比较丰富。浅静脉常吻合成静脉网，深静脉则在器官周围形成静脉丛，浅、深静脉之间亦有丰富的吻合。⑤某些部位有结构特殊的静脉，包括硬脑膜窦（sinuses of dura mater）和板障静脉（diploic vein）。硬脑膜窦是颅内硬脑膜所形成的特殊静脉，板障静脉位于颅骨板障内，借导血管连接头皮静脉和硬脑膜窦（图2-2-39）。

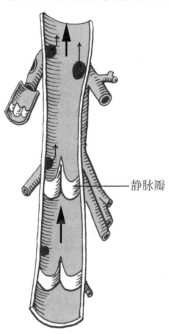

图2-2-38　静脉瓣

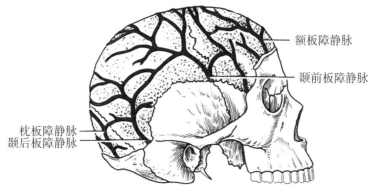

图 2 - 2 - 39　板障静脉

额板障静脉

颞前板障静脉

枕板障静脉

颞后板障静脉

（二）微静脉（venule）

管径一般为 50～200 μm，内皮外的平滑肌或有或无，随着管径的增大，中膜出现散在的平滑肌纤维，外膜薄。紧接毛细血管的微静脉称毛细血管后微静脉，内皮细胞呈立方形或柱状，因内皮细胞间的间隙也较大，通透性较大，也有物质交换功能。

（三）小静脉（small vein）

管径一般为 0.2～1 mm，内皮外渐有一至数层较完整的平滑肌纤维，外膜逐渐变厚。

（四）中静脉（medium-sized vein）

除了大静脉以外，有解剖学名称的静脉都属中静脉。中静脉管径为 1～9 mm，内弹性膜不明显。中膜的环形平滑肌纤维分布稀疏。外膜一般比中膜厚，无外弹性膜，外膜可有纵行平滑肌束（图 2 - 2 - 40）。

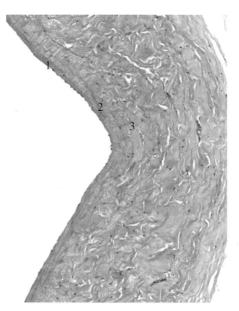

图 2 - 2 - 40　中静脉（HE，×100）

1. 内膜；2. 中膜；3. 外膜。

（五）大静脉（large vein）

大静脉是靠近心脏的静脉，包括颈外静脉、奇静脉、无名静脉等。其内膜较薄，内皮下层含少量平滑肌纤维。中膜为几层排列疏松的环形平滑肌纤维。外膜比较厚，含有大量纵行排列的平滑肌纤维束。

（六）静脉瓣（vein valve）

静脉瓣常见于管径 2 mm 以上的静脉，由内膜突入管腔折叠而成。其表面覆盖内皮，内部为含弹性纤维的结缔组织，可以防止血液逆流。

（七）肺循环的静脉

肺静脉（pulmonary vein）将肺内含氧较多的动脉血输送入左心房，左右成对，分别称为左上、左下肺静脉和右上、右下肺静脉。起自肺门，向内穿过纤维心包，注入左心房后部的两侧。

（八）体循环的静脉

体循环的静脉包括上腔静脉系、下腔静脉系和心静脉系（见第二章第一节相应内容）。

1. 上腔静脉系

上腔静脉系由上腔静脉及其属支组成，收集头颈部、上肢、胸部（心除外）等的静脉血，最后通过上腔静脉注入右心房。

上腔静脉（superior vena cava）是一条粗短的静脉干，在右侧第 1 胸肋连结的后方，由左、右头臂静脉汇合而成（图 2-2-41）。而后垂直下降，至第 3 肋软骨高度，注入右心房的上部。在穿入纤维心包之前，有奇静脉注入。上腔静脉内无静脉瓣，主要属支有左、右头臂静脉和奇静脉等。

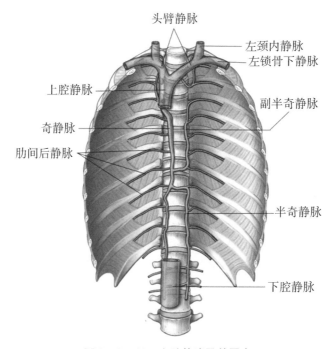

图 2-2-41　上腔静脉及其属支

头臂静脉（brachiocephalic vein）又称为无名静脉，左、右各一，由同侧颈内静脉和锁骨下静脉在胸锁关节后方汇合而成。汇合处的夹角称为静脉角（venous angle），是淋巴导管注入静脉的部位。左头臂静脉比右头臂静脉长，向右下斜越左锁骨下动脉、左颈总动脉和头臂干的前方，至右侧第1胸肋连结处后方与右头臂静脉汇合成上腔静脉。头臂静脉的属支除颈内静脉和锁骨下静脉外，还有椎静脉、胸廓内静脉和甲状腺下静脉等。

（1）头颈部静脉。其分为浅、深两组（图2-2-42）。浅静脉包括面静脉、下颌后静脉和颈外静脉等。深静脉包括颈内静脉、锁骨下静脉和颅内静脉等。

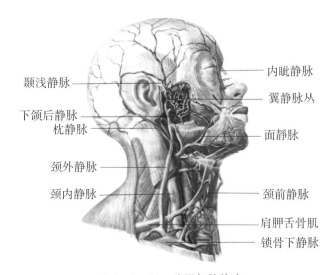

图2-2-42 头颈部的静脉

A. 面静脉（facial vein）。其位置表浅，起于内眦静脉（angular vein），在面动脉的后方下行，于下颌角前下缘处与下颌后静脉的前支汇合成面总静脉，跨过颈内、外动脉表面向下外行至舌骨大角水平注入颈内静脉。面静脉收集面前部软组织的静脉血。面静脉口角以上的部分缺乏静脉瓣，并且通过内眦静脉和眼上静脉与颅内的海绵窦相交通，还通过面深静脉连通翼静脉丛，继而与海绵窦交通。因此，当机体免疫力降低，面部发生感染时，若处理不当（如挤压等），可导致颅内感染。故通常将鼻根至两侧口角的三角区称为"危险三角"。

B. 下颌后静脉（retromandibular vein）。其由颞浅静脉和上颌静脉在腮腺实质内汇合而成。颞浅静脉与颞浅动脉相伴行，主要收集颅顶软组织的静脉血。上颌静脉起自翼内肌和翼外肌之间的翼静脉丛（pterygoid venous plexus），该丛除将面深部的静脉血引流入上颌静脉外，向内可借卵圆孔和破裂孔的导血管与颅内的海绵窦交通；向外借面深静脉与面静脉交通。下颌后静脉下行至腮腺下端处分为前、后两支，前支汇入面静脉，后支与枕静脉和耳后静脉汇合成颈外静脉。下颌后静脉主要收集面侧深区和颞区的静脉血。

C. 颈外静脉（external jugular vein）。其为颈部浅静脉中最大的一支。由下颌后静脉的后支和枕静脉、耳后静脉在下颌角处汇合而成，沿胸锁乳突肌表面下行至该肌后缘，在锁骨中点上方穿深筋膜，注入锁骨下静脉或静脉角。颈外静脉位置表浅而恒定，临床上常在此做静脉穿刺或插管。正常人站位或坐位时，颈外静脉常不显露。当心脏疾病或上腔静脉阻塞引起颈外静脉回流不畅时，在体表可见颈外静脉充盈轮廓，称颈静脉怒张。

D. 颈前静脉（anterior jugular vein）。其起自颏下部的浅静脉，沿颈前正中线两侧下行，穿过深筋膜，注入颈外静脉末端或锁骨下静脉。左、右颈前静脉在胸骨颈静脉切迹的上方，常吻合成颈静脉弓（jugular venous arch）。左、右颈前静脉也可合并成一支颈正中静脉，沿正中线下降。

E. 颈内静脉（internal jugular vein）。其是头颈部静脉血回流的主干。于颅底颈静脉孔处续于乙状窦（属于颅内的硬脑膜窦），在颈动脉鞘内沿颈内动脉和颈总动脉的外侧下行，至胸锁关节后方与同侧锁骨下静脉汇合成头臂静脉。颈内静脉的颅内属支包括乙状窦和岩下窦，收集颅骨、脑膜、脑、泪器和前庭蜗器等处的静脉血；颅外属支包括面静脉、舌静脉、甲状腺上静脉和甲状腺中静脉等。颈内静脉管壁附着于颈动脉鞘，并通过颈动脉鞘与周围的颈深筋膜及其邻近的肌腱密切相连，致使管腔经常处于开放状态，有利于静脉回流。但是当颈内静脉外伤破裂时，由于管腔不能闭合和胸腔负压对静脉回流的吸引作用，常导致空气栓塞。

F. 锁骨下静脉（subclavian vein）。其位于颈根部，腋动脉的前下方。自第1肋外侧缘续于腋静脉，向内行至胸锁关节后方与同侧颈内静脉汇合形成头臂静脉。锁骨下静脉主要属支是腋静脉和颈外静脉，与锁骨下动脉分支伴行的静脉多注入头臂静脉。临床上常经锁骨下静脉实施导管插入，用以补充营养、测定中心静脉压等。

（2）上肢静脉。上肢静脉分为浅、深静脉两种，最终注入锁骨下静脉。

A. 上肢浅静脉。手指浅静脉较丰富，在各指背侧形成两条相互吻合的指背静脉，上行至手背后，汇合成不同类型的手背静脉网（图2-2-43）。手掌的浅静脉细小，形成手掌静脉丛，大部分流至手背侧。继续向心回流途中汇成以下主要静脉：

a. 头静脉（cephalic vein）：起自手背静脉网的桡侧，沿前臂桡侧上行至肘窝，继沿肱二头肌外侧上行，经三角肌与胸大肌间沟行至锁骨下窝，穿深筋膜注入腋静脉或锁骨下静脉。在肘窝的稍下方，头静脉通过肘正中静脉与贵要静脉相交通。头静脉主要收集手和前臂桡侧浅层结构的静脉血。

b. 贵要静脉（basilic vein）：起自手背静脉网的尺侧，沿前臂尺侧上行，在肘窝接受肘正中静脉汇入后，继续沿肱二头肌内侧上行，至臂中点附近穿过深筋膜注入肱静脉，或伴肱静脉上行，注入腋静脉（图2-2-43）。贵要静脉收集手和前臂尺侧浅层结构的静脉血。

c. 肘正中静脉（median cubital vein）：是肘窝处斜行于皮下的短静脉干，变异较多，一般起于头静脉，经肱二头肌腱表面，向上内注入贵要静脉（图2-2-43）。肘正中静脉常收纳前臂前面浅静脉的前臂正中静脉，前臂正中静脉有时分叉后，分别注入贵要静脉和头静脉。肘正中静脉是临床静脉采血、输液的常用部位。

B. 上肢深静脉。其与同名动脉伴行，在腋窝以下多为两条静脉伴一条动脉，伴行静脉之间有广泛的吻合，并与浅静脉间也有丰富的吻合。腋静脉收集上肢浅、深静脉的全部血液，越过第1肋外缘后续为锁骨下静脉。

（3）胸部静脉。其包括胸部浅静脉和深静脉。浅静脉多形成静脉丛；深静脉主要包括头臂静脉、奇静脉及其属支、脊柱静脉等。

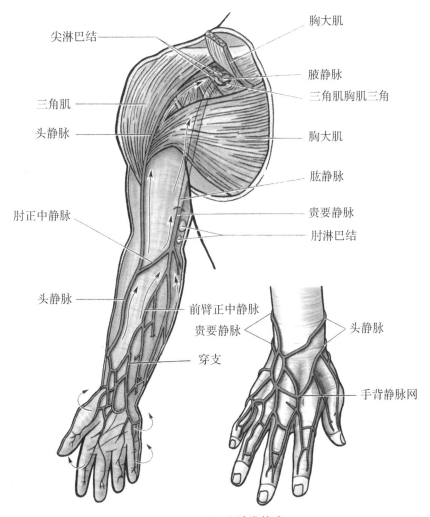

图2-2-43　上肢浅静脉

　　A. 胸部浅静脉。胸外侧静脉及其属支、胸腹壁静脉，收集胸腹部外侧壁的静脉血，向上外方注入腋静脉。近中线的胸壁浅静脉，经胸廓内静脉及其属支注入头臂静脉。胸壁的浅静脉与腹壁的浅静脉之间有广泛的吻合支。

　　B. 胸部深静脉。其包括上腔静脉、头臂静脉、奇静脉及其属支、脊柱静脉、胸廓内静脉等。

　　a. 奇静脉（azygos vein）（图2-2-41）：在右膈脚处延续自右腰升静脉，沿食管后方和胸主动脉、胸导管的右侧上行，至第3～5胸椎椎体高度向前形成奇静脉弓，跨过右肺根上方，注入上腔静脉。奇静脉沿途收集右侧肋间后静脉、半奇静脉、食管静脉和支气管静脉的血液。奇静脉向上与上腔静脉相连，向下借右腰升静脉连于下腔静脉，是沟通上腔静脉系和下腔静脉系的重要通道之一。当上腔静脉或下腔静脉阻塞时，奇静脉则成为重要的侧支循环途径之一。

　　b. 半奇静脉（hemiazygos vein）：在左膈脚处延续自左腰升静脉，沿胸椎体左侧上行，约达第 8 胸椎椎体高度经胸主动脉和食管后方向右跨越脊柱,注入奇静脉。半奇静脉收集左侧下部肋间后静脉、副半奇静脉和食管静脉的血液。

c. 副半奇静脉(accessory hemiazygos vein):沿胸椎椎体左侧下行,注入半奇静脉或向右跨过脊柱前面注入奇静脉。副半奇静脉收集左侧上部肋间后静脉和食管静脉的血液。

d. 脊柱静脉(veins of vertebral column):脊椎管内、外有丰富的静脉丛,按部位将其分为椎内静脉丛(internal vertebral plexus)和椎外静脉丛(external vertebral plexus)。椎内静脉丛位于椎骨骨膜和硬脊膜之间,收集椎骨、脊膜和脊髓的静脉血。椎外静脉丛位于椎体的前方、椎弓及其突起的后方,在颈部比较发达,收集椎体及背深肌的静脉血。椎内、外静脉丛无瓣膜,互相吻合,注入附近的椎静脉、肋间后静脉、腰静脉和骶外侧静脉等。脊柱静脉向上经枕骨大孔与硬脑膜窦交通,向下与盆腔静脉丛相交通。因此,脊柱静脉是沟通上、下腔静脉系和颅内、外静脉的重要结构之一。当盆腔、腹腔、胸腔等部位发生感染、肿瘤或寄生虫时,可经椎静脉丛侵入颅内或其他器官。

2. 下腔静脉系

下腔静脉系由下腔静脉及其属支组成,收集腹部、盆部、会阴和下肢等下半身的静脉血,最后通过下腔静脉注入右心房。

下腔静脉(inferior vena cava)是体内最大的静脉干,由左、右髂总静脉在第 5 腰椎椎体的右前方汇合而成,在脊柱的右前方沿腹主动脉的右侧上行,经肝的腔静脉沟,向上穿膈的腔静脉孔进入胸腔,注入右心房的下后部。下腔静脉的属支分为壁支和脏支,多数与同名动脉伴行,收集下肢、盆部和腹部的静脉血(图 2 - 2 - 44)。

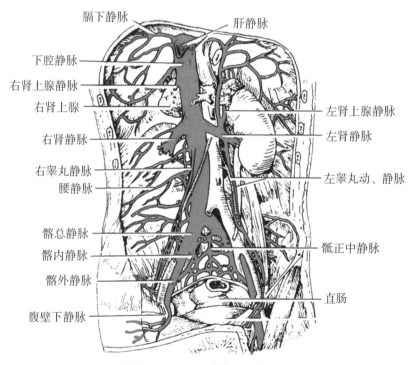

膈下静脉　　肝静脉

下腔静脉
右肾上腺静脉
右肾上腺
右肾静脉
右睾丸静脉
腰静脉

左肾上腺静脉
左肾静脉
左睾丸动、静脉

髂总静脉
髂内静脉
髂外静脉
腹壁下静脉

骶正中静脉

直肠

图 2 - 2 - 44　下腔静脉及其属支

髂总静脉（common iliac vein）由髂外静脉和髂内静脉在骶髂关节的前方汇合而成。左、右髂总静脉的长短、走行和属支略有不同。左髂总静脉长而倾斜，先沿左髂总动脉内侧，后沿右髂总动脉后方上行。右髂总静脉短而垂直，先行于右髂总动脉后方，后行于该动脉外侧。两侧髂总静脉伴髂总动脉上行至第5腰椎椎体右侧汇合成下腔静脉。左、右髂总静脉是收纳盆部和下肢静脉血的总干。

（1）下肢静脉。其分为浅静脉和深静脉。浅静脉位于浅筋膜内，并有许多交通支穿过深筋膜与深静脉相交通。深静脉及其属支的名称均与其伴行动脉一致。下肢静脉的瓣膜比上肢静脉多，深静脉瓣膜多于浅静脉。

A. 下肢浅静脉。其包括小隐静脉和大隐静脉及其属支等。

a. 大隐静脉（great saphenous vein）（图2-2-45）：全身最大的浅静脉，平均长度约为76 cm。其起自足内侧缘的足背静脉弓，并接受足底和足跟部的小静脉，经内踝前方，伴隐神经沿小腿内侧面、膝关节内后方、大腿内侧面上行，至耻骨结节外下方3～4 cm处穿阔筋膜的隐静脉裂孔，注入股静脉。大隐静脉在注入股静脉前接受股内侧浅静脉、股外侧浅静脉、阴部外静脉、腹壁浅静脉和旋髂浅静脉等5条属支的静脉血。大隐静脉收集足、小腿和大腿的内侧部及前部、会阴部、下腹部浅层结构的静脉血。大隐静脉在内踝前方的位置表浅而恒定，是输液和静脉注射的常用部位。

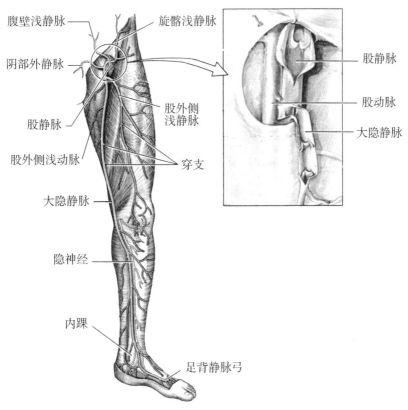

图2-2-45 下肢的浅静脉（前内侧面观）

　　b. 小隐静脉（small saphenous vein）（图 2 - 2 - 46）：是足外侧缘静脉的延续。其在足外侧缘起自足背静脉弓（dorsal venous arch of foot）和足跟的皮下静脉，经外踝后方，沿小腿后面上行，至腘窝下方穿深筋膜，经腓肠肌两头之间上行，于膝关节平面注入腘静脉。小隐静脉收集足外侧部和小腿后部浅层结构的静脉血。

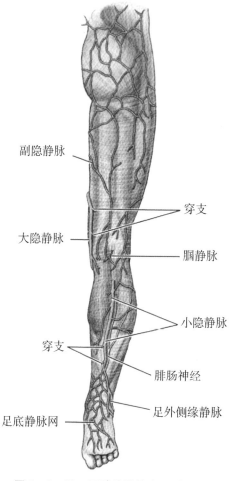

副隐静脉

穿支

大隐静脉

腘静脉

小隐静脉

穿支

腓肠神经

足底静脉网

足外侧缘静脉

图 2 - 2 - 46　下肢的浅静脉（后面观）

　　大隐静脉和小隐静脉借交通静脉与深静脉交通。交通静脉的瓣膜朝向深静脉，可将浅静脉的血液引流入深静脉，阻止血液向浅层回流。在长期站立工作、重体力劳动、妊娠、慢性咳嗽或习惯性便秘等情况下，可引起深静脉回流受阻及交通静脉瓣膜功能不全，深静脉血液会反流入浅静脉，导致下肢浅静脉扩张，并逐渐变形，最终形成静脉曲张和溃疡等疾病。

　　B. 下肢深静脉。其多位于动脉的两侧，与同名动脉及其分支伴行，一般为两条。由足底的内、外侧静脉和足背静脉网分别汇合形成胫后静脉和胫前静脉，它们汇合成腘静脉，走行在腘动脉和胫神经之间，穿过收肌腱裂孔移行为股静脉（femoral vein）。股静脉伴股动脉上行，至腹股沟韧带下缘移行为髂外静脉。股静脉的主要属支有大隐静脉、股深静脉以及旋股内侧静脉、旋股外侧静脉等。股静脉在腹股沟韧带的下方走行于股动脉的内侧，位置比较表浅，临床上常在此处做静脉穿刺插管等。

（2）盆部静脉。其包括髂外静脉和髂内静脉及其属支等（图 2 - 2 - 47）。

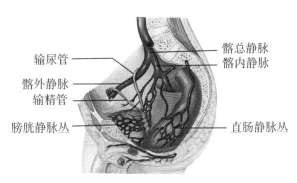

图 2 - 2 - 47　盆部的静脉（男性）

A. 髂外静脉（external iliac vein）：是股静脉的直接延续。其起自腹股沟韧带下缘的后方，沿小骨盆上口边缘与同名动脉伴行。左髂外静脉沿髂外动脉的内侧上行，右髂外静脉先沿髂外动脉的内侧，后沿髂外动脉的背侧上行，髂外静脉至骶髂关节前方与髂内静脉汇合成髂总静脉。髂外静脉主要属支有腹壁下静脉、旋髂深静脉和耻骨静脉等。

B. 髂内静脉（internal iliac vein）：是组成髂总静脉最大的属支。其起始于坐骨大孔的上部，沿髂内动脉后内侧上行，至骶髂关节的前方与髂外静脉汇合成髂总静脉。髂内静脉的属支与同名动脉伴行，收集盆壁和盆腔脏器及会阴区的静脉血。髂内静脉的属支包括脏支和壁支，其脏支大部分起自盆腔脏器的壁内或其周围形成的静脉丛，包括膀胱静脉丛、直肠静脉丛、前列腺静脉丛、子宫静脉丛和阴道静脉丛等。这些静脉丛在盆腔器官扩张或受压迫时有助于血液回流。壁支主要包括臀上、下静脉，闭孔静脉，阴部内静脉，骶外侧静脉等。

（3）腹部静脉。包括下腔静脉及其属支（图 2 - 2 - 44）和肝门静脉及其属支等。

A. 下腔静脉的属支。其分为壁支和脏支两种，多数与同名动脉伴行。

a. 壁支：包括膈下静脉和腰静脉。膈下静脉为成对的静脉，位于膈的下面，一般与膈下动脉伴行。腰静脉与腰动脉伴行，每侧 4～5 支，收集腰部的骨骼肌及皮肤和腹壁的静脉血。在各腰静脉、髂总静脉和髂内、外静脉之间的纵行静脉称为腰升静脉（ascending lumbar vein）。左、右腰升静脉向上分别延续为半奇静脉和奇静脉。

b. 脏支：收集腹腔成对脏器和肝的静脉血。其包括睾丸（卵巢）静脉、肾静脉、右肾上腺静脉和肝静脉等。

睾丸静脉（testicular vein）：起自由睾丸和附睾的小静脉吻合而成的蔓状静脉丛，参与构成精索，向上逐级汇合，经腹股沟管进入盆腔，汇合成睾丸静脉，在腹膜后方的腰大肌和输尿管的腹侧上升。左侧以直角汇入左肾静脉，右侧以锐角直接注入下腔静脉。由于左睾丸静脉以直角注入左肾静脉，影响静脉血的回流，因此左侧常发生精索静脉曲张，严重者可导致不育。

卵巢静脉（ovarian vein）：起自卵巢静脉丛，在卵巢悬韧带内上行，汇合成卵巢静脉，注入部位同男性睾丸静脉。

肾静脉（renal vein）：输送肾的静脉血至下腔静脉，是一对短而粗的静脉。其在第1腰椎高度跨越腹主动脉的前面，经肾动脉前面向内侧走行，注入下腔静脉。左肾静脉比右肾静脉长，还接受左睾丸静脉（或左卵巢静脉）和左肾上腺静脉的静脉血。

肾上腺静脉（suprarenal vein）：左、右各一，左侧注入左肾静脉，右侧注入下腔静脉。

肝静脉（hepatic vein）：是脏支中最大的属支，有2～3支。其在肝实质内由肝小叶下静脉逐级汇合而成，最终形成肝左静脉、肝中静脉和肝右静脉以及细小的静脉，它们从肝后缘的腔静脉沟处斜行注入下腔静脉。

B. 肝门静脉系（图2-2-48，图2-2-49）：由肝门静脉及其属支组成。其收集腹盆部消化道（包括食管腹段，但直肠下部和肛管除外）、脾、胰和胆囊的静脉血。肝门静脉系的起始端是位于消化道、脾、胰和胆囊等器官内的毛细血管，其末端是位于肝实质内的肝血窦，其内含有分别来自肝门静脉和肝固有动脉的混合血，在肝内经过肝细胞的整合处理后，最终经肝静脉注入下腔静脉。肝门静脉系两端均为毛细血管，而且没有瓣膜，血液可朝两个方向流动。

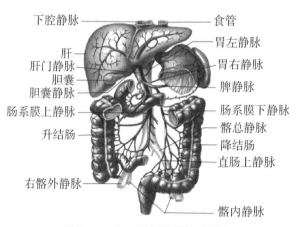

图2-2-48 肝门静脉及其属支

肝门静脉（hepatic portal vein）（图2-2-48，图2-2-49）：为一粗短的静脉干，由肠系膜上静脉和脾静脉在第2腰椎右侧，胰颈背侧汇合而成。经胰颈后方，十二指肠上部的深面进入肝十二指肠韧带内，在肝固有动脉和胆总管的后方入第一肝门，分为左、右支，分别进入肝左叶和肝右叶。肝门静脉在肝内逐级分支，最终注入肝血窦。

主要属支：多与同名动脉伴行。其主要包括：①脾静脉（splenic vein）。其起自脾门，经脾动脉下方和胰后方上部右行。经腹腔干和肠系膜上动脉之间，至腹主动脉前方与肠系膜上静脉汇合成肝门静脉。脾静脉还收纳胃短静脉、胃网膜左静脉、胃后静脉以及肠系膜下静脉等属支。②肠系膜下静脉（inferior mesenteric vein）。其位于同名动脉的左侧，经左腰大肌的前方，壁腹膜的后方上行，可汇入脾静脉、肠系膜上静脉或肝门静脉角等，其属

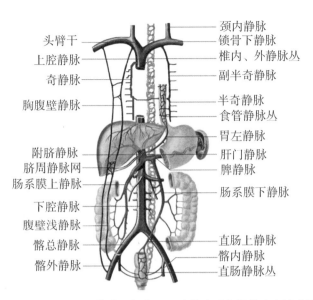

图 2 - 2 - 49　肝门静脉系与上、下腔静脉系之间的吻合模式图

支包括左结肠静脉、乙状结肠静脉、直肠上静脉等。③肠系膜上静脉（superior mesenteric vein）。其沿同名动脉右侧上行，接受同名动脉分支的伴行静脉，如回结肠静脉、右结肠静脉、中结肠静脉、空肠静脉和回肠静脉等属支。④胃左静脉（left gastric vein）。其起始于胃前、后壁的小静脉支，与胃左动脉伴行，沿胃小弯至贲门，接受食管下 1/3 的静脉血，然后向右，越过主动脉前方，汇入肝门静脉。⑤胃右静脉（right gastric vein）。其与同名动脉伴行，接受同名动脉分布的结构的静脉血，还接受幽门前静脉。幽门前静脉是起始于幽门前面的小静脉，此静脉经幽门与十二指肠交界处前面上行，汇入胃右静脉，是手术时区分幽门和十二指肠上部的标志。⑥胆囊静脉（cystic vein）。其变异较大，可注入肝门静脉主干或肝门静脉右支。⑦附脐静脉（paraumbilical vein）。其起自脐周静脉网，向后上走行，经肝圆韧带表面或实质内注入肝门静脉，是肝门静脉和腹前壁静脉间的重要吻合支。

　　肝门静脉系与上、下腔静脉系之间的吻合（图 2 - 2 - 49）：肝门静脉系与上、下腔静脉系之间有丰富的吻合，主要在以下 4 个部位：①胃左静脉的食管属支借助于食管壁的食管静脉丛与奇静脉、半奇静脉的食管支相吻合。②直肠上静脉借助于直肠壁的直肠静脉丛与直肠下静脉、肛静脉相吻合。③附脐静脉借助于脐周静脉网与腹壁的静脉相吻合。④腹膜后脏器的静脉及腹后壁的静脉直接与肠系膜上、下静脉的小属支相吻合。这些吻合静脉统称为 Retzius 静脉。

　　正常情况下，肝门静脉系与上、下腔静脉系之间的吻合支细小，血流量少。但是当出现肝硬化、肝肿瘤、肝门处淋巴结肿大等疾病时，会导致肝门静脉回流受阻，出现肝门静脉高压，此时肝门静脉系的血液可经上述吻合途径形成侧支循环。由于血流量增多，交通支变得粗大而弯曲，出现静脉曲张，如食管静脉丛、直肠静脉丛和脐周静脉网曲张。如果食管静脉丛和直肠静脉丛曲张静脉破裂，可出现呕血和便血。肝门静脉高压可引起收集静脉血范围的器官淤血，出现脾肿大和腹水等。

四、毛细血管

毛细血管（capillary）连接动脉与静脉，是体内分布最广、管径最细的血管。其分支互相吻合成网。代谢旺盛的器官如骨骼肌、心肌、肺、肾等，毛细血管网较密；代谢较低的器官如骨、肌腱和韧带等，毛细血管网较稀疏。

（一）毛细血管的结构

毛细血管管径一般为 6～8 μm，但血窦管径较大，可达 40 μm。其管壁主要由一层内皮细胞和基膜构成（图 2 - 2 - 50）。毛细血管横切面由一个内皮细胞或 2～3 个内皮细胞围成，通常只能容纳 1～2 个红细胞通过。内皮的基膜只有基板。在内皮与基膜之间有一种扁而有突起的细胞，称为周细胞（pericyte），其核呈卵圆形或肾形，胞质内可见粗面内质网、高尔基复合体、线粒体等细胞器，还含有较多的微丝，附着在密体，具有收缩功能，可调节血流。血管损伤后，周细胞可增殖分化成内皮细胞、平滑肌纤维和成纤维细胞，参与血管的生长和修复。

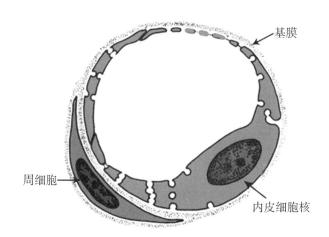

图 2 - 2 - 50　毛细血管结构模式图

（二）毛细血管的分类

电镜下，根据内皮细胞和基膜的结构特点，可以将毛细血管分为三型（图 2 - 2 - 51）。

1. 连续毛细血管（continuous capillary）

其内皮细胞相互连续，细胞间紧密连接而封闭了细胞间隙，基膜完整，细胞质中有大量的质膜小泡。连续毛细血管主要以质膜小泡方式在血液和组织之间进行物质交换。连续毛细血管分布于结缔组织、肌组织、肺、胸腺、外分泌腺和中枢神经系统等处，还参与了血 - 脑屏障等屏障性结构的组成。

2. 有孔毛细血管（fenestrated capillary）

其内皮细胞间也紧密连接，内皮细胞不含核的部分非常薄，有许多贯穿胞质的内皮窗孔，一般由厚 4～6 nm 的隔膜封闭，基膜完整。此窗孔有利于血管内外中、小分子物质的交换。有孔毛细血管主要分布于胃肠黏膜、某些内分泌腺和肾血管球等处。

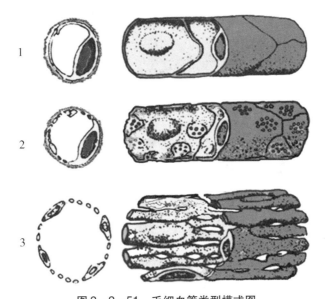

图 2 – 2 –51　毛细血管类型模式图
1. 连续毛细血管；2. 有孔毛细血管；3. 血窦。

3. 血窦（sinusoid）

血窦又称为窦状毛细血管或不连续毛细血管，不同器官内的血窦结构差别较大。其共同特点是管腔大，形状不规则。有些血窦，内皮细胞有孔，基膜连续；有些血窦，基膜不连续或不存在。内皮细胞之间的间隙较大，有利于大分子物质甚至血细胞出入血液。血窦主要分布于肝、脾、骨髓和某些内分泌腺。

（三）毛细血管的功能

1. 选择性通透与物质交换

毛细血管是血液与周围组织进行物质交换的重要部位。因其管壁很薄，故有利于其与周围组织细胞进行物质交换。毛细血管的通透性受多种因素的影响，如组胺、5 – 羟色胺以及温度升高时都可使毛细血管通透性增强。

2. 活性物质的合成和代谢

毛细血管的内皮细胞可以参与某些生物活性物质的合成与代谢。

3. 抗凝作用

毛细血管的内皮细胞可产生抗凝和抗血栓成分。

五、血管的吻合

人体的血管除经动脉 – 毛细血管 – 静脉相通连外，动脉与动脉、静脉与静脉之间甚至动脉与静脉之间，可借吻合支或交通支彼此连接，形成血管吻合（vascular anastomosis）。常见的吻合类型如下（图 2 – 2 –52）。

（一）动脉与动脉之间

人体内许多部位或器官由于功能的需要，其动脉之间互相吻合形成动脉环、动脉弓或动脉网。在脑底部，两条不同来源的动脉干及其分支之间借交通支相连，形成脑底动脉环；在容易改变形态的器官，两条动脉末端直接吻合形成动脉弓，如掌深弓、掌浅弓和胃小弯动脉弓；在经常活动或易受压的部位，如在关节周围，邻近的多条动脉分支间常互相吻合成动脉网；这些动脉吻合具有缩短循环途径、调节局部血流量，以保证局部血液供应的作用。

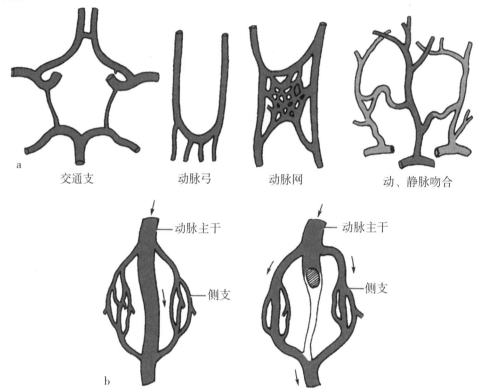

交通支　　　　　动脉弓　　　　　动脉网　　　　动、静脉吻合

动脉主干　　　　　　　　动脉主干

侧支　　　　　　　　　　侧支

b

图 2－2－52　血管吻合类型
a. 血管吻合形式；b. 侧支吻合和侧支循环。

（二）静脉与静脉之间

静脉吻合远比动脉丰富，除具有和动脉相似的吻合形式外，常在脏器周围或脏器壁内形成丰富的静脉丛，以保证在脏器局部受压时血流通畅。

（三）动脉与静脉之间

在体内的许多部位，如指尖、趾端、唇、鼻、外耳皮肤和生殖器勃起组织等处，小动脉和小静脉之间借吻合支，直接相通形成小动－静脉间吻合。这种吻合有加速血液回流，调节局部温度的作用。

（四）侧支吻合与侧支循环

较大的血管主干在行程中发出与其平行的侧副管。发自主干的侧副管彼此吻合，称为侧支吻合（collateral anastomosis）。正常状态下侧副管细小，但当主干阻塞时，侧副管的血流量则逐渐增加，口径亦缓慢增粗，血液可经扩大的侧支吻合到达阻塞以下的血管主干，使血管受阻区的血液循环得到不同程度的代偿。这种通过侧支建立的循环途径称侧支循环（collateral circulation），或侧副循环。侧支循环的建立，对于保证器官在病理状态下的血液供应具有重要的意义。

六、微循环

微循环（microcirculation）是指从微动脉到微静脉之间的血液循环，是血液循环和物质交换的基本结构与功能单位。不同组织中微循环血管的组成各有特点，但一般都由以下几部分组成。

（一）微动脉

微动脉管壁平滑肌的收缩可调节微循环的血流量，起到控制微循环总闸门的作用。

（二）毛细血管前微动脉和中间微动脉

微动脉的分支称为毛细血管前微动脉。后者继续分支为中间微动脉，也称为后微动脉。

（三）真毛细血管

真毛细血管为即通称的毛细血管，由中间微动脉分支形成的相互吻合的毛细血管网。真毛细血管行程迂回，血流很慢，是进行物质交换的主要部位。在真毛细血管的起始点通常有 1～2 个平滑肌纤维，形成毛细血管前括约肌，是调节微循环血流量的分闸门。

（四）直捷通路

直捷通路是连于中间微动脉与微静脉之间距离最短的毛细血管，也称为通血毛细血管，是经常开放的血液通路，管径比真毛细血管略粗。生理状态下，大部分血液通过此通路回流入心脏。

（五）动静脉吻合

由微动脉发出的侧支，直接与微静脉相通的血管，称为动静脉吻合。此段血管的管壁较厚，有发达的平滑肌和丰富的神经末梢。动静脉吻合收缩时，微动脉血液流入毛细血管；动静脉吻合松弛时，微动脉血液直接流入微静脉。动静脉吻合主要分布于指、趾、唇、耳和鼻等处的皮肤，可调节局部组织的血流量。

（六）微静脉

微静脉如上述。

（张全鹏、张彦慧）

第三节　心血管系统的发生

人胚要通过血液循环从母体获得营养物质与氧气，因此心血管系统是胚体内最早形成与执行功能的系统，原始心血管系统于第 3 周形成，血液循环于第 4 周末开始。此系统的形成有利于早期的胚胎从母体获取营养物质并排出代谢废物，以适应胚胎生长发育的需要。

一、原始心血管系统的建立

心血管系统由中胚层分化而来，首先形成原始心血管系统，再进一步经过生长、合并、扩大和萎缩等过程而逐渐完善。

人胚发育至第2周末，源自卵黄囊、体蒂和绒毛膜的胚外中胚层细胞先后增殖分化形成细胞索或团，称为血岛（blood island）。随后，血岛内出现间隙，周边的细胞分化为内皮细胞，相邻的内皮细胞互相连接，围成的管道称为原始血管；而中央部细胞分化为原始血细胞，又称为造血干细胞（图2-2-53）。原始血管不断地向外出芽延伸，相邻血岛形成的血管互相连接，逐渐形成胚外毛细血管网。随后，胚体各处的间充质内也出现很多裂隙，裂隙周围的细胞分化为内皮细胞，进而形成胚内毛细血管网。

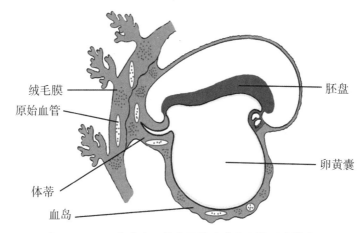

图2-2-53 卵黄囊、体蒂及绒毛膜中血管形成模式图

第3周，胚内与胚外的毛细血管经体蒂相连，形成了胚胎早期原始的血管通路（图2-2-54）。此时的原始心血管系统左右对称，由心管、原始动脉系统和原始静脉系统组成。

（一）心管

心管开始为1对，于胚胎第4周合并为一条。

（二）动脉

背主动脉1对，走行于原始消化管背侧，随后在咽尾部合并为一条并沿途发出数条分支。

（1）卵黄动脉：有若干对，背主动脉腹侧发出，分布于卵黄囊壁。

（2）脐动脉：1对，由尿囊动脉演变而来，经体蒂分布于绒毛膜。

（3）节间动脉：约30对，依次分布于相应的体节间。

（4）弓动脉：6对，穿行于相应的鳃弓内。

（三）静脉

静脉与动脉同时发生，有以下4对。

（1）主静脉：前、后主静脉各1对，分别分布在胚体的前、后部，收集胚胎上、下半身的血液，在回流心脏前合并成总主静脉。

（2）总主静脉：1对，由两侧前、后主静脉汇合而成。

（3）卵黄静脉：1对，由卵黄囊毛细血管汇合而成，收集卵黄囊的血液回流到心脏。

（4）脐静脉：1 对，由绒毛膜毛细血管汇合而成。收集绒毛膜中含氧和营养物质的血液，送入心脏。

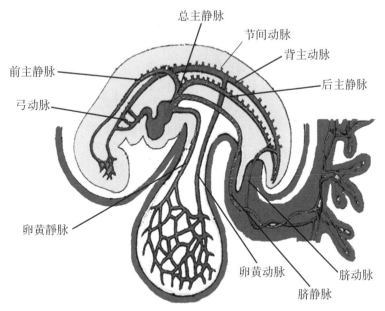

图 2－2－54　原始心血管系统模式

总主静脉、卵黄静脉和脐静脉分别开口于心管尾侧的左、右静脉窦。至第 3 周末，胚体内、外建立了胚体循环、卵黄囊循环与脐循环三套通路。

二、心脏的发生

心脏发生于生心区，生心区位于胚盘头端、口咽膜前方的脏壁中胚层，生心区前方的中胚层为原始横隔。

（一）原始心脏的形成

人胚发育至第 18 ～ 19 天，口咽膜头端的中胚层出现生心区，之后出现腔隙，称为围心腔。在围心腔的腹侧，一部分细胞聚集成一对长条状的细胞索，称为生心索。随着胚胎头褶和侧褶的发生，围心腔和生心索也发生相应的改变。头褶使围心腔和生心索转到前肠的腹侧，与此同时，生心索内出现成对的左、右两条纵行管道，称为心管；侧褶导致左、右心管向中央靠拢，约在第 22 天融合成一条心管，并各与成对的动、静脉连接（图 2－2－55）。随着围心腔的不断扩大并向心管背侧扩展，心管和前肠之间的间充质形成心背系膜，最终将心管悬挂于围心腔的背侧壁。心背系膜中央部渐渐退化消失，心管则游离于围心腔内，但心管头、尾侧仍留有心背系膜。之后，围心腔发育成心包腔。合并后的心管，其内部发生系列的改变，心管周围的间充质逐渐密集、增厚并形成心肌外套层，以后分化为心肌膜和心外膜。心管内皮和心肌外套层之间的疏松结缔组织，称为心胶质，以后形成心内膜下层的结缔组织。

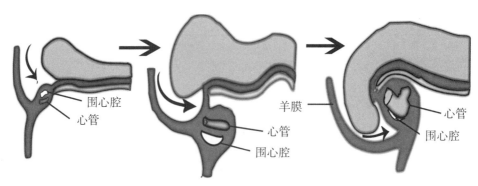

图 2-2-55　心管及围心腔的位置变化

（二）心脏外形的演变

随着胚胎的发育，心管各部分生长速度不相同，故形成了 3 个膨大，从头至尾依次为心球（bulbus cordis）、心室（ventricle）和心房（atrium）。随后，在心球头端伸出一细长的部分，称动脉干（truncus arteriosus）；在心房尾端渐渐出现一膨大的部分，称静脉窦（sinus vesnosus），其末端分为左、右角。

此时，心管的头端与动脉相连；尾端与静脉相连。由于心管的游离部的生长速度远远快于心包腔的扩展速度，于是心管变弯曲，首先是心球和心室部弯曲形成"U"形的球状袢。之后，心房脱离横隔的限制，移至心室头端背侧，并偏向左侧。静脉窦也随之从原始横隔脱离出来，移至心房尾侧，因此，心脏的外形又变为"S"形（图 2-2-56）。在心管弯曲的过程中，由于心房的腹侧受心球和动脉干的限制，其背侧受食管的限制，因而只能向左、右两侧扩展，并逐渐上移膨出于心球和动脉干的两侧。

（三）心脏的内部分隔

人胚发育至第 5 周，心脏外形已初步建立，内部的分隔也同时进行，于第 7 周末完成。

1．房室管的分隔

随着心房和心室之间出现的房室沟的逐渐加深，心脏外部观可见心房和心室之间出现一缩窄环，而内部观则出现一狭窄的管道，称房室管。第 4 周，在房室管的腹、背侧壁的正中部的心内膜组织增厚，分别形成背、腹两个隆起，称为心内膜垫（图 2-2-57）。两个心内膜垫彼此相对生长，并逐渐向中央靠拢，于第 6 周相互融合，此时，将房室管分成左、右房室管。房室管处的间充质局部增厚并向腔内隆起，最终演变成二尖瓣和三尖瓣。

2．心房的分隔

心内膜垫发生的同时，心房头端背侧壁的正中线处发生一个薄膜，呈半月形，称为第一房间隔。此隔向心内膜垫方向生长，在其游离缘与心内膜垫之间暂时保留一个小孔，称为第一房间孔。此后，第一房间孔与心内膜垫融合使其被封闭。但在第一房间孔封闭之前，第一房间隔在生长过程中，其上部中央处变薄，出现若干个小孔，并渐渐融合成一大孔，称为第二房间孔。

第 5 周末，于第一房间隔的右侧，从心房的头端腹侧壁生出一较厚的新月形的隔膜，称为第二房间隔。此隔渐向心内膜垫方向生长，并覆盖了第二房间孔，当第二房间隔的前后缘与心内膜垫接触时，其下方留有一孔，称为卵圆孔（图 2-2-57）。卵圆孔位于第二房间孔的稍尾侧，两孔交错重叠。由于卵圆孔的左侧被第一房间隔覆盖，因此第一房间隔相当于卵圆孔的瓣膜。由于出生前肺循环尚不能行使功能，左心房压力比较小，又因第一房间隔非常薄，因此右心房血液可冲开卵圆孔瓣膜而流入左心房，但左心房的血液却不能流入右心房。出生之后，由于肺循环启动，左心房压力增大，使第一房间隔紧贴于第二房间隔，两隔渐融为一个完整的房间隔，卵圆孔被封闭，左右两心房完全被分隔，因此右心房血液不再流入左心房。

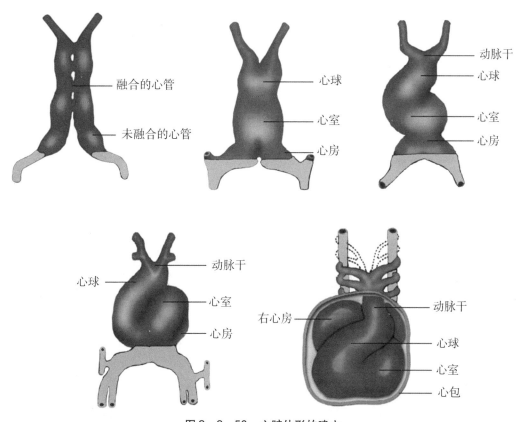

图 2 - 2 - 56　心脏外形的建立

3. 心室的分隔

人胚发育至第 4 周末，心尖处心室底壁的组织向上凸起形成一较厚的半月形肌性隔膜，称为肌性室间隔或室间隔肌部。此隔膜渐渐地向心内膜垫方向生长，其游离缘与心内膜垫之间留有一孔，称为室间孔。人胚发育至第 7 周末，心球内部形成一对嵴，称为左右心球嵴。二嵴彼此对向生长、融合，与心内膜垫及肌性室间隔游离缘组织一起参与室间孔的封闭，同时，心内膜垫增生、室间隔肌部上缘向上生长，与左、右心球嵴融合形成膜性室间隔，或称为室间隔膜部。至此，室间孔闭锁，左、右心室分隔完成（图 2 - 2 - 57）。

4. 心球与动脉干的分隔

人胚发育至第 5 周，由于心球和动脉干的心内膜下组织局部增生，形成一对螺旋状走行、相应对向生长的嵴，嵴在中线相互愈合后则形成主动脉肺动脉隔（图 2 - 2 - 58）。此隔将心球和动脉干分隔成相互缠绕的主动脉和肺动脉。在主动脉和肺动脉开口处，心内膜下组织局部向腔内增厚、隆起，各形成三个薄片状隆起，逐渐演变为袋状的半月瓣。室间孔闭锁后，右心室与肺动脉干相通，左心室与主动脉相通。

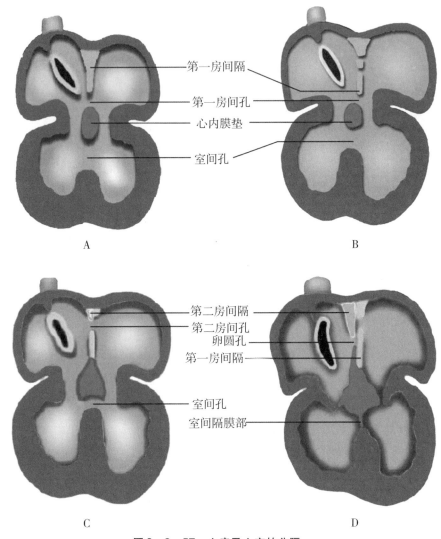

A   B

第一房间隔

第一房间孔

心内膜垫

室间孔

第二房间隔

第二房间孔

卵圆孔

第一房间隔

室间孔

室间隔膜部

C   D

图2-2-57　心房及心室的分隔

（四）静脉窦的演变

静脉窦位于原始心房尾端的背面。起初，因静脉窦开口于心房的中央部，左、右角大小对称，后因血液多经右角回流心脏，右角逐渐扩大。人胚发育至第7～8周时，由于心房扩展速度很快，静脉窦右角并入右心房，形成右心房固有部，原始右心房变为右心耳。静脉窦左角逐渐萎缩，近端形成冠状窦，远端则形成左心房斜静脉根部。原始左心房因不断的扩展，渐将肺静脉根部及左、右属支合并入左心房，形成左心房固有部，原始左心房成为左心耳。

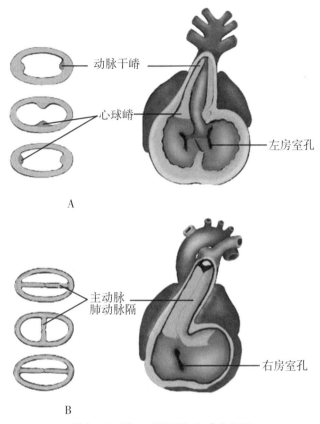

A

B

图 2-2-58 动脉干和心球的分隔

动脉干嵴

心球嵴

左房室孔

主动脉
肺动脉隔

右房室孔

三、胎儿血液循环

（一）胎儿血液循环

来自胎盘的血液富含氧和营养物质，此血液经胎儿的脐静脉进入胚体，大部分血液在肝内经静脉导管直接注入下腔静脉，小部分经肝血窦再注入下腔静脉。此外，下腔静脉还收集从下肢、盆腔和腹腔回流的血液，因此下腔静脉的血为混合血，主要是含氧高和营养物质丰富的血（氧饱和度约为67%）。

右心房接收源自上、下腔静脉的血液。由于下腔静脉的入口正对着卵圆孔，因此由下腔静脉进入右心房的血液大部分经卵圆孔入左心房，与少量的从肺静脉来的血液混合后进入左心室。而另一小部分血液则与上腔静脉血液混合后进入到右心室，继而进入肺动脉，由于此时肺尚不能行使呼吸功能，因此90%以上的血液经动脉导管流入降主动脉，仅小部分流入了肺部。

左心室的血液（氧饱和度约为62%）大部分经主动脉弓的三大分支分布到头、颈和上肢，以供应头颈和上肢发育所需的营养物质和氧。另一小部分血液则进入降主动脉。降主动脉的血液（氧饱和度约为58%）除供应躯干、腹腔、盆腔器官及下肢外，其余均经脐动脉流入胎盘，与母体血液进行物质和气体交换（图2-2-59）。

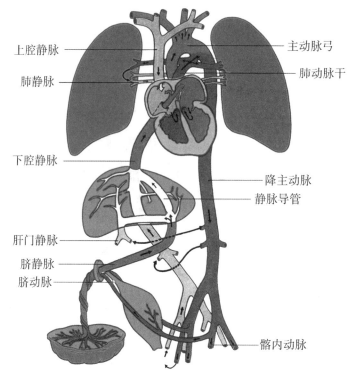

图2-2-59 胎儿血液循环途径示意图

上腔静脉 — 主动脉弓

肺静脉 — 肺动脉干

下腔静脉 — 降主动脉 / 静脉导管

肝门静脉 / 脐静脉 / 脐动脉 — 髂内动脉

（二）胎儿出生后血液循环的变化

胎儿出生后，胎盘血液循环中断，肺开始呼吸，故血液循环的途径也发生了一系列的改变：① 脐静脉闭锁，形成由脐至肝的肝圆韧带。② 脐动脉大部分闭锁，形成脐外侧韧带，近段保留而成为膀胱上动脉。③ 动脉导管与静脉导管闭锁，分别形成动脉韧带和静脉韧带。④ 卵圆孔闭锁。胎儿出生后，由于胎盘血液循环中断，流入右心房的血量减少，右心房压力降低；此时肺也开始呼吸，大量血液从肺静脉流入左心房，而使左心房压力增高，当左心房压力高于右心房时，血液推动卵圆孔瓣紧贴第二房间隔，二者相互融合，卵圆孔被闭锁。胎儿出生后1年左右，卵圆孔完全封闭成为卵圆窝。

四、心血管系统的主要畸形

（一）房间隔缺损

房间隔缺损（atrial septal defect）最常见的类型为卵圆孔未闭。其原因如下：① 卵圆孔瓣上有许多的穿孔。② 第一房间隔过度吸收，致使卵圆孔瓣过短，无法完全遮住卵圆孔。③ 第二房间隔发育异常，导致卵圆孔过大。④ 第二房间孔过大与卵圆孔重叠。⑤ 因心内膜垫发育不全，使第一房间隔下缘未能与心内膜垫愈合而留一孔。

（二）室间隔缺损

室间隔缺损（ventricular septal defect）最常见的部位为室间隔膜部。这通常是由心内膜垫的心内膜下组织增生和延伸不良，不能与主动脉肺动脉隔和室间隔肌部愈合而致。室间隔肌部缺损较少见，常由室间隔肌部在形成时被吸收过多所致。

（三）动脉干和心球的分隔异常

1．主动脉和肺动脉错位

其原因是主动脉肺动脉隔不呈螺旋状走行，而是形成直的间隔，导致主动脉发自于右心室，且位于肺动脉的前面，肺动脉干发自于左心室。此畸形常伴有室间隔膜部缺损或动脉导管未闭，而使体循环与肺循环之间出现直接相通。

2．主动脉或肺动脉狭窄

由于主动脉肺动脉隔的发生部位偏向一侧，造成主动脉和肺动脉的分隔不均，以致一侧动脉粗大，另一侧动脉狭小，即主动脉狭窄或肺动脉狭窄。此畸形常伴有室间隔膜部缺损。

3．法洛四联症（tetralogy of Fallot）

法洛四联症为心血管畸形中最严重的一种，包括：①肺动脉狭窄。②室间隔缺损。③主动脉骑跨。④右心室肥大。由于肺动脉狭窄，右心室排出血液的阻力增大，致使右心室出现肥大（图 2 - 2 - 60）。

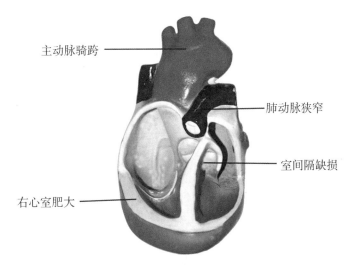

主动脉骑跨

肺动脉狭窄

室间隔缺损

右心室肥大

图 2 - 2 - 60　法洛四联症

4．动脉导管未闭（patent ductus arteriosus）

动脉导管未闭较常见，且女性发病率高于男性。其主要原因可能是动脉导管管壁的平滑肌组织收缩不良，使肺动脉和主动脉保持相通状态。

（张彦慧）

 第四节　淋巴系统

淋巴系统（lymphatic system）由淋巴管道、淋巴器官和淋巴组织构成，管道内流动的是无色透明的淋巴（lymph）。当动脉血经动脉各级分支输送到毛细血管时，血液中的液体成分和溶于血浆的某些物质，透过毛细血管壁进入组织间隙，成为组织液。细胞从组织液中直接吸收所需物质，同时将代谢产物及 CO_2 排入组织液中。进行物质交换后的组织液，大部分经毛细血管静脉端透过毛细血管壁回到血液，经静脉回流；小部分（主要为水、脂类和大分子物质）的组织液进入毛细淋巴管，成为淋巴。淋巴通过各级淋巴管向心流动，最后汇入静脉。因而淋巴系统可视为心血管系统的辅助系统，其功能是协助静脉引流组织液。

淋巴管在行程中与淋巴结连通，淋巴结不仅有滤过淋巴的作用，还与脾和胸腺等其他淋巴器官和淋巴组织一起产生淋巴细胞，参与机体的免疫功能，构成人体重要的防御屏障（图 2-2-61）。

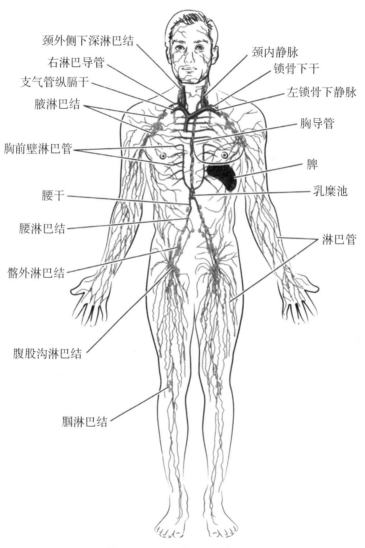

颈外侧下深淋巴结
右淋巴导管
支气管纵膈干
腋淋巴结
胸前壁淋巴管
腰干
腰淋巴结
髂外淋巴结
腹股沟淋巴结
腘淋巴结

颈内静脉
锁骨下干
左锁骨下静脉
胸导管
脾
乳糜池
淋巴管

图 2-2-61 淋巴系统概观

一、淋巴系统的组成和结构特点

（一）淋巴管道

1. 毛细淋巴管（lymphatic capillary）

毛细淋巴管是淋巴管的起始部分，起始端为膨大的盲端，彼此吻合成网。毛细淋巴管分布广泛，除脑、脊髓、脾、骨髓、上皮、角膜、晶状体、牙釉质、软骨等处缺乏形态明确的管道外，几乎遍布全身。（图 2 - 2 - 62）

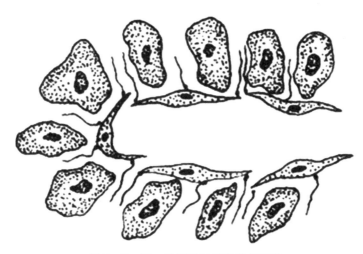

图 2 - 2 - 62　毛细淋巴管的结构示意

2. 淋巴管（lymphatic vessel）

淋巴管由毛细淋巴管网汇合而成，管壁结构与小静脉相似，但管径更细，管壁更薄，瓣膜更多。淋巴管有丰富的瓣膜，这是淋巴管区别于毛细淋巴管的特征性结构，而且瓣膜具有维持淋巴流向和防止淋巴逆流的作用。由于相邻两对瓣膜之间的淋巴管道扩张明显，淋巴管外观常呈串珠状。在向心行程中，常有一个或多个淋巴结与淋巴管通连。淋巴管根据位置可分为浅淋巴管和深淋巴管两类。浅淋巴管位于浅筋膜内，与浅静脉伴行。深淋巴管位于深筋膜深面，多与血管神经伴行。浅、深淋巴管之间存在丰富的交通。

3. 淋巴干（lymphatic trunk）

全身各部的淋巴管经过一系列淋巴结后，逐级汇合，其最后一群淋巴结的输出淋巴管汇合形成较大的淋巴管称为淋巴干。全身共有 9 条淋巴干，即引流头颈部淋巴的左、右颈干；引流胸部的左、右支气管纵隔干；引流上肢和部分胸壁的左、右锁骨下干；引流下肢和盆部的左、右腰干和引流腹腔不成对脏器的肠干。（图 2 - 2 - 63）

4. 淋巴导管（lymphatic duct）

全身 9 条淋巴干最终汇合成两条粗大的淋巴导管，即胸导管和右淋巴导管。胸导管收集全身 3/4 的淋巴液，最终注入左静脉角。右淋巴导管收集全身 1/4 的淋巴液，最终注入右静脉角。此外，少数淋巴管可不通过淋巴导管回心，而是直接注入盆腔静脉、肾静脉、肾上腺静脉和下腔静脉等回心。（图 2 - 2 - 63）

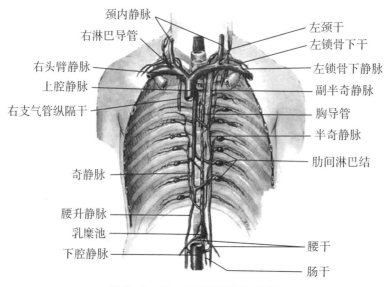

图 2 - 2 - 63　淋巴干和淋巴导管

（二）淋巴组织

淋巴组织是以淋巴细胞为主要成分所形成的一种组织，可分为中枢淋巴组织和周围淋巴组织两种类型。中枢淋巴组织分布在中枢淋巴器官，发生较早；周围淋巴组织分布在周围淋巴器官及消化道与呼吸道黏膜内，发生较晚。根据其中的淋巴细胞集聚的程度和方式，周围淋巴组织又分为弥散淋巴组织和淋巴小结两类。弥散淋巴组织主要分布在消化道和呼吸道的黏膜固有层，淋巴小结主要分布在小肠黏膜固有层内的孤立淋巴滤泡和集合淋巴滤泡等。除淋巴器官外，消化、呼吸、泌尿和生殖系统器官的各管道以及皮肤等处均含有丰富的淋巴组织，起着防御屏障的作用。

（三）淋巴器官

淋巴器官是以淋巴组织为主所形成的实质性器官。淋巴器官根据所含淋巴组织的不同，可分为中枢淋巴器官和周围淋巴器官；中枢淋巴器官包括胸腺和骨髓，它们是培育各类淋巴细胞的场所；周围淋巴器官包括淋巴结、扁桃体和脾，是成熟淋巴细胞定居和直接参与免疫反应的部位。

二、淋巴回流的影响因素和侧支循环

（一）淋巴回流的影响因素

淋巴流动缓慢，在安静状态下，每小时约有 120 mL 淋巴流入血液，每天回流的淋巴相当于全身血浆总量。影响淋巴回流的因素较多。远近相邻两对瓣膜之间的淋巴管段构成"淋巴管泵"，通过平滑肌的收缩和瓣膜的开闭，推动淋巴向心流动。淋巴管周围动脉的搏动、肌肉收缩和胸腔负压对于淋巴回流有促进作用。运动和按摩有助于改善淋巴回流。反之，如果淋巴回流受阻，大量含蛋白质的组织液不能及时吸收，可导致淋巴水肿。

（二）淋巴侧支循环

淋巴管之间有丰富的交通支，参与构成淋巴侧支循环。当炎症、寄生虫、异物或肿瘤栓子阻塞淋巴管，外伤或手术切断淋巴管时，淋巴经交通支回流，形成淋巴侧支循环，从而保证淋巴回流。在外伤、炎症、肿瘤等状态下，常出现淋巴管新生，这对于组织修复、机体免疫和肿瘤转移有着重要作用。

三、淋巴导管

（一）胸导管（thoracic duct）

胸导管是全身最粗大的淋巴管，收集腹部、盆部、会阴、下肢、左上肢、左胸部和头颈部左侧半的淋巴管等。胸导管全长 30～40 cm，起于在第 1 腰椎前方由左、右腰干和肠干汇合而成的乳糜池（cisterna chyli），向上经主动脉裂孔进入胸腔，沿脊柱右前方，胸主动脉与奇静脉之间，食管后方上行，至第 4、5 胸椎高度经食管与脊柱之间向左侧斜行，然后沿食管左缘上行，穿过锁骨下动脉后方，经胸廓上口至颈根部左侧，在左颈总动脉和左颈内静脉的后方转向前内下方，注入左静脉角。一般认为在胸导管末端有一对瓣膜，其游离缘指向静脉，防止静脉血流入胸导管。胸导管通过乳糜池收集左、右腰干和肠干的淋巴液，而且在注入左静脉角处还接受来自左颈干、左锁骨下干和左支气管纵隔干的淋巴液。胸导管与肋间淋巴结、纵隔后淋巴结、气管支气管淋巴结和左锁骨上淋巴结之间存在广泛的淋巴侧支通路。胸导管内的肿瘤细胞可转移至这些淋巴结。胸导管常发出较细的侧支直接注入奇静脉和肋间后静脉等，故手术误伤结扎胸导管末段时，一般不会引起淋巴水肿。（图 2 - 2 - 63，图 2 - 2 - 64）

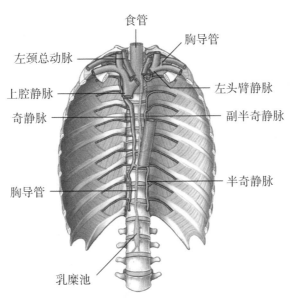

图 2 - 2 - 64　胸导管

（二）右淋巴导管（right lymphatic duct）

右淋巴导管长 1.0～1.5 cm，由右颈干、右锁骨下干和右支气管纵隔干汇合而成，注入右静脉角。右淋巴导管引流右上肢、右胸部和头颈部右侧半的淋巴，即全身 1/4 部位的淋巴。（图 2 - 2 - 63）

四、淋巴结的位置和淋巴引流范围

（一）头、颈部的淋巴结和淋巴管

头部的淋巴结在头、颈部交界处呈环状排列，颈部的淋巴结在颈部沿静脉纵向排列，少数淋巴结位于消化道和呼吸道周围。头、颈部淋巴结的输出淋巴管下行，直接或间接注入颈外侧下深淋巴结。

1. 头部淋巴结

头部淋巴结多位于头、颈部交界处（图 2 - 2 - 65，图 2 - 2 - 66），主要引流头面部淋巴，其输出淋巴管直接或间接注入颈外侧上深淋巴结。

（1）枕淋巴结（occipital lymph node）。其位于枕部皮下，分为浅、深两群，分别位于斜方肌起点外侧的表面和头夹肌的深侧，引流枕部皮肤和项部深层肌和骨膜的淋巴。

（2）乳突淋巴结（mastoid lymph node）。其又称为耳后淋巴结，位于胸锁乳突肌止点的表面，耳后肌的深侧，引流颅顶、颞区、耳廓后面皮肤以及外耳道后壁的淋巴。

（3）腮腺淋巴结（parotid lymph node）。其分为浅、深两群，其中浅群又分为耳前淋巴结和耳下淋巴结两组，位于腮腺表面；深群位于腮腺实质内。引流额、顶前、颞区、耳廓、外耳道、颊部和腮腺等处的淋巴。

（4）下颌下淋巴结（submandibular lymph node）。其位于下颌下三角内，下颌下腺与下颌体之间或下颌下腺的实质内，引流眼眶内侧部、面部及鼻腔和口腔器官的淋巴。

（5）颏下淋巴结（submental lymph node）。其位于下颌舌骨肌的表面，两侧二腹肌前腹与舌骨体所围成的颏下三角内，引流舌尖、下唇中部和颏部的淋巴。

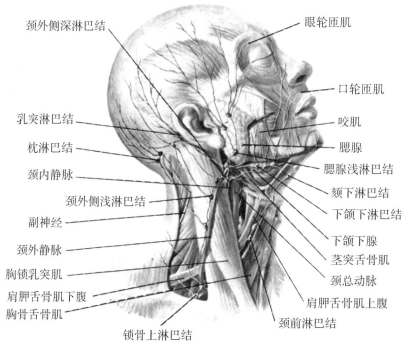

图 2 - 2 - 65　头颈部的浅层淋巴结和淋巴管

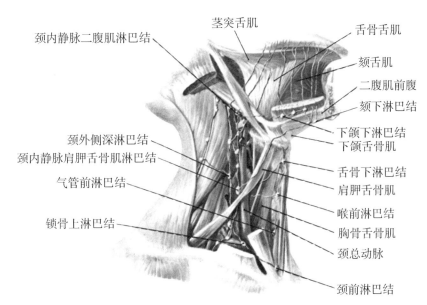

茎突舌肌
舌骨舌肌
颏舌肌
二腹肌前腹
颏下淋巴结
颈内静脉二腹肌淋巴结
下颌下淋巴结
下颌舌骨肌
颈外侧深淋巴结
舌骨下淋巴结
颈内静脉肩胛舌骨肌淋巴结
肩胛舌骨肌
气管前淋巴结
喉前淋巴结
锁骨上淋巴结
胸骨舌骨肌
颈总动脉
颈前淋巴结

图 2-2-66　头颈部的深层淋巴结和淋巴管

2. 颈部淋巴结

颈部淋巴结主要包括颈前淋巴结和颈外侧淋巴结（图 2-2-65，图 2-2-66）。

（1）颈前淋巴结（anterior cervical lymph node）。

A. 颈前浅淋巴结（superficial anterior cervical lymph node）。其沿颈前静脉或颈正中静脉排列，引流颈前部浅层结构的淋巴，输出淋巴管注入颈外侧下深淋巴结。

B. 颈前深淋巴结（deep anterior cervical lymph node）。其位于颈部脏器的前面和两侧，可分为喉前、气管前、气管旁以及甲状腺淋巴结 4 组。

喉前淋巴结（prelaryngeal lymph node）：位于喉的前面，分为上、下两群，上群位于舌骨下方；下群位于环甲韧带的前面。引流喉和甲状腺的淋巴，输出淋巴管注入气管前淋巴结、气管旁淋巴结和颈外侧下深淋巴结。喉癌和甲状腺癌常累及此组淋巴结。

气管前淋巴结（pretracheal lymph node）：位于气管颈部的前外侧面，甲状腺峡部下缘至胸骨颈静脉切迹之间，引流喉、甲状腺和气管颈部的淋巴，输出淋巴管注入气管旁淋巴结和颈外侧下深淋巴结或向下汇入上纵隔淋巴结。

气管旁淋巴结（paratracheal lymph node）：位于气管和食管颈段的两侧，沿喉返神经排列，引流喉下部、甲状腺、气管和食管颈段的淋巴，输出淋巴管注入颈外侧下深淋巴结。气管和食管等器官的感染或肿瘤可引起气管旁淋巴结肿大，压迫喉返神经，导致喉肌瘫痪，出现声音嘶哑。

甲状腺淋巴结（thyroid lymph node）：位于甲状腺峡部的前面，引流甲状腺峡部的淋巴，输出淋巴管注入气管前淋巴结、气管旁淋巴结和颈外侧深淋巴结。

（2）颈外侧淋巴结（lateral cervical lymph node）。

A. 颈外侧浅淋巴结（superficial lateral cervical lymph node）。其位于胸锁乳突肌的表面，沿颈外静脉排列，收纳枕淋巴结、乳突淋巴结和腮腺淋巴结的输出淋巴管，其输出淋巴管注入颈外侧深淋巴结。

B. 颈外侧深淋巴结（deep lateral cervical lymph node）。其也称为颈深淋巴结，主要沿颈内动、静脉和颈总动脉排列，部分淋巴结沿副神经和颈横血管排列。以肩胛舌骨肌与颈内静脉相交处为界，分为颈外侧上深淋巴结和颈外侧下深淋巴结。

颈外侧上深淋巴结（superior deep lateral cervical lymph node）：沿颈内静脉上段排列。其中位于面静脉、颈内静脉和二腹肌后腹之间的淋巴结称颈内静脉二腹肌淋巴结，引流鼻咽部、腭扁桃体和舌根的淋巴。鼻咽癌和舌根癌常首先转移至此淋巴结。其位于颈内静脉与肩胛舌骨肌中间腱交叉处的淋巴结称颈内静脉肩胛舌骨肌淋巴结，引流舌尖的淋巴。沿副神经排列的淋巴结称为副神经淋巴结。颈外侧上深淋巴结引流鼻、舌、咽、喉、甲状腺、气管、食管、枕部、项部和肩部等处的淋巴，并收纳枕、耳后、腮腺、下颌下、颏下和颈外侧浅淋巴结等输出淋巴管，然后注入颈外侧下深淋巴结或颈干。

颈外侧下深淋巴结（inferior deep lateral cervical lymph node）：沿颈内静脉下段排列，其中沿颈横血管分布的淋巴结称锁骨上淋巴结，位于前斜角肌前方的淋巴结称斜角肌淋巴结，其左侧斜角肌淋巴结又称为 Virchow 淋巴结。患食管腹段癌和胃癌时，癌细胞可经胸导管转移至该淋巴结，而且在胸锁乳突肌后缘与锁骨上缘形成的夹角处可触及该肿大的淋巴结。颈外侧下深淋巴结引流颈根部、胸壁上部和乳房上部的淋巴，并收纳颈前淋巴结、颈外侧浅淋巴结和颈外侧上深淋巴结的输出淋巴管，其输出淋巴管合成颈干。

（3）咽后淋巴结（retropharyngeal lymph node）。其位于咽后间隙，咽后壁和椎前筋膜之间，沿咽后壁正中线排列，分为内、外侧两组。引流鼻腔后部、鼻旁窦、鼻咽部和喉咽部的淋巴，其输出淋巴管汇入颈外侧上深淋巴结。

（二）上肢的淋巴结和淋巴管

上肢淋巴管和淋巴结分为浅、深两组，浅、深淋巴管分别沿浅静脉和血管神经束上行，直接或间接注入腋淋巴结。

1. 上肢浅淋巴结

（1）肘浅淋巴结（superficial cubital lymph node）。其又称为滑车上淋巴结，位于肱骨内上髁上方，深筋膜的表面，贵要静脉的尺侧。引流前臂和手的尺侧半淋巴，其输出淋巴管注入腋淋巴结。

（2）三角胸肌淋巴结（deltopectoral lymph node）。其又称为锁骨下淋巴结，位于三角肌胸大肌间沟内，沿头静脉末段排列，收纳手桡侧半、上肢背外侧淋巴管，其输出淋巴管大部分注入腋淋巴结，少数注入颈外侧深淋巴结。

2. 上肢深淋巴结

上肢深淋巴结主要有腋淋巴结。腋淋巴结（axillary lymph node）为上肢最大的一群淋巴结，位于腋窝的疏松结缔组织内及腋血管周围。其按位置分为 5 群（图 2-2-67）。

（1）胸肌淋巴结（pectoral lymph node）：即前群，位于胸大肌下缘深方，沿胸外侧血管排列，引流胸外侧壁以及乳房外侧部和中央部、腹前外侧壁的淋巴，其输出淋巴管注入中央淋巴结和尖淋巴结。

（2）外侧淋巴结（lateral lymph node）：即外侧群，沿腋静脉始端的内侧和背侧排列，收纳除注入锁骨下淋巴结以外的上肢浅、深淋巴管，其输出淋巴管注入中央淋巴结、尖淋巴结和锁骨上淋巴结。

（3）肩胛下淋巴结（subscapular lymph node）：即后群，沿肩胛下血管周围排列，引流项背部、肩胛区的淋巴，其输出淋巴管注入中央淋巴结和尖淋巴结。

（4）中央淋巴结（central lymph node）：即中央群，位于腋窝中央的疏松结缔组织中，收纳上述3群淋巴结的输出淋巴管，其输出淋巴管注入尖淋巴结。

（5）尖淋巴结（apical lymph node）：即尖群，沿腋静脉内侧排列，引流乳房上部和周围部的淋巴，并收纳上述4群淋巴结和锁骨下淋巴结的输出淋巴管，其输出淋巴管形成锁骨下干（subclavian trunk）。

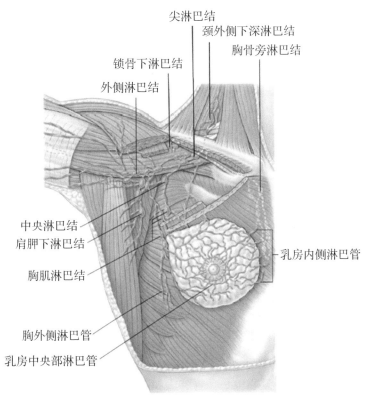

图2-2-67　腋窝、乳房的淋巴结和淋巴管

（三）胸部的淋巴结和淋巴管
胸部淋巴结可分为胸壁淋巴结和胸腔内淋巴结。

1. 胸壁淋巴结
胸壁大部分浅淋巴管注入腋淋巴结的胸肌淋巴结，胸前壁上部的浅淋巴管注入颈外侧下深淋巴结；胸壁深淋巴管注入胸壁深淋巴结。胸壁深淋巴结主要有胸骨旁淋巴结、肋间淋巴结及膈上淋巴结。

（1）胸骨旁淋巴结（parasternal lymph node）（图2-2-67，图2-2-68）。其位于第1～6肋间隙前端，沿胸廓内动、静脉排列，引流乳房内侧部，脐以上腹前壁和膈淋巴结的部分输出淋巴管的淋巴，其输出淋巴管不甚恒定，多与右淋巴导管或胸导管相连。而且，左、右胸骨旁淋巴结之间有交通支相互连通。

（2）肋间淋巴结（intercostal lymph node）。其位于肋间隙内，多位于肋头附近，沿肋间后血管排列，分为前、中、后3组。引流胸后壁的淋巴，其输出淋巴管注入胸导管。

（3）膈上淋巴结（superior phrenic lymph node）（图2-2-68）。其位于膈的胸腔面，膈胸膜的下方，分为前群、中群、后群，引流膈、壁胸膜、心包和肝膈面的淋巴，其输出淋巴管多注入胸骨旁淋巴结、纵隔前、后淋巴结和腰淋巴结。

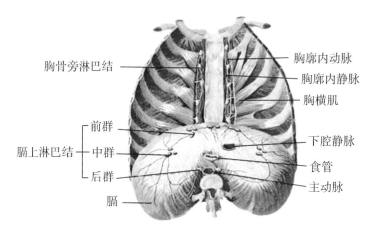

图2-2-68　胸骨旁淋巴结和膈上淋巴结

2. 胸腔内淋巴结

胸腔内的淋巴结主要包括纵隔前淋巴结、纵隔后淋巴结以及心包外侧淋巴结和肺韧带淋巴结等（图2-2-69）。

（1）纵隔前淋巴结（anterior mediastinal lymph node）。其位于上纵隔前部和前纵隔内，大血管和心包的前方，引流胸腺、心、心包和纵隔胸膜的淋巴，并收纳膈上淋巴结外侧群的输出淋巴管，其输出淋巴管注入支气管纵隔干，或直接汇入右淋巴导管。

（2）纵隔后淋巴结（posterior mediastinal lymph node）。其位于上纵隔后部和后纵隔内，胸主动脉和食管周围，引流心包、食管胸段和膈的淋巴，并收纳膈上淋巴结中、后群的输出淋巴管，其输出淋巴管注入胸导管。纵隔后淋巴结包括肺食管旁淋巴结、支气管肺淋巴结、气管支气管淋巴结、气管旁淋巴结等。

A. 肺食管旁淋巴结（pulmonary juxtaesophageal lymph node）。其沿食管胸段的两侧排列，主要收纳食管和心包后面以及膈后部的淋巴。

B. 支气管肺淋巴结（bronchopulmonary lymph node）。其又称为肺门淋巴结，位于肺门处，肺血管和支气管之间。在成人一般呈黑色，其输出淋巴管注入气管支气管淋巴结。肺部结核或肿瘤常引起此淋巴结肿大，并压迫支气管，甚至引起肺不张。

C. 气管支气管淋巴结（tracheobronchial lymph node）。其分为上、下两群，分别位于气管杈的上、下方，其输出淋巴管注入气管旁淋巴结。

D. 气管旁淋巴结（paratracheal lymph node）。其多沿气管两侧排列，分为上、中、下3群，3群之间无明显界线，其输出淋巴管参与组成支气管纵隔干。

气管旁淋巴结、纵隔前淋巴结和胸骨旁淋巴结的输出淋巴管汇合成支气管纵隔干（bronchomediastinal trunk）。左、右支气管纵隔干分别注入胸导管和右淋巴导管。

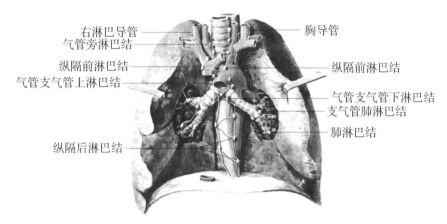

图 2 - 2 - 69　胸腔脏器的淋巴结

（四）腹部的淋巴结和淋巴管

腹部淋巴结位于腹壁和腹腔脏器周围，多沿腹腔内的血管主干及分支排列。其主要包括腹壁淋巴结和腹腔器官淋巴结。

1. 腹壁淋巴结

脐平面以上腹前外侧壁的浅、深淋巴管分别注入腋淋巴结和胸骨旁淋巴结，脐平面以下腹壁的浅淋巴管注入腹股沟浅淋巴结，深淋巴管注入髂外淋巴结。腹壁淋巴结主要包括：腹壁上淋巴结、腹壁下淋巴结、旋髂浅淋巴结、旋髂深淋巴结等，分别排列于同名动脉血管周围。

2. 腹腔器官淋巴结

腹腔成对器官的淋巴管多直接注入腰淋巴结，不成对器官的淋巴管注入沿腹腔干、肠系膜上动脉和肠系膜下动脉及其分支排列的淋巴结。

（1）腹腔淋巴结（celiac lymph node）（图 2 - 2 - 70）。其位于腹腔干起始部的周围，主要收纳腹腔干分支营养的各器官的淋巴管，包括肝、胆囊、胰、脾、胃、十二指肠等器官的淋巴管，其输出淋巴管汇入肠干。

沿腹腔干分支分布的淋巴结包括贲门淋巴结，胃左、右淋巴结，胃网膜左、右淋巴结，幽门淋巴结，肝淋巴结，胰淋巴结和脾淋巴结。上述淋巴结沿同名动脉排列，收集相应器官或区域的淋巴，其输出淋巴管直接或间接汇入腹腔淋巴结。

（2）肠系膜上淋巴结（superior mesenteric lymph node）（图 2 - 2 - 71）。其位于肠系膜上动脉起始部周围，主要收纳肠系膜上动脉及其分支营养的各器官的淋巴管，主要包括十二指肠下半至结肠左曲之间消化管的淋巴管，其输出淋巴管汇入肠干。

沿肠系膜上动脉排列的淋巴结包括沿空、回肠动脉排列的肠系膜淋巴结，沿同名动脉排列的回结肠淋巴结、右结肠淋巴结和中结肠淋巴结，这些淋巴结引流相应动脉分布范围的淋巴，其输出淋巴管注入肠系膜上淋巴结。

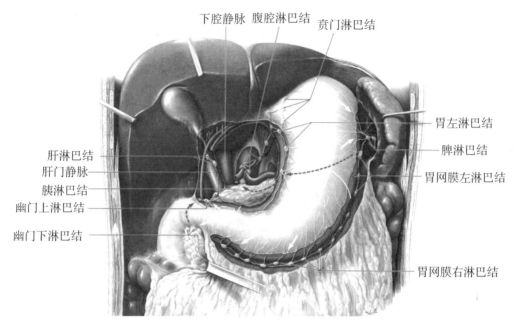

图 2 - 2 - 70　沿腹腔干及其分支排列的淋巴结及淋巴管

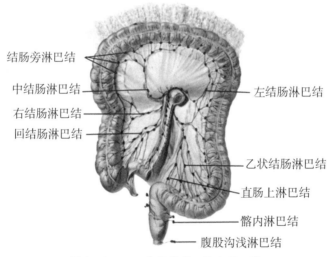

图 2 - 2 - 71　大肠的淋巴结和淋巴管

（3）肠系膜下淋巴结（inferior mesenteric lymph node）（图 2 - 2 - 71）。其位于肠系膜下动脉根部周围，收纳肠系膜下动脉及其分支营养的各器官的淋巴管，主要包括结肠左曲至直肠上部之间消化管的大部分淋巴管，其输出淋巴管汇入肠干。

沿肠系膜下动脉排列的淋巴结包括左结肠淋巴结、乙状结肠淋巴结和直肠上淋巴结，它们引流相应动脉分布范围的淋巴，其输出淋巴管注入肠系膜下淋巴结。

腹腔淋巴结、肠系膜上淋巴结和肠系膜下淋巴结的输出淋巴管多汇合成一条肠干（intestinal trunk），向上注入乳糜池。

（4）腰淋巴结（lumbar lymph node）。其位于腹后壁，沿腹主动脉和下腔静脉排列，引流腹后壁结构和腹腔成对器官（肾、肾上腺、睾丸、卵巢等）的淋巴，并收纳髂总淋巴结的输出淋巴管。其输出淋巴管汇合成左、右腰干（lumbar trunk），与肠干共同形成乳糜池。

（五）盆部的淋巴结和淋巴管

盆壁和盆腔脏器的淋巴结沿盆腔血管排列，主要包括髂内淋巴结、髂外淋巴结、骶淋巴结、髂总淋巴结等（图2－2－72，图2－2－73）。

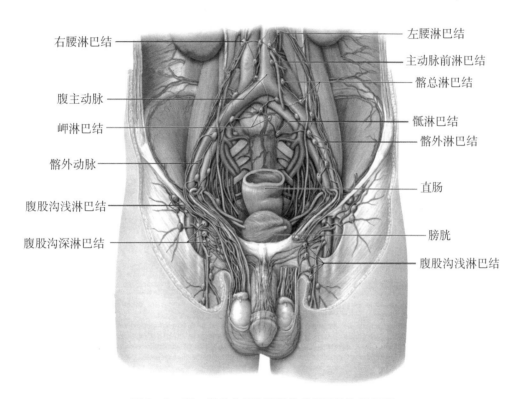

图2－2－72　男性盆部和腹股沟的淋巴结和淋巴管

1. 髂内淋巴结

髂内淋巴结（internal iliac lymph node）沿髂内动脉主干及其分支排列，引流大部分盆壁、盆腔脏器以及会阴、臀部、股后部深层结构的淋巴，其输出淋巴管注入髂总淋巴结。

2. 骶淋巴结

骶淋巴结（sacral lymph node）位于骶骨盆面，骶前孔的内侧，沿骶正中动脉和骶外侧动脉排列，引流盆后壁、直肠、前列腺和精囊或子宫、阴道等处的淋巴，其输出淋巴管注入髂内淋巴结或髂总淋巴结。

3. 髂外淋巴结

髂外淋巴结（external iliac lymph node）沿髂外血管排列，可分为外侧、中间和内侧3群。引流腹前壁下部、膀胱、前列腺或子宫颈和阴道上部的淋巴，并收纳腹股沟浅、深淋巴结的输出淋巴管，其输出淋巴管注入髂总淋巴结。

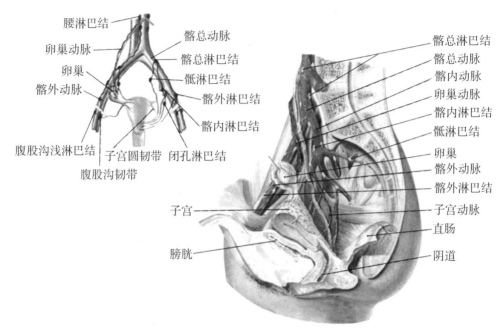

图 2 - 2 - 73　女性盆部的淋巴结和淋巴管

4. 髂总淋巴结

髂总淋巴结（common iliac lymph node）位于髂总动脉的内侧、外侧和背侧，收纳上述 3 群淋巴结的输出淋巴管，其输出淋巴管注入左、右腰淋巴结。

（六）下肢的淋巴结和淋巴管

下肢浅、深淋巴管分别与浅静脉和深血管束伴行，直接或间接注入腹股沟深淋巴结。根据位置可分为小腿淋巴结、腘淋巴结、腹股沟淋巴结。

1. 小腿淋巴结

小腿淋巴结位于胫前动脉、胫后动脉和腓动脉周围，主要包括胫前淋巴结（anterior tibial lymph node）、胫后淋巴结（posterior tibial lymph node）、腓淋巴结（fibular lymph node），它们分别收纳相应动脉支配区域的淋巴管，其输出淋巴管注入腘深淋巴结。

2. 腘淋巴结

腘淋巴结（popliteal lymph node）位于腘窝内，分为浅、深两群，分别沿小隐静脉末端和腘血管排列，浅群收纳足外侧缘和小腿后外侧面的浅淋巴管，深群收纳足和小腿的深淋巴管。其输出淋巴管与股血管伴行，最终注入腹股沟深淋巴结。

3. 腹股沟淋巴结

腹股沟淋巴结（inguinal lymph node）位于腹股沟韧带下缘，大腿根部前方，以阔筋膜为界，分为浅、深两群，即腹股沟浅淋巴结和腹股沟深淋巴结（图 2 - 2 - 72）。

（1）腹股沟浅淋巴结（superficial inguinal lymph node）。其位于大腿阔筋膜的浅层，腹股沟韧带下缘和隐静脉末端，分为上、下两群。上群与腹股沟韧带平行排列，引流腹前壁下部、臀部、会阴和外生殖器淋巴；下群沿大隐静脉末端排列，收纳除足外侧缘和小腿后外侧部外的下肢浅淋巴管。其输出淋巴管注入腹股沟深淋巴结或直接注入髂外淋巴结（图 2 - 2 - 74）。

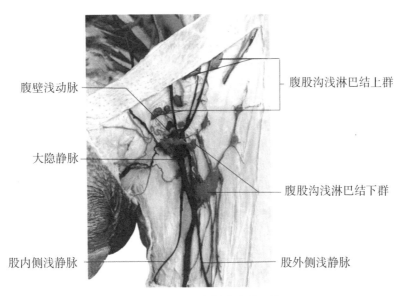

腹壁浅动脉

大隐静脉

股内侧浅静脉

腹股沟浅淋巴结上群

腹股沟浅淋巴结下群

股外侧浅静脉

图 2 - 2 - 74　腹股沟浅淋巴结

（2）腹股沟深淋巴结（deep inguinal lymph node）。其位于大腿阔筋膜的深部，股静脉周围和股管内，引流腹股沟浅淋巴结及下肢和会阴深部结构的淋巴，其输出淋巴管注入髂外淋巴结。

五、部分器官的淋巴引流

（一）乳房的淋巴引流

乳房的淋巴引流有 4 个方向（图 2 - 2 - 67）：①乳房外侧部和中央部的淋巴管注入胸肌淋巴结，是乳房淋巴引流的主要途径。②乳房上部的淋巴管注入尖淋巴结和锁骨上淋巴结。③乳房内侧部的淋巴管注入胸骨旁淋巴结。④乳房内下部的淋巴管通过腹壁和膈下的淋巴管与肝的淋巴管交通。乳腺癌可经上述淋巴途径向其他器官转移。

（二）肺的淋巴引流

肺的淋巴流向属于集中型，其淋巴管分为浅、深两组。肺浅淋巴管位于脏胸膜深面，向肺门集中。肺深淋巴管位于肺小叶间结缔组织内、肺血管和支气管的周围，注入肺淋巴结和支气管肺淋巴结。浅、深淋巴管之间存在交通支。通过集合淋巴管，肺的淋巴依次由肺淋巴结、支气管肺淋巴结、气管支气管淋巴结和气管旁淋巴结引流。肺下叶底部的淋巴注入肺韧带处的淋巴结，其输出淋巴管注入腰淋巴结，肺癌可循此途径转移至腹腔器官。

（三）食管的淋巴引流

食管的黏膜层、黏膜下层和肌层均有毛细淋巴管。食管颈部的集合淋巴管注入气管旁淋巴结和颈外侧下深淋巴结。食管胸部上段的淋巴多注入气管旁淋巴结和气管支气管淋巴结，食管胸部下段的淋巴多注入肺食管旁淋巴结和胃淋巴结。食管腹部的淋巴管多注入腹腔淋巴结。而且，食管的部分集合淋巴管可不经局部淋巴结直接注入胸导管，多见于食管胸下段。因此，当食管胸下段发生恶性肿瘤时，瘤细胞可不经局部淋巴结，直接进入胸导管，进而可汇入血液系统，累及全身，这可能是食管癌转移多见的原因之一。

（四）胃的淋巴引流

胃的淋巴引流方向有4个（图2-2-70）：①胃底右侧部、贲门部和胃小弯近侧2/3的淋巴注入胃左淋巴结。②幽门及胃小弯远侧1/3的淋巴注入幽门上淋巴结和胃右淋巴结。③胃底大部、胃大弯左侧部的淋巴注入胃网膜左淋巴结、胰淋巴结和脾淋巴结。④胃大弯右侧部和幽门部大弯侧淋巴注入胃网膜右淋巴结和幽门下淋巴结。上述各淋巴结的输出淋巴管均注入腹腔淋巴结。

（五）肝的淋巴引流

肝内有浅、深两组毛细淋巴管网。肝浅淋巴管网位于肝浆膜的结缔组织内。肝膈面的浅淋巴管多经镰状韧带和冠状韧带注入膈上淋巴结、肝淋巴结，部分淋巴管注入腹腔淋巴结和胃左淋巴结。冠状韧带和三角韧带内的部分淋巴管也可直接注入胸导管。肝脏面浅淋巴管注入肝淋巴结。深淋巴管位于门管区和肝静脉及其属支的周围，沿静脉分别出肝，注入肝淋巴结和膈上淋巴结。肝的浅、深两组淋巴管的一部分可通过膈的腔静脉孔进入胸腔的淋巴结，所以肝癌可循此途径转移至胸腔器官。

（六）直肠和肛管的淋巴引流

直肠和肛管的淋巴多伴随相应静脉回流，以齿状线为界可分上、下两组。齿状线以上的淋巴管走行有：①沿直肠上血管上行，入直肠上淋巴结，继而注入肠系膜下淋巴结。②沿直肠下血管行向两侧，注入髂内淋巴结。③向后汇入骶淋巴结。齿状线以下的淋巴管注入腹股沟浅淋巴结。两组淋巴管之间以及与会阴部的淋巴管之间有丰富的交通，所以直肠癌可广泛转移。

（七）子宫的淋巴引流

子宫的淋巴引流比较广泛。子宫底和子宫体上2/3部的淋巴管，在子宫阔韧带内沿卵巢血管上行，注入靠近肾血管的腰淋巴结。子宫角附近的淋巴管沿子宫圆韧带穿腹股沟管，注入腹股沟浅淋巴结。子宫体下1/3部和子宫颈的淋巴管，在子宫阔韧带内沿子宫动脉走向两侧，注入髂外淋巴结和髂内淋巴结，部分注入沿闭孔血管排列的闭孔淋巴结；沿骶子宫韧带向后注入骶淋巴结（图2-2-73）。子宫的淋巴管与膀胱、直肠的淋巴管之间有广泛的交通支，在行宫颈癌切除术时，应广泛清除上述淋巴结。

（张全鹏）

第三章 心脏生理

心脏的主要功能是通过节律性的收缩和舒张推动血液流动，也称为心脏的泵功能（pump function）或泵血功能。在泵血过程中，心脏交替收缩和舒张引起心脏内压力、容积、瓣膜开闭等变化，驱动血液沿一定的方向流动并产生心音。另外，心脏之所以能够自主而有序地进行收缩与舒张，是因为心肌细胞具有自动节律性、兴奋性、传导性以及收缩性，这些生理特性与心肌细胞的生物电活动密切相关。

 第一节 心脏的泵血功能

心腔由左、右心房和左、右心室组成，二者之间有房室口相通。房室瓣附于房室口边缘，尖端朝下，突向心室腔，房室瓣的游离缘以腱索连于心室壁乳头肌上。心室出口处为主动脉口（左室）和肺动脉口（右室），口上各有 3 个半月形瓣膜。

心室收缩时，半月瓣（肺动脉瓣及主动脉瓣）开放，血液被射入动脉；房室瓣（二尖瓣及三尖瓣）因腱索、乳头肌牵拉，不能翻向心房而相互紧贴，从而关闭房室口，避免血液逆流进入心房。心室舒张时，房室瓣开放，血液流入心室；半月瓣关闭，防止血液从动脉倒流入心室（图 2-3-1）。心脏收缩时把血液射入动脉，为血液流动提供能量；舒张时容纳由静脉返回心脏的血液，为下一次射血做好准备，这种活动形式与具有单向阀门的泵相似，称为心脏的泵血功能。

一、心动周期与心率

心脏一次收缩和舒张形成的一个机械活动周期，称为心动周期（cardiac cycle）。在一个心动周期中，心房和心室的机械活动均包含收缩期（systole）和舒张期（diastole）。由于心脏泵血过程中心室的活动起主要作用，故而心动周期一般是指心室活动周期。

心动周期持续时间与心率快慢有关：心动周期等于 60 s 除以心率。若按照正常成年人平均心率 75 次/min 计算，则每个心动周期时长约为 0.8 s。心房的活动周期，以左右心房收缩作为开始，持续约 0.1 s；而后两侧心房进入舒张期，持续约 0.7 s。在心室活动周期中，左右心室收缩期约占 0.3 s；继而进入心室舒张期，持续约 0.5 s。心房与心室不会同时处于收缩期，二者交替收缩才能使血液由心房流入心室并泵入动脉。因此，当心房收缩时，心室仍处于舒张期。心房收缩结束后进入舒张期，心室才开始收缩，持续约 0.3 s 后进入心室舒张期。然而，心房和心室可以同时舒张。心室舒张期的前 0.4 s 期间，心房也处于舒张状态，这一时期称为全心舒张期。心室舒张期的最后 0.1 s，心房又开始收缩，进入新一轮循环，周而复始，维持心脏的泵血功能（图 2-3-2）。

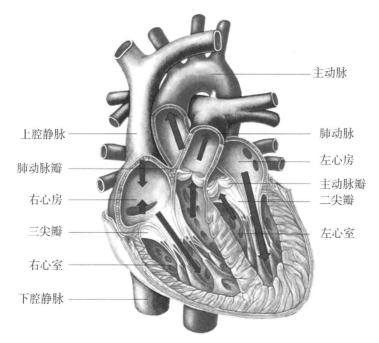

图 2-3-1　心脏结构及血液流动方向示意

主动脉

上腔静脉

肺动脉瓣

右心房

三尖瓣

右心室

下腔静脉

肺动脉

左心房

主动脉瓣

二尖瓣

左心室

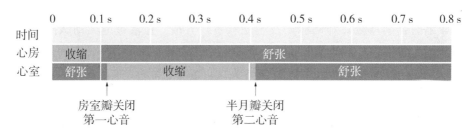

图 2-3-2　心动周期中心房和心室活动的顺序与时间关系

心脏每分钟搏动的次数称为心率（heart rate，HR）。安静状态下，正常成年人心率为 60～100 次/min，平均约 75 次/min。年龄、性别、机体处于不同状态都是影响心率快慢的因素。新生儿心率较快，可达 130 次/min，随着年龄的增长，心率逐渐减慢，直至青春期接近成人水平。成年女性心率较男性稍快。经常运动及体力劳动者心率较慢。同一个体的心率在安静或睡眠时较慢，运动和情绪激动时增快。

在一个心动周期中，心房和心室的收缩和舒张各自按一定的时程和顺序先后进行。左、右两侧心房或心室的活动几乎同步，且心房和心室的舒张期均明显长于收缩期，这有利于心脏的血液充盈。按前文所述，心动周期的长度与心率的快慢呈反比。当心率加快时，比如从 75 次/min 增快至超过 200 次/min，心动周期从 0.8 s 缩短至 0.3 s，心室收缩期从 0.3 s 缩短至 0.16 s，舒张期从 0.5 s 缩短至 0.14 s，舒张期缩短比收缩期更为明显。这会使得心肌的工作时间延长，而休息时间缩短，长此以往，不利于心脏进行长期有效的工作，影响正常的泵血功能。

二、心脏泵血过程及其机制

心室的活动在心脏泵血过程中起主要作用，左、右心室的泵血过程基本相似。现以左心室为例，说明心脏泵血过程，以便了解心脏的泵血机制。心动周期包括收缩期和舒张期，二者又可细化为多个时期（图2-3-3）。

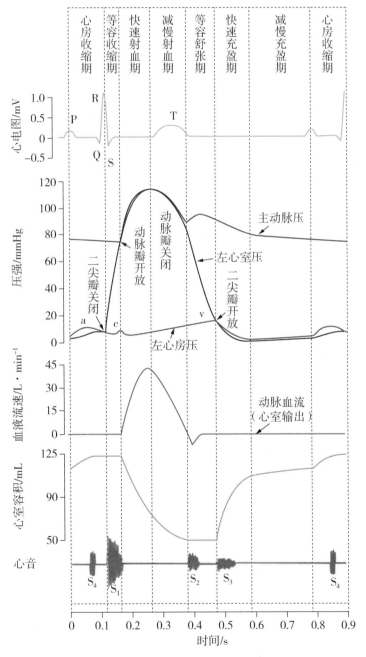

图2-3-3 心动周期各时相中左心室压力、容积、瓣膜、心音和心电变化
（图片来源：王庭槐. 生理学［M］. 9版. 北京：人民卫生出版社，2018：图4-2）

（一）心室收缩期

心室收缩期（period of ventricular systole）包括等容收缩期和射血期（period of ventricular ejection），射血期又可根据射血速度的快慢分为快速射血期和减慢射血期。

1．等容收缩期

心室收缩期开始前，心房处于收缩状态而心室处于舒张末期，此时房内压＞室内压＜主动脉压，由于压力差的存在，二尖瓣开放，主动脉瓣关闭，心房内血液流入心室。心房收缩结束后，心室立即开始收缩，室内压迅速上升。当室内压升高到超过房内压时，心室内血液顺压力梯度向心房方向流动，推动二尖瓣使之关闭，阻止血液倒流入心房。而此时室内压尚低于动脉压，即心室处于房内压＜室内压＜主动脉压，二尖瓣和主动脉瓣均关闭的状态，心室暂时成为一个封闭的腔。此状态下，尽管心室的强烈收缩使得室内压急剧升高，但由于血液不可压缩，心室容积不变，这段时间称为等容收缩期（period of isovolumic contraction）。此期持续 0.05 s，心室第一次密闭，室内压升高速度最快，心室容积最大并保持不变。

2．快速射血期

随着心室的进一步收缩，当室内压升高并超过动脉压时，主动脉瓣被冲开，这标志着等容收缩期结束，心室开始进入射血期。在射血早期，心室射入主动脉的血液量较多（约占整个射血期总射血量的 2/3），流速也很快，故称为快速射血期（period of rapid ejection），历时 0.1 s。此期大量血液进入主动脉，心室容积迅速减小，但由于心室肌的强烈收缩，室内压继续上升达到峰值，主动脉压也由于接纳大量血液进一步升高。

3．减慢射血期

在射血后期，大量血液已经进入主动脉，心室内血液减少，且心室收缩强度减弱，心室内压自峰值逐渐下降，射血速度减慢，称为减慢射血期（period of reduced ejection），历时 0.15 s。事实上，在快速射血期的中期以后，室内压已略低于动脉压，但心室内的血液依靠惯性作用仍可逆压力差继续流入主动脉。减慢射血期末，心室容积降至最小值，称为心室收缩末期容积（end-systolic volume），约为 55 mL。在整个射血期约有 70 mL 血液射入主动脉。心室收缩末期容积在心肌收缩力和心率增加时减小，而在血液流出受阻时增加（如主动脉瓣狭窄）。

（二）心室舒张期

心室舒张期（period of ventricular diastole）包括等容舒张期和心室充盈期。心室充盈期又可分为快速充盈期、减慢充盈期和心房收缩期。

1．等容舒张期

心室开始舒张，室内压迅速下降，当低于主动脉压时，血液由主动脉向心室方向反流，推动主动脉瓣关闭。此时，室内压仍明显高于房内压，二尖瓣仍然关闭，心室再次成为封闭腔。这段时期心室舒张，但心室容积保持不变，称为等容舒张期（period of isovolumic relaxation），历时 0.06～0.08 s。此期心室容积最小，且室内压下降速度最快。

2．快速充盈期

心室进一步舒张，室内压明显下降，当降低至室内压＜房内压时，二尖瓣被血液冲开，心房内血液顺压力差被心室快速"抽吸"进入心室，心室容积迅速增大，故称为快速充盈期（period of rapid filling），历时 0.11 s。此期从心房进入心室的血量约占总充盈血量的 2/3。此期主动脉瓣仍处于关闭状态，由于主动脉壁弹性回位，血流持续流向外周，主动脉压下降。

3. 减慢充盈期

快速充盈期后，随着心室内血液不断增多，心房和心室之间的压力差逐渐减小，血液以较缓慢的速度继续注入心室，心室容积进一步增大，称减慢充盈期（period of slow filling），历时 0.22 s。

4. 心房收缩期（period of atrial systole）

心房收缩前，心脏处于全心舒张期，二尖瓣开放，主动脉瓣关闭，心室总充盈量中 75% 的血液流入心室。在心室舒张期的最后 0.1 s，心房开始收缩，房内压稍上升，将心房血液挤压进入心室，使心室进一步充盈。然而由于心房壁较薄、收缩力不强，心房收缩期进入心室的血液量只占心室整个充盈期总充盈量的 25% 左右。此期末心室容量达到最大，称为心室舒张末期容积（end-diastolic volume），安静状态下约为 125 mL。

由上述的心脏泵血过程可以看出：房内压与室内压之间、室内压与大动脉压之间存在的压力差是驱动血液流动的主要动力；而心室肌的收缩和舒张是压力差产生的根本原因。由于心脏瓣膜的结构特点和有序的启闭活动，保证了血液沿着既定方向流动。

右心室的泵血过程与左心室基本相同，由于肺动脉内压仅为主动脉内压力的 1/6，故在心动周期中右心室内压的变化幅度比左心室小得多。

（三）心房在心脏泵血中的作用

1. 心房的初级泵作用

在心动周期的大部分时间里，心房都处于舒张状态，其主要作用是接纳、储存从静脉回流的血液。只有在心室舒张晚期，心房才收缩。心房的收缩可使心室容积在减慢充盈期后进一步增大，从而增加心室肌收缩前的初长度，使心肌的收缩力加大，提高心室的泵血功能。因此，心房的收缩起着类似初级泵的作用，将血液泵入心室，有利于心脏射血和静脉回流。然而，由于心房壁薄，收缩力量不强，收缩时间短，心房泵入心室的血量只占每个心动周期的心室总回流量的 25% 左右，其收缩对心室的充盈仅起到辅助作用。

但是当心房不能有效地收缩时，房内压将增高，不利于静脉回流，并间接影响心室射血功能。例如，当心房发生纤维性颤动时，心房肌无法正常收缩，初级泵作用丧失，心室充盈量减少。如果机体此时处于安静状态，心室充盈量仅少量减少，尚不会明显影响心脏的泵血功能；但是，如果机体处于心率增快或心室顺应性降低的状态，心室舒张期的充盈血量减少，那么此时，为了维持心室足够的充盈和心排血量，心房收缩挤压入心室的血液则起到较为重要的作用。当然，如果心室舒张时间太短，以致心室充盈严重不足时，心房收缩也不能提供足够的心室充盈，心排血量降低可能导致晕厥。

2. 心动周期中心房内压的规律性变化

在一个心动周期中，房内压发生几次较大的波动，分别称之为 a 波、c 波及 v 波（图 2-3-3）。a 波是心房收缩的标志：心房收缩时，房内压上升，形成 a 波的升支；随后心房舒张，房内压回降，形成 a 波的降支。接着进入等容收缩期，心室收缩将心室内的血液推向已关闭的房室瓣，并使之凸入心房，造成房内压略有升高，形成 c 波的升支；当心室开始快速射血，心室容积减小，房室瓣向下移位，使心房容积扩大，房内压下降形成 c 波的降支。

进入减慢射血期及等容舒张期后，因房室瓣仍处于关闭状态，血液不断从静脉回流入心房使得心房内血量增加，房内压逐渐升高，形成 v 波的升支；当心室舒张、充盈时，房室瓣开放，血液由心房进入心室，房内压很快下降，形成 v 波的降支。在心动周期中，右心房也有类似的房内压波动，并可逆向传播到腔静脉，使腔静脉内压也出现同样的波动。

三、心功能评价

心脏的主要功能是在单位时间内泵出足够量的血液，以满足机体各器官新陈代谢的需要。在临床上，常常需要对心脏泵血功能正常与否进行判断，即心功能评价。心功能评价可以分为心脏射血功能评价和心脏舒张功能评价。

（一）心室射血的基本评价指标——心排血量与心脏做功

通过分别计算搏出量、心排血量、射血分数、心指数、每搏功、每分功等基本评价指标，可评价心室的射血功能。

（1）每搏输出量和每分输出量。安静状态下，正常成人左心室舒张末期容积约为 125 mL，收缩末期容积约为 55 mL，两者之差即为一侧心室一次收缩所射出的血液量，亦称为每搏输出量（stroke volume，SV），简称搏出量，正常值为 60～80 mL（平均为 70 mL）。

一侧心室每分钟射出的血液量，称为每分输出量（minute volume），简称心排血量（cardiac output，CO）。两侧心室的心排血量基本相等，可用搏出量与心率的乘积来计算。若以正常成人平均心率 75 次/min、搏出量 60～80 mL 计算，则心排血量为 4.5～6.0 L/min（平均为 5 L/min）。心排血量与机体的新陈代谢水平相适应，可因性别、年龄及其他生理情况不同而改变：女性较同体重的男性约低 10%；青年高于老年；成人剧烈运动时心排血量可高达 25～35 L/min，而麻醉状态下可下降到 2.5 L/min。

（2）射血分数。健康成人左心室舒张末期容积约 125 mL，搏出量约 70 mL，可见心室每一次收缩并未将其内充盈的血液全部射出。搏出量占心室舒张末期容积的百分比，称为射血分数（ejection fraction），正常为 55%～65%。一般情况下，射血分数基本不变，即当心室舒张末期容积增加时，搏出量也相应增加，二者始终呈正比。然而，当患者出现心室舒张末期容积显著增大时（比如心功能减退、心室异常扩大），尽管搏出量变化不大，射血分数将明显下降，表明心脏的泵血功能已经失常。因此，在某些泵血功能异常的情况下，射血分数比搏出量更能准确反映心脏泵血功能。

（3）心指数。身材矮小和身材高大的个体，其耗氧量和能量代谢水平不同，则心排血量有所差别。研究表明，心排血量与体表面积呈正比，为了比较不同个体之间的心脏功能，生理学上以单位体表面积（m²）所算出的心排血量，称为心指数（cardiac index）。安静和空腹情况下的心指数，称为静息心指数，可作为比较不同个体心功能的评定指标。例如，中等身材的成年人体表面积为 1.6～1.7 m²，安静和空腹情况下心排血量为 5～6 L/min，其静息心指数为 3.0～3.5 L/(min·m²)。

同一个体的心指数，在不同年龄或者不同的生理状况下也有所不同。10 岁左右的少年，静息心指数最高，可达 4 L/(min·m²)，以后随年龄增长而逐渐下降，到 80 岁时约为 2 L/(min·m²)。运动、妊娠、情绪激动和进食等情况下心指数有不同程度增高。

（4）心脏做功量的测定。心脏做功可以为血液在循环系统中的运行提供能量。其所做的功可以分为外功和内功两类。外功包括压力 - 容积功和动能功。压力 - 容积功：心室收缩时产生和维持一定的压力（射血期室内压的净增值），将一定量的血液（搏出量）射入动脉。动能功：使一定容积的血液以较快的流速向前流动而增加的血流动能。内功则是指心脏活动中用于完成离子跨膜主动转运、产生兴奋和收缩、产生和维持心壁张力、克服心肌组织内部的黏滞阻力等所消耗的能量。

A. 每搏功（stroke work）：简称搏功，是指心室一次收缩射血所做的外功，包括压力 - 容积功及动能功。人体在安静状态下，动能功在每搏功的总量中所占的比例很小（约1%），故一般可忽略不计。所以，每搏功近似于压力 - 容积功。

$$压力 - 容积功 = 搏出量 \times 心动周期中室内压增量 \qquad (式 2-3-1)$$

在医学上，血压、室内压多用毫米汞柱为单位，每搏功即可理解为将体积相当于搏出量的汞提升至相当于射血期左心室内压与心室末期舒张压之差值高度所做的功。然而，由于射血期左心室内压是不断变化的，精确计算较为困难，因此在实际应用中，可用平均动脉压代替，左心室舒张末期压则用平均心房压代替，因此，每搏功的计算可变化为下式

$$左心室每搏功（J） = 搏出量（L） \times 13.6（kg/L） \times 9.807 \times$$
$$（平均动脉压 - 左心房平均压）（mm） \times 0.001 \qquad (式 2-3-2)$$

上式中每搏功单位为焦耳（J）；搏出量单位为升（L）；汞（Hg）的密度为13.6 kg/L；力的单位由 kg 换算为牛顿（N），故乘以9.807；将高度单位由 mm 换算为 m，乘以0.001。若按搏出量为 70 mL，平均动脉压为 92 mmHg，平均心房压为 6 mmHg，血液比重为1.055计算，则每搏功为 0.803 J。

B. 每分功（minute work）：是指心室每分钟收缩射血所做的功，等于每搏功乘以心率。若按平均心率 75 次/min 计算，则每分功为 $0.803 \times 75 = 60.2$ J/min。

当动脉血压升高时，左心室射血阻力增大，为了维持搏出量不变，心肌必须增加其收缩强度，因而心脏做功量必定增加。可见，在动脉血压水平不同的个体之间，或在同一个体动脉血压发生改变的情况下，用心脏做功量来评价心脏泵血功能比心排血量更有优越性。

在正常情况下，左、右心室的输出量基本相等，但肺动脉平均压仅为主动脉平均压的1/6 左右，故右心室的做功量也只有左心室的 1/6 左右。

（二）从心室压力变化评价心功能

心导管术（cardiac catheterization）是指导管从周围血管插入，送至心腔及各处大血管的技术，所获取的信息，可用于检查、诊断疾病和进行某些治疗措施。心导管术是评价心室功能的金标准。

1. 以 dP/dt_{max} 评价心脏射血功能

心导管术除了可以通过分别计算搏出量、心排血量、射血分数、心指数、每搏功和每分功评价心室射血功能以外，还可以通过检测心肌收缩能力反映心脏射血功能。对心室收缩压曲线做一阶微分可得到心室收缩压变化速率曲线（dP/dt），可作为心脏收缩能力的指标。dP/dt 峰值（dP/dt_{max}）常被用来比较不同功能状态下心脏收缩能力，青年小鼠 dP/dt 峰值（dP/dt_{max}）较老年小鼠高（图 2-3-4），说明左心室收缩能力随着年龄的增大而下

降。但由于 dP/dt 还受其他因素影响，例如，左心室舒张末压及主动脉血压升高都能使 dP/dt$_{max}$ 升高，因此，有人认为将 dP/dt$_{max}$ 除以同一瞬间的心室压 P 即（dP/dt$_{max}$）/P 来评价心脏收缩能力比单纯 dP/dt$_{max}$ 更为合适。

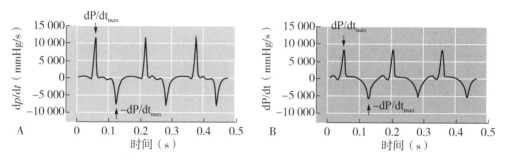

图2-3-4　小鼠左心室压变化率（dP/dt）同步记录曲线

A. 青年；B. 老年。

2. 以 -dP/dt$_{max}$ 评价心室舒张功能

由心室舒张压曲线一阶微分，所产生的心室舒张压变化速率曲线（-dP/dt）可作为心脏舒张功能的指标。对比图 2-3-4 的左、右分图，可看出青年小鼠 -dP/dt 峰值（-dP/dt$_{max}$）绝对值为 7100 mmHg/s，老年小鼠 -dP/dt$_{max}$ 绝对值为 5600 mmHg/s，说明左心室舒张功能也随着年龄增大而降低。因此 -dP/dt$_{max}$ 可用来比较不同功能状态下心脏舒张功能。同样，-dP/dt$_{max}$ 除以同一瞬间的心室压 P 即（-dP/dt$_{max}$）/P 来评价心脏舒张能力比单纯 -dP/dt$_{max}$ 更为合适。

（三）从心室容积变化评价心功能

超声心动图（echocardiogram）检测是目前无创评价左心室舒张功能最常用、最重要的方法。

1. 超声心动图评价心室收缩功能

评价指标主要有左心室舒张末内径（left ventricular end diastolic dimension，LVDd）、左心室收缩末内径（left ventricular end systolic dimension，LVDs）、左心室舒张末容积、左心室收缩末容积、左心室射血分数（left ventricular ejection fraction，LVEF）、左心室缩短分数（left ventriculafraction shortening，LVFs）。临床上 LVEF 是评价绝大多数患者左心室收缩功能的首选指标。此外计算得出的射血期心室容积的变化速率（dV/dt）和心室直径的变化速率（dD/dt）可用来反映心室收缩能力的变化。

2. 超声心动图评价心室舒张功能

图 2-3-5 显示：①A 为舒张期左心室容积随时间变化的曲线；B 为舒张期左心室容积变化速率（dV/dt）曲线。正常人一旦二尖瓣开放（快速充盈期开始）即刻产生较大的左心室血液流入速率（e 波），而左心房收缩时产生较小血液流入速率（a 波，e/a > 1）。②舒张功能障碍患者（图 2-3-5 中虚线所示），舒张速率减慢，等容舒张期延长（见图 2-3-4 中 -dP/dt$_{max}$ 绝对值下降），在舒张早期左心室压力值较高，抽吸的作用变小（e 波变小）；左心房收缩对左心室充盈的作用加大（a 波增大，e/a < 1）。

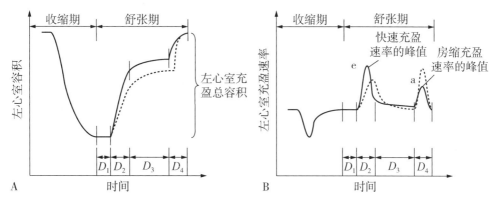

图 2 - 3 - 5　正常人（实线）和左心室舒张功能不全患者（虚线）舒张功能的评价

A：舒张期心室容积随时间变化曲线；B：舒张期心室容积变化速率（dV/dt）。

D_1：等容舒张期；D_2：快速充盈期；D_3：减慢充盈期；D_4：心房收缩期。

临床上用于评价心室舒张功能的微创或无创技术包括心导管术、超声心动图和心脏磁共振成像等。评估心室舒张功能的金标准是左侧心导管，但是，由于该技术是有创的，因此不作为常规方法。最常用的方法为经胸超声心动图，该方法的时空分辨率和可用性非常出色。最近心脏磁共振成像技术也开始应用于左心室舒张功能评价。

（四）从心室压力和容积变化评价心功能——心室压力 - 容积环

单独或联合应用心导管术与超声心动图可绘制出心室压力 - 时间曲线和心室容积 - 时间曲线（图 2 - 3 - 3）。根据心动周期每个时间点的压力和容积依次绘制而成的压力 - 容积曲线，形成心室压力 - 容积环（pressure-volume loop），或称为 P-V 环（图 2 - 3 - 6）。该环是一个"位相图"，以左心室容积改变为横坐标，左心室压力变化为纵坐标，黑色粗箭头包绕部分描绘出一个心动周期中，左心室压力和容积这两个变量的变化过程和相互关系：①该环逆时针环绕一周完成一个完整的心动周期，其面积代表心脏一个心动周期的做功量（外功）。②虽然图上没有标出明确时间，但该环是根据心动周期每个时间点的压力和容积依次绘制而成的。P-V 环的底边（从 a 点到 c 点）为左心室充盈期，包括快速充盈期、减慢充盈期和心房收缩期，其中 b 点为充盈期心室压最低值处。环的右边（从 c 点到 d 点）为等容收缩期，心室容积不变，房室瓣和动脉瓣均关闭。当室内压升高到等于主动脉压，动脉瓣打开，进入射血期（从 d 点到 f 点）。这一期间，心室收缩使室内压升高，同时由于血液射入主动脉，心室容积降低。在射血期末（f 点）主动脉瓣关闭，心室进入等容舒张期（从 f 点到 a 点），左心室压迅速降至舒张初期水平，心室容积不变，曲线回到起始点（a 点），又一次心室充盈开始。③环上两点之间的距离与实际所用的时间是不成正比的。该环所表示的是整个心动周期中心室压力和心室容积的关系。

心室压力 - 容积环变化也可用于反映前负荷和后负荷变化。舒张功能障碍的患者，其压力 - 容积环向上和向左偏移；这种偏移表明左心室顺应性减少或僵硬度增加，即需要较高的压力，才能使一个顺应性下降的心室达到相同的充盈容积。

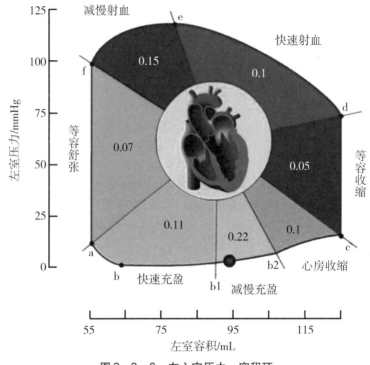

图2-3-6 左心室压力-容积环

四、影响心排血量的因素

心脏的泵血功能可以适应人体不同生理情况下新陈代谢的需要。如精神激动、进食都可以使心排血量增加，而人由平卧突然变成直立位时，心排血量可短时减少。这些变化都可以通过神经、体液调节很快恢复正常。这种整体的调节机制（心脏外在调节机制）将在后文介绍。本部分仅讨论心脏本身控制心排血量的因素及其作用机制（内在机制）。

心排血量等于心率乘以搏出量，所以凡是可以影响心率和搏出量的因素都可以影响心排血量。而搏出量又受心脏前负荷、后负荷和心肌收缩能力的影响。

（一）心室肌的前负荷与心肌异长自身调节

1. 心室肌的前负荷

心肌收缩前所承受的负荷称为心肌的前负荷（preload）。对于中空、近球形的心脏而言，心室舒张末期存在于心室内的血液（包括心室射血后残留的血液量和静脉回心血量）使心室肌在收缩射血前就已承受一定的压力，此压力即心室肌前负荷。由此可见，心室舒张末期压力（end-diastolic pressure）反映心室肌的前负荷。因为正常人在心室舒张末期房内压与室内压基本相等，房内压的测定也更为方便，所以实验中常用心室舒张末期房内压反应心室前负荷。在前负荷下，心肌具有一定的长度称为心肌的初长度（initial length）。心肌的初长度取决于心室舒张末期的血液充盈量，即心室舒张末期容积。

2. 心肌异长自身调节

心肌的初长度能够影响心肌的收缩功能，二者之间的关系具有特殊性。

（1）心功能曲线与心定律。

1895 年德国生理学家 Otto Frank 在离体蛙心观察到随着心肌初长度增加，心肌收缩力增大。1914 年，英国生理学家 Ernest Starling 在犬的心－肺标本研究发现，在一定范围内增加静脉回心血量，心室的收缩力随之增强；但若超出一定范围，则心室容积继续增大时，心肌收缩力不但不再增加，反而出现室内压下降的情况。Starling 将心室舒张末期容积在一定范围内增大时，心肌收缩力随之增强的现象称为心定律（law of the heart），为纪念这两位生理学家，也称为 Frank-Starling 机制。这一机制体现为心室功能曲线（ventricular function curve）。

在实验中逐步改变心室舒张末期容积（相当于改变心肌初长度），同时心室舒张末期压力（相当于前负荷）也相应改变，测量相对应的心室搏出量或每搏功，将给定的压力值与相应获得的心室的搏出量数据绘制成心室舒张末期压力与每搏功的关系曲线，即为心室功能曲线（见图 2-3-7）。心功能曲线可大致分为 3 段：①左心室舒张末期压力 5～15 mmHg 范围内，曲线快速上升，随着心室舒张末期压力增大，心室的每搏功增大。心室的最适前负荷为心室舒张末期压力 12～15 mmHg，而通常情况下，心室舒张末期压力仅有 5～6 mmHg，说明心室有较大的初长度贮备。也就是说，在一定范围内改变心肌初长度可以调节心肌的收缩功能。②当心室舒张末期压力在 15～20 mmHg 范围内时，曲线较为平坦，说明前负荷在其上限范围内变动时对每搏功和心室泵血功能影响不大。③当心室舒张末期压力大于 20 mmHg 时，曲线并不会出现明显的降支，说明心室前负荷即使超过 20 mmHg，每搏功仍不变或者轻度减少。只有心室发生严重的病理变化，心功能曲线才会出现降支。

心室功能曲线说明，随着前负荷（初长度）增大，心肌收缩力增强，搏出量增多，每搏功增大。

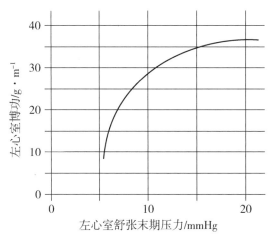

图 2-3-7　犬左心室功能曲线

（2）正常心室肌具有抗过度延伸特性。

初长度改变影响心肌收缩力的机制在于：不同的心肌初长度，意味着心肌细胞中粗、细肌丝的有效重叠程度不同。当心肌处于最适初长度时，肌节长度为 2.00～2.20 μm，此时粗、细肌丝处于最佳重叠状态，激活时形成横桥连接数目最多，收缩时产生的张力最大（图 2-3-8 的 2 和 3）。然而正常心脏的心肌在静息状态下远没有达到它的最适初长度（图 2-3-8 的 1），也就是说正常心脏有较大的前负荷初长度贮备。因此，在肌节长度达到最适水平之前，随着肌节前负荷和初长度的增加，粗、细肌丝有效重叠程度增加，激活时形成的横桥连接数目相应增多，肌节收缩力增强。就整个心室而言，其收缩强度增加，搏出量和每搏功增加。这种关系是心室功能曲线产生上升支的主要原因。在搏出量的这种机制调节中，是由于心肌初长度的改变而引起心肌收缩强度的改变，故称为异长自身调节（heterometric autoregulation）。

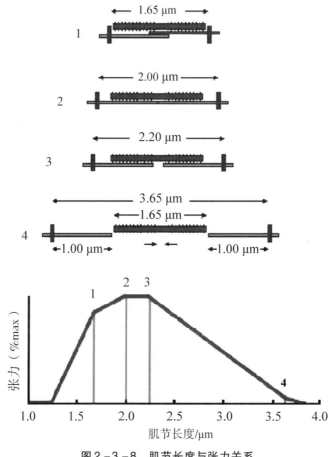

图 2 - 3 - 8　肌节长度与张力关系

正常心室功能曲线的另一特点是不出现明显的降支，这是因为正常心肌具抗过度延展的特性：尽管前负荷很大，心肌肌节初长度一般不超过 2.30 μm，但是如果强行拉伸肌节至 2.60 μm 以上，心肌将断裂。因此，心功能曲线不会出现明显的降支。心肌细胞这种抵抗过度延伸的特性对心脏泵血功能有重要生理意义。它使得心脏在前负荷明显增加时，搏出量和每搏功并不出现明显的下降。若心室功能曲线出现明显的降支，则说明此时心肌的收缩功能已严重受损。另外，心肌的伸展性较小，主要是因为：①由于肌节内存在一种大分子的连接蛋白，连接蛋白可将肌球蛋白固定在 Z 盘上，同时也具有很强的黏弹性，防止肌节被过度拉伸（图 2 - 3 - 9）；②心肌纤维的心肌细胞之间的间质内含有大量的胶原纤维，心室壁多层肌纤维的呈交叉方向排列；③心肌肌节达到最适初长度时，产生的静息张力已经处于比较大的状态，从而阻止心肌纤维继续被拉伸。

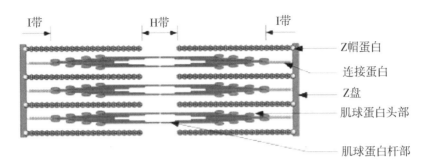

图 2-3-9 肌节结构示意图

（3）异长自身调节的生理学意义。

异长自身调节即 Frank-Starling 机制的意义在于：当静脉回心血量增加时，异长自身调节可以增加搏出量，维持右心室和左心室输出量相等，维持心室舒张末期充盈血量和搏出量之间的动态平衡，从而使心室舒张末期容积和压力保持在正常范围。例如，当右心室突然开始泵出更多的血液，引起从肺循环返回左心室的血液增加，前负荷增大使得心肌初长度增大，心肌收缩力增强（异长自身调节作用），引起左心室的输出量（搏出量）增加，从而使血液不会填积于肺循环。然而，当机体发生持续、剧烈的循环功能变化时，异长自身调节机制的作用不大，此时主要靠心肌收缩能力的变化来调节。

3. 影响前负荷的因素

在整体情况下，心室的前负荷主要取决于心室舒张末期充盈的血量。所以，但凡能影响充盈量的因素，都能够通过异长自身调节使搏出量发生变化。心室舒张末期充盈血量是心室射血后剩余血量和静脉回心血量之和。

（1）静脉回心血量。

A. 心室充盈时间。当心率增快时，心室舒张期缩短，心室充盈时间减少，静脉回心血量减少；反之，心室充盈时间延长，静脉回心血量增多。但在心室完全充盈后，即便继续延长充盈时间，也无法进一步增加静脉回心血量。

B. 静脉血回流速度。静脉血回流速度取决于外周静脉压与心房压和心室压之差。在心室充盈时间不变的前提下，压力差愈大，静脉血回流速度愈快，静脉回心血量愈大；反之，则静脉回心血量愈小。

C. 心室舒张功能。心室舒张与心肌细胞内游离钙的清除速率有关。心肌收缩过程中，胞质内 Ca^{2+} 浓度急剧升高促使 Ca^{2+} 与肌钙蛋白结合而触发肌肉收缩，胞质中 Ca^{2+} 浓度降低则引起肌肉舒张。因此舒张期 Ca^{2+} 回降速率越快，心肌舒张速率也越快。心室快速舒张，甚至产生负压，从而引起快速充盈期对心房内血液的"抽吸"作用越强，静脉回心血量越大。

D. 心包内压。正常情况下，心包可以防止心室过度充盈。当发生心包积液时，心包腔内压力增大，迫使心室充盈受限，导致静脉回心血量减少。

E. 心室顺应性（ventricular compliance）。其是指心室壁受外力作用时发生变形的难易程度。心室顺应性高时，更容易发生变形，从而能容纳更多的血液，心室充盈量增高；心室顺应性降低时（如心肌纤维化或瘢痕形成、心肌肥厚等），心室充盈量将降低。

（2）心室射血后剩余血量。在静脉回心血量不变的前提下，如果动脉血压突然升高，搏出量减少，则心室射血后剩余血量增大，也可以使充盈量增大。但是实际上，剩余血量增多时，舒张末期室内压也增高，静脉回心血量将有所减少，所以心室充盈量不一定增加。

4. 后负荷对搏出量的影响

心肌在收缩开始时遇到的负荷称后负荷（afterload），对心室而言，后负荷即动脉血压。在心率、心肌初长度和心肌收缩能力不变的情况下，动脉血压（后负荷）升高时，心室等容收缩期压力峰值升高，室内压上升到峰值所需要的时间更长（即心室等容收缩期延长），而射血期相应缩短，射血期心室肌缩短的速度和幅度均减小，射血速度减慢，搏出量减少。相反的，当动脉血压（后负荷）降低时，搏出量增加。然而整体情况下，正常成年人主动脉压在 80～170 mmHg 范围内波动时，心排血量并无明显改变。这与多种调节机制有关：①动脉血压升高时，搏出量减少，导致射血后心室内剩余血量增多，若静脉血液回流量不变，则心室舒张末期充盈血量增多即初长度增加，此时 Frank-Starling 机制使心肌收缩能力增强，搏出量回升，从而维持心排血量稳定。②如果动脉血压长期维持在较高水平，则需要增加心肌的收缩能力，以维持适当的心排血量。这种心排血量的维持是以增加心肌收缩力为代价的，久而久之将出现心室肥厚的病理性改变，导致泵血功能减退。

5. 心肌收缩能力与等长调节

心肌收缩能力（myocardial contractility）是指不依赖前负荷和后负荷，心肌细胞能改变自身功能状态（包括收缩的强度和速度）的内在特性。心室收缩能力主要取决于心肌细胞兴奋－收缩偶联过程中，肌球蛋白头部 ATP 酶的活性和被活化的横桥数目的多少。在一定的初长度下，并非粗细肌丝重叠部分的所有横桥都处于活化状态，所以心肌可以通过增加横桥活化的数目来增强心肌收缩的强度和速度。横桥的活化取决于肌质内 Ca^{2+} 的浓度和肌钙蛋白对 Ca^{2+} 的亲和力。心肌收缩能力与搏出量和每搏功呈正比，当心肌收缩能力增加时，搏出量和每搏功明显增加，搏出量的增加与心肌的初长度无关，而是通过调节心肌收缩的强度和速度实现的，因此称为等长调节（homometric autoregulation）。许多因素可影响心肌收缩能力，如交感神经兴奋或儿茶酚胺（肾上腺素和去甲肾上腺素）浓度增加可以激活心肌细胞上的 β 受体，通过 cAMP 信号通路，使得 L 型钙通道开放，Ca^{2+} 内流增加，通过钙触发钙释放机制使胞质内 Ca^{2+} 浓度升高，从而使心肌收缩能力增强，心肌纤维缩短的速度和程度增加，搏出量和每搏功增加，心室功能曲线向左上方移位。此外，钙增敏剂可增加肌钙蛋白对 Ca^{2+} 的亲和力，从而增加横桥的活化数目；甲状腺激素可以提高肌球蛋白 ATP 酶活性，可以增强心肌收缩力。刺激迷走神经、ACh、缺氧、高碳酸血症、酸中毒等都可使心肌收缩力减弱，搏出量减小。

6. 心率对心排血量的影响

心排血量等于搏出量与心率的乘积。在一定的范围内，心率增快时，心排血量将增加。尽管心率加快时，血液充盈时间缩短，但是因为绝大部分的回心血液都是在快速充盈期进入心室，所以心室充盈血量和搏出量不会明显降低。然而如果心率过快（超过 160～180 次/min），使得心室充盈时间明显缩短，则充盈量和搏出量都大大减小，导致心排血量明显下降。反之，若心率低于 40 次/min，心排血量也会减少。这是因为尽管心室舒张期大大延长，但心室充盈早已到达极限，此时舒张时间再如何延长也不能进一步增加充盈量和搏出量。可见，心率适当时，心排血量最大；过快或过慢，都会使心排血量减少。

心率受神经、体液因素调节。交感神经活动增强时心率增快,迷走神经活动增强时心率减慢。儿茶酚胺和甲状腺激素水平增高时心率增快。另外,体温每升高1℃,心率增加12～18次/min。

五、心力储备

健康成年人静息状态下心排血量约为 5 L,运动或强体力劳动时,心排血量可增加至25～30 L。这表明健康成年人心脏泵血功能有相当大的储备量,能够适应机体不同生理情况下的代谢需要。心排血量随机体代谢需要而增加的能力,称为心泵功能储备或心力储备(cardiac reserve),心力储备可用心脏每分钟最大输出量来表示,取决于搏出量和心率能够提高的程度。故而心力储备可分为心率储备和搏出量储备。

(一) 搏出量储备

搏出量储备等于心室舒张末期容积与心室收缩末期容积之差。所以搏出量储备来源于收缩期储备和舒张期储备两方面。

1. 收缩期储备

正常静息时,左心室射血期末剩余血量约 50 mL。当心脏通过增强心肌收缩能力和提高射血分数做最大限度收缩后,心室收缩末期容积降至 20 mL 以下。安静状态下的心室收缩末期容量与心室最大限度收缩后的剩余血量之差就是收缩期储备,可达 35～40 mL。

2. 舒张期储备

安静状态下,左心室舒张末期容量约为 125 mL,当心室做最大限度舒张时,由于正常心室腔无法过分扩大,一般只有 140 mL 左右,故舒张期储备比收缩期储备小很多,仅为15 mL 左右。

(二) 心率储备

健康成人静息时心率为 60～100 次/min,在剧烈活动后可达 160～180 次/min,在搏出量不变的情况下,心排血量可增加至静息时的 2 倍多,称为心率储备。因此,心率储备是提高心排血量的重要途径。但如果心率超过 180 次/min 时,由于心室充盈不足,心排血量反而会减少。

心力储备反映心脏的健康程度。坚持锻炼的人,心肌纤维增粗,心肌的收缩能力更强,因而收缩期储备增加;同时,其基础心率较一般人低,因此心率储备也较大,甚至当心率增大到超过 200 次/min 时,才开始出现心排血量降低。可见体育锻炼能有效地提高心力储备,增强心脏的泵血功能。心力衰竭患者,心肌收缩力降低,搏出量减少,表明搏出量储备降低,只能通过加快心率的方法保证心排血量满足机体需要。安静状态下可能尚不明显,但是一旦活动增加,心率增快时,心排血量却不能相应增加,会出现心慌气喘、头晕目眩等症状,表明患者心率储备不足以代偿搏出量储备的下降,所以心力衰竭患者的心率储备也显然低于常人。

六、心音

在心动周期中,心肌收缩、瓣膜启闭、血流撞击心室壁和大动脉壁以及血液在心室内形成的湍流等因素引起机械振动,可通过周围组织传导到胸壁,如将听诊器放在胸壁的固定部位即可听到由上述机械振动所产生的声音，称为心音（heart sound）。若将这些机械振动通过机器转换成电信号并记录下来，得到的曲线即为心音图（phonocardiogram）。

正常心脏在一个心动周期中可产生四个心音，听诊器可听到健康人的第一、第二心音；第三心音可在某些青年人和健康儿童身上听到；心音图可记录到四个心音。

1．第一心音

第一心音出现在收缩期初，音调较低，声强较高，持续时间较长，是心室收缩开始的标志。第一心音的产生与房室瓣突然关闭有关：心室收缩开始后，血液推动房室瓣关闭，并使其凸向心房，腱索绷紧然后又弹性回位，导致心室内血液、心室壁和绷紧的瓣膜发生振动，再加上心室射血引起大血管壁和血液形成湍流，结合在一起产生第一心音。于左锁骨中线第5肋间处（心尖搏动处）听诊第一心音最为清晰。

2．第二心音

第二心音出现在舒张期开始时，音调较高，声强较低，持续时间较短，是心室舒张开始的标志。第二心音的产生与半月瓣关闭有关：心室收缩停止，心室立即开始舒张，主动脉和肺动脉血液倒流推动半月瓣关闭，使半月瓣凸向心室，然后其弹性回位，又把血液弹回动脉，这种血液冲击大动脉根部引起的血液、血管壁以及心室壁的振动导致第二心音产生。在胸骨左右两旁的第二肋间听诊第二心音最清楚。

3．第三心音

部分儿童以及胸壁较薄的青年人，在快速充盈期末偶尔可听到低强度、低频率的第三心音。第三心音是由于快速充盈期末心室壁和乳头肌突然伸展、血液突然减速引起震动而导致的。

4．第四心音

第四心音又称为心房音，为一出现在心室舒张晚期的低频音。主要与心房收缩引起的震动有关，正常时一般不出现，但异常强烈的心房收缩和左心室壁顺应性下降时，可产生第四心音。

总之，第一心音主要是心室收缩房室瓣关闭所产生，第二心音主要是心室舒张半月瓣关闭所产生，正常情况下，瓣膜开放不产生声音。

第二节　心肌的生物电活动和生理特性

心脏类似于一个可以自动调节的泵，它通过有节律地收缩与舒张，不断将心脏中的血液泵出，同时又将静脉中的血液抽吸回来充盈心脏。心脏的兴奋之所以能够节律性地发生、传播，与心肌的生理特性有关。心肌的生理特性包括兴奋性、自律性、传导性和收缩性，而这些特性都是以心肌细胞的生物电活动为基础的。

心肌细胞的生物电活动比神经细胞和骨骼肌细胞更为复杂。不同类型的心肌细胞，参与其动作电位形成的离子机制有所不同。根据组织学、电生理及功能特点，可将心肌细胞分为两类：一类为工作细胞（包括心房肌、心室肌细胞），其胞质中含有丰富的肌原纤维，具有兴奋性、传导性和收缩性，主要执行收缩功能。然而其静息电位稳定，正常情况下不具有自律性，或者说无法自动地产生节律性兴奋收缩，故称为非自律细胞。另一类是自律细胞（主要包括窦房结 P 细胞和浦肯野细胞），它们组成了心脏的特殊传导系统。这类心肌细胞不仅具有兴奋性和传导性，而且大多没有稳定的静息电位，具有自动节律性（房室交界的结区除外），故称为自律细胞。另外，自律细胞的胞质中缺乏肌原纤维，因此基本丧失收缩功能。

根据动作电位 0 期去极化的速度和幅度及其产生的原理不同，可将心肌细胞所产生的动作电位分为快反应电位（fast response potential）和慢反应电位（slow response potential），而产生这两类电位的细胞分别称为快反应细胞（fast response cell）和慢反应细胞（slow response cell）。快反应细胞主要包括心房肌细胞、心室肌细胞和浦肯野细胞，其动作电位的上升支主要由 Na^+ 内流形成，去极化（depolarization）速度快、波幅大，兴奋传导速度快，复极化（repolarization）过程缓慢且复杂，因而动作电位时程较长。慢反应细胞包括窦房结 P 细胞和房室结细胞，动作电位上升支主要由 Ca^{2+} 内流引起，去极化速度慢、波幅小，兴奋传导速度慢，复极化亦缓慢。

一、心肌细胞的生物电活动

不同类型的心肌细胞在心脏活动过程中起到不同的作用，这是因为这些心肌细胞跨膜电位形成的离子基础、波形、幅度和持续时间均不尽相同（图 2 - 3 - 10）。心肌细胞之所以能够产生跨膜电位变化是因为细胞内外存在离子浓度差（表 2 - 3 - 1）以及细胞膜在不同状态下对离子的通透性不同。

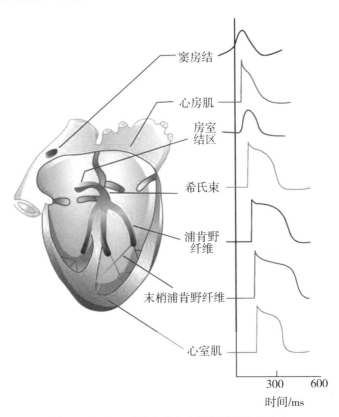

窦房结

心房肌

房室结区

希氏束

浦肯野纤维

末梢浦肯野纤维

心室肌

300 600

时间/ms

图 2 - 3 - 10 心脏各部分心肌细胞的跨膜电位

（图片来源：王庭槐. 生理学［M］. 9 版. 北京：人民卫生出版社，2018：图 4 - 9）

表 2 - 3 - 1　心肌细胞内液和外液中几种主要离子的分布

离子	浓度/mmol · L^{-1}		平衡电位/mV
	细胞内液	细胞外液	
Na$^+$	10	145	+ 67
K$^+$	140	4	− 94
Ca^{2+}	10^{-4}	2	+ 132
Cl$^-$	9	104	− 65

（一）工作细胞的跨膜电位及其形成原理

1. 静息电位

静息状态下，K$^+$ 在心肌细胞膜两侧分布不均，细胞内 K$^+$ 浓度远高于细胞外。在此基础上，细胞膜上存在的内向整流 K$^+$ 通道（inward rectifying K$^+$ channel）处于开放状态，使得细胞内 K$^+$ 顺浓度梯度向细胞外扩散，正电荷的流出使得膜两侧呈现膜外为正电位，膜内为负电位的极化状态，直至接近 K$^+$ 平衡电位为止。另外，心肌细胞静息时还有少量 Na$^+$ 内流（通过渗漏通道），抵消了部分 K$^+$ 外流形成的电位差；再加上 Na$^+$-K$^+$ 泵每消耗 1 个 ATP 向膜外泵出 3 个 Na$^+$，向膜内泵入 2 个 K$^+$，造成膜内电位负值增大，所以静息电位的实测值与 K$^+$ 平衡电位并不完全一致。如果人为地规定膜外电位为零，则心肌工作细胞的静息电位为 − 90 ～ − 80 mV。静息电位的大小取决于细胞内外的 K$^+$ 浓度差和膜对 K$^+$ 的通透性，K$^+$ 平衡电位是构成心肌工作细胞静息电位的主要成分。

2. 动作电位

心肌工作细胞（以心室肌细胞为例）动作电位的主要特点在于持续时间长，复极过程比较复杂，升支与降支不对称。整体来看，动作电位可分为去极化和复极化两个过程，并可细化为 5 个时期：0 期（快速去极化期）、1 期（快速复极化初期）、2 期（平台期）、3 期（快速复极化末期）、4 期（静息期）。心肌细胞动作电位各时相的变化是由细胞膜对离子通透性改变引起的，而膜通透性的改变则是由离子特异性通道的开放与关闭造成的（图 2 - 3 - 11）。

（1）动作电位 0 期及其离子流。

心室肌细胞受刺激后，膜内电位由静息状态的 − 90 mV 迅速去极化到 + 30 mV 左右，形成动作电位的上升支。此期仅 1 ～ 2 ms，时间极其短暂但去极化幅度非常大，最大去极化速率可达 200 ～ 400 V/s。

心室肌细胞 0 期去极化是由 Na$^+$ 通道开放和 Na$^+$ 内流引起的。在 − 90 mV 静息电位的基础上，心肌细胞受到有效刺激后，少量 Na$^+$ 通道开放（激活门打开），引起少量 Na$^+$ 内流，使膜去极化达到阈电位（− 70 mV）水平。此时膜上的 Na$^+$ 通道开放的概率和数量明显增加，大量 Na$^+$ 顺 − 浓度梯度由膜外快速流入膜内，使膜内负电位进一步减小，这又打开更多的 Na$^+$ 通道，造成更大量的 Na$^+$ 内流，形成 Na$^+$ 通道开放的再生性循环（即形成 Na$^+$ 内流与膜去极化之间的正反馈），直至接近 0 mV 左右时，Na$^+$ 通道开始关闭，达到 + 20 ～ + 30 mV 时几乎完全关闭，Na$^+$ 内流停止。此时膜电位接近但没有达到 Na$^+$ 的平衡电位（ +67 mV）。

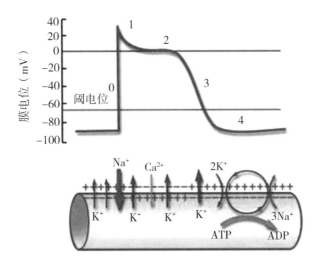

图 2 - 3 - 11　心室肌细胞动作电位和主要离子流示意

心室肌 0 期激活的 Na^+ 通道是快通道（fast channel），其激活与失活都很快，在 1 ms 的时间内，Na^+ 通道再生性循环就能使膜迅速去极化到 + 30 mV，这也是 0 期去极化速度很快、动作电位上升支非常陡峭的原因。心室肌、心房肌、浦肯野细胞等可由快 Na^+ 通道开放引起快速去极化的心肌细胞称为快反应细胞。心肌快 Na^+ 通道与骨骼肌及神经细胞的 Na^+ 通道不完全相同，对河豚毒素（tetrodotoxin，TTX）敏感性较低。Ⅰ 类抗心律失常药通过阻断快 Na^+ 通道发挥作用。

（2）动作电位 1 期（快速复极初期）及其离子流。

膜内电位由 + 30 mV 迅速下降到 0 mV 左右，形成动作电位 1 期，持续约 10 ms。0 期和 1 期一起形成一个尖峰状图形，称为锋电位（spike potential）。

1 期主要由 K^+ 一过性外流引起。心室肌细胞去极化达到峰值（约 + 30 mV）后，快 Na^+ 通道失活，Na^+ 内流停止。同时，心肌细胞去极化到 - 30 mV 时瞬时外向 K^+ 通道（transient outward K^+ channel）被激活，由于细胞内 K^+ 浓度高于细胞外，K^+ 顺浓度差及电位差外流，产生瞬时外向电流（transient outward current，I_{to}），膜内电位迅速下降到 0mV 左右。I_{to} 可被 K^+ 通道阻滞剂 4 - 氨基吡啶（4-AP）阻断。

氯电流（chloride current，I_{Cl}）在 1 期存在，但作用短暂且微弱，但是在交感神经兴奋时，I_{Cl} 对 1 期影响明显。

（3）动作电位 2 期（平台期）及其离子流。

当动作电位复极达到 0mV 左右时，复极过程变得非常缓慢，几乎停滞在同一膜电位水平，所以称为平台期（plateau），持续 100 ～ 150 ms，是导致心室肌细胞动作电位持续时间较长的主要原因，亦是区别于神经和骨骼肌动作电位的主要特征。

平台期的形成是因为内向电流（主要为 Ca^{2+} 内流）和外向电流（K^+ 外流）基本处于平衡状态，使得膜电位保持在 0mV 左右。

平台期的内向离子流主要是 L 型钙电流（L-type calcium current，I_{Ca-L}），由 L（long-lasting）型 Ca^{2+} 通道开放导致。该通道的激活、失活及复活过程都很慢，故称慢通道（slow channel），专一性较差，主要对 Ca^{2+} 通透，其次对 Na^+ 也有少量通透性。当膜在 0 期去极化达到 -40 mV 时，L 型 Ca^{2+} 通道缓慢激活，在 0 期后表现为持续开放，Ca^{2+} 顺浓度梯度流入膜内，同时伴有少量 Na^+ 内流。该通道可被 Mn^{2+} 及维拉帕米（verapamil）等 Ca^{2+} 通道拮抗剂所阻滞；阻滞心肌细胞 Ca^{2+} 通道，Ca^{2+} 内流减少，可缩短动作电位的持续时间及心肌细胞收缩的强度。

平台期的外向电流主要由 2 种通道参与：①内向整流 K^+ 通道（I_{k1} 通道）开放引起的 K^+ 外流，或者称为内向整流 K^+ 电流（inward rectifying K^+ current，I_{k1}）。I_{k1} 通道的激活和失活与膜电位水平有关，当膜内电位负值较大时，I_{k1} 通道开放，K^+ 外流形成细胞膜外正、内负的极化状态，成为形成静息电位的主要电流。随着膜电位的逐渐去极化，细胞内 Mg^{2+} 和多胺类带正电荷的离子从膜内堵塞 I_{k1} 通道，使 I_{k1} 通道被迫关闭，K^+ 外流减少。这种因膜去极化而使 I_{k1} 通道对 K^+ 的通透性降低的现象，称为内向整流（inward rectifying）。I_{k1} 通道的内向整流特性阻碍平台期 K^+ 外流，使平台期持续时间延长。②延迟整流 K^+ 通道，其电流为延迟整流 K^+ 电流（delayed rectifying K^+ current，I_K）。在 2 期早期，I_K 与以 I_{Ca-L} 为主的内向电流抗衡，二者的跨膜正电荷量相当，因此膜电位稳定于 1 期复极结束时所达到的 0 mV 左右。随着时间的推移，Ca^{2+} 通道逐渐失活，内向电流减弱，K^+ 外流（I_K）逐渐增强，成为导致膜复极化的主要离子流，膜内电位负值逐渐增加，形成平台期晚期。

（4）动作电位 3 期（快速复极末期）及其离子流。

在 2 期复极末，膜内电位负值逐渐增加，进入 3 期，复极化速度加快，直至膜电位恢复到静息电位水平，完成整个复极化过程。此期历时 100～150 ms。

3 期复极是由于 Ca^{2+} 内流逐渐停止，而 K^+ 外流（I_K）进一步增大所致。K^+ 外流是一个再生性的过程，K^+ 外流使膜内电位更负，负电位越大 K^+ 外流越多，这种正反馈导致膜的复极越来越快，直至恢复至静息电位水平。当 3 期复极化达到 -60 mV 左右时，外向的 I_{k1} 也参与进来，进一步加快复极化过程，加速了复极化完成。

心室肌细胞动作电位从 0 期去极化开始到 3 期复极化完毕这段时间，称为动作电位时程（action potential duration，APD），历时 200～300 ms。

（5）动作电位 4 期（静息期）及其离子流。

进入动作电位 4 期，膜电位虽恢复到静息水平，但动作电位期间，Na^+ 和 Ca^{2+} 内流和 K^+ 外流引起的离子分布变化尚未还原。所以此期内，离子在膜内外重新分布，以恢复细胞内外正常的离子浓度梯度，从而保持心肌的正常兴奋性。膜内 Na^+ 升高，激活 Na^+-K^+ 泵逆浓度梯度将进入膜内 Na^+ 排出细胞外，又将外流的 K^+ 泵回细胞内。膜内 Ca^{2+} 升高，Na^+-Ca^{2+} 交换体将 1 个 Ca^{2+} 主动转运出细胞外的同时，也将 3 个 Na^+ 顺浓度梯度转入细胞内，进入的 Na^+ 再由 Na^+-K^+ 泵泵出。细胞膜上的 Ca^{2+} 泵（Ca^{2+}-ATP 酶）也可少量排出 Ca^{2+}。

综上所述，在一次动作电位过程中同时存在离子的被动转运和主动转运。被动转运取决于离子通道的开放和关闭，由此产生的各种离子电流引起膜电位的变化，即产生动作电位。离子主动转运则是为了保持各种离子在细胞膜两侧的不均匀分布，从而保持细胞膜的兴奋性，使动作电位可以不断地进行下去。

3. 心房肌细胞动作电位

心房肌细胞属于快反应细胞。心房肌细胞膜上 I_{K1} 通道密度较心室肌细胞稍低，静息时，膜电位受 Na^+ 内漏的影响较大，所以心房肌静息电位负值较小，约为 $-80\ mV$。心房肌细胞动作电位的形态及形成原理与心室肌类似，但因为 I_{to} 通道比较发达，形成的 1 期 K^+ 内流可以持续到 2 期，使得 2 期不明显，2 期和 3 期的区分也不明显，动作电位的时程较短（150～200 ms）（图 2 - 3 - 10）。相较于心室肌细胞不同的地方在于，心房肌细胞膜上存在乙酰胆碱敏感的钾离子流，在乙酰胆碱的作用下，该通道大量开放，K^+ 外流增强出现超极化，导致动作电位时程明显缩短。

（二）自律细胞的跨膜电位及其形成机制

心脏特殊传导系统的心肌细胞属于自律细胞，具有自动节律性。与具有稳定静息电位的工作细胞不同，自律细胞的膜电位在 3 期复极化末达到最大值，即最大复极电位（maximal repolarization potential，MRP）时，4 期膜电位并不稳定于这一水平，而是立即自发地缓慢去极化，达到阈电位后又引起新的动作电位，如此周而复始。4 期自动去极化是自律细胞的最大特征，也是自律细胞产生自动节律性兴奋的基础。不同类型的自律细胞，其 4 期自动去极化的速度和机制不尽相同。

1. 窦房结细胞动作电位

窦房结的自律细胞为起搏细胞（pacemaker cell），简称 P 细胞，属于慢反应细胞，兴奋时产生慢反应动作电位，其动作电位波形与心室肌细胞明显不同，其特点包括：① 0 期去极化速度缓慢，幅度较小，时程较长；②复极化过程没有明显的 1 期和 2 期，只有 3 期；③最大复极电位的负值比快反应细胞小；④ 4 期膜电位不稳定，自动去极化随时间递增（图 2 - 3 - 12）。

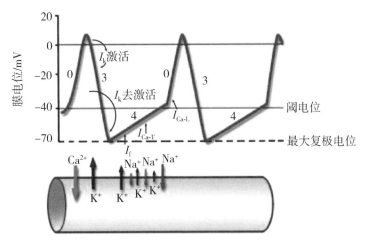

图 2 - 3 - 12　窦房结 P 细胞动作电位离子机制示意

（1）0 期去极化。

由于 P 细胞膜缺乏快 Na^+ 通道，所以，当膜电位自动去极化达到阈电位水平（约

-40 mV）时，细胞膜上 L 型 Ca^{2+} 通道被激活，引起 Ca^{2+} 缓慢内流，导致 0 期去极化。由于 L 型 Ca^{2+} 通道激活和失活均较缓慢，所以 0 期去极化速度较慢（约 10 V/s），幅度较小（$70\sim85$ mV），持续时间较长（约 7 ms）。0 期去极化主要由 Ca^{2+} 内流形成，因此受到细胞内外 Ca^{2+} 浓度影响，同时可被钙通道阻滞剂阻断。

（2）3 期复极化。

窦房结 P 细胞缺乏 I_{to} 通道，所以没有明显的 1 期和 2 期，在去极化顶峰直接进入 3 期。此时，Ca^{2+} 通道逐渐失活，Ca^{2+} 内流停止，同时有 I_K 通道被激活，I_K 电流增大，K^+ 外流增加，膜便复极化形成 3 期，最终膜内电位达到 -70 mV 而终止动作电位（图 2-3-12）。

（3）最大复极电位。

窦房结细胞在复极化结束后，便开始自动去极化，并不像心室肌细胞一样存在稳定的静息电位，故而把最大复极电位作为其静息电位值。窦房结 P 细胞的最大复极电位较心室肌等快反应细胞负值更小，这是因为窦房结细胞膜上 I_{K1} 通道较心室肌细胞少，K^+ 外流较小，使得细胞膜电位负值减小；另外，膜上存在 Na^+ 渗漏通道，少量的 Na^+ 内流中和了一部分膜内负电荷，所以最大复极电位约为 -70 mV。

（4）4 期自动去极化。

窦房结 P 细胞的 4 期自动去极化是由外向电流逐渐减弱和内向电流逐渐增强所引起的。参与 4 期自动去极化的离子机制尚未完全明了，目前认为至少有 3 种离子电流参与（图 2-3-12）。①I_K：I_K 进行性衰减是 4 期自动去极化的重要离子机制。在 3 期复极化至 -50 mV 时，I_K 通道开始失活关闭，K^+ 外流逐渐减小，使外向电流逐渐减弱，从而构成 4 期自动去极化。②超极化激活的内向离子流（hyperpolarization-activated inward ion current，I_f）：I_f 是一种主要由 Na^+ 负载的内向电流，在动作电位复极到 -60 mV 左右开始激活，其激活程度随着膜内负电位的增加而增加，至 -100 mV 时达到最大激活电位。然而，正常情况下窦房结 P 细胞的最大复极电位为 -70 mV，在此电位水平，I_f 通道激活十分缓慢，形成的 Na^+ 内流也小。I_K 进行性衰减与 I_f 增强对 4 期自动去极化形成所做的贡献比例为 6:1，所以前者贡献更大。但是，在浦肯野细胞动作电位的形成中，I_f 的作用则重要得多。③T 型钙电流（transient calcium current，I_{Ca-T}）：在 4 期自动去极化达到 -50 mV 时激活，Ca^{2+} 内流，进一步加速 4 期自动去极化，使细胞膜电位能够达到激活 L 型 Ca^{2+} 通道的阈电位水平，引发下一次动作电位的上升支。因此，降低细胞内 Ca^{2+} 或给予 Ca^{2+} 通道阻滞剂，可降低窦房结细胞动作电位幅度及 4 期自动去极化速度。

此外，窦房结 P 细胞还存在 I_{K-ACh}。在 ACh 刺激下，K^+ 外流，最大复极电位负值增大，同时 I_{Ca-T} 受抑制，因而节律活动明显变慢。窦房结存在的多种起搏电流，为窦房结 P 细胞起搏活动提供了一个安全保障，即便任一电流受到抑制，仍有其他离子流完成 4 期自动去极化过程。

2. 浦肯野细胞动作电位

浦肯野细胞兴奋时产生快反应动作电位，波形与心室肌细胞相似（图 2-3-10），产生的离子基础也基本相同。不同在于，其最大复极电位比心室肌静息电位更负，阈电位为 -70 mV。浦肯野细胞 0 期去极化速度比心室肌快（$200\sim800$ V/s）；1 期较心室肌细胞更明显；在 1 期和 2 期之间可形成一个明显的切迹；3 期末最大复极电位较心室肌细胞静息电位负值更大，这是因为浦肯野细胞 I_{K1} 密度较高，K^+ 外流更多所致。

浦肯野细胞的 4 期自动去极化，主要是由于外向电流 I_K 减弱和内向电流 I_f 增强所致。I_f 在动作电位复极到 -60 mV 左右开始激活，其激活程度随着膜内负电位的增大和时间推移而增强，至 -100 mV 时达到最大激活电位。因浦肯野细胞最大复极电位比窦房结细胞负值大得多，使得 I_f 可以激活得更加充分，所以在浦肯野细胞 4 期自动去极化过程中，I_f 起主要作用。但是因为 I_f 通道密度很低，激活的速度慢，所以 4 期自动去极化速度慢（0.02 V/s），因此在正常条件下，浦肯野细胞的节律性收缩受到窦房结的超速驱动压抑。

二、心肌的生理特性

心肌细胞的生理特性包括兴奋性、自律性、传导性和收缩性。前三种生理特性以细胞膜的生物电活动为基础，又称为电生理特性；收缩性则是以心肌细胞的收缩蛋白活动为基础，因此属于机械特性。工作细胞具有兴奋性、传导性和收缩性，但是没有自律性；而自律细胞具有兴奋性、传导性和自律性，不具有收缩性。心肌细胞的这 4 种生理特性共同决定着心脏的活动。

（一）兴奋性

细胞在受到刺激时产生兴奋（即动作电位）的能力，称为兴奋性（excitability）。

1. 心肌兴奋性的周期性变化

心肌细胞的兴奋性不是一成不变的，每产生一次动作电位，心肌细胞将发生一系列的膜电位变化，其兴奋性亦随之产生周期性变化。这些变化使心肌细胞在不同时期内对重复刺激表现出不同的反应，从而对心肌兴奋的产生和传导甚至对收缩反应产生重要影响。在一次兴奋过程中，心肌的兴奋性变化可分为如下几个时期（以心室肌细胞为例）（图 2 – 3 – 13）。

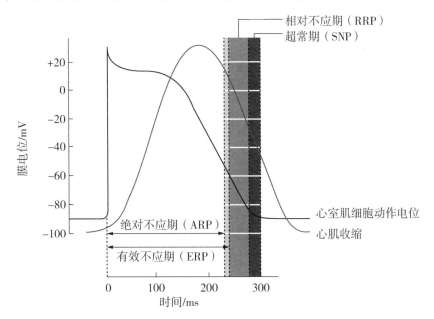

图 2 – 3 – 13　心室肌细胞动作电位、机械收缩曲线与兴奋性变化的关系

（1）有效不应期。

有效不应期由绝对不应期和局部反应期组成。从心肌细胞 0 期去极化开始，到 3 期复极化至 -55 mV 这段时间内，无论给予多强的刺激，心肌细胞都不会发生去极化反应，此期内兴奋性为零，这段时间称为绝对不应期（absolute refractory period，ARP）。此后，从复极化 -55 mV 到 -60 mV 期间，若给予阈上刺激可使膜发生部分去极化或局部兴奋，但不会产生新的动作电位，因而也不能引起心肌收缩，称为局部反应期（local response period，LRP）。所以，从 0 期去极化开始到复极化达 -60 mV 这段时间，称为有效不应期（effective refractory period，ERP）。有效不应期的产生是此期内膜电位负值太小，Na⁺ 通道处于完全失活状态（绝对不应期），或只有少量 Na⁺ 通道恢复到备用状态（局部反应期），其激活产生的内向电流仍不足以使膜去极化至阈电位。

（2）相对不应期。

有效不应期之后，膜电位复极化从 -60 mV 下降到 -80 mV 这段期间，称为相对不应期（relative refractory period，RRP）。此期内由于膜电位负值逐渐增大，有相当多数量的 Na⁺ 通道恢复到备用状态，但由于没有全部复活，因此，仅给予阈刺激无法使心肌细胞产生动作电位。若给阈上刺激，则可以使心肌产生动作电位。这时产生的动作电位 0 期去极的速度和幅度都较正常小，兴奋的传导也比较慢（图 2 - 3 - 14）。

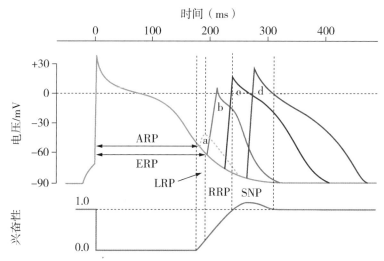

图 2 - 3 - 14　心室肌细胞复极电位与不应期、兴奋性的关系

（图片来源：王庭槐. 生理学［M］. 9 版. 北京：人民卫生出版社，2018：图 4 - 13）

（3）超常期。

相对不应期过后，膜电位从 -80 mV 复极化到 -90 mV 这段时间内，仅给予阈下刺激就能引发心肌细胞的动作电位，表明此期的兴奋性高于正常，称为超常期（supranormal period，SNP）。超常期的形成是因为 Na⁺ 通道已基本恢复到备用状态（可激活状态），而此时膜电位与阈电位的差距比完全恢复到静息电位后距离阈电位的差距小，所以此时引起动作电位所需的刺激阈值比正常要小。

最后，当膜电位复极化结束恢复至静息电位水平时，心肌兴奋性又恢复到原来的状态。

2. 决定和影响兴奋性的因素

组织细胞兴奋性的高低，可用阈值（是细胞产生动作电位的最小刺激强度，也称为阈强度）作为指标，阈值小代表兴奋性高，阈值大意味着兴奋性低。兴奋（即动作电位）的产生需要具备两个条件：其一是引起动作电位 0 期去极化的离子通道处于可激活的备用状态。例如心肌细胞的动作电位去极化是由 Na^+ 或 Ca^{2+} 内流所引发的，因此 Na^+、Ca^{2+} 的通道状态是决定心肌细胞兴奋性的重要条件之一。其二，静息电位与阈电位之间的差距决定着引起兴奋所需施加的阈值的大小，所以静息电位和阈电位水平的改变也必然影响着心肌组织的兴奋。

（1）引起 0 期去极化的离子通道的状态。

引起快反应动作电位的 Na^+ 通道和引起慢反应动作电位的 L 型 C_a^{2+} 通道都具有备用（能被激活）、激活和失活 3 种状态。这些通道处于何种状态取决于当时的膜电位水平（电压依赖性）以及该电位的时间进程（时间依赖性）。以快反应动作电位为例（图 2 - 3 - 15），当膜电位处于静息电位（-90 mV）时，Na^+ 通道激活门（m 门）关闭，失活门（h 门）打开，处于可被激活的备用状态。若此时给予一个阈刺激，膜电位去极化达到 -70 mV（阈电位），m 门开放，Na^+ 通道打开，Na^+ 快速内流。再生性循环使得越来越多 Na^+ 通道被激活，膜电位迅速上升至 +30 mV，随即 h 门关闭，使得 Na^+ 通道进入失活状态，Na^+ 通道关闭，Na^+ 内流停止。处于失活状态的 Na^+ 通道不能马上被再次激活，只有膜电位恢复至 -60 mV 或者更负的水平时，Na^+ 通道才能重新恢复到可以被激活的备用状态。这也是当细胞处于有效不应期时，无论给予多大的刺激都不能引发新的动作电位的原因。在慢反应细胞，动作电位的产生取决于 L 型 C_a^{2+} 通道的功能状态，但 L 型 C_a^{2+} 通道开放和关闭所消耗的时间更长，所以有效不应期也相应较长，可持续到完全复极之后。由此

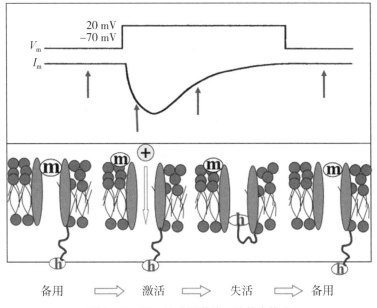

图 2 - 3 - 15　Na^+ 通道的三种状态模式

可见，离子通道的功能状态是决定心肌兴奋性的前提条件（图2-3-15）。离子通道的状态可受到药物的影响，这也是抗心律失常药物发挥作用的基础。

（2）静息电位或最大复极电位水平。

在阈电位水平不变的前提下，若静息电位或者最大复极电位负值增大，则与阈电位差距加大，引起兴奋所需的阈值也增大，亦可视为兴奋性降低。例如，细胞外 K^+ 浓度降低时，细胞膜内、外 K^+ 浓度差增大，K^+ 外流增加，静息电位负值增大（超极化），与阈电位差距加大，此时心肌兴奋性降低。相反，静息电位负值减小，与阈电位差距减小，则兴奋性增高。但如果静息电位显著减小，引起部分 Na^+ 通道失活，从而使得阈电位上移，结果兴奋性反而降低。

（3）阈电位水平。

阈电位水平上移（负值减小），若此时静息电位或者最大复极电位不变，则阈电位与静息电位之间的差距增大，引起兴奋所需的刺激阈值增大，兴奋性降低；反之，阈电位下移，则兴奋性增高。例如，血钙降低（细胞外 Ca^{2+} 浓度降低）时，阈电位下降，兴奋性增高。但生理条件下，阈电位水平很少发生变化。

3. 兴奋性周期性变化与收缩活动的关系——期前收缩与代偿间歇

心肌兴奋性变化的特点在于有效不应期特别长，相当于心肌的整个收缩期加舒张早期（图2-3-13）。这一特点，使心肌不会发生完全强直收缩，保证心脏收缩与舒张的交替进行，维持正常的泵血功能。

正常情况下，作为心脏的正常起搏点，窦房结发出的兴奋会在前一次兴奋的不应期结束之后才传导到心房和心室，因此，心房和心室能不断产生新的兴奋，使心脏能正常地收缩和舒张。然而在实验或病理情况下，如果在有效不应期之后，窦房结的兴奋传来之前，给予心室肌一次外来的刺激时，便可提前发生一次兴奋和收缩，分别称为期前兴奋和期前收缩（premature systole）。期前兴奋同样有自己的不应期，若窦房结兴奋冲动传来时正好落在期前兴奋的有效不应期内，那么此次窦房结兴奋无法引起心室的兴奋和收缩，出现一次较长时间的舒张期，称为代偿间歇（compensatory pause）（图2-3-16）。需要在下一次窦房结兴奋传来时才又恢复正常的窦性节律。

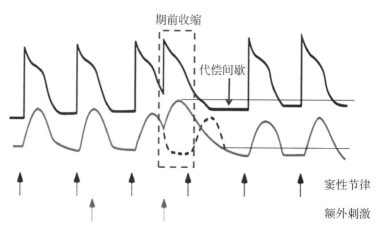

图2-3-16　期前收缩与代偿间歇模式

（二）自动节律性

在没有外来刺激的情况下，心肌细胞能自动产生节律性兴奋的特性，称为自动节律性（autorhythmicity），简称自律性。自律性的高低可从单位时间（每分钟）内自动产生兴奋的次数（自动兴奋的频率）以及组织细胞内自动兴奋的分布是否均匀（节律整齐）两方面来衡量。正常情况下，心肌的兴奋都较规则，故而多用自动兴奋的频率作为衡量自律性的指标。然而在临床上，需要同时获得心率和心律两个指标。

1. 心脏的正常起搏点和潜在起搏点

并非所有心肌细胞都有自律性，能产生自律性的细胞属于心脏的特殊传导系统，包括窦房结、房室结、房室束、浦肯野纤维网等。各部位的自律性高低不同（表 2-3-2）。正常时，心脏的活动始终依照自律性最高的部位所发出的兴奋来进行。所以，内在起搏频率最快的窦房结是心脏活动的正常起搏点（normal pacemaker）所形成的心脏节律，称为窦性心律（sinus rhythm）。其他自律组织由于内在起搏频率比窦房结低，正常情况下无法表现出其本身的自律性，称为潜在起搏点（latent pacemaker）。当窦房结的起搏或传导功能障碍，或潜在起搏自律性升高到超过窦房结时，心脏的活动可由潜在起搏点控制，这时将潜在起搏点称为异位起搏点（ectopic pacemaker）。由异位起搏点控制的心律，称为异位心律。在正常起搏点出现功能异常时，异位起搏点可能起一种安全机制作用，从而维持心脏不至于停搏。但如果正常起搏点活动正常，异位起搏点的活动可引起偶发性心律失常或持续性心律失常，如期前收缩、阵发性心动过速等。

表 2-3-2　心脏内自律细胞的三级起搏点

部位	起搏点	内在起搏频率（次/min）
窦房结	正常起搏点	100
房室结	次级起搏点	50
浦肯野纤维	三级起搏点	25

2. 窦房结控制潜在起搏点的主要机制

窦房结对于潜在起搏点的控制，可能是采取抢先占领和超速驱动压抑两种方式。

（1）抢先占领（capture）。

由于窦房结自律性高于潜在起搏点，在潜在起搏点的 4 期自动去极化尚未达到阈电位水平时，它们已经受到窦房结传来的兴奋而产生动作电位，所以其自身的自律性无法表现出来。这一现象称为抢先占领。

（2）超速驱动压抑（overdrive suppression）。

自律细胞受到高于其自身固有频率的刺激时，按外来刺激的频率发生兴奋，称为超速驱动（overdrive）。正常情况下，房室结按照窦房结的频率发生兴奋。外来的超速驱动刺激停止后，潜在起搏点无法立即按照其固有的频率进行活动，而是经过一段静止期后才逐渐恢复其自律性，这种现象称为超速驱动压抑。例如，当窦房结兴奋停止后，必须经过一段时间，房室结才会开始按照自身的固有频率（50 次/min）发生兴奋。两个起搏点之间自动兴奋频率相差越大，压抑效应越强，超速驱动中断后心脏停止活动的时间也越长。临床上见到在突然发生窦性心律停搏时，往往要间隔较长时间才能出现由房室结或其他自律组织产生的自主心律。因此，临床上因故需要暂时中断人工起搏器工作时，不能突然终止，而是要在中断之前逐步减慢其驱动频率，以免发生心脏骤停而危及生命。

心肌细胞膜上 Na^+ 泵活动增强是发生超速驱动压抑的原因之一。当自律细胞受到超速驱动时，单位时间内产生的动作电位数量增加（远超按其固有频率兴奋所产生的动作电位数量），细胞内 Na^+ 浓度升高。为了排出过多的 Na^+，Na^+ 泵活动加强。Na^+ 泵每活动 1 次，泵出 3 个 Na^+，泵入 2 个 K^+，意味着细胞内净丢失 1 个正电荷，大量的 Na^+ 泵活动引起细胞膜电位超极化，即最大复极电位增大。当超速驱动停止后，Na^+ 泵的活动不会立即停止，而是仍暂时维持过度活动的状态，最大复极电位距离阈电位的差距变大，因此自律细胞 4 期自动去极化到达阈电位所需要的时间更长，从而出现了一段心搏静止期。

3. 决定和影响自律性的因素

自律性的高低受到 4 期去极化速度以及最大复极电位与阈电位之间差距的影响，其中 4 期自动去极化速度更为重要。

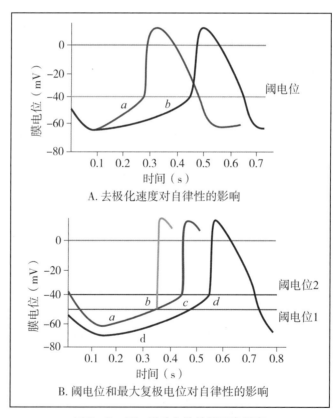

图 2-3-17　影响自律性的因素示意

A. 4 期自动去极化速率由 a 减到 b 时，自律性降低；B. 最大复极电位由 a 超极化到 d，
或阈电位由 1 上升到 2 时，自律性降低。

（图片来源：王庭槐. 生理学 ［M］. 9 版. 北京：人民卫生出版社，2018）

（1）4 期自动去极化速度。

4 期自动去极化速度越快，从最大复极电位到达阈电位水平所需的时间就越短，单位时间内发生兴奋次数就越多，意味着自律性越高；反之，自律性就降低。凡是使 4 期自动去极化过程中，外向电流减少或者内向电流增加的因素，都能使 4 期自动去极化速度增快。例如，迷走神经兴奋可以增强 K^+ 外流和减少内向电流 I_f 和 I_{Ca}，而使 4 期去极化速度减慢、自律性降低、心率减慢；相反，交感神经和儿茶酚胺可增强内向电流 I_f 和 I_{Ca-T}，窦房结 P 细胞 4 期自动去极化的速度加快，使自律性提高、心率加快（图 2 - 3 - 17 A）。

（2）最大复极电位与阈电位之间的差距。

阈电位不变时最大复极电位负值减小和（或）最大复极电位不变的情况下阈电位下移，均使最大复极电位与阈电位之间的差距减小，4 期自动去极化达到阈电位水平所需时间缩短，自律性增高；反之则自律性减低（图 2 - 3 - 17 B）。如迷走神经兴奋时，可使窦房结细胞膜 K^+ 通道开放概率增高，3 期复极化 K^+ 外流增加，最大复极电位负值增大，与阈电位的差距增大，自律性降低，心率减慢。

（三）传导性

传导性（conductivity）是指细胞传导兴奋的能力。在心脏内，无论是特殊传导系统，还是普通心肌细胞都具有传导性。相邻的心肌细胞之间存在闰盘，闰盘处的细胞膜中存在低电阻的缝隙连接（gap junction），动作电位可以以极快的速度从一个细胞传给相邻的另一个细胞，从而实现细胞之间的兴奋传导，引起心房或心室整块心肌同步地兴奋和收缩。然而心房肌和心室肌之间并无心肌纤维相互联系，而是由结缔组织分隔，所以兴奋从心房传递至心室需要依靠心脏特殊传导系统。

1. 兴奋在心脏内传导的特点

（1）心脏通过特殊传导系统有序传导兴奋。

心脏的特殊传导系统包括窦房结、房室结、房室束、左右束支以及浦肯野纤维网（图 2 - 3 - 18 A）。正常情况下，窦房结发出的兴奋一方面通过心房肌传播到整个右心房和左心房，另一方面沿着"优势传导通路"（结间传导通路）迅速传到房室结（又称为房室交界，可分为房结区、结区和结希区三部分）（图 2 - 3 - 18 B），然后经过房室束和左、右束支传到浦肯野纤维网，先引起靠近心内膜侧的心室肌兴奋，再直接通过心室肌将兴奋向外膜侧心室肌扩布，引起整个心室肌兴奋。

（2）兴奋在心肌细胞间直接传递。

兴奋通过心肌细胞间存在的闰盘及缝隙连接迅速传播，实现心房（或心室）同步性收缩或舒张，保证泵血活动顺利进行。

（3）兴奋在心脏各部位传导的速度不同。

心肌传导性高低可用动作电位沿着心肌细胞膜传播的速度来衡量。由于各部分心肌细胞的电生理特性不同，细胞间缝隙连接分布密度和类型亦不同，所以兴奋在心脏各部分传导的速度不等（图 2 - 3 - 18 C）。一方面，窦房结发出的兴奋以 0.4 m/s 的速度传递至左、右心房肌，使之产生同步收缩。另一方面，因为优势传导通路的纤维较粗，方向较直，窦房结发出的兴奋以较快的速度（1.0～1.2 m/s）沿"优势传导通路"传播到房室结。房室结作为心房和心室之间兴奋传导的唯一通道，其传导速度非常缓慢，特别是结区最慢，仅为

0.02 m/s。这一区域传导速度慢的原因在于：①纤维直径细，仅 0.3 μm；②细胞之间闰盘上的缝隙连接数量比普通心肌细胞少；③房室结纤维由分化程度较低的细胞构成，传导兴奋的能力较低。过于缓慢的传导速度，导致兴奋要延搁一段时间才能通过房室结传向心室，亦称为房室延搁（atrioventricular delay）。房室延搁的生理意义在于，它保证了心房收缩完毕之后心室才开始收缩，不会出现二者同时收缩现象，从而保障心室充盈和射血的正常进行。但房室结也是房室传导阻滞的好发部位。浦肯野纤维呈网状分布于心室壁，兴奋传导速度可达 4.0 m/s，心室肌的传导速度约为 1.0 m/s，从而由房室结传入心室的兴奋迅速而广泛地向左、右两侧心室壁传导，保证左、右心室作为功能整体进行同步收缩。

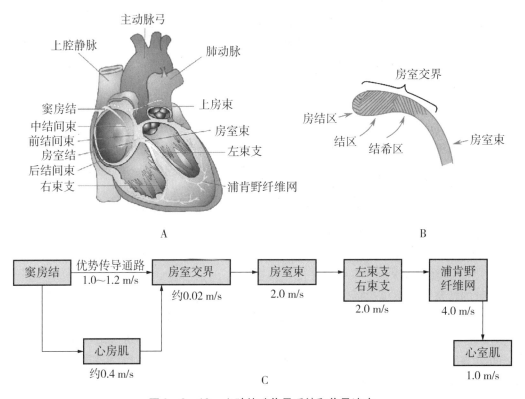

图 2-3-18　心脏特殊传导系统和传导速度

2. 决定和影响传导性的因素

心肌的传导性受心肌细胞结构特点和电生理特性的影响。

（1）结构因素。

A. 心肌细胞的直径大小是影响兴奋传导速度的主要结构因素，细胞直径越大，其内电阻越小，传导速度越快；反之，则传导速度慢。末梢浦肯野纤维的直径最大，所以其传导速度最快；房室结细胞直径小，传导速度慢。

B. 细胞与细胞之间的缝隙连接数量和功能状态也可影响传导速度。缝隙连接是细胞之间存在的低电阻通道，缝隙连接越多，传导速度越快。在房室结，细胞间缝隙连接数量较少，因此传导速度较慢。在某些病理情况下，如心肌缺血时，细胞间的缝隙连接通道可关闭，兴奋传导明显减慢。

C. 细胞分化程度越低，传导速度越慢；分化程度越高，传导速度越快。

（2）生理因素。

对于传导性而言，结构因素的影响相对固定，在各种生理或病理情况下，生理因素变动性更大，所以是影响心肌传导性的主要因素。细胞传递兴奋，实际上是在传递动作电位，而动作电位的传导受以下因素影响。

A. 动作电位 0 期去极化的速度和幅度。

动作电位的 0 期去极化使得兴奋部位与邻近未兴奋部位之间产生电位差，引起局部电流产生，从而传导兴奋。因此，0 期去极化的速度与幅度是影响兴奋传导速度最重要的因素。① 0 期的去极化速度愈快，形成局部电流的速度也愈快，从而促使邻近未兴奋部位很快去极化达到阈电位水平，因此兴奋传导速度愈快。② 0 期去极化幅度愈大，兴奋部位与未兴奋部位的电位差愈大，形成的局部电流愈强，局部电流扩布的距离大，使更远的未兴奋部位受到局部电流的刺激而产生兴奋，故兴奋传导速度愈快。快反应细胞如浦肯野细胞、心房肌、心室肌细胞 0 期去极化速度快、幅度大，因而兴奋传导就快；而慢反应细胞，如窦房结和房室结细胞动作电位的 0 期去极化速度慢、幅度小，兴奋传导就慢。

B. 膜电位水平。

动作电位 0 期去极化的速度与幅度受膜电位的影响。例如，快反应动作电位的 0 期去极化依赖于钠通道的激活，而由于钠通道的电压依赖性，其开放的速度和数量取决于受刺激前的静息电位水平。在正常静息电位水平（-90 mV）时，细胞受刺激后，钠通道开放，引起 0 期去极化，其去极化速度最大可达 $400 \sim 500$ V/s。再加大膜内负电位，0 期最大去极化速度基本不变。当膜电位负值减小至 -55 mV 时，由于大量钠通道失活关闭，0 期最大去极化速度几乎为零。相反，当膜电位较正常静息电位负值更大时，可能由于钠通道开放已达到极限，最大去极化速度并不增加。在心肌缺血、缺氧，心肌梗死、心肌炎、高血钾等情况下，心肌的膜电位负值减小，使传导速度减慢，甚至出现传导阻滞。在膜尚未完全复极化时产生的过早兴奋（期前兴奋），由于膜电位负值较小，所以 0 期去极化速度、幅度较小，兴奋传导速度也较小。

C. 邻近未兴奋部位膜的兴奋性。

兴奋的传导是局部电流从兴奋部位传导至未兴奋部位而形成的。因此，邻近未兴奋部位细胞膜的兴奋性必将影响兴奋的传导。如前所述，邻近未兴奋部位膜的兴奋性与 0 期去极化的离子通道状态、静息电位（自律细胞为最大复极电位）与阈电位的差距有关。若引起 0 期去极化的离子通道处于失活状态（即处于有效不应期内），即兴奋部位传来的局部电流不能使之兴奋，结果产生传导阻滞。如果邻近未兴奋部位的静息电位与阈电位的差距加大，去极化达到阈电位水平所需的时间延长，所以传导速度减慢。

（四）收缩性

心肌和骨骼肌同属于横纹肌，因此收缩机制相似，都是通过动作电位触发兴奋 - 收缩偶联，引发肌丝滑行而形成收缩。然而，心肌收缩有自己的特点。

1. 心肌收缩的特点

（1）对细胞外液的 Ca^{2+} 浓度有明显的依赖性。

兴奋－收缩偶联是以 Ca^{2+} 作为媒介，因此收缩的关键在于心肌细胞内 Ca^{2+} 浓度的变化。由于心肌细胞的肌质网、终池不发达，Ca^{2+} 贮量比骨骼肌少，所以心肌受到刺激时，细胞外液中的 Ca^{2+} 通过肌膜及横管膜的 L 型钙通道流入细胞内（10%～20%），触发肌质网内 Ca^{2+} 释放（80%～90%），引起胞质内 Ca^{2+} 浓度升高（所谓 Ca^{2+} 诱导的 Ca^{2+} 释放），刺激兴奋－收缩偶联，引发收缩。因此心肌细胞收缩，对细胞外液 Ca^{2+} 有明显的依赖性。在一定范围内，细胞外液的 Ca^{2+} 浓度升高，兴奋时 Ca^{2+} 内流增多，心肌收缩增强；反之，则收缩减弱。当细胞外液中 Ca^{2+} 浓度降得很低，甚至无 Ca^{2+} 时，心肌膜虽然仍然产生动作电位，但细胞的内收缩成分却不能收缩，这一现象称为"兴奋－收缩脱偶联"。

（2）同步收缩。

心肌细胞之间的闰盘及其上的缝隙连接是低电阻通道，兴奋可以通过缝隙连接在细胞之间快速传播，从而几乎同时到达所有心房肌或心室肌，引起所有心房肌或心室肌同时收缩（同步收缩）。同步收缩保证了心脏各部分协同工作，收缩力量更大，有利于心脏射血。心肌的同步收缩也称为"全或无"式收缩。

（3）不发生强直收缩。

心肌细胞的有效不应期很长，相当于心肌收缩的整个收缩期连同舒张早期，有效不应期结束后，部分离子通道（Na^+ 或 Ca^{2+}）恢复至可激活的备用状态，心肌细胞才可能接受新的刺激而产生第二次收缩。这样，心肌就不会发生强直收缩，而始终保持收缩与舒张相交替的节律性活动，从而使心脏的射血与充盈有序进行。

2. 影响心肌收缩的因素

前负荷、后负荷、心肌收缩能力、细胞外 Ca^{2+} 浓度等影响搏出量的因素，都能影响心肌的收缩。运动、肾上腺素、强心药物可使心室收缩增强；低氧和酸中毒则导致心肌收缩力减弱。

三、体表心电图

窦房结产生的兴奋沿特殊传导系统传遍心脏的各个部位，引起心脏发生一系列的生物电变化。这些生物电变化通过心脏周围的导电组织和体液可反映到人体表面及体内的各部位。将测量电极置于体表的一定部位记录下来的心脏兴奋过程中所发生的有规律的电变化曲线，即为心电图（electrocardiogram，ECG）或体表心电图。心电图是从体表间接记录到的，整个心脏兴奋的产生、传播和恢复过程中的综合电变化，与心脏的机械收缩活动并无直接关联。

（一）心电图的基本原理

心电图的形成原理可用膜极化学说（电偶学说）和容积导体原理来解释。心脏活动时，一部分心肌因去极化产生动作电位，其极性暂时倒转为内正外负。两个距离很近的正负电荷组成的体系称为电偶。其中，带正电的一极称为电源，带负电的一极称为电穴。电流从电源流向电穴。因此动作电位传导的过程也可看作是电偶移动的过程。当受到刺激后，心肌细胞一部分发生去极化，与邻近未兴奋的心肌膜形成电偶，产生局部电流，使临近的细胞膜发生去极化。

人体内的细胞内液和细胞外液都是由电解质溶液组成，因此人体是一个具有三维空间的良好导体，称为容积导体。心脏内任何时候形成的任何方向的电偶都能通过身体传到体表，所以在体表可以记录到心脏的电位变化。心电图即为经体表测量到的放大后的心脏实时电活动，是心肌在兴奋过程中以电偶变化幅度和方向为基础的各种动作电位的综合效应，是一种电压－时间关系曲线。

（二）正常心电图的波形及其意义

记录体表心电图时，引导电极及与心电图机连接的线路称为心电图导联。临床上对患者进行心电图检查时通常记录 12 个心导联：三个标准肢体导联（Ⅰ导联、Ⅱ导联、Ⅲ导联）反映心脏电活动在两个肢体之间的电位差；三个加压单极肢体导联（aVR 导联、aVL 导联、aVF 导联）反映心脏电活动在某一肢体呈现的电变化；六个单极胸导联（$V_1 \sim V_6$ 导联）反映心脏活动在胸壁某一点呈现的电变化。导联将电变化传递到心电图机后，描记笔在以电压为纵坐标，以时间为横坐标的心电图记录纸上描画出心电图波形，通过计算，可以得知心电图各波的电位变化和经历的时间。尽管在波形上有所不同，但各导联基本上都包含一个 P 波、一个 QRS 波群和一个 T 波，有时在 T 波后面，还出现一个小的 U 波。下面以Ⅱ导联心电图为例说明心电图各波和各间期的形态和意义（图 2－3－19）。

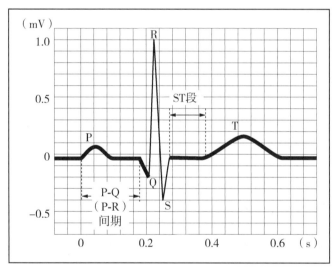

图 2－3－19　正常人体心电图

1．P 波

在一个心动周期中，最早出现的小而圆钝的波称为 P 波，反映两个心房的去极化过程。P 波的正常时程（波宽）为 0.08～0.11 s，代表两个心房去极化过程所需的时间，波幅不超过 0.25 mV。由于心房去极化的综合向量向左、前、下，所以在Ⅰ、Ⅱ、aVF、$V_4 \sim V_6$ 导联中 P 波方向向上，在 aVR 导联中向下，其余导联呈双向、倒置或低平。窦房结去极化虽然在心房之前，但因所产生的综合电位很小，故在心电图上记录不到。出现房颤时，P 波消失，出现一连串细小杂乱的房颤波形。

2．QRS 波群

P 波之后出现的一个由向下的 Q 波，向上高耸的 R 波，向下的 S 波组合而成的复合波，称为 QRS 波群。QRS 波群代表两心室的去极化过程。因心室的体积大，兴奋传播的方向变化也较大，所以波幅远比 P 波大，波形也显得复杂。在不同导联的心电图中，这三个波不一定都出现，大小、方向也不同。由于心室的去极化综合向量向着左、前、下（或后），所以 QRS 波主波方向在 Ⅰ、Ⅱ、Ⅲ、aVF、$V_4 \sim V_6$ 导联方向向上，而在 aVR 导联则向下。QRS 波代表心室肌同步去极化，最快速有效的传导途径为左右束支、浦肯野纤维网、心室肌，历时为 $0.06 \sim 0.10$ s。所有经过其他路径传导的时程均会延长，导致 QRS 波群增宽，也意味着可能存在心室传导阻滞。若 QRS 波群波幅增宽，则提示心肌肥厚。P 波之后是心房的复极化过程，但由于在时间上与 P-R 间期、QRS 复合波和 ST 段初期重叠在一起，波幅又很低，故在一般心电图上看不到。只有当房室传导时间延长即传导阻滞时，由于没有 QRS 复合波的重叠，心房复极过程才变得比较明显，称为 T_a 波。

3. T 波

T 波是在 ST 段之后出现的一个持续时间较长，波幅较低的波，反映心室复极化过程。正常 T 波时程 $0.05 \sim 0.25$ s，波幅一般为 $0.1 \sim 0.8$ mV，在 R 波较高的导联中 T 波不应低于 R 波的 1/10。T 波的方向与 QRS 复合波的主波方向相同。如果出现 T 波低平、双向或倒置，则称为 T 波改变，因在生理、病理、药物情况下均可出现，故应结合临床进行鉴别。

4. U 波

可能出现在 T 波后 $0.02 \sim 0.04$ s，方向一般与 T 波一致，波宽 $0.1 \sim 0.3$ s，波幅一般小于 0.05 mV，可能与浦肯野纤维网的复极化有关。

5. P-R 间期（或 P-Q 间期）

P-R 间期指从 P 波起点到 QRS 复合波起点之间的时间，一般为 $0.12 \sim 0.20$ s。P-R 间期代表窦房结产生的兴奋经由心房、房室交界区和房室束到达心室，并引起心室开始兴奋所需的时间，故也称房室传导时间。由于兴奋在通过房室交界区时，速度非常慢，形成的综合电位很小，故心电图上 P-R 段（从 P 波终点到 QRS 波起点之间的时段）通常出现在基线水平。心率越快，P-R 间期越短；在房室传导阻滞时，P-R 间期延长。

6. Q-T 间期

Q-T 间期从 QRS 复合波起点到 T 波终点之间的时程，代表心室由开始去极化到完全恢复至静息状态的时间，时程为 $0.32 \sim 0.44$ s。Q-T 间期的长短明显受心率影响：心率快，Q-T 间期短；心率慢，Q-T 间期长。Q-T 间期延长易引起早后去极化，可能诱发尖端扭转型心动过速。

7. ST 段

ST 段指从 QRS 波的终点到 T 波起点之间的过程，代表心室已全部去极化，各部分之间不存在电位差，故正常时与基线平齐。心肌缺血时 ST 段往往出现异常压低或抬高。

（三）心电图与心肌细胞电变化的对应关系

虽然心电图产生的根据是心肌细胞的生物电变化，但是心电图曲线与单个心肌细胞的动作电位图形有很大的不同。产生这种差异的原因是：①心肌细胞动作电位是单个细胞的膜电位变化，而心电图则是心脏内所有细胞在一个心动周期中的综合电位改变。②单个细胞动作电位是通过细胞内记录获得，即一个电极插入膜内，另一电极置于膜外，测得的细胞膜内外的电位差；而心电图是通过细胞外记录的，即所有导联都置于体表，测得心脏兴奋部位和未兴奋部位之间的电位差在容积导体中形成的规则性电位变化。虽然如此，但它们都是反映心脏同一兴奋过程的，因此在时间上，两者必有明确的对应关系（图2-3-20）。以心室肌为例，动作电位0期去极化对应心电图的QRS复合波。由于心室肌细胞去极化开始的先后稍有不同，使得QRS波群的持续时间比单一心室肌细胞的0期去极化时程长得多。心室肌细胞处于平台期时，由于细胞外各点之间接近于等电位，故体表上并不呈现电位差，与心电图ST段对应。当一部分心室肌细胞开始进入快速复极化3期时，由于心室各部分的快速复极过程不是同时发生的，故在此期内，已复极细胞与复极开始稍晚的细胞之间又出现了电位差，反映在体表上就是心电图的T波。所以单一心肌细胞动作电位的3期与心电图T波是相对应的。因此，心室肌细胞动作电位的整个持续时间便相当于心电图的Q-T间期。

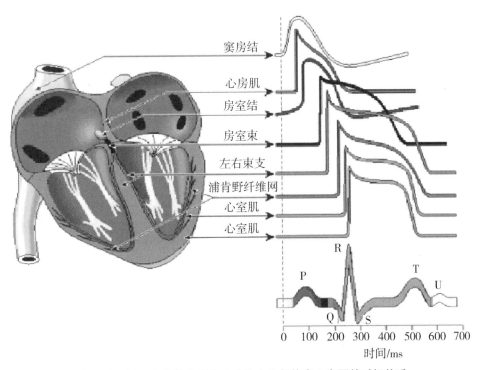

图2-3-20 各部位心肌细胞动作电位与体表心电图的时相关系

（焦瀚仪）

第四章　血　管　生　理

　　人体的血管分三大类，包括动脉、静脉和毛细血管。不论是体循环还是肺循环，血液由心室射出，流经动脉、毛细血管和静脉后返回心房。血管在血液运输、血液分配和物质交换等方面都有重要作用。因管壁的组织结构和所处部位不同，各类血管具有不同的生理功能（图2-4-1），按其功能不同可分为：

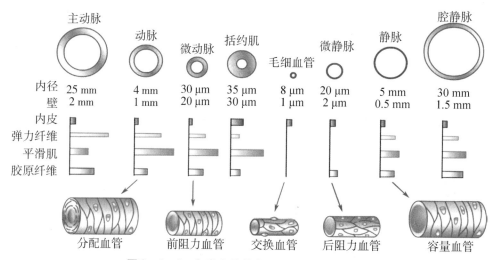

图2-4-1　各类血管基本组织比例及功能示意

（图片来源：王庭槐. 生理学［M］. 9 版. 北京：人民卫生出版社，2018：图4-21）

1. 弹性贮器血管（windkessel vessel）

　　弹性贮器血管指主动脉、肺动脉主干及其发出的最大分支。这部分血管的管壁较厚，含有较多的弹性纤维，所以有较大的顺应性和弹性。当心室射血时，动脉瓣开放，管壁被动扩张，大动脉压升高，可以形成端压和侧压，端压推动血液向前流动，侧压使大动脉壁扩张，容积增大，暂时贮存部分血液。心室射血时，约2/3贮存在主动脉与大动脉内，这就形成了血压，但有1/3血液流到外周。在心室舒张期，动脉瓣关闭，扩张的大动脉管壁弹性回缩，因势能转变为动能，从而推动射血期多容纳的那部分血液继续流向外周，因此，大动脉的这种作用称为弹性贮器作用。主要是在心室收缩期缓冲高压，在心室舒张期能保证血液连续向外周血管流动。

2. 分配血管（distribution vessel）

　　分配血管指中动脉，即从弹性贮器血管以后到分支为小动脉前的动脉，其含平滑肌较多，故收缩性较强，这部分血管的功能是将血液输送至各组织器官。

3. 毛细血管前阻力血管（precapillary resistance vessel）

毛细血管前阻力血管指小动脉、微动脉。其管径小，对血流的阻力大，故称为阻力血管。小动脉与微动脉收缩和舒张，可显著影响微循环的血液灌注量。其中小动脉、微动脉管壁富含平滑肌，它们的舒缩活动可引起血管口径的明显变化，在调节血管的外周阻力和局部的血流量中发挥主要作用，又称为毛细血管前阻力血管。外周血流的阻力对于正常血压的维持非常重要，阻力的大小主要取决于小动脉和微动脉平滑肌的收缩程度，因此通常称为小动脉和微动脉为阻力血管。

4. 毛细血管后阻力血管（postcapillary resistance vessel）

毛细血管后阻力血管指微静脉。微静脉的舒缩活动影响毛细血管前、后阻力的比值，从而改变毛细血管压和体液在血管内及组织间隙内的分配情况，又称为毛细血管后阻力血管。

5. 毛细血管前括约肌（precapillary sphincter）

真毛细血管在起始部常有一特殊的结构，环绕有较丰富的平滑肌，毛细血管的启闭是由平滑肌的舒缩来调控的，故称为毛细血管前括约肌。它的舒缩可决定某一时间内毛细血管开放的多少。

6. 交换血管（exchange vessel）

交换血管指真毛细血管。它连接微动脉和微静脉，分布广泛，深入到组织细胞之间相互连通形成网状，其管径细，外周阻力占总外周阻力的27%；直径只有 5～10 μm，管壁薄，通透性大，血流慢，是血液与组织液之间物质交换的主要场所。

7. 容量血管（capacitance vessel）

容量血管指整个静脉系统，包括静脉中的微静脉至大静脉。与相邻的动脉相比，静脉壁薄、管径大、数量多、容量大，易扩张。安静时，整个容量血管系统容纳了全身循环血量的60%～70%，它在血管系统中起着血液贮存库的作用，也称为容量血管。由于其管壁有定量的平滑肌，平滑肌的舒缩活动可使静脉容量发生明显变化。

8. 短路血管

在微循环系统内，部分微动脉与微静脉之间有直接联系的短路血管，微动脉血液不经毛细血管而直接流入微静脉，称为动静脉吻合支。

第一节　血流量、血流阻力和血压

一、血流量和血流速度

血液在心血管系统中流动的力学称为血流动力学（hemodynamics），其主要研究的问题是血流量、血流阻力和血压三者之间的关系。

（一）血流量

单位时间内流过血管某一截面的血量即血流量，又称为容积速度，单位为 mL/min 或 L/min。血流量（心排血量，用 q_V 表示）与血管两端的压力差（主动脉压和右心房压差，

用 Δp 表示）成正比，与血流阻力（F_R）成反比，由于右心房压接近于零，故 Δp 接近于平均主动脉压（p_A），它们之间的关系可以公式 $q_V = \Delta p / F_R$ 表示。

具体到某一器官而言，则公式中的 q_V 可以代表器官血流量，Δp 代表灌注该器官的平均动脉压和静脉压之差，F_R 代表该器官的血流阻力。对于整个系统来讲，供应不同器官血液的动脉血压基本相同，供应该器官血流量的多少则取决于该器官对血流的阻力大小。因此，器官血流阻力的变化通常被认为是影响器官血流量的重要因素。

（二）血流速度

血流速度常用血液中的一个质点在血管内移动的线速度来表示。其单位通常以 cm/s 或 m/s 来表示。各类血管中，血管的总截面积越大，血流速度越小，通常血流速度在主动脉中最大，在毛细血管中最小。

血液在血管内稳定流动时，血液是以湍流的方式向前移动的，以血管轴心的流速最快，越靠近血管壁的血液，流速越慢，贴近管壁的薄层血浆流动速度最小。血液流动时，血细胞数量在轴心最多，在管壁处最少。在血流的中心，各个质点流动的方向一致，基本与血管的长轴平行，是以层流的方式向前移动的。但各质点因与管壁的距离不一样，流速也会发生改变，在血管轴心处速度最快，随着靠近管壁而血流速度逐渐减小，如图 2-4-2 所示。图中箭头长度表示流速，在血管纵剖面上各箭头的连线形成一抛物线。在这种层流情况下，血流量与血管两端压力差成正比。但血流速度快到一定程度时，使血流中各个质点流动的方向不一致，即产生湍流。此外，在血液黏滞度过低，血管内膜表面粗糙，以及血流受到某种阻碍或发生急剧转向等情况下，也都容易发生湍流。湍流可使血小板离开血管轴心而靠近管壁，增加血小板与血管内膜接触和碰撞的机会，使血小板易黏附于内膜上而形成血栓。静脉血栓多发生于静脉瓣处，这是因为静脉瓣处的血流易形成湍流。

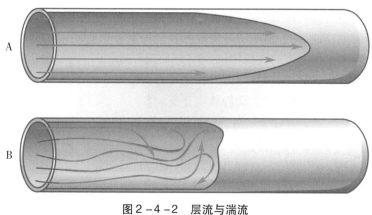

图 2-4-2　层流与湍流
A. 层流；B. 湍流。

二、血流阻力

血液在血管内流动时遇到的阻力即血流阻力。血流阻力主要来自血液内各种成分之间的摩擦以及血液与血管壁之间的摩擦。其大小与血管半径（r）、血液黏滞度（η）和血管长度（L）等因素有关。与血管长度和血液黏滞度成正比，与血管半径的四次方成反比，这些因素之间的关系可用公式表示：$F_R = 8\eta L/(\pi r^4)$。血管长度 L 不会有显著变化，可看作是常数，此时总外周阻力与血液黏滞度成正比，阻力与血管半径的 4 次方成反比。通常认为血液黏滞度主要与红细胞数有关，红细胞数越多，血液黏滞性越高，血流阻力也就越大。由于血流阻力与血管半径的 4 次方成反比，最易受到小动脉和微动脉口径变化的影响，即使是很小变化，也可使血流阻力发生很大改变。一般情况下，血管的长度和血液黏滞度很少变化，血流阻力主要由血管口径决定，尤其是阻力血管（如小动脉和微动脉）受神经和体液因素的影响导致口径发生微小变化，即可引起血流阻力显著的变化。当发生湍流时，由于摩擦力增大，使血流阻力远较层流时大。在整个体循环总外周阻力中，大、中动脉阻力约占19%，小动脉及微动脉约占47%，毛细血管约占27%，静脉约占7%。这也再次证明了小动脉及微动脉正是产生外周阻力的主要部位。因为小动脉及微动脉受交感神经纤维的支配，所以交感神经冲动增加时可使血管收缩，口径变小；如果交感神经冲动减少时则可使血管舒张，口径变大。由此可见，神经系统可以通过改变阻力血管口径来调节血流阻力，从而调节动脉血压。

三、血压

血管内流动的血液对于单位面积血管壁的侧压力（压强）即血压（blood pressure）。血压的计量单位是千帕（kPa）或毫米汞柱（mmHg），两种计量单位的换算关系为 1 mmHg = 0.133 kPa。大静脉内的压力较低，常以厘米水柱（cmH$_2$O）为单位，厘米水柱与千帕单位的换算关系为 1 cmH$_2$O = 0.098 kPa。在临床上，常用水银检压计测量血压，用水银柱的高低（即毫米汞柱，mmHg）来表示血压数值。血管系统各部分的血压，依据血管位置分别称为动脉血压、静脉血压及毛细血管血压。

第二节　动脉血压与动脉脉搏

一、动脉血压的概念、正常值及其相对稳定的意义

（一）动脉血压的概念

动脉血压是指血液在动脉内流动时对单位面积动脉管壁的侧压，一般指主动脉压力。由于在整个动脉系统中血压下降幅度很小，为方便测量，通常将上臂肱动脉的血压代表主动脉血压，即平常所说的血压。

（二）动脉血压的正常值

在心动周期中血压均处于波动状态，心室收缩时动脉血压上升所达到的最高值，称为收缩压（systolic pressure）；在心室舒张时动脉血压下降所达到的最低值，称为舒张压（diastolic pressure）。收缩压与舒张压之差称为脉搏压，简称脉压（pulse pressure）。一个心动周期中动脉血压的平均值称为平均动脉压（mean arterial pressure），它等于舒张压加1/3 脉压。

我国健康成年人在安静状态下的收缩压为 13.3～16.0 kPa（100～120 mmHg），舒张压为 8.0～10.6 kPa（60～80 mmHg），脉压为 4.0～5.3 kPa（30～40 mmHg），平均动脉压为 13.3 kPa（100 mmHg）。

动脉血压的相对稳定对机体的健康有重要意义。动脉血压存在个体、年龄和性别的差异。随着年龄增长，人体生理状况会发生改变，血压的变化有逐渐升高的趋势，且大多数人的收缩压升高比舒张压升高更为显著。女性在更年期后血压与同年龄男性相比，由低于逐渐趋于基本相同，甚至略有超越。此外，正常人血压还存在"双峰双谷"的昼夜节律性波动。

如果成年人安静时收缩压高于 18.6 kPa（140 mmHg），舒张压持续高于 12 kPa（90 mmHg），可认为血压高于正常水平。如果成年人安静时收缩压持续低于 12.0 kPa（90 mmHg），舒张压低于 8 kPa（60 mmHg），可认为血压低于正常水平。血压是推动血液循环和保证各组织器官血流量的必要条件，血压过高或过低均有害健康。

二、动脉血压的形成

在心血管有足够的血液充盈的前提条件下，动脉血压的形成是心室射血和外周阻力两者相互作用的结果。其形成过程如下：在一个心动周期中，当左心室收缩时每次射向主动脉的血液为 60～80 mL，由于受到外周阻力的作用，只有其中的 1/3 流至外周，其余 2/3 暂时贮存于富有弹性的主动脉和大动脉内，动脉血管床的容积增大，血液对动脉管壁造成的侧压力增大，此压力使动脉管壁扩张而产生的张力也增大，因此动脉血压升高到最高，形成收缩压。心室收缩产生的能量，一部分成为动能推动血液向外周流动，另一部分则作为势能贮存在动脉血管被拉长的弹性纤维上。当左心室舒张时，此时被扩张的主动脉和大动脉的弹性纤维回缩，将在心缩期中贮存的那部分势能释放出来，将血管内贮存的血液继续推向外周，这就使心舒期内血流不会因心室射血停止而中断，同时维持主动脉和大动脉的血液继续流向外周，血管内血量随之减少而血压下降，到下次心室收缩以前降到最低，即为舒张压。

三、影响动脉血压的因素

循环系统有足够的血液充盈是形成血压的前提条件，在整个循环系统内约有 5000 mL 血液，这可使血管中的压力比大气压高 7 mmHg（0.93 kPa）。心室射血和外周阻力是形成动脉血压的两大要素，大动脉管壁弹性贮器功能对动脉血压有缓冲作用。因此，上述因素的变化均会影响动脉血压。

（一）每搏输出量

在外周阻力和心率不变的情况下，每搏输出量增大，心缩期射入主动脉的血量增多，血液对血管壁的侧压力增大，故收缩压明显升高。由于动脉血压升高，血流速度随之加快，至心舒末期，大动脉内贮留的血量和每搏输出量与增加前相比，增加并不多，故舒张压升高较少，因而脉压增大。反之，每搏输出量减少，则主要使收缩压降低，脉压减小。可见，收缩压的高低主要反映每搏输出量的多少。

（二）心率

当心率加快时，心舒期明显缩短，血液流向外周的时间也缩短，故心舒期末主动脉内贮留的血量增多，舒张压升高。由于动脉血压升高可使血流速度加快，因此在心缩期内可有较多的血液流至外周，收缩压的升高不如舒张压升高显著，因而脉压减小。反之，心率减慢，舒张压降低的幅度比收缩压降低的幅度大，故脉压增大。

（三）外周阻力

当外周阻力增大时，则心舒期内血液流向外周的速度减慢，心舒末期贮留在主动脉内的血量增多，故舒张压升高。由于动脉血压升高使血流速度加快，心缩期内有较多的血液流至外周，因此收缩压升高的幅度比舒张压升高的幅度小，因而脉压减小。反之，当外周阻力减小时，舒张压降低比收缩压的降低明显，故脉压增大。舒张压的高低主要反映外周阻力大小。

（四）主动脉和大动脉管壁的弹性

老年人由于大动脉硬化，管壁弹性降低，缓冲血压的功能减弱，导致收缩压升高而舒张压降低，脉压明显加大。此时若伴有小、微动脉硬化，外周阻力将增加，舒张压也会随之升高，但升高的幅度较收缩压升高的幅度小，故脉压仍增大。

（五）循环血量与血管容量

如果血管容量不变，而循环血量减少（如大失血）或循环血量不变而血管容量增大（如大量毛细血管扩张），均会导致循环系统平均充盈压下降，动脉血压降低。

血液从大动脉经体循环流至右心房的全过程中，由于不断消耗能量，血压逐渐降低。又由于各段血管阻力的不同，导致血压的降落是不均匀的。主动脉、毛细血管及静脉的首端压力均不同，血液最后由大静脉回右心房时，压力已近于零。血液流经小动脉、微动脉时，血压降落幅度最大，主要原因是血液流经此处所遇阻力最大，这里的势能消耗最多。

四、动脉脉搏

在心动周期中，随着心脏的舒缩活动，动脉内的压力和容积发生周期性变化而导致动脉管壁发生周期性的搏动，称为动脉脉搏（arterial pulse），简称脉搏。动脉脉搏产生后，可以沿着动脉管壁向外周血管传播，其传播速度与动脉管壁的弹性呈反变关系。由于主动脉的弹性最大，其脉搏波的传播最慢，传播速度为 $3 \sim 5$ m/s，在大动脉为 $7 \sim 10$ m/s，但在小动脉段可加快到 $15 \sim 35$ m/s。随着年龄的增长，动脉血管弹性降低，故老年人的脉搏波的传播速度较青年人为快。

在浅表动脉所在的皮肤表面可以用手指触摸到或用仪器进行记录，桡动脉是临床上最常用的检测部位。中医的脉象就是通过脉搏搏动的情况来帮助对某些疾病的诊断。

（一）动脉脉搏波的波形及意义

可用脉搏描记仪记录浅表动脉脉搏的波形，称为脉搏图（图 2 - 4 - 3）。因描记方法和部位不同动脉脉搏的波形也不同，一般都包括以下几个组成部分：

（1）上升分支处于心室的快速射血期，动脉血压迅速上升，并且管壁扩张，以形成脉搏波形中的上升分支。升支的斜率和幅度受诸如心排血量、射血速度、主动脉扩张性和外周阻力等因素的影响。心排血量小，射血速度慢，外周阻力大，上升分支的斜率小，幅度低；反之，上升分支的斜率大且振幅大。

（2）下降支时期，心室的射血速度变慢。注入主动脉的血液量少于从主动脉流出的血液量，因此动脉血压开始下降，扩张的主动脉弹性收缩，形成脉搏波下降分支的前部。随

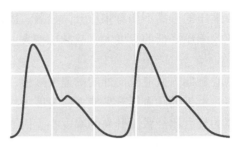

图2-4-3 正常脉搏图示意

(图片来源：王庭槐. 生理学［M］. 第9版，人民卫生出版社，2018：P122)

后，心室舒张，动脉血压继续下降，形成下降分支。在主动脉脉搏图中，在下降分支上有一个称为下降中峡的切迹，在主动脉瓣关闭时发生。随着心室舒张迅速降低，心室内压迅速下降，主动脉中的血液流回心室。回流的血液关闭主动脉瓣并撞击关闭的主动脉瓣然后反弹，导致动脉血压再次略微上升，管壁略微膨胀，因此在下降的峡谷后面形成了短期的向上波动，称为降中波。动脉脉搏波形中下降分支的形状可以大致反映外周阻力的水平。外围阻力较高，脉搏波下降分支的下降速度较慢，降中峡的位置较高；当外周阻力较低时，下降分支的下降速度更快，降中峡位置较低，下降分支斜率较小，而且比较平坦。

（二）中医脉诊、脉象

脉搏图和现代研究中医脉象包含着丰富的人体生理和病理信息，作为传递和窥视人体功能变化的窗口。中医通过动脉获得的脉搏是中医辨证的重要基础。它对诊断疾病，推测疾病的变化和预后以及判断疗效具有重要的临床意义。心脏有节律性跳动，可引起搏动的节奏跟随变化，中医称之为"脉搏"。通过触摸"寸口"动脉（腕后动脉），脉搏所显示的位置、形状、强度、节律和速率的综合图像，即"脉象"，可以了解整个身体的气血变化和器官功能，并作为疾病诊断的基础，是中医学的"脉诊"。

过去，中医根据切脉时手指的主观感觉来判断脉搏，现代中医研究的大多数脉搏都使用高灵敏度传感器获得的脉搏图，结合脉搏切割，心功能表，模糊数学理论等从脉搏图中获取更多信息。这为中医脉象诊断提供客观指标。图2-4-4显示了由脉冲查找器记录的几个脉像的脉搏图特征。

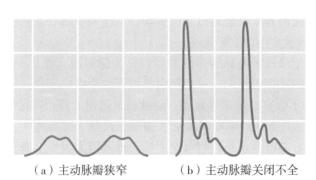

（a）主动脉瓣狭窄　　　　（b）主动脉瓣关闭不全

图2-4-4 主动脉瓣狭窄（a）和主动脉瓣关闭不全（b）脉搏图示意

(图片来源：王庭槐. 生理学［M］. 第9版，人民卫生出版社，2018：P122)

第三节 静脉血压和静脉血流

一、静脉血压

静脉系统位于毛细血管网和右心房之间。因此，静脉血压会影响毛细血管的功能和心脏的功能。除了使血液流回心脏之外，静脉还具有调节循环血流的功能。静脉系统容量大且易于扩张，因此可以充当储血库。静脉也可以收缩，静脉的收缩和舒张可以有效地调节返回心脏的血液量，从而使血液循环功能适合人体在各种生理状态下的需要。

静脉管壁薄，管壁弹性纤维少，管腔大，常处于充盈不足的状态，因此静脉压低，易受诸如重力和血管外组织压力等因素的影响。在动脉系统中，离心脏越远，血压越低，而在静脉系统中则相反，近心端静脉压力更低。

静脉血压远低于动脉血压。当循环的血液通过毛细血管到达小静脉时，血压已降至15～20 mmHg，当血液最终流入右心房时，血压接近于零。通常将每个器官静脉的血压称为外周静脉压，将右心房和胸腔内大静脉的血压称为中心静脉压（central venous pressure，CVP）。中心静脉压正常值为0.4～1.2 kPa（4～12 cmH$_2$O），其高低取决于心脏射血能力和静脉回心血量之间的相互关系。如果心脏射血能力较强，能及时将回流入心脏的血液射入动脉，中心静脉压就较低。如果心脏射血能力减弱，或静脉回流速度加快都可能使中心静脉压升高。因此，中心静脉压是反映心血管功能的一个指标。输液时可通过观察中心静脉压来调节补液速度。中心静脉压高于正常值并有升高的趋势则提示输血、输液过多、过快或心功能减弱，输血、输液需慎重或暂停；中心静脉压偏低或有下降趋势，常提示血量不足或静脉回流不足，是输血、输液的指征。

在静脉系统中，从小静脉到右心房的压降仅为15 mmHg。可以看出，静脉对血流的阻力很小，占全身循环阻力的7%～15%。在循环系统中，静脉是将血液从组织中排回到心脏并充当储血器的通道，对血流阻力的影响很小。小静脉和微静脉在功能上是毛细血管后阻力血管。毛细血管后阻力的变化可以调节毛细血管压力，从而调节组织液的形成并间接影响循环血容量。

二、静脉回流及其影响因素

静脉回流（venous return）是指血液从周围静脉回流到右心房的过程。从外周静脉返回的血液量是指单位时间从外周静脉返回到右心房的血液量，通常以 mL/min 或 L/min 为单位。由于心血管系统是封闭系统，因此静脉回流的血液量等于返回心脏的血液量，返回心脏的血液量增加，心输血量也增加；反之亦然。

外周静脉血流的动力是静脉两端的压力差，即外周静脉压与中心静脉压之差，因此，凡能使压力差发生变化的因素，均能影响静脉回流。此外，由于静脉管壁薄，易扩张，静脉血流还受重力和体位的影响。

（一）体循环平均充盈压

体循环平均充盈压是反映血管系统充盈程度的指标。血管系统内血液充盈程度愈高，静脉回心血量就愈多。当血量增加或容量血管收缩，体循环平均充盈压升高，与右心房压之间的差值增大，静脉回心血量增多；反之，则静脉回心血量减少。

（二）心肌收缩力量

心脏收缩力量强时，心脏射血后心室内血液排出较充分，使心舒期心室内压降得较低，对心房和大静脉内血液的抽吸力量就较大，中心静脉压就较低，结果是静脉回心血量增多。反之，则回心血量减少。例如，右心衰竭时，由于右心室收缩力减弱，体循环的静脉回流减慢，就会出现颈静脉怒张、肝充血肿大，下肢浮肿等体征。左心衰竭时，左心房压和静脉压升高，造成肺淤血和肺水肿。

（三）骨骼肌的挤压作用

静脉具有控制血液由远心端向近心端方向流动的瓣膜，可以防止血液倒流。当肌肉收缩时，静脉受挤压，由于瓣膜的作用，静脉内血液被挤向心脏；当肌肉舒张时，静脉内压力降低，有利于血液从毛细血管流入静脉而使静脉充盈。当肌肉再次收缩时，又可将血液挤向心脏。可见，骨骼肌和瓣膜一起对静脉血的回流起着"泵"的作用，称为肌肉泵（图2－4－5）。长期站立工作的人，不能充分发挥肌肉泵的作用，易引起下肢静脉淤血，形成下肢静脉曲张。

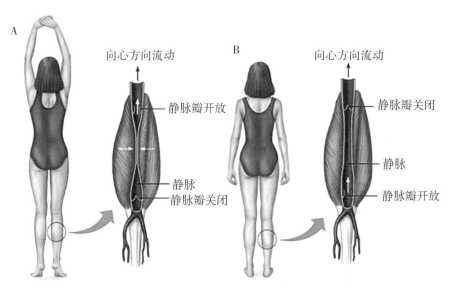

图2－4－5　肌肉泵对静脉回心血量的影响
A：骨用力肌收缩；B：骨骼肌松弛。

（四）体位改变

跨壁压是指血液对血管壁的压力与血管外组织对管壁的压力之差。人体由卧位变为直立时，身体低垂部分的静脉跨壁压增大，静脉被扩张，静脉容积增大，容纳血量增多，导致回心血量减少，心排血量降低。这种变化在健康人由于中枢神经系统的迅速调节而很快恢复正常，不易被觉察。但是久病卧床的病人由于静脉管壁的紧张性较低，可扩张性较高，加之腹壁和下肢肌肉的收缩力量减弱，对静脉的挤压作用减小，故由卧位突然站立起来时，可因大量血液积滞在下肢，回心血量过少，心排血量减少，动脉血压下降，脑组织血液供应不足，可出现昏厥。

（五）呼吸运动

吸气时，胸腔容积增大，胸膜腔负压值增大，使胸腔内的大静脉和右心房更加扩张，压力也进一步降低，因此有利于外周静脉血回流到右心房。呼气时，胸膜腔负压值减小，由静脉回流到右心房的血量就相应减少。呼吸运动对静脉回流也起着"泵"的作用，称为"呼吸泵"。

第四节 微循环的功能

微循环（microcirculation）是指微动脉和微静脉之间的毛细血管网内的血液循环。它也是血液与组织液之间不断进行物质交换的场所，通过物质交换使组织液更新，维持内环境相对稳定。

一、微循环的组成及血流通路

由于各种器官和组织的结构和功能不同，因此微循环的结构和组成也不同。典型的微循环由微动脉、后微动脉、毛细血管前括约肌、真毛细血管、通血毛细血管、动静脉吻合支和微静脉组成（图 2 - 4 - 6）。微循环组成可归纳为两套闸门和三条通路。

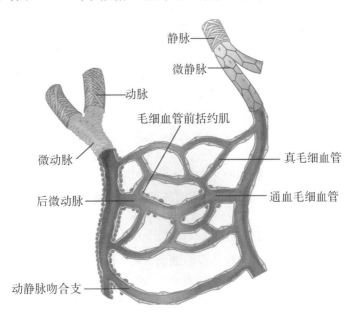

图 2 - 4 - 6　微循环模式图

（图片来源：王庭槐. 生理学［M］. 第 9 版，人民卫生出版社，2018：P124）

（一）两组闸门

微动脉是动脉系统的最后一个分支。它具有完整的圆形平滑肌。在神经和体液因素的控制下，它可以收缩或舒张，改变血管阻力，并控制与其相连的整个微循环。血液流动时，微动脉充当着微循环的"总闸门"的角色。

在微动脉分支之后，它成为直径更小的后微动脉。每个后微动脉向一根或几根真毛细血管供血。真毛细血管通常与后微动脉成直角分开。在真毛细血管起始处通常有 1 或 2 个平滑肌细胞，形成毛细血管前括约肌。它受交感神经的影响较小，但对诸如 CO_2、H^+、激肽和组胺等物质敏感。括约肌的收缩状态决定了流入真毛细血管的血流量，并充当微循环"分闸门"的角色。毛细血管的血液通过微静脉进入静脉。最细的微静脉的直径不超过 30 μm，并且壁上没有平滑肌，其在功能上是交换血管。较大的静脉壁具有平滑肌，功能上是毛细血管后阻力血管。这些微静脉的收缩状态会影响毛细血管血压，从而影响毛细血管的液体交换和静脉回流量。

（二）三条通路

三条通路是指：

1. 直捷通路（thoroughfare channel）

血液从微动脉穿过后微动脉、通血毛细血管进入微静脉的通路，称为直捷通路。通血毛细血管是后微动脉的直接延伸，管壁的平滑肌逐渐变得稀少和消失。直捷通路通常是开放的，血液流动很快，并且几乎没有物质交换。它的主要功能是使一部分血液通过微循环快速进入静脉。直捷通路在骨骼肌组织的微循环中较为常见。

2. 动静脉短路（arteriovenous shunt）

血液通过动静脉吻合支直接从微动脉流向微静脉。这种途径称为动静脉短路。动静脉吻合支的血管壁结构类似于微动脉，管壁较厚且血流迅速。在人体某些部位的皮肤和皮下组织，尤其是手指、脚趾和耳廓中，有许多这样的通道。动静脉短路没有交换功能，但在温度调节中起作用。当环境温度升高时，动静脉的吻合支开放数量增加，皮肤的血流量增加，皮肤温度升高，这有利于身体热量的散发。当环境温度降低时，动静脉短路处于闭合状态，皮肤的血流减少，这有利于保存体热。

3. 迂回通路（circuitous channel）

迂回通路是指血液从微动脉流经后微动脉、毛细血管前括约肌进入真毛细血管网，最后汇入微静脉的通路。迂回通道的路径长，流速慢，真毛细血管的壁很薄并且具有良好的渗透性。因此，它是血液与组织细胞之间进行物质交换的主要场所，也被称为"营养通路（nutrition-channel）"。迂回通路存在于人体的各种组织和器官中。

二、毛细血管的数量和交换面积

据粗略估计，人体内大约有 400 亿根毛细血管。不同器官组织中的毛细血管密度差异很大，例如心肌、脑、肝和肾的毛细血管密度为 2500～3000 根/mm³，骨骼肌的毛细血管密度为 100～400 根/mm³，骨骼、脂肪和结缔组织的毛细血管密度更低。假如一根毛细血管的平均半径为 3 μm，平均长度为 750 μm，则此毛细血管的表面积约为 14000 μm²。由于微静脉的初始部分也具有交换功能，因此估计每根毛细血管的有效交换面积为 22000 μm²。

据此，可以估计全身毛细血管（包括具有交换功能的微静脉）的总有效交换面积接近 1000 m^2。

三、微循环物质交换方式

（一）扩散

扩散是指溶质分子在液体中的热运动，是血液与组织液之间进行物质交换的最重要形式。只要直径小于毛细血管壁的孔，毛细血管内外的流体中的分子就可以通过管壁进入和离开毛细血管。扩散的驱动力是管壁两侧的物质浓度差。溶质分子每单位时间的扩散速率与管壁两侧材料浓度的差异、管壁对材料的渗透性以及管壁的有效交换面积成正比，与管壁的厚度成反比。诸如 O_2 和 CO_2 等脂溶性物质的扩散速率明显高于非脂溶性物质的扩散速率。

（二）滤过和重吸收

水分子在毛细血管壁的两侧都具有静压力，并且水分子会从高压侧移动到低压侧。毛细血管壁的两侧都有渗透压，因此水分子会从渗透压低的一侧移到渗透压较高的一侧。由于壁两侧的静水压力和渗透压不同，液体从毛细血管内部移动到毛细血管外部，这称为过滤（filtration）。液体沿与过滤相反的方向移动时，称为重吸收（reabsorption）。尽管通过过滤和重吸收在血液和组织液之间进行物质交换的只是一小部分，但它在组织液的形成中起着重要作用。

（三）吞饮

液体可以在毛细血管内皮细胞一侧被内皮细胞膜包围并浸入细胞中，这称为吞饮。在细胞中形成吞饮小泡，然后将其运输到细胞的另一侧，并从细胞内排至细胞外，这种方式可使血浆蛋白出入毛细血管。

四、微循环的调节

微循环的调节主要以自身调节方式进行，器官的微循环血流主要通过调节器官的微循环阻力血管的口径来控制。其调节机制一般认为有肌源性自身调节和代谢性自身调节两种（详见第二篇第五章第三节）。

除自身调节外，大多数微循环血管对体液因素的变化非常敏感，尤其是毛细血管前括约肌，无神经支配，仅受体液因素的影响。如肾上腺素、去甲肾上腺素、血管紧张素 II 等均可引起血管收缩；缓激肽、前列环素和组胺等，则可使血管松弛。微循环前后阻力血管对儿茶酚胺的敏感性以及对缺氧和酸中毒的耐受性是不同的，前阻力血管比后阻力血管对儿茶酚胺更敏感，但对缺氧和酸中毒的耐受性则较强。

在神经调节中，因微动脉和微静脉均受交感神经支配，所以交感神经对微循环有重要影响。当血管交感神经兴奋时，微动脉收缩，可使前阻力增加，微循环灌注减少，毛细血管压力降低。但后阻力也增加，导致微循环血液停滞，毛细血管压力升高。由于前阻力血管的变化占主导地位，微循环总是表现为"少灌注"优于"少流量"。

第五节 组织液生成与淋巴循环

一、组织液的生成与回流

(一)组织液的生成与回流

血浆从毛细血管滤出到组织间隙形成组织液(interstitial fluid),其中绝大部分又被毛细血管重吸收回血液。促使血浆从毛细血管滤过的力量为毛细血管血压和组织液胶体渗透压之和,是滤过的动力;促使组织液从组织间隙重吸收回到毛细血管内的力量为血浆胶体渗透压和组织液静水压之和,是滤过的阻力。因此,组织液生成的动力即有效滤过压(effective filtration pressure,EFP)等于促进组织液滤过的压力与阻止滤过的压力的代数和,用公式可表示为

有效滤过压 =(毛细血管血压 + 组织液胶体渗透压)-(血浆胶体渗透压 + 组织液静水压)

当有效滤过压为正值时,血浆从毛细血管滤出形成组织液;当有效滤过压为负值时,组织液被重吸收到毛细血管内,使组织液回流。

正常情况下,毛细血管血压在其动脉端为 +32 mmHg,静脉端为 +14 mmHg;血浆胶体渗透压为 -25 mmHg,组织液胶体渗透压 +8 mmHg,组织液静水压约 -2 mmHg。按上述公式计算,毛细血管动脉端有效滤过压为 +13 mmHg,表明有组织液不断生成,而毛细血管静脉端有效滤过压为 -5 mmHg,表明有组织液被重吸收(图 2 - 4 - 7)。组织液的生

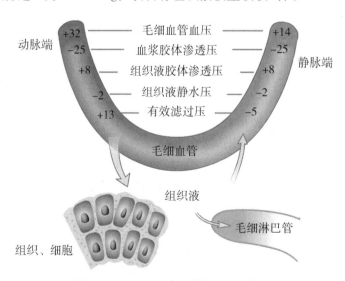

图 2 - 4 - 7 组织液生成与回流示意图

(图片来源:王庭槐. 生理学 [M]. 第 9 版,人民卫生出版社,2018:P126)

图中数值单位为 mmHg。

成与回流是一个渐进的过程。一般情况下，由动脉端向静脉端滤过量逐渐减少，而重吸收量逐渐增加。流经毛细血管的血浆，只有 0.5%～2% 在毛细血管动脉端滤出到组织间隙形成组织液，这部分组织液约90%通过毛细血管静脉端重吸收回血液，其余部分则进入淋巴管，形成淋巴液，经淋巴系统回流入血。

（二）影响组织液生成与回流的因素

（1）毛细血管血压。其他因素不变，毛细血管血压升高，有效滤过压增大，可使组织液生成增多，回流减少，导致水肿。例如，炎症时，炎症部位小动脉扩张，毛细血管前阻力减小，进入毛细血管的血量增加而使毛细血管血压增高，引起局部水肿。又如，右心衰竭时，静脉回流受阻，全身毛细血管血量增加，使后阻力增大，毛细血管血压逆行性升高，组织液生成增多，引起全身性水肿。

（2）血浆胶体渗透压。由于血浆蛋白生成减少或大量丢失，使血浆胶体渗透压降低，有效滤过压增大，可产生水肿。常见于肝脏疾病、营养不良或某些肾脏疾病时。

（3）毛细血管壁通透性。过敏反应时局部组织释放大量组胺，使毛细血管壁通透性增加，部分血浆蛋白渗出，使组织液胶体渗透压升高，组织液生成增多而回流减少，引起水肿。

（4）淋巴回流。淋巴回流受阻时，组织液积聚在受阻淋巴管上游部分的组织间隙，出现水肿。例如，血丝虫病引起的象皮肿就是因为血丝虫幼虫在淋巴系统内繁殖导致淋巴管阻塞，可见肢体或阴囊的明显肿大。

二、淋巴循环的意义

淋巴循环系统是血液循环的辅助系统。组织液进入毛细淋巴管就成为淋巴液，淋巴液在淋巴系统内流动，最终汇入血液循环。

（一）淋巴液的生成与回流

毛细淋巴管末端是袋状盲管，管壁由单层内皮细胞组成，无基底膜。相邻内皮细胞的边缘呈瓦片状相互覆盖形成向管腔内开放的单向活瓣。组织液和其中的蛋白质、脂肪滴、红细胞、细菌等颗粒，都可以通过活瓣进入淋巴管而不能返回组织液。但是淋巴液可以由毛细淋巴管汇入淋巴管，途经淋巴结并获得淋巴细胞，最后汇聚经胸导管和右淋巴导管汇入静脉。

（二）淋巴循环的生理意义

（1）回收蛋白质。组织液中的蛋白质不能逆浓度差进入毛细血管，但很容易进入毛细淋巴管，通过淋巴循环回流入血液。

（2）运输脂肪及其他营养物质。由小肠吸收的营养物质可经小肠绒毛的毛细淋巴管吸收而入血液。经这一途径输送入血液的脂肪占小肠总吸收量的80%～90%。

（3）调节血浆和组织液之间的液体平衡。约有10%组织液是经淋巴系统回流进入血液的。若此过程发生阻碍，可导致受阻部位局部水肿，通常是炎症部位。

（4）淋巴结的防御屏障作用。淋巴液在回流途中经过淋巴结，具有吞噬功能的巨噬细胞可以清除红细胞、细菌等异物，进而把从组织间隙进入淋巴液的这些异物清除。而且淋巴结产生的淋巴细胞和浆细胞还可以参与免疫反应。

（卢利方）

第五章　心血管活动的调节

心血管系统的基本功能是为机体各个组织器官输送足够的血液。然而，体内各个组织器官对血液供应的需求各有不同，并且其需求量还会因功能状态改变而发生变化，并与整体需求相适应。因此，心血管系统的活动需具有精密的调节机制，才能保持正常心率、心排血量、动脉血压及各个组织器官血液供应等心血管功能的相对稳定，并在协助机体应对内外环境变化时做出相应的调整，使心血管活动能够适应代谢活动的改变，实现其功能。心血管活动的调节包括神经调节、体液调节和自身调节。

　第一节　神经调节

心血管活动受到自主神经系统的调控，其调控作用是以心血管反射的形式实现的。下面分别介绍心脏和血管的神经支配、心血管中枢以及一些重要心血管反射。

一、心血管的神经支配

（一）心脏的神经支配

心脏受到心交感神经和心迷走神经的双重神经支配。

1. 心交感神经

心交感神经的节前神经元起源于脊髓第 $1 \sim 5$ 胸段的中间外侧柱，其轴突末梢释放的递质是乙酰胆碱（ACh），可激活节后神经元上的 N_1 型胆碱能受体。节后神经元的轴突组成节后纤维支配心脏，其支配范围较广，包括窦房结、房室交界、房室束、心房肌以及心室肌。

心交感神经对心脏的调节作用主要是通过其节后纤维释放去甲肾上腺素（norepinephrine，NE；或 noradrenaline，NA），去甲肾上腺素作用于心肌细胞上的 β_1 肾上腺素能受体（简称 β_1 受体），通过 G 蛋白 – AC-cAMP-PKA 信号通路，使得心肌收缩力加强、心率加快以及传导速度加快，即正性变力作用（positive inotropic action）、正性变时作用（positive chronotropic action）和正性变传导作用（positive dromotropic action）。具体机制如下：去甲肾上腺素与 β_1 受体结合后，升高细胞内 cAMP 水平，进而增强 PKA 活性，使得心肌细胞膜中 L 型钙通道发生磷酸化而被激活，平台期 Ca^{2+} 内流增加，内流的 Ca^{2+} 激活连接肌质网（JSR）膜中的 ryanodine 受体（RYR），通过钙触发钙释放机制使胞质内的 Ca^{2+} 浓度又进一步升高，从而产生正性变力作用。此外，PKA 还可促使受磷蛋白（phospholamban，PLB）发生磷酸化，使之与纵行肌质网（LSR）膜中的钙泵解离，引起钙泵与 Ca^{2+} 亲和力增强，钙泵活性升高，舒张期 LSR 回收 Ca^{2+} 的速度加快，从而加快胞质内 Ca^{2+} 浓度的下降速度，心肌的舒张速度加快。窦房结 P 细胞中的钙通道磷酸化后可使 4 期钙内流增加，4 期自动去极化的速度加快，从而自律性增加，产生正性变时作用。此外，正性变时作用还和去甲肾上腺素引起的窦房结 P 细胞 4 期 I_f 加强有关。在心肌慢反应细胞中，L 型钙通道磷酸化可引起 Ca^{2+} 内流增加，0 期去极化速度和幅度变大，房室传导速度加快，产生正性变传导作用。正性变传导作用可使各部分心肌纤维更趋于同步化活动，这样有利于心肌收缩力的加强。上述效应可被 β_1 受体阻断剂美托洛尔（metoprolol）阻断。

左右两侧心交感神经对心脏的支配部位和效应并不完全对称，左侧心交感神经主要支配房室交界和心室肌，兴奋时主要引起心肌收缩力加强，而右侧心交感神经对窦房结的支配占优势，兴奋时主要引起心率加快。

2. 心迷走神经

心迷走神经又称为心副交感神经，其节前神经元起源于延髓的迷走神经背核和疑核。节前神经元末梢释放的递质是 ACh，作用于其节后神经元上的 N_1 受体。心迷走神经的节后纤维主要支配窦房结、心房肌、房室交界、房室束及其分支，对心室肌的支配很少。心迷走神经对心脏的调节作用主要是通过其节后纤维释放乙酰胆碱（ACh），ACh 作用于心肌细胞上的 M 型胆碱能受体（简称 M 受体）。ACh 激活心肌细胞的 M 受体后，通过 G 蛋白 – AC-cAMP-PKA 信号通路，降低细胞内 cAMP 水平，使 PKA 活性下降，进而表现出与肾上腺素 β_1 受体激活相反的效应，使得心房肌收缩力减弱、心率减慢以及房室传导速度减慢，即负性变力、负性变时以及负性变传导作用。负性变力效应主要由于心肌细胞 L 型钙通道被抑制、Ca^{2+} 内流减少所致。同时，I_{K-ACh} 被激活，造成复极化时 K^+ 外流加速，平台期时间缩短，Ca^{2+} 内流减少，收缩力减弱。在窦房结 P 细胞，4 期内流的 Ca^{2+} 减少以及 I_f 通道介导的 Na^+ 内流也减少，使 4 期自动去极的速度减慢，自律性降低，即负性变时作用。此外，I_{K-ACh} 的激活使 K^+ 外流增加，造成最大复极电位增大，也可引起自律性降低。负性变传导效应主要与慢反应细胞的 0 期 Ca^{2+} 内流减少、0 期去极化速度减慢和幅度降低有关。

由于心迷走神经纤维对心房肌的支配密度远远高于其对心室肌的支配密度，因此刺激心迷走神经后对心房肌收缩力的减弱效应远大于心室肌。两侧心迷走神经对心脏的支配也不完全对称。右侧迷走神经对窦房结的支配占优势，兴奋时主要引起心率减慢；左侧迷走神经对房室交界的支配占优势，兴奋时主要影响房室传导速度。

3. 心交感紧张与心迷走紧张

紧张（tonus）是指神经或肌肉等组织保持一定强度的持续活动状态。心交感神经和心迷走神经都具有紧张性，该紧张性主要起源于延髓心血管中枢。两者作用相互拮抗，共同参与心脏活动的调节。窦房结在没有任何神经支配时其自动节律约为 100 次/min，但正常人安静时的心率约为 70 次/min，这是由于安静时心迷走紧张（cardiac vagal tone）占优势。如果应用 M 受体拮抗剂阿托品消除心迷走神经的作用，可使正常人的心率增快，达 150 次/min。心交感紧张和心迷走紧张还可随呼吸周期变化，吸气时心迷走紧张较低而心交感紧张较高，故心率加快，呼气时相反。

（二）血管的神经支配

除毛细血管外，血管壁都有平滑肌分布，支配血管平滑肌的神经可分为缩血管神经纤维和舒血管神经纤维两大类。多数血管平滑肌仅接受交感缩血管神经纤维的单一支配，只有部分血管接受交感缩血管神经纤维和某些舒血管神经纤维的双重支配。支配毛细血管前括约肌的神经纤维极少，其舒缩活动主要受局部组织代谢产物的影响。

1. 缩血管神经纤维

缩血管神经纤维均为交感神经纤维，一般称为交感缩血管神经，广泛分布于机体的血管系统。交感缩血管神经的节后纤维释放去甲肾上腺素。血管平滑肌细胞膜上有 α 和 β_2 两种肾上腺素能受体。去甲肾上腺素与 α 受体结合可引起血管收缩，与 β_2 受体结合则血管舒张。去甲肾上腺素与 α 受体结合的能力比其与 β_2 受体结合的能力要强得多，因此交感缩血管神经兴奋时主要引起血管收缩。

人体内几乎所有的血管都受到交感缩血管神经的支配。在安静状态下，交感缩血管神经以 $1 \sim 3$ Hz 的频率持续发放低频冲动，称之为交感缩血管紧张（sympathetic vasoconstrictor tone）。其紧张性活动主要来源于延髓心血管中枢，可使血管平滑肌保持一定程度的收缩状态。生理情况下，交感缩血管神经的放电频率在数秒 1 次到每秒 $8 \sim 10$ 次的范围内变化。当交感缩血管紧张增强时血管进一步收缩，反之则血管舒张。交感缩血管神经的紧张性活动可在一定范围内使血管口径发生较大程度的变化，从而起到有效调节器官的血流阻力和血流量的作用。

在机体不同组织器官血管中交感缩血管神经分布的密度也不相同。皮肤血管分布密度最大，其次是骨骼肌和内脏血管，密度最小的是冠状血管和脑血管，因此交感缩血管紧张的变化对心脑血管的影响很小。对于同一器官，交感缩血管神经在动脉的分布密度高于静脉，以微动脉中分布的密度最高，在毛细血管前括约肌的分布密度最低。

机体交感缩血管神经兴奋时，引起血管收缩，总外周阻力增加，动脉血压升高。当支配某一器官的交感缩血管神经兴奋时，该器官的血流阻力增高，供血减少。由于微动脉的交感缩血管神经分布密度高于微静脉，交感缩血管神经兴奋可使毛细血管前、后阻力的比值增大，毛细血管血压下降，组织液生成减少而重吸收增加。交感缩血管神经兴奋还可引起容量血管收缩，静脉回心血量增加。

交感神经的过度激活在高血压和慢性心衰的发生发展过程中发挥重要作用。

2. 舒血管神经纤维

交感舒血管神经：在狗和猫等实验动物中发现，骨骼肌血管除接受交感缩血管神经纤维支配外，还受到交感舒血管神经的支配。交感舒血管神经平时无紧张性活动，只有在情绪激动或发生防御反应时发放冲动。其节后纤维释放 ACh，可兴奋血管平滑肌膜中的 M 受体，引起骨骼肌血管舒张，血流量增加，以适应骨骼肌在上述情况下对血流需求量的增加。人体内可能也有此类神经纤维存在。

副交感舒血管神经：副交感舒血管神经纤维仅支配少数器官如脑膜、唾液腺、部分胃肠腺体和外生殖器的血管平滑肌，其节后纤维释放 ACh，可兴奋血管平滑肌的 M 受体引起血管舒张，起到调节局部血流量的作用，对循环系统总外周阻力的影响很小。此类舒血管神经平时也没有紧张性活动。

脊髓后根舒血管纤维：当皮肤受到伤害性刺激时，感觉冲动一方面可沿伤害性感觉传入纤维传向中枢，另一方面可沿传入纤维在外周末梢处发出的分支到达被刺激部位邻近的微动脉，使其舒张，局部皮肤充血出现红晕。这种神经纤维称为脊髓后根舒血管纤维，其释放的递质可能是降钙素基因相关肽。

二、心血管中枢

中枢神经系统中与心血管活动控制有关的神经元胞体集中部位称为心血管中枢（cardiovascular center）。控制心血管活动的神经元广泛分布于中枢的各级水平。各级心血管中枢的功能不同，彼此间存在密切的联系和相互作用，它们既要接受躯体和内脏的各种传入信息，又要接受中枢其他部位的调控信息，将这些信息通过复杂的整合（integration），使心血管活动与内外环境的变化相适应，并与机体的其他功能活动相互协调，满足整体功能活动的需要。

（一）脊髓

脊髓胸腰段和骶段有自主神经节前神经元，它们的活动都受心血管高位中枢的控制，因此脊髓是调控心血管活动的最后传出通路。脊髓可完成一些原始的心血管反射，使血管保持一定的张力，但其功能不够完善，调节能力较低。

（二）延髓

延髓是调节心血管活动的基本中枢。

延髓心血管中枢分为心交感中枢、心迷走中枢和交感缩血管中枢。这些中枢的神经元平时的活动具有紧张性，分别称为心迷走紧张、心交感紧张和交感缩血管紧张。当机体处于安静状态下，这些延髓神经元的紧张性活动表现为心迷走神经、心交感神经和交感缩血管纤维的持续低频放电。

（三）延髓以上的心血管中枢

延髓以上的脑干部分、大脑、小脑中均存在与心血管活动有关的神经元。它们根据不同的环境刺激或机体不同的机能状况，对心血管活动和机体其他功能之间进行更为复杂的调节和整合，使心血管活动能够满足机体当时的主要机能活动状态需要。如下丘脑在体温调节、摄食、水平衡以及发怒、恐惧等情绪反应的整合中均有重要作用，而这些反应中都包含有相应的心血管活动变化。

三、心血管反射

当机体生理状态或内、外环境发生变化时，神经调节方式是通过各种心血管反射（cardiovascular reflex）实现的，它可引起心血管活动发生相应变化和调整，以适应机体不同的状态或环境变化的需要。

（一）颈动脉窦和主动脉弓压力感受性反射

动脉血压的变化经反射弧活动而维持于稳态水平的反射过程称为压力感受性反射（baroreceptor reflex）或降（减）压反射（depressor reflex）。

1. 压力感受器

压力感受器（baroreceptor）是位于颈动脉窦和主动脉弓血管外膜下的感觉神经末梢。压力感觉器属于牵张感受器，并不直接感受血压的变化，其感受的是血管壁的机械牵张刺激，对波动的压力变化尤为敏感。当动脉血压升高时，动脉管壁受牵张的程度加大，压力感觉器发放神经冲动增多。在一定范围内，压力感受器的传入冲动频率与动脉管壁的扩张程度成正比，故传入神经的放电频率可随心动周期中动脉血压的波动发生相应变化（图2-5-1）。在同一血压水平，通常颈动脉窦压力感受器比主动脉弓压力感受器更为敏感。

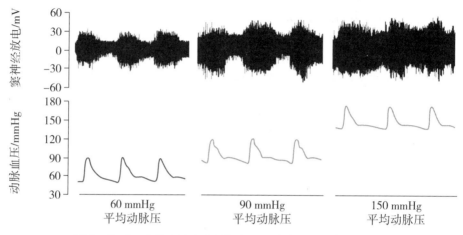

图2-5-1　在体实验中窦神经在不同动脉血压时的放电情况

2. 传入神经及其与中枢的联系

颈动脉窦压力感受器的传入神经纤维组成窦神经（carotid sinus nerve），加入舌咽神经后进入延髓。主动脉弓压力感受器的传入神经纤维加入迷走神经并随其进入延髓。家兔的主动脉弓压力感受器传入纤维在颈部独立为一束，在颈部与迷走神经伴行，称为主动脉神经（aortic nerve）或降（减）压神经（depressor nerve）。

压力感受器的传入冲动到达延髓后，一方面使得心血管神经元抑制，交感神经紧张减弱，另一方面与迷走神经背核和疑核发生联系，使得迷走神经紧张增强。需说明的是，压力感受器的传入信息还与心血管中枢的多级神经元发生联系，经过多级水平整合后下传给传出神经和效应器，完成此反射。

3. 反射效应

动脉血压升高时，压力感受器的传入冲动增多，经过中枢调控，使心迷走紧张增强，心交感紧张和交感缩血管紧张减弱，从而引起心率减慢，心排血量减少，外周阻力降低，动脉血压下降；相反，当动脉血压降低时，压力感受器的传入冲动减少，压力感受性反射活动减弱，引起心率加快，心排血量增多，外周阻力增加，血压回升。

值得注意的是，正常人安静时，压力感受性反射的调定点约100 mmHg。在慢性高血压患者或实验性高血压动物体内，调定点升高，这一现象称为压力感受性反射的重调定（resetting），说明在高血压的情况下，压力感受性反射仍参与血压的调节，但是其工作范围发生改变，即保持动脉血压在较高的水平相对稳定。

4. 生理意义

压力感受性反射属于典型的负反馈调节机制，可在短时间内对动脉血压进行快速调节，维持动脉血压的相对稳定，使动脉血压不致发生较大的波动。在生理学中，将压力感受器的传入神经称为缓冲神经。例如，当机体发生急性出血或由平卧位突然转为直立位时，颈动脉窦内压力降低，通过压力感受性反射调节，可使动脉血压回升，避免出现由于血压过低而引起的晕厥和休克等不良反应。需要强调的是，压力感受器对快速的血压变化较为敏感，而对缓慢的血压变化不敏感。如果切断动物的缓冲神经，其动脉血压常表现出很大波动，即血压变得不稳定，但其全天的血压平均值并不升高。由此可见，压力感受性反射在动脉血压的长期调节中并不起重要作用。

（二）颈动脉体和主动脉体化学感受性反射

在颈总动脉分叉处和主动脉弓区域存在颈动脉体和主动脉体化学感受器，当动脉血中的 O_2 分压下降、CO_2 分压升高或 H^+ 浓度升高时，感受器兴奋，其传入信号经窦神经和迷走神经上行至延髓孤束核，引起延髓内呼吸运动神经元和心血管活动神经元的活动发生改变，此过程称为化学感受性反射（chemoreceptor reflex）。

化学感受性反射的效应主要是对呼吸的调节，可反射性地引起呼吸加深加快。通过呼吸运动的变化，进而影响心血管活动。通常情况下，化学感受性反射对心血管活动的调节作用并不明显，只有在机体发生缺氧、窒息、失血、动脉血压过低和酸中毒等情况下才发挥其调节心血管活动的作用。缺血或缺氧等刺激通过化学感受性反射可兴奋交感缩血管中枢，引起骨骼肌和大部分内脏血管收缩，总外周阻力增大，使血压升高。而心脏和大脑的血管则无明显收缩或发生轻微舒张，机体的循环血量发生重新分配，从而保证心、大脑等重要器官在紧急情况下优先得到血液供应。

（三）心肺感受器引起的心血管反射

心肺感受器（cardiopulmonary receptor）位于心房、心室和肺循环大血管壁内，主要感受两类刺激：一类是机械牵张刺激，另一类是某些化学物质如前列腺素、缓激肽和腺苷等的刺激，其传入神经纤维主要走行于迷走神经，也有少数走行于交感神经内。

与颈动脉窦、主动脉弓压力感受器相比，心肺感受器位于循环系统中压力较低的部位。这类感受器的扩张主要依赖于静脉回心血量，即循环系统的"充盈度"，故又称为容量感觉器。容量感受性反射（volume receptor reflex）是典型的心肺感受器反射，主要参与调节循环血量和细胞外液量。当心房压升高特别是血容量增多造成心房壁所受的牵张刺激增强时，位于心房壁的容量感受器兴奋，其传入冲动经迷走神经传到中枢，引起交感神经抑制和迷走神经兴奋，导致心率减慢，心排血量减少，外周阻力减小和血压下降；此外，还可降低血浆中血管升压素和醛固酮的水平，使肾的排水和排钠量增加，从而降低循环血量和细胞外液量，降低血压。

（四）心血管反射的整合模式

在不同的环境刺激或功能状态下，中枢神经系统需要对全身各组织器官的活动进行复杂精细的整合，使机体作为一个整体对环境或功能状态的变化作出应对的反应，以适应实际需要。

在不同的生理状态下，心血管活动表现出不同的整合模式。例如，当动物启动防御反应（defense reaction）时，表现为心率加快，心排血量增多，骨骼肌血管舒张，皮肤和内脏血管收缩，血压轻度升高。睡眠状态与防御反应时相反，一般表现为心率减慢，心排血量减少，骨骼肌血管收缩而内脏血管舒张，血压轻微下降。进行肌肉活动时心血管活动的整合模式与防御反应大致相似，区别在于仅仅是那些参与运动的骨骼肌血管舒张，而不参与运动的骨骼肌血管则收缩。进食过程中心率加快，心排血量增多，胃肠道血管舒张而骨骼肌血管收缩。

 ## 第二节　体液调节

心血管活动的体液调节主要是指血液和组织液中的一些化学物质对心肌和血管平滑肌活动的调节作用。多种体液因素中，有些由血液运输，广泛作用于心血管系统；有些则在局部组织中合成，作用于局部的血管或心肌。体液调节与神经调节、自身调节等机制相互协调，共同参与维持机体循环稳态。

一、肾素 – 血管紧张素系统

肾素 – 血管紧张素系统（renin-angiotensin system，RAS）是非常重要的体液调节系统，广泛存在于心肌、血管平滑肌、肾、骨骼肌、脑、性腺、胰腺、颌下腺以及脂肪等多种器官组织中，发挥调节作用。正常情况下，RAS 参与了血压的调节、心血管系统的正常发育、心血管功能稳态、体液和电解质平衡的维持等多种生理过程。

（一）RAS 的构成

肾素（renin）是肾脏近球细胞合成和分泌的一种酸性蛋白酶。当交感神经兴奋、肾血流量减少或流经致密斑的 NaCl 减少时，可引起肾素分泌增多，经肾静脉进入血液循环，启动 RAS。其反应过程如下：

（1）肝脏或组织可合成和释放血管紧张素原（angiotensinogen），肾素将其水解产生一个十肽，即血管紧张素 I（angiotensin I，Ang I）；

（2）在血浆和组织中，特别是肺循环血管内皮的表面存在血管紧张素转换酶（angiotensin-converting enzyme，ACE），ACE 可水解掉 Ang I 的 C 末端的两个氨基酸，从而产生八肽的血管紧张素 II（angiotensin II，Ang II）；

（3）Ang II 可进一步在血浆和组织中被氨基肽酶分解为血管紧张素 III（angiotensin III，Ang III）；

（4）在不同酶的水解下，Ang I、Ang II 或 Ang III 形成不同肽链片段的血管紧张素；

（5）上述血管紧张素家族成员，可进一步被降解为无活性的小肽片段。

随着分子生物学技术的发展，近年来发现在心肌、血管平滑肌、脑、骨骼肌、肾等多个器官组织中均有肾素和血管紧张素原的基因表达。这些相对独立的局部 RAS 通过旁分泌和（或）自分泌方式发挥心血管活动的调节作用。

（二）血管紧张素家族主要成员的生理作用

血管紧张素通过与细胞膜表面的血管紧张素受体（angiotensin receptor，AT receptor）结合发挥其作用。AT 受体有四种亚型：AT_1、AT_2、AT_3 和 AT_4。

1. Ang Ⅱ 的生理作用

血管紧张素家族中最重要的成员是 Ang Ⅱ，其生理作用几乎都是通过激活 AT_1 受体产生的。其作用广泛，主要有：

（1）收缩血管。Ang Ⅱ 可直接引起全身微动脉收缩，对静脉也有收缩作用，可使回心血量增加，血压升高。

（2）促进交感神经末梢释放去甲肾上腺素。Ang Ⅱ 可作用于交感缩血管神经末梢的突触前 AT 受体，促进其释放去甲肾上腺素。

（3）对中枢神经系统的作用。Ang Ⅱ 可作用于中枢神经系统的某些神经元，使中枢对压力感受性反射的敏感性降低，进而使交感缩血管中枢的紧张加强；Ang Ⅱ 还能促进神经垂体释放血管升压素和缩宫素；此外，Ang Ⅱ 可增强促肾上腺皮质激素释放激素的效应。结合上述三点可见，Ang Ⅱ 可通过中枢和外周机制使血管阻力增加，血压升高。在中枢，Ang Ⅱ 还能引起或增强渴觉，机体产生饮水行为。

（4）促进肾上腺皮质球状带合成和分泌醛固酮。醛固酮可促进肾小管重吸收 Na^+ 和水，参与机体的水盐调节，增加循环血量。

2. RAS 其他成员的生理作用

对体内多数组织而言，Ang Ⅰ 没有生物学活性。Ang Ⅲ 可与 AT_1 受体结合，产生与 Ang Ⅱ 相似的生理作用，但 Ang Ⅲ 的缩血管效应仅为 Ang Ⅱ 的 $10\% \sim 20\%$，但其刺激肾上腺皮质合成和释放醛固酮的作用较强。Ang Ⅳ 作用于 AT_4 受体，可调节脑和肾皮质的血流量。Ang Ⅳ 与 AT_4 受体结合还可抑制左心室的收缩，加速其舒张；收缩血管，并刺激血管壁产生前列腺素类物质或一氧化氮（NO），调节血管的收缩状态。近年来，又有新的 RAS 成员不断被发现，如 2000 年发现的血管紧张素转换酶 2（angiotensin-converting enzyme2，ACE2），在体内参与血管平滑肌的增殖。

临床上已将 ACE 抑制剂和 AT_1 受体拮抗剂用作治疗高血压的常用或首选药物。这两类药物不仅可以降压，更重要的是还能改善心力衰竭和冠心病患者的预后，也用作预防和治疗心力衰竭和冠心病的重要药物之一。

二、肾上腺素和去甲肾上腺素

从化学结构上看，肾上腺素（epinephrine，E；或 adrenaline，A）和去甲肾上腺素（norepinephrine，NE；或 noradrenaline，NA）都属于儿茶酚胺类物质。循环血液中的肾上腺素和去甲肾上腺素均主要来自肾上腺髓质，其中肾上腺素约占 80%，去甲肾上腺素约占 20%。此外，部分交感神经末梢释放的去甲肾上腺素也有一小部分进入到血液循环。血液中的肾上腺素和去甲肾上腺素对心脏和血管的作用具有许多异同点，这主要取决于它们与相应受体的结合情况以及受体的分布。

肾上腺素与 α 受体和 β 受体结合的能力都很强。在心脏，肾上腺素与 β_1 受体结合后可产生正性变时变力效应，使心排血量增多。在血管，肾上腺素的作用取决于血管平滑肌上 α 和 β_2 受体的分布情况。肾上腺素可引起 α 受体占优势的皮肤、肾脏和胃肠道血管平滑肌发生收缩；在 β_2 受体占优势的骨骼肌和肝血管中，小剂量肾上腺素的效应常以激活 β_2 受体为主，引起这些部位的血管发生舒张，而大剂量肾上腺素会使 α 受体也兴奋，则血管收缩。肾上腺素可在不增加或降低外周阻力的情况下使心排血量增加。因此临床上常用作强心剂。

去甲肾上腺素主要与血管平滑肌 α 受体结合，也能激活心肌 β_1 受体，但与血管平滑肌 β_2 受体的结合能力比较弱。静脉滴注 NE 可使全身血管广泛收缩，外周阻力增加，血压升高；而升高的血压通过压力感受性反射对心脏产生抑制效应，该效应超过 NE 对心脏直接的正性促进效应，结果导致心率减慢。

三、血管升压素

血管升压素（vasopressin，VP）是由下丘脑视上核和室旁核神经元合成，经下丘脑 – 垂体束运输至神经垂体储存和释放的一种九肽激素。

血管升压素的受体至少有两种，即 V_1 和 V_2 受体。VP 与集合管上皮的 V_2 受体结合后可增加集合管对水的通透性，促进水的重吸收，使尿量减少，故 VP 又称为抗利尿激素（antidiuretic hormone，ADH）。VP 作用于血管平滑肌的 V_1 受体可引起血管收缩，血压升高。在生理情况下，VP 浓度升高时首先表现为抗利尿效应，仅当其血浆浓度明显增加时才引起血压升高。VP 在维持细胞外液量和动脉血压的稳定中都发挥了重要的作用。当血浆渗透压升高或失血、禁水以及脱水等情况下导致细胞外液量减少时，VP 释放量增加，稳定机体细胞外液量，进而实现对动脉血压的长期调节作用。

四、血管内皮生成的血管活性物质

血管内皮细胞是衬于血管内表面的单层细胞，可合成与释放多种血管活性物质，参与调节局部血管的舒缩活动。

（一）血管内皮生成的舒血管物质

血管内皮细胞生成和释放的舒血管物质包括一氧化氮（nitric oxide，NO）、前列环素（prostacyclin，PGI_2）等。

在研究中观察到，ACh 可促使血管内皮细胞释放一种舒血管物质，后来证实该物质就是 NO。NO 是由其前体 L – 精氨酸在一氧化氮合酶（nitric oxide synthase，NOS）的催化下生成的小分子气体物质。内皮细胞在基础状态下合成的 NO 参与血管正常张力的维持。NO 还可抑制平滑肌细胞增殖，对维持血管的正常结构与功能有重要意义。此外，NO 可抑制血小板黏附，有助于预防血栓形成。

PGI_2 是血管内皮细胞膜花生四烯酸在前列环素合成酶的催化下生成的代谢产物，搏动性血流对内皮的切应力可刺激内皮释放 PGI_2，其作用是舒张血管和抑制血小板聚集。

（二）血管内皮生成的缩血管物质

目前了解较多的是内皮素（endothelin，ET）。ET 是内皮细胞合成和释放的二十一肽，具有强烈而持久的缩血管效应，对体内各脏器血管几乎都有收缩作用，是目前已知最强烈的缩血管物质。此外，ET 还参与心血管细胞的凋亡、表型转化等多种病理过程。

五、心血管活性多肽

现已发现有 30 多种心血管活性多肽对心血管活动具有重要的调节作用。

（一）心房钠尿肽

心房钠尿肽（atrial natriuretic peptide，ANP）是由心房肌细胞合成的多肽，其主要生物效应有：

（1）利钠和利尿作用。ANP 可使肾小球滤过率增加，抑制小管液中钠的重吸收，使肾排钠和排水增多。ANP 还可抑制肾素、血管紧张素、醛固酮和血管升压素的合成和释放，从而间接发挥利钠和利尿作用。

（2）心血管调节作用。ANP 可舒张血管，使外周阻力降低、血压下降；也可使搏出量减少、心率减慢，从而减少心排血量。ANP 还有缓解心律失常作用。

（3）调节细胞增殖。ANP 是细胞增殖的负性调控因子，可抑制血管内皮细胞、心肌成纤维细胞和平滑肌细胞等多种细胞的增殖。

（二）肾上腺髓质素

肾上腺髓质素（adrenomedulin，ADM）是一种新型活性多肽。它几乎存在于机体所有的组织中，尤以肾上腺、肺和心房含量最多。ADM 可使血管舒张，外周阻力下降，具有强而持久的降压作用。在心脏，ADM 具有正性肌力作用，并通过增加冠脉血流量，抑制炎症反应等多种途径，对心脏起到保护作用。ADM 还可使肾排钠和排水增多。

（三）尾升压素 Ⅱ

尾升压素 Ⅱ（urotensin Ⅱ，U Ⅱ）最早是从鱼尾部分离出来的神经环肽，目前已能从人体克隆。尾升压素有两种类型：U Ⅰ 和 U Ⅱ。U Ⅱ 是目前所知最强的缩血管活性肽，可持续、高效地收缩血管，特别是动脉血管。在整体心脏，小剂量 U Ⅱ 可使血流阻力轻度降低，心排血量轻度增加；大剂量 U Ⅱ 则明显降低心排血量。此外，U Ⅱ 还具有显著的促细胞肥大和增殖作用。

（四）阿片肽

体内的阿片肽（opioid peptide）有很多种。脑内的 β - 内啡肽（β-endorphin）可作用于心血管中枢的核团，使交感神经活动抑制，心迷走神经活动加强，引起动脉血压下降。阿片肽也可作用于外周。阿片肽可作用于血管壁的阿片受体，引起血管平滑肌舒张；也可与交感缩血管神经突触前膜中的阿片受体结合，使交感缩血管纤维递质的释放减少。

六、激肽释放酶 - 激肽系统

激肽释放酶（kallikrein）是一类蛋白酶，可将血浆和组织中的激肽原（kininogen）分解为激肽（kinin）。激肽是一类具有舒血管活性的多肽类物质，可引起血管平滑肌舒张，参与血压和局部组织血流量的调节。

激肽系统和 RAS 之间关系密切。在可降解激肽的激肽酶中，激肽酶 Ⅱ 就是 ACE，它既可将激肽降解为无活性片段，又能将 Ang Ⅰ 水解为 Ang Ⅱ，这样，舒血管物质被破坏，而缩血管物质生成，使得缩血管作用得到加强。

七、气体信号分子

气体信号分子不同于传统细胞信号分子，是小分子气体物质，前文已述的一氧化氮（NO）、一氧化碳和硫化氢均属此类。它们可在酶催化下内源性产生，不依赖于膜受体而自由通过细胞膜，以及在生理浓度下具有明确的特定功能。

（一）一氧化碳

人和哺乳动物体内几乎所有器官、组织都能合成和释放内源性一氧化碳（carbon monoxide，CO）。内源性 CO 是由体内的血红素经血红素加氧酶代谢生成。CO 可快速自由透过生物膜，产生舒血管作用。

（二）硫化氢

硫化氢（hydrogen sulfide，H_2S）是一种带有臭鸡蛋味的气体信号分子。在哺乳动物体内，内源性 H_2S 以 L - 半胱氨酸为底物经酶催化生成，以脑组织生成最多，其次为心、血管、肝和肾。生理浓度的 H_2S 可引起血管舒张、维持正常血压稳态；对心肌组织具有负性肌力调节和降低中心静脉压的作用。H_2S 还可抑制血管平滑肌细胞的增殖。

八、其他因素

前列腺素（prostaglandin，PG）是一族二十碳不饱和脂肪酸，以花生四烯酸为底物，由环加氧酶（cyclooxygenase）催化产生。全身各部位几乎所有的组织细胞都能合成 PG。PG 参与全身血管活动及多种生理过程的调节，包括血压调节、水盐代谢等。

细胞因子如肿瘤坏死因子、干扰素、白细胞介素、趋化因子等都是细胞产生的一类信息物质，它们多以自分泌或旁分泌的方式作用于靶细胞而产生生物效应，如白细胞介素家族的成员大部分为炎症介质，既参与免疫反应，也有心血管调节功能，如扩张血管和增加毛细血管的通透性。

生长因子也可作用于心肌、血管内皮或平滑肌细胞，调节心血管活动。如胰岛素样生长因子 - 1（insulin-like growth factor-1，IGF-1）既可促进心肌生长肥大、增强心肌收缩力，又可引起血管平滑肌细胞增殖和血管舒张。血管内皮生长因子可促进血管内皮增生和血管新生，并引起血管扩张和毛细血管的通透性增加。

一些全身性的激素也可影响心血管系统的活动，如甲状腺激素可增强心室肌的收缩和舒张功能，使心率加快、心排血量和心脏做功增加；肾上腺糖皮质激素可增强心肌的收缩力，胰岛素对心脏有直接的正性变力效应等。

可见，循环系统与内分泌系统的多种因子可发生相互作用，并与神经调节构成复杂的网络体系，对心血管功能进行整体和局部的精细调节。

第三节　自身调节

心血管活动的自身调节包括心脏泵血功能的自身调节和组织器官血流量的自身调节。关于心脏泵血功能的自身调节，前文已进行介绍，即影响心排血量的因素中的异长、等长自身调节部分；关于组织器官血流量自身调节的机制，可以用局部代谢产物学说和肌源学说加以解释。

一、代谢性自身调节机制——局部代谢产物学说

器官组织的血流量主要取决于该器官的代谢水平，代谢水平越高，血流量也就越多。当组织代谢活动较为旺盛，局部组织的代谢产物如 CO_2、乳酸、腺苷、H^+、K^+ 等增多而 O_2 分压下降，引起局部组织的微动脉和毛细血管前括约肌舒张，局部组织血流量增多进而代谢产物被清除和缺氧得到改善，这一过程称为代谢性自身调节。微循环中毛细血管前括约肌的交替开放就是典型的代谢性自身调节。在一些功能活动变化较大的器官，如骨骼肌、肝和皮肤、胃肠道等，即使在机体交感缩血管神经活动增强的情况下，这种代谢性自身调节引起的局部舒血管效应有时仍表现很明显，局部血管仍舒张。由于一些代谢产物，如激肽、腺苷、组胺、前列腺素等，有时也被认为是体液因素，因此，这类自身调节有时也归入体液调节中。

二、肌源性自身调节机制——肌源学说

血管平滑肌本身常保持一定程度的紧张性收缩，这一现象称为肌源性活动（myogenic activity）。血管平滑肌受牵张刺激时，其紧张性活动加强。当某一器官的灌注压突然升高时，血管平滑肌受到的牵张刺激增强，供应该器官的血管尤其是毛细血管前阻力血管的肌源性活动随之增强，血管发生收缩，血流阻力增加，避免器官的血流量因灌注压升高而增多。相反，当器官的灌注压突然降低时，阻力血管发生舒张，局部血流阻力减小，进而使灌注该器官的血流量不至于明显减少。这一调节方式称为肌源性自身调节。这种调节机制的意义在于当动脉血压发生一定程度的变化时，某些器官的血流量能够保持相对稳定。体内的肌源性自身调节在肾血管特别明显，在心、脑、肝、肠系膜和骨骼肌的血管也会出现，但皮肤血管一般没有这种表现。

 第四节 动脉血压的短期调节和长期调节

根据动脉血压的调节过程，可将其分为短期调节（short-term regulation）和长期调节（long-term regulation）。

一、短期调节

动脉血压的短期调节是指对在短时间内血压的变化进行调节，主要通过神经调节的方式实现，即通过各种心血管反射调节心肌收缩力和血管外周阻力，使动脉血压恢复并保持在稳态水平，其具体机制已在前面的部分详细阐述。

当血压在较长时间（数小时、数天、数月或更长时间）发生变化时，单纯依靠神经调节往往不足以将血压调节到正常水平，还需要动脉血压的长期调节。

二、长期调节

动脉血压的长期调节主要是通过肾脏调节细胞外液量实现，因而构成肾 – 体液控制

系统。

肾-体液控制系统的活动受体内诸多因素的影响。其中比较主要的是肾素-血管紧张素-醛固酮系统、抗利尿激素、心房钠尿肽等。当循环血量增多，动脉血压升高时，肾脏可通过如下机制将循环血量和血压恢复至正常水平：

（1）抗利尿激素的释放减少，引起集合管重吸收水减少，肾排水增加，细胞外液量回降。

（2）心房钠尿肽释放增多，使肾对钠和水的重吸收减少，排钠和排水均增加。

（3）体内 RAS 的活动被抑制，肾素分泌减少，循环血中该系统激素水平降低，Ang II 收缩血管效应减弱，进而血压回降；醛固酮释放减少，肾小管对钠和水的重吸收随之减少，引起细胞外液量回降。

（4）交感神经系统活性相对抑制，可引起心肌收缩力减弱，心率减慢，心排血量减少，同时外周血管舒张，血压回降。反之，当循环血量减少，动脉血压降低时，则发生与上述相反的调节过程。肾-体液控制系统是控制体液量的最关键因素，是长期血压调控的主导因素。

 第五节　器官循环

由于各器官的结构和功能不同，器官内部的血管分布也具有不同的特点，因此，器官血流量的调节也具有各自不同的特点。本节主要叙述心、脑、肺的血液循环。

一、冠脉循环

（一）冠脉循环的解剖特点

心脏的血液供应主要来自冠脉循环（coronary circulation）。冠脉循环具有以下解剖特点：

（1）左、右冠状动脉由升主动脉根部发出，其主干和大的分支行走于心脏的表面，小分支则垂直穿入心肌，并沿途发出分支，最后在心内膜下形成网状。这一分布特点使得冠脉小分支在心肌收缩时容易受到压迫。

（2）心肌内毛细血管数和心肌纤维数之比可达 1∶1。在心肌的横断面上，每平方毫米面积分布有 2500～3000 根毛细血管，因此，心肌和冠脉血液之间可迅速进行物质交换。当心肌负荷过重发生代偿性肥厚时，肌纤维直径增加，而毛细血管的数量并不能随之增加，因此肥厚的心肌容易发生血供不足。

（3）冠状动脉缺乏有效的功能吻合支。正常人冠脉侧支在出生时已形成，均较细小，血流量很少。当冠状动脉突然发生阻塞时，常不易很快建立起侧支循环，从而导致心肌梗死；但是如果冠脉的阻塞发生较为缓慢时，可逐渐建立新的有效侧支循环，起到一定的代偿作用。

（二）冠脉循环的生理特点

1. **血流量大，灌注压高**

冠状动脉起自主动脉根部，其开口处的压力等于主动脉压。此外，冠脉的血流途径短、血流阻力小，冠脉小血管的血压和血液灌注压依然维持在较高水平。中等体重的正常成人，在安静状态下冠脉血流量（coronary blood flow，CBF）为 $200 \sim 250$ mL/min，占心排血量的 $4\% \sim 5\%$，而心脏的重量仅占体重的 0.5% 左右，每 100 g 心肌 CBF 可达 $60 \sim 80$ mL/min。CBF 的大小取决于心肌的活动水平。机体进行剧烈运动时，心肌活动增强，每 100 g 心肌 CBF 增至 $300 \sim 400$ mL/min，为安静时的 $4 \sim 5$ 倍。

2. **冠脉血流量受心肌舒缩的影响发生周期性变化**

由于冠脉的分支大多深埋于心肌组织中，故心肌舒缩使 CBF 在心动周期中发生周期性变化。心室收缩时，压迫肌纤维间的小血管，CBF 明显减少，左心室冠脉血流可出现暂停甚至倒流现象。进入舒张期后，心肌对冠脉的压迫减弱或解除，CBF 迅速增加，并在舒张早期达到峰值，之后又逐渐减少。

左心室壁肌肉比右心室厚，因此，左心室的活动对 CBF 的影响更为显著。CBF 主要取决于动脉舒张压的高低和心舒期的长短。当体循环的外周阻力增加时，动脉舒张压升高，CBF 增加；而当心率增快时，由于心舒期明显缩短，则 CBF 减少。在一些病理状态（如主动脉瓣关闭不全）下，常因动脉舒张压过低出现心肌供血不足。

3. **摄氧率高，耗氧量大**

心肌组织富含肌红蛋白，其摄氧能力很强。成年人安静状态下，心肌摄氧率可达 70% 左右，远高于其他器官组织（$25\% \sim 30\%$）。心肌耗氧量也很大，在机体处于安静状态时，经冠脉循环后血液中剩余的氧分压已较低；当机体进行剧烈运动时，心肌耗氧量增加，此时主要依靠扩张冠脉血管来增加 CBF，满足心肌所需的氧气供应。

（三）冠脉血流量的调节

CBF 受到神经、体液和自身等多种因素影响，其中最重要的是心肌代谢水平的影响。

1. **心肌代谢水平的影响**

实验结果证明，冠脉血流量与心肌代谢水平成正比。心肌代谢增强时，耗氧量增多时，CBF 可突然增多，最多增加 5 倍以上。目前认为，引起冠脉扩张、CBF 增多的因素是心肌代谢产物，包括腺苷、H^+、乳酸、CO_2、缓激肽等，其中腺苷最为重要。心肌的能源几乎仅依靠有氧代谢提供。心肌代谢增强时，耗氧量增加，局部组织氧分压下降，ATP 生成减少而分解增加。ATP 分解为 ADP 和 AMP，AMP 被 5'-核苷酸酶分解产生腺苷。腺苷具有强烈的舒张小动脉作用。此外，心肌的其他代谢产物，如乳酸、H^+、CO_2、缓激肽等也可舒张冠脉。

2. **神经调节**

冠状动脉受交感神经和迷走神经的双重支配。心交感神经对冠脉的直接效应是使其收缩，但是心交感神经兴奋也使心脏活动加强，耗氧量增加，代谢产物增多，继发性引起冠脉舒张。心迷走神经的直接效应是使冠脉舒张，但又因其抑制心脏活动而使心肌代谢水平降低，继发性引起冠脉收缩。在整体情况下，神经因素的影响可在短时间内被心肌代谢改变引起的血流变化掩盖。因此，CBF 主要受到心肌本身的代谢水平的影响。

3．体液调节

肾上腺素和去甲肾上腺素主要通过增强心肌代谢水平使 CBF 增加；也可通过作用于冠脉血管平滑肌中的 α 或 β 受体，引起冠脉血管收缩或舒张，但其调节作用不如代谢作用明显。甲状腺激素可提高心肌代谢水平，引起冠脉舒张，增加 CBF。血管紧张素 Ⅱ 和大剂量血管升压素则引起冠状动脉收缩，使 CBF 减少。

二、脑循环

（一）脑循环的解剖特点

脑的血液供应来自颈内动脉和椎动脉。它们在脑底部形成 Willis 环，然后各自发出分支供血给不同脑区。脑部静脉血汇入静脉窦，经颈内静脉回流入腔静脉。

（二）脑循环的生理特点

1．血流量大，耗氧量大

正常成年人在安静状态下，脑循环总血流量约为 750 mL/min，每 100 g 脑组织的血流量为 50～60 mL/min，约占心排血量的 15%，而脑的重量仅为体重的 2% 左右。脑组织的能量消耗几乎全部来源于糖的有氧氧化，故耗氧量很大。安静时脑的总耗氧量约为 50 mL/min，约占全身总耗氧量的 20%。因此脑组织对缺血或缺氧的耐受性较低。若每 100 g 脑组织的血流量低于 40 mL/min 时，就会出现脑缺血症状。如果脑血流量完全中断 5～10 s，即可出现意识丧失；脑血流量中断 5～6 min 以上，将导致不可逆的脑损伤。

2．血流量变化小

脑位于骨性的颅腔内，颅腔内除脑组织外，还有脑血管和脑脊液。由于颅腔的容积是固定的，脑组织和脑脊液亦不可压缩，脑血管的舒缩受到很大的限制。脑血流量的变化范围明显小于其他器官。若需要增加脑组织的血液供应，主要依靠提高脑循环的血流速度来实现。

3．存在血－脑脊液屏障和血－脑屏障

在毛细血管血液和脑组织之间存在着血－脑屏障。在毛细血管血液和脑脊液之间存在限制某些物质自由扩散的血－脑脊液屏障。上述两种屏障的存在对保持脑组织内环境相对稳定和防止血液中的有害物质进入脑内具有重要意义。

（三）脑血流量的调节

1．自身调节

通常情况下，当平均动脉压在 60～140 mmHg 范围内变动时，脑血流量可通过自身调节机制保持相对稳定。因此，正常人主要依靠自身调节来维持脑血流量；对于高血压患者，自身调节范围上限可上移到 180～200 mmHg。当平均动脉压低于 60 mmHg 时，脑血流量将明显减少，引起脑功能障碍；当平均动脉压高于上限时，脑血流量明显增加，严重时可因脑毛细血管血压过高出现脑水肿。

2．CO_2 分压与低氧的影响

CO_2 分压升高和 O_2 分压降低可引起血管舒张，脑血流量增加。过度通气后导致 CO_2 呼出过多，引起脑血管收缩，脑血流量减少，可出现头晕等症状。

3. 神经调节

脑血管受到交感缩血管纤维和副交感舒血管纤维的支配，但它们对脑血管活动的调节作用很小。刺激或切断这些神经后，脑血流量均无明显变化。在多种心血管反射中，脑血流量也无明显改变。

三、肺循环

（一）肺循环的解剖特点

肺循环是指从右心室发出，经肺动脉及其分支到达肺毛细血管，再经过肺静脉回流至左心房的血液循环。其功能是在血液流经肺泡时与肺泡内气体进行气体交换。进入肺的血管除肺循环血管外，还包括体循环中的支气管血管。体循环中的支气管血管对支气管和肺具有营养性作用。肺循环和支气管血管末梢间存在吻合支。一部分支气管静脉血液可通过这些吻合支汇入肺静脉和左心房，使主动脉血液中掺入 1% ～2% 的静脉血。

（二）肺循环的生理特点

左、右心室的心排血量基本相等。肺循环的血管位于胸腔内，受胸膜腔负压的影响。与体循环相比，具有以下特点：

1. 血流阻力小、血压低、组织液生成少

与体循环的血管相比，肺动脉及其分支短而粗，管壁薄，其厚度仅为主动脉管壁厚度的 1/3 左右，而且肺循环血管全部处于胸腔负压环境中，经常处于充盈扩张状态，肺循环的血流阻力明显低于体循环。利用间接方法测得，正常人肺循环毛细血管平均压约 7 mmHg。因此，肺循环是一个低压低阻系统。

由于肺循环毛细血管血压较低，远小于血浆胶体渗透压（约为 25 mmHg）。因此，肺毛细血管的有效滤过压仅约 +1 mmHg。较低的有效滤过压使肺毛细血管仅有少量液体持续进入组织间隙生成组织液。

在某些病理情况下，如左心衰竭时，由于肺静脉压升高，导致肺毛细血管血压也随之升高，有效滤过压升高，容易造成血浆滤出毛细血管而进入肺组织间隙和肺泡内增多，形成肺水肿导致呼吸功能障碍。

2. 肺循环血容量大，变化也大

安静情况下，肺部血管床内可容纳 450 ～ 600 mL 血液，占全身总血容量的 9% ～12%。由于肺组织和肺部血管的可扩张性大，肺血容量的变化范围也较大。在呼吸周期中，肺循环血流量发生周期性变化。吸气时，由于胸腔内负压加大，从腔静脉回流至右心房的血量增多，右心室射血量也随着增多，此时由于肺扩张使肺循环血管也扩张，肺循环血量增多；在进行深吸气时可增加至 1000 mL 左右。呼气时发生相反的变化。当机体用力呼气时，肺部血容量可减少至 200 mL 左右。综上，肺循环血管可起储血库作用。当机体失血时，肺循环可将部分血液转移至体循环，起到代偿的作用。

（三）肺循环血流量的调节

由于肺循环血管具有口径大、管壁薄、可扩张性大等特点，因而其管径大小多数情况下是被动改变的，但正常情况下，肺循环血管仍保持较低水平的收缩状态，因此肺循环血流量仍在一定程度上受到局部化学因素、神经和体液因素的影响。

1. 局部组织化学因素的影响

肺循环血管平滑肌对局部组织环境中某些化学因素的改变可发生反应，其中最重要的是肺泡气 O_2 分压对局部肺循环血管舒缩活动的影响。当某些肺泡内 O_2 分压下降时，这些肺泡周围的微动脉收缩，但其机制目前尚不清楚。肺泡气低氧引起局部缩血管的反应具有重要生理意义。假如肺循环中某处血管由于局部肺泡通气不足、肺泡气 O_2 分压降低而发生收缩，则此处血流量减少，可使较多的血液转移至其他通气充足、肺泡气 O_2 分压较高的肺泡，从而维持适当的肺换气效率。在高海拔地区，由于吸入气 O_2 分压过低，引起肺微动脉广泛收缩，肺循环阻力增加，肺动脉压显著升高。长期居住在高海拔地区的人，可由于肺动脉高压而出现右心室肥厚。

2. 神经调节

肺循环血管受到交感神经和迷走神经的双重支配。刺激交感神经的直接效应是引起肺血管收缩，血流阻力增加。但在整体情况下，由于交感神经兴奋也引起体循环血管收缩，可将体循环系统中的一部分血液挤入肺循环，则肺循环血流量增加。刺激迷走神经的直接效应是引起肺血管舒张。

3. 体液调节

肾上腺素、去甲肾上腺素、血管紧张素 II、血栓素 A_2、前列腺素 $PGF_{2\alpha}$ 等都能使肺循环微动脉收缩，组胺、5-羟色胺等则能使肺循环微静脉收缩。

（张彩彩）

第六章　局部血液循环障碍

正常的血液循环和稳定的体液内环境是维持机体正常新陈代谢和生命活动的重要保证。一旦血液循环发生障碍，即可导致机体内环境失衡，影响相应组织和器官的代谢、形态和功能，组织可出现萎缩、变性和坏死等病变，严重者甚至可导致机体死亡。

血液循环障碍可分为全身性和局部性两大类。全身血液循环障碍是指整个心血管系统功能紊乱（如心功能不全、休克），同时也可引起局部血液循环障碍（如左心衰竭引起肺淤血）。局部血液循环障碍多由局部因素引起，表现为某个器官和局部组织的血液循环障碍，但严重的局部血液循环障碍可影响全身血液循环（如心肌梗死可导致心功能不全）。因此上述两类血液循环障碍既有区别也有联系。

本章主要介绍局部血液循环障碍，局部血液循环障碍表现为：①局部组织或器官血管内血量含量的异常（充血和缺血）；②血液内出现异常物质（血栓形成、栓塞和梗死）；③血管内成分溢出血管（水肿、积液和出血）。

第一节　充　血

充血（hyperemia）是指局部组织或器官血管内血液含量增多。按其发生原因和机制的不同，可分为动脉性充血和静脉性充血两类。

一、动脉性充血

因动脉输入血量增多导致局部组织或器官血管内血液含量增多，称动脉性充血（arterial hyperemia），一般简称充血。因是一种主动过程，又称为主动性充血（active hyperemia）。

（一）常见类型

多种原因可通过神经、体液作用，使血管的舒张神经兴奋性增高或收缩神经兴奋性降低，引起细动脉扩张、血流加快，导致微循环动脉血灌注量增多而发生充血。按发生原因，充血可分为：

1. 生理性充血

生理性充血指局部组织或器官为适应生理需要和代谢增强而发生的充血，例如运动时骨骼肌充血、进食后胃肠道黏膜充血和妊娠时子宫充血等。

2. 病理性充血

病理性充血指各种病理状态下局部组织或器官发生的充血。

（1）炎症性充血：是较为常见的病理性充血，特别是在炎症反应的早期，在致炎因子的作用下，炎症局部通过神经轴突反射和血管活性胺等炎症介质的作用，使细动脉扩张充血，局部组织变红、肿胀。

（2）减压后充血：当较长时间受压的局部组织或器官的压力突然解除后，细动脉发生反射性扩张引起的充血，称减压后充血。例如大量腹水压迫腹腔器官，致使器官内血管张力降低，若一次性大量抽放腹水，压力迅速解除，受压组织内的微细脉发生反射性扩张，导致大量的血液流入腹腔脏器而引起脑缺血和晕厥，因此一次抽放腹水不宜过多。

（二）病理变化和后果

由于微循环内血液灌注量增多，动脉性充血的组织或器官体积轻度增大。因微循环内氧合血红蛋白增多，组织代谢增强，导致局部组织颜色鲜红、温度升高。光镜下，局部组织或器官内扩张的细动脉和毛细血管充满血液。

动脉性充血是短暂的血管反应，原因消除后，局部血量恢复正常，一般对机体无不良后果。炎症性充血与血液成分的渗出在炎症的防御反应中有积极作用。少数情况下动脉性充血也可产生严重的后果，如在有高血压或动脉粥样硬化等疾病的基础上，动脉性充血可诱发脑血管破裂出血，严重时可引起出血性脑卒中。

二、静脉性充血

局部组织或器官由于静脉回流受阻，血液淤积于毛细血管和微小静脉内，导致血量增加，称为静脉性充血（venous hyperemia），一般简称淤血（congestion）。淤血是一种被动过程，又称为被动性充血（passive hyperemia）。静脉性充血可发生于局部，也可发生于全身，其病理学意义远较动脉性充血重要。

（一）原因

1. 静脉受压

多种原因可压迫静脉引起静脉管腔狭窄或闭塞，血液回流受阻导致组织或器官淤血。例如妊娠后期增大的子宫压迫髂静脉引起下肢淤血；肠疝、肠套叠或肠扭转时，肠系膜静脉受压引起肠管淤血；肝硬化时，肝小叶结构被破坏和改建，假小叶内增生的纤维组织和假小叶可压迫肝窦和小叶下静脉，导致静脉回流受阻和门静脉高压，引起胃肠道和脾淤血；肿瘤、绑带过紧等亦会压迫静脉引起相应组织或器官的淤血。

2. 静脉腔阻塞

静脉内血栓形成或栓塞可阻塞静脉血液回流而引起淤血。例如下肢深静脉血栓形成后，患者会出现患肢的淤血、水肿。通常组织内静脉有较多分支，互相连通，可形成侧支循环，只有当较大的静脉干阻塞或多条静脉阻塞，血液不能充分地通过侧支回流时，才会出现淤血。

3. 心力衰竭

心力衰竭时，心腔内血液滞留，压力增高，阻碍了静脉的回流，造成淤血。二尖瓣或主动脉瓣狭窄和关闭不全、心肌梗死、高血压病后期等引起左心衰竭时，肺静脉压增高，造成肺淤血。肺源性心脏病和肺动脉狭窄引起的右心衰竭可导致体循环淤血，常见肝淤血，严重时会出现脾、肾、胃肠道和下肢等器官的淤血。较长期的左心衰竭和肺淤血会进一步造成肺动脉高压并累及右心，最终出现全心衰竭。

（二）病理变化和后果

发生淤血的局部组织和器官常常体积增大、重量增加、呈暗红色。发生于体表时，由于血液中还原血红蛋白含量增多，皮肤和黏膜呈紫蓝色，称为发绀（cyanosis），以口唇和指、趾甲为明显。因血流淤滞，散热增加，淤血处体表温度下降。光镜下，组织内微静脉和毛细血管扩张，充满血液。淤血导致血管内流体静压升高和缺氧，毛细血管通透性增加，水、盐和少量蛋白质可漏出。漏出液潴留在组织内引起淤血性水肿（congestive edema）。漏出液集聚于浆膜腔时称为积液，如胸腔积液、腹腔积液和心包积液等。严重时毛细血管和微静脉破裂，发生淤血性出血（congestive hemorrhage）。出血灶中的红细胞碎片被巨噬细胞吞噬，析出含铁血黄素（hemosiderin）并聚集于巨噬细胞胞质内，这种细胞称为含铁血黄素细胞（hemosiderin – laden macrophage）。

淤血的后果取决于组织或器官的部位和类型、淤血的程度和时间长短及侧支循环建立的情况等因素。短时间的淤血后果较轻。长时间的淤血（慢性淤血），由于局部组织缺氧、营养物质供应不足和代谢产物堆积，导致实质细胞萎缩、变性甚至死亡，间质纤维组织增生和网状纤维胶原化，器官逐渐硬化，称为淤血性硬化（congestive sclerosis）。

（三）重要器官的淤血

临床上常见的重要器官淤血为肺淤血和肝淤血。

1. 肺淤血

肺淤血多由左心衰竭所致。左心衰竭时，左心腔内压力升高，阻碍肺静脉回流，造成肺淤血。急性肺淤血时，肺体积增大，暗红色，切面流出泡沫状红色血性液体。光镜下，肺泡壁毛细血管明显扩张淤血，肺泡壁增厚，可伴肺泡间隔水肿，部分肺泡腔内可见漏出的水肿液和红细胞（图2-6-1）。慢性肺淤血时，肺泡壁毛细血管扩张淤血更加明显，还可见肺泡间隔增宽和纤维化。肺泡腔内除有水肿液和红细胞外，还可见吞噬大量含铁血黄素颗粒的巨噬细胞，即心衰细胞（heart failure cells）（图2-6-2）。慢性肺淤血会导致肺淤血性硬化，肺质地变硬，呈棕褐色，故称为肺褐色硬化（brown induration）。肺淤血患者有明显气促、发绀等症状。急性肺淤血发生严重肺水肿时，患者咳大量粉红色泡沫痰、面色如土、呼吸困难，可出现心肺功能衰竭，危及生命。

2. 肝淤血

肝淤血常由右心衰竭引起。右心衰竭时，肝静脉回流受阻，主要累及肝小叶循环的静脉端。急性肝淤血时，肝脏体积增大，呈暗红色。光镜下，肝小叶中央静脉及其四周的肝窦扩张淤血，严重时肝小叶中央区肝细胞可萎缩、坏死；肝小叶外围汇管区附近的肝细胞由于靠近肝小动脉，缺氧程度较轻，可仅出现轻度肝细胞脂肪变性。慢性肝淤血时，肝小叶中央区因严重淤血呈暗红色，而肝小叶周边区肝细胞则因脂肪变性呈黄色，致使肝的切面呈现红黄相间的状似槟榔切面的条纹，称为槟榔肝（nutmeg liver）。光镜下，肝小叶中央区肝窦明显扩张淤血、出血，肝细胞萎缩、消失；肝小叶周边区肝细胞脂肪变性（图2-6-3）。长期严重的肝淤血，可引起肝小叶中央区肝细胞广泛萎缩、甚至消失，网状纤维塌陷后胶原化，同时肝窦旁的贮脂细胞增生，合成胶原纤维增多，汇管区纤维结缔组织亦可增生，最终导致整个肝脏的间质纤维增多，质地变硬，形成淤血性肝硬化（congestive liver cirrhosis），因常与心力衰竭有关，故又称为心源性肝硬化（cardiac liver cirrhosis）。患者临床会出现一定程度的肝功能损害的表现，但肝小叶改建不明显，一般不会出现门脉高压和肝功能衰竭。

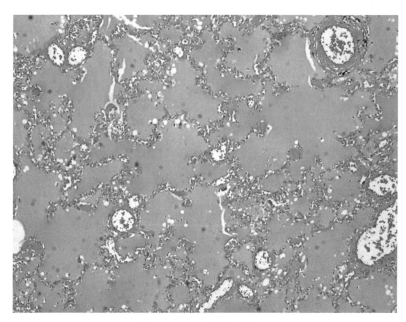

图2-6-1 急性肺淤血
肺泡壁毛细血管扩张充血，肺泡腔内充满水肿液。

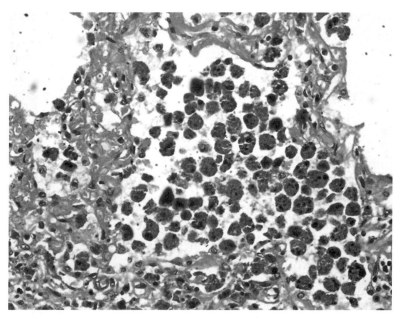

图2-6-2 慢性肺淤血
肺泡间隔增宽、纤维化，肺泡腔内见大量吞噬含铁血黄素的巨噬细胞（心衰细胞）。

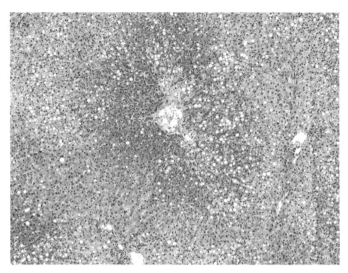

图 2 - 6 - 3　慢性肝淤血

肝小叶中央区肝窦扩张淤血，周边区肝细胞胞质出现脂质空泡（脂肪变性）。

第二节　血栓形成

在活体的心脏和血管内血液发生凝固，或血液中的某些有形成分凝集形成固体质块的过程称为血栓形成（thrombosis）。在这过程中所形成的固体质块称为血栓（thrombus）。

血液有凝血系统和抗凝血系统（纤维蛋白溶解系统）。在生理情况下，血液的凝血系统和抗凝血系统保持动态平衡，既保证了血液潜在的可凝固性，又保证了血液的流体状态。若在某些诱发凝血过程的因素作用下，这种动态平衡被破坏，凝血过程增强，便可导致血栓形成。

一、血栓形成的条件和机制

血栓形成是血液在流动状态下由于血小板的活化和凝血因子被激活而发生的异常凝固。目前公认的血栓形成的条件为魏尔啸（Rudolf Virchow）提出的，即心血管内皮细胞的损伤、血流状态的异常和血液凝固性增加。

（一）心血管内皮细胞的损伤

心血管内皮细胞具有抗凝和促凝两种功能。完整的内皮细胞主要起抑制血小板黏附和抗凝的作用，因此在生理情况下，心血管内血液保持液体状态。但在内皮细胞损伤时，则促进局部血液凝固。

1. 内皮细胞的抗凝作用

在生理情况下，内皮细胞通过以下机制发挥抗凝作用。

（1）屏障作用。

完整的内皮细胞构成细胞屏障，把血小板、凝血因子和有高度促凝作用的内皮下细胞外基质分隔开。

（2）抗血小板黏集（黏附和聚集）作用。

内皮细胞合成前列腺环素（prostacyclin，PGI_2）、一氧化氮（nitric oxide，NO）和二磷酸腺苷酶（ADP 酶），这些物质具有抑制血小板黏集的作用。

（3）合成抗凝血酶或抗凝血因子的物质。①合成血栓调节蛋白（thrombomodulin），它能与血液中的凝血酶结合后激活抗凝血因子蛋白 C，后者与内皮细胞合成的蛋白 S 协同，灭活凝血因子 V 和Ⅷ；②合成膜相关肝素样分子，该分子能与抗凝血酶Ⅲ结合，灭活凝血酶、凝血因子Ⅸ、X 等；③合成蛋白 S，蛋白 S 具有协同灭活凝血因子的作用。

（4）促进纤维蛋白溶解作用。

合成组织型纤维蛋白溶酶原活化因子（tissue-type plasminogen activator，t-PA），促使纤维蛋白溶解，以清除沉着于内皮细胞表面的纤维蛋白。

2．内皮细胞的促凝作用

在内皮细胞损伤或受肿瘤坏死因子、白介素 - 1、内毒素刺激时，损伤的内皮细胞通过以下机制发挥促凝作用。

（1）启动外源性凝血过程。

内皮细胞损伤时释放的组织因子，激活凝血因子Ⅶ，启动外源性凝血过程。

（2）启动内源性凝血过程。

内皮细胞损伤后，暴露出内皮下的胶原，激活血小板和凝血因子Ⅻ，启动内源性凝血过程。

（3）辅助血小板黏附。

内皮细胞损伤时释放的血管性血友病因子（vWF），介导血小板与内皮下胶原的黏附。

（4）抑制纤维蛋白溶解。

内皮细胞分泌纤维蛋白溶酶原活化因子的抑制因子（inhibitors of plasminogen activator，PAIs），抑制纤维蛋白溶解。

心血管内膜的损伤是血栓形成最重要和最常见的原因。内皮细胞损伤启动内、外源性凝血过程后，通过一系列凝血酶原的级联放大反应，最终促进血栓形成。临床可通过检测患者相关的凝血指标来检测患者的内、外源性凝血功能。在启动凝血过程中，血小板的活化极为重要，主要表现为以下三种连续反应：

（1）黏附反应（adhesion）。

血小板黏附于内皮下胶原的过程需有内皮细胞合成的 vWF 参与，vWF 将血小板表面的整合素、糖蛋白 Ib 与内皮下胶原连接起来，介导血小板的黏附过程。这一黏附过程牢固，黏附的血小板不易被血流冲走。血小板还可直接通过胶原受体与内皮下胶原结合。

（2）释放反应（release reaction）。

血小板黏附后被激活，发生肿胀、变形，释放出 α 颗粒（含纤维蛋白原、纤维连接蛋白、凝血因子 V、vWF、血小板第Ⅳ因子、血小板源性生长因子、转化生长因子等）、δ 颗粒（含 ADP、ATP、Ca^{2+}、组胺、5 - 羟色胺、肾上腺素等）及其颗粒内的物质。δ 颗粒的内容物尤其重要，其中 Ca^{2+} 参与血液凝固的连锁反应过程，ADP 是血小板与血小板间黏集的强有力介质。

（3）黏集反应（aggregation）。

在 Ca^{2+}、ADP 和血小板释放的血栓素 A_2 等物质作用下，血流中的血小板不断地黏集。血小板又不断地释放 ADP 和血栓素 A_2，使更多的血小板黏集形成可逆的血小板小堆。随着内、外源性凝血途经的启动，凝血酶将纤维蛋白原转变为纤维蛋白。纤维蛋白将血小板紧紧地交织在一起，使血小板小堆牢固地黏附于受损内皮细胞表面，形成不可逆的血小板血栓。因此凝血酶是血栓形成的核心成分，也是临床治疗血栓的靶点。

心血管内膜损伤导致血栓形成，多见于风湿性和感染性心内膜炎、心肌梗死区的心内膜、动脉粥样硬化斑块的溃疡灶、创伤性或炎症性血管损伤部位。缺氧、休克、败血症和细菌内毒素等可引起全身广泛的内皮损伤，激活凝血过程，导致弥漫性血管内凝血，在全身微循环内形成血栓。

（二）血流状态的异常

血流状态的异常主要指血流缓慢和血流产生漩涡等改变。血流缓慢和涡流形成是血栓形成的重要因素。正常血流中，血液分层流动，红细胞和白细胞在血管的中轴流动，构成轴流，血小板在轴流外围，最外一层是血浆构成的边流。血浆将血小板与血管壁隔开，阻止血小板与内膜接触和激活。当血流缓慢或产生漩涡时，轴流破坏，血小板可进入边流，增加了与内膜接触的机会和黏附于内膜的可能性，同时被激活的凝血因子和凝血酶在局部易达到凝血所需的浓度。涡流产生的离心力和血流缓慢都会损伤内皮细胞。虽然在光学显微镜下难以观察到血流缓慢时内膜的变化，但用电子显微镜观察，可发现内皮细胞胞质出现空泡甚至溶解、内皮下的胶原暴露。

静脉血栓比动脉血栓多4倍。静脉血栓多见的原因是：①静脉内静脉瓣膜处血流不但缓慢，而且易出现漩涡；②静脉血流有时可出现短暂的停滞；③静脉壁较薄，容易受压，影响血流；④血流通过毛细血管到达静脉后，血液的黏性增加。下肢静脉血流比上肢缓慢，故下肢静脉血栓形成远比上肢多见。心力衰竭、久病和术后卧床患者血流缓慢，易并发血栓形成，血栓好发于下肢深静脉或盆腔静脉，亦可伴发于大隐静脉曲张的静脉内。心脏和动脉内因血流快不易形成血栓，但在二尖瓣狭窄的左心房、动脉瘤内或血管分支处血流缓慢及出现涡流时，则易并发血栓形成。

（三）血液凝固性增高

血液凝固性增高是指血液中血小板和凝血因子增多，或纤维蛋白溶解系统活性降低导致的血液高凝状态（blood hypercoagulability）。此状态可分为原发性（遗传性）和继发性（获得性）。

1. 遗传性高凝状态

最常见的原因是凝血因子第Ⅴ因子基因突变，突变的第Ⅴ因子基因编码蛋白能抵抗激活的蛋白 C 对它的降解，蛋白 C 失去抗凝血作用，第Ⅴ因子容易处于激活状态，造成血液高凝。复发性深静脉血栓形成的患者中，第Ⅴ因子基因突变率高达60%。遗传性高凝状态还与抗凝血酶Ⅲ、蛋白 C 或蛋白 S 的先天性缺乏有关。

2. 获得性高凝状态

严重创伤、大面积烧伤、大手术或产后导致大出血时，血液浓缩，血中纤维蛋白原、凝血酶原及凝血因子（Ⅻ、Ⅶ）的含量增多，以及血中补充大量幼稚的血小板，幼稚的血小板黏性增加，故易形成血栓。此外，血小板增多及其黏性增加也可见于妊娠期高血压、高脂血症、动脉粥样硬化、吸烟和肥胖症等患者。对于广泛转移的晚期恶性肿瘤，如肺癌、胃癌、胰腺癌等，由于癌细胞释放促凝因子（如组织因子）入血，导致出现反复发作的多发性血栓性游走性脉管炎或非细菌性血栓性内膜炎。

必须指出，血栓形成虽常以某一条件为主，但上述血栓形成的条件往往同时存在，相互影响。心血管内膜损伤是血栓形成的最重要和最常见的原因，但在不同状态下，血流缓慢及血液凝固性增高也可能是重要的因素。

二、血栓形成的过程及血栓的形态

（一）血栓形成的过程

无论是心脏还是动、静脉内的血栓都是从血小板黏附于内膜损伤后暴露的胶原开始。黏附后血小板被激活，随后释放 α 颗粒和 δ 颗粒。颗粒中释放的 ADP、血栓素 A_2、5-HT 及血小板第Ⅳ因子等物质使血流中的血小板不断地聚集，形成可逆的血小板小堆。随着内、外源性凝血途经的启动，不可逆的血小板血栓形成，成为血栓的起点。在不断生成的凝血酶、ADP 和血栓素 A_2 的协同作用下，血流中的血小板不断被激活和黏附，血小板血栓不断增大（图 2-6-4）。由于血小板血栓的阻碍，血流在其下游形成漩涡，形成新的血小板小堆。如此反复进行，血小板形成不规则的梁索状或珊瑚状突起，称为血小板小梁。在小梁间则由含大量红细胞的纤维蛋白网填充。当血管阻塞时，局部血流停滞，血液凝固。血栓形成的过程、组成、形态及其大小决定于血栓发生的部位和局部血流状态。

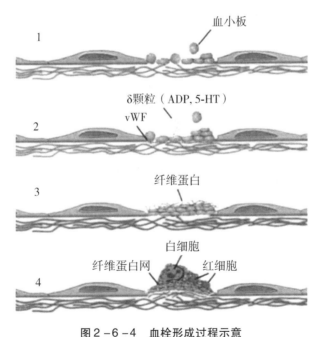

图 2-6-4　血栓形成过程示意

1. 血管内皮损伤，暴露内皮下的胶原，血小板与胶原黏附；2. 血小板释放颗粒；3. 激活的血小板互相黏集，纤维蛋白原转变为纤维蛋白；4. 纤维蛋白网住血小板、白细胞和红细胞，血栓形成。

（二）血栓的类型和形态

血栓类型可分为以下四种：

1. 白色血栓（pale thrombus）

白色血栓多发生于血流较快的心瓣膜、心腔内、动脉内或位于静脉内延续性血栓的起始部，如急性风湿性心内膜炎的瓣膜闭锁缘形成的血栓。白色血栓主要由血小板组成，随血小板不断黏着而逐渐增大。肉眼，白色血栓呈灰白色小结，表面粗糙质实，与发生部位紧密黏着、不易脱落。光镜下，白色血栓呈无结构的淡红色，主要由血小板及少量纤维蛋白构成，因此又称为血小板血栓或析出性血栓。电镜下可见血小板的轮廓，但颗粒消失。发生于心瓣膜上的疣状血栓，称为赘生物。

2. 混合血栓（mixed thrombus）

血栓头部形成后，引起其下游血流缓慢和出现漩涡，导致另一个血小板小梁形成。在小梁之间的血液凝固，这一过程反复交替进行，形成在肉眼观察时呈灰白色和红褐色交替的层状结构，即混合血栓，又称为层状血栓。静脉内延续性血栓的体部为混合血栓，肉眼呈粗糙干燥的圆柱状，与血管壁粘连。扩张左心房内的球形血栓、动脉瘤或室壁瘤内的附壁血栓均是混合血栓。光镜下，混合血栓主要由淡红色无结构呈分支状或不规则珊瑚状血小板小梁（肉眼呈灰白色）和小梁间充满红细胞的纤维蛋白网（肉眼呈红褐色）构成。由于纤维蛋白崩解对白细胞产生趋化作用，血小板小梁边缘可见中性粒细胞附着（图2-6-5）。

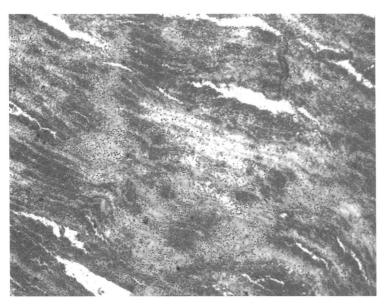

图2-6-5　混合血栓

淡红染的血小板小梁间充满大量红细胞。

3. 红色血栓（red thrombus）

红色血栓主要见于静脉内，随混合血栓逐渐增大并阻塞血管腔，局部血流停止，血液发生凝固，构成静脉内延续性血栓的尾部。肉眼，红色血栓呈暗红色，新鲜时湿润，有一定的弹性，与血管壁无粘连，与死后血凝块无异。经过一定时间后，血栓因水分被吸收而失去弹性，变得干燥易碎，并容易脱落形成血栓栓塞。光镜下，在纤维网眼中充满红细胞和均匀分布的少量白细胞。

4．透明血栓（hyaline thrombus）

透明血栓发生于微循环的血管内，主要发生于毛细血管内，因只能在显微镜下观察到，又称为微血栓（microthrombus）。透明血栓主要由嗜酸性纤维蛋白构成，又称为纤维素性血栓（fibrinous thrombus），最常见于弥散性血管内凝血（DIC）。

根据血栓与血管壁及血管腔的关系，血栓还可以分为：①阻塞性血栓（occlusive thrombus），指引起血管腔完全阻塞的血栓，多见于口径中等大小的血管；②附壁血栓（mural thrombus），指仅部分黏附于心脏或血管壁而无管腔阻塞的血栓；③球形血栓（globular thrombus），发生在左心房的血栓，由于心房的收缩和舒张，血栓呈球形，一旦阻塞二尖瓣口，可导致猝死。

三、血栓的结局

（一）软化、溶解、吸收

血栓内激活的纤维蛋白溶酶系统和白细胞崩解后释放的溶蛋白酶，可使血栓软化并逐渐被溶解。血栓的溶解过程取决于血栓的大小及新旧程度。小的新鲜血栓可被快速完全溶解吸收。大的血栓多为部分软化，可被血流冲击形成碎片或整个脱落，随血流运行到局部组织和器官，阻塞在与血栓大小相应的血管中，造成血栓栓塞。

（二）机化、再通

若纤维蛋白溶酶系统活性不足，血栓存在时间较久则发生机化。血管壁向血栓内长入新生的肉芽组织并逐渐取代血栓的过程称为血栓机化。通常较大的血栓完全机化约需2周，机化的血栓与血管壁紧密黏着，不易脱落。在机化过程中，因血栓逐渐干燥收缩，其内部或与血管壁间出现裂隙，新生的内皮细胞长入并被覆于裂隙表面，形成新的血管并相互吻合沟通，可使血流部分通过。这种使已阻塞血管重新恢复血流的过程称为血栓再通（recanalization）。

（三）钙化

血栓形成后，钙盐可沉积在未溶解吸收的血栓内，称为钙化（calcification），可形成静脉石（phlebolith）或动脉石（arteriolith）。机化的血栓在纤维组织玻变的基础上也可发生钙化。

四、血栓形成对机体的影响

血栓形成能对破裂的血管起堵塞裂口和阻止出血的作用。如胃、十二指肠溃疡底部和结核性空洞内的血管，在被病变侵蚀前管腔内已有血栓形成，避免了大出血的危险。在炎症灶周围血管内血栓形成可防止细菌和毒素蔓延扩散。这是对机体有利的一面。然而，在多数情况下血栓会对机体造成不同程度的不利影响，这取决于血栓的部位、大小、类型、血管腔阻塞程度和有无侧支循环的建立。

（一）阻塞血管

动、静脉血栓可阻塞血管。动脉血栓未完全阻塞血管管腔时，可引起局部组织和器官缺血，实质细胞萎缩。若动脉血栓完全阻塞血管而又无有效的侧支循环时，则可引起局部组织和器官的缺血性坏死（梗死）。如脑动脉血栓引起脑梗死，心冠状动脉血栓引起心肌梗死。静脉侧支循环丰富，静脉血栓一般不导致严重后果；但若未能建立有效的侧支循环，则引起局部淤血、水肿、出血，甚至坏死。如肠系膜静脉血栓可引起肠的出血性梗死。

（二）栓塞

当血栓与血管壁黏着不牢固或血栓部分软化、碎裂时，血栓部分或整体可脱落成为栓子，随血流运行引起栓塞。若栓子内含有细菌，细菌可随栓子运行而扩散，形成败血性梗死或栓塞性脓肿。

（三）心瓣膜变形

心内膜炎时，心瓣膜上反复形成的血栓可机化，使瓣膜粘连、瓣膜增厚变硬和腱索增粗缩短，引起相应瓣膜的狭窄和关闭不全，导致心瓣膜病。

（四）广泛性出血

血栓形成引起的广泛性出血常见于 DIC。DIC 时微循环内广泛的透明血栓形成，消耗大量的凝血因子，加上纤维素形成后促使血浆素原激活，从而造成血液低凝状态，导致患者全身广泛出血、甚至休克，称为耗竭性凝血障碍病（consumption coagulopathy）。

第三节　栓　塞

在循环血液中出现不溶于血液的异常物质，随血流运行阻塞血管腔的现象称为栓塞（embolism）。阻塞血管的异常物质称为栓子（embolus）。栓子可以是固体、液体和气体。最常见的栓子是脱落的血栓栓子，其他栓子包括脂肪滴、空气、羊水、肿瘤细胞团和细菌等。

一、栓子的运行途径

栓子一般随血流方向运行，偶尔也有逆血流方向运行的，但最终停留在口径与其相当的血管并阻断血流。来自不同血管系统的栓子，其运行途径不同（图 2 - 6 - 6）。

（一）来自静脉系统和右心的栓子

栓子随血流进入肺动脉主干及其分支，引起肺栓塞。但某些体积小而又富于弹性的栓子（如脂肪滴、气泡）可通过肺泡壁毛细血管回流入左心，再进入体循环系统并阻塞动脉小分支。

（二）来自左心和主动脉系统的栓子

栓子随动脉血流运行，阻塞于各器官的小动脉内。

（三）来自门静脉系统的栓子

来自肠系膜静脉系统的栓子随血流入肝，可引起肝内门静脉分支的阻塞。

（四）交叉性栓塞（crossed embolism）

当房间隔或室间隔缺损时，偶见心腔内的栓子由压力高的一侧通过缺损进入另一侧心腔，再随动脉血流栓塞相应的分支。罕见有静脉脱落的小血栓经肺动脉未闭的动脉导管进入体循环引起栓塞。

（五）逆行性栓塞（retrograde embolism）

逆行性栓塞极罕见。下腔静脉内的栓子，在胸、腹腔内压力突然升高（如剧烈咳嗽、深呼吸或呕吐等）时，可一时性逆流至肝、肾、髂静脉分支并引起栓塞。

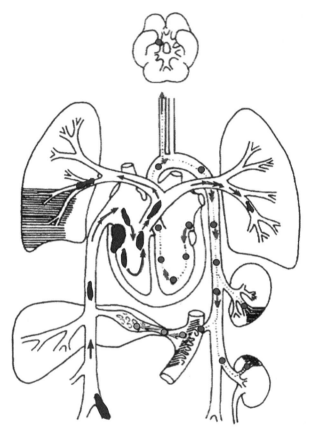

图2-6-6　栓子运行途径和栓塞模式

栓子一般随血流方向运行

二、栓塞的类型和对机体的影响

因栓子的类型、大小、栓塞的部位及侧支循环建立情况的不同，栓塞对机体的影响也有所不同。常见的栓塞类型有以下几种：

（一）血栓栓塞

由血栓或血栓的一部分脱落引起的栓塞称为血栓栓塞（thromboembolism），是栓塞中最为常见的一种，占所有栓塞的99%以上。

1. 肺动脉栓塞

造成肺动脉栓塞的血栓栓子95%以上来自下肢深静脉，特别是腘静脉、股静脉和髂静脉，少数为盆腔静脉，偶尔来自右心附壁血栓。根据栓子的大小和数量不同，其引起肺动脉栓塞的后果也不同：①单个或少数中、小栓子。其多栓塞肺动脉的小分支，常见于肺下叶，因肺有肺动脉和支气管动脉双重血液供应，侧支循环可起代偿作用，一般不引起严重后果。但若在栓塞前，肺已有严重淤血，微循环内压升高，单一支气管动脉不能克服其阻力而供血，则可引起肺组织的出血性梗死。②大的血栓栓子。其可栓塞在肺动脉主干或其大分支，患者可出现呼吸困难、发绀、休克等症状，严重者可因急性呼吸、循环衰竭而死亡（猝死）。③若栓子小但数目多。其广泛栓塞肺动脉的小分支，也可引起右心衰竭、猝死。

　　肺动脉栓塞引起猝死的机制尚未完全阐明。一般认为与以下因素有关：①肺动脉栓塞引起机械性阻塞，导致肺动脉内阻力急剧增加，造成急性右心衰；同时肺动脉栓塞使肺缺血缺氧，左心回心血量减少，冠状动脉灌流不足，导致心肌缺血。②血栓刺激动脉内膜引起的迷走神经兴奋和血栓释出的血栓素 A_2 和 5-HT 导致肺动脉、支气管动脉和冠状动脉广泛痉挛和支气管痉挛，造成肺动脉高压，从而引起右心衰竭。

2. 体循环动脉栓塞

　　约 80% 体循环动脉栓塞的栓子来自左心，常见有亚急性感染性心内膜炎时左心瓣膜上的赘生物，以及二尖瓣狭窄时左心房的附壁血栓和心肌梗死区的附壁血栓。少数来自动脉，如动脉粥样硬化溃疡或动脉瘤的附壁血栓。罕见来自腔静脉的栓子，可通过房、室间隔缺损进入左心，发生交叉性栓塞。动脉栓塞的部位以下肢、脑、肠、肾和脾多见，动脉栓塞的后果取决于栓塞的部位、局部的侧支循环和组织对缺氧的耐受性。肾、脾、脑（大脑中、前动脉区域）因缺乏侧支循环，动脉栓塞多造成局部梗死。下肢大动脉以及肠系膜动脉主干栓塞亦会造成梗死。上肢动脉吻合支异常丰富，肝脏有肝动脉和门静脉双重供血，故很少发生梗死。

（二）脂肪栓塞

　　在循环血液中出现脂肪滴并阻塞于小血管，称为脂肪栓塞（fat embolism）。脂肪栓塞的栓子常来源于长骨骨折、严重的脂肪组织挫伤、烧伤和脂肪肝挤压伤时。脂肪细胞破裂，游离出的脂滴经破裂的骨髓窦隙或小静脉进入血流而引起脂肪栓塞。脂肪肝时，由于上腹部受到猛烈挤压、撞击，导致肝细胞破裂、释放出脂滴。非创伤性疾病（如糖尿病、酗酒和慢性胰腺炎）血脂过高或精神受强烈刺激时，呈悬乳状态的血脂不能保持稳定而游离并相互融合形成脂滴。

　　脂肪栓塞的后果取决于栓塞部位及脂滴数量的多少。脂肪栓塞主要影响肺和神经系统。创伤性脂肪栓塞时，脂滴从静脉进入右心，直径 > 20 μm 的脂肪栓子栓塞于肺血管（肺动脉分支、小动脉和毛细血管），引起肺水肿、肺出血，患者出现肺功能不全的症状和体征；直径 < 20 μm 的脂肪栓子可通过肺循环进入左心，随体循环血流引起全身多个组织和器官的栓塞，导致局部组织的缺血和梗死。体循环栓塞以脑栓塞最常见，引起脑水肿和血管周围点状出血，患者出现兴奋、烦躁、谵妄、昏迷等。从脂滴释出的游离脂肪酸可损伤内皮细胞，血小板黏附在脂滴上导致血小板数量减少，患者皮肤可出现瘀点、瘀斑等出血表现。少量脂滴入血，脂滴可被巨噬细胞吞噬吸收或由血中脂肪酶分解清除，无不良后果。少量脂肪栓塞，组织和器官可无肉眼改变，仅通过组织的冰冻切片脂肪染色在小血管内可见到脂滴。若大量脂滴（9 ~ 20 g）短期内进入肺循环，使 75% 的肺循环栓塞时，可

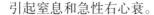

引起窒息和急性右心衰。

（三）气体栓塞

大量空气迅速进入血液或原溶于血液内的气体迅速游离、形成气泡，阻塞心血管，称为气体栓塞（gas embolism），主要有空气栓塞和减压病。

1. 空气栓塞

由空气进入血液引起的气体栓塞称为空气栓塞（air embolism）。多由于静脉损伤破裂，外界空气由缺损处进入血流所致。如头颈、胸壁和肺的创伤或手术时，空气可因吸气时静脉腔内负压而被吸引，由损伤口进入血液。分娩时，子宫的强烈收缩亦有可能将空气挤入破裂的静脉窦内。空气栓塞还可见于正压静脉输液、输卵管通气、人工气胸或气腹误伤静脉时。少量空气入血，可溶解于血液内，不发生气体栓塞。若大量空气（>100 mL）快速进入静脉，并随血流到右心后，心脏搏动将空气和血液搅拌形成可压缩的泡沫血，阻塞右心静脉血的回流和向肺动脉的输出；从右心输出的气泡进入肺动脉，阻塞小的肺动脉分支，引起肺小动脉气体栓塞。由于严重的循环障碍，患者会出现呼吸困难、发绀、休克，甚至猝死。小气泡还可通过肺毛细血管进入左心，随体循环引起肾、脑、脾等器官的栓塞。

2. 减压病

人体从高气压环境急速转到正常气压或低气压环境，溶解于血液、组织液和脂肪组织的气体（氧、二氧化碳和氮气）迅速游离并形成气泡，引起的气体栓塞称为减压病（decompression sickness）。本病主要见于潜水员从深海迅速浮出水面或飞行员从地面快速升空而机舱又未封闭时，故又称为潜水员病（diver disease）。氧和二氧化碳易再溶于体液内被吸收，但氮气在体液内溶解迟缓，因此游离的氮气在血液和组织内形成很多微气泡或互相融合形成大气泡，在血管内形成气体栓塞，故又称为氮气栓塞。因氮气析出的部位不同，患者临床表现也不同。位于皮下时引起皮下气肿（特别是富于脂肪的皮下组织）；肌肉、肌腱、韧带内无数气泡造成的张力改变，引起肌肉和关节的疼痛；位于局部血管内引起局部缺血和梗死，如股骨头、胫骨和髂骨的无菌性坏死；四肢和肠道等末梢血管阻塞可引起痉挛性疼痛；若短期内大量气泡形成，阻塞大量血管，特别是阻塞冠状动脉时，可引起严重的血液循环障碍，甚至死亡。

（四）羊水栓塞

羊水栓塞（amniotic fluid embolism）是分娩过程中一种罕见而严重的并发症（1/50000），死亡率大于80%。在分娩过程中，羊膜破裂、早破或胎盘早期剥离，尤其当胎儿阻塞产道时，子宫强烈收缩导致宫内压增高，可将羊水压入破裂的子宫壁静脉窦内，羊水随血流进入肺循环，阻塞在肺动脉分支、小动脉和肺泡毛细血管内引起栓塞。少数羊水可通过肺循环到达左心，引起体循环器官的小血管栓塞。羊水栓塞的证据是在显微镜下观察到肺小动脉和毛细血管内有角化鳞状上皮、胎毛、胎脂、胎粪和黏液等羊水成分，亦可在母体血液中找到羊水成分。本病发病急，后果严重，临床上表现为产妇在分娩过程中或分娩后突然出现呼吸困难、发绀、抽搐、休克、昏迷甚至死亡。羊水栓塞引起死亡的主要机制为：①羊水中胎儿代谢产物作为抗原入血引起过敏性休克；②羊水栓塞阻塞肺动脉刺激迷走神经和羊水内含有的血管活性物质引起反射性血管痉挛；③羊水具有凝血激活酶的作用，引起 DIC。

（五）其他栓塞

恶性肿瘤细胞侵入血管，瘤栓可随血流运行至其他部位形成转移瘤。细菌、真菌团侵入血管或淋巴管能引起管腔阻塞，又能引起炎症扩散。寄生虫及其虫卵也可造成栓塞，如寄生于门静脉的血吸虫，它本身及其排出的虫卵可栓塞肝内门静脉小分支，或逆血流栓塞于肠壁小静脉内。偶尔其他异物（如子弹弹片）可进入血循环引起栓塞。

 第四节 梗 死

机体局部组织或器官由于血管阻塞、血流停滞，导致缺血、缺氧而引起的坏死，称为梗死（infarction）。梗死一般由动脉阻塞引起，但静脉阻塞使局部血流停滞、造成组织缺氧也可引起梗死。

一、梗死形成的原因和条件

任何引起血管管腔阻塞，导致局部组织或器官血液循环中断和缺血的原因均可引起梗死。

（一）梗死形成的原因

1. 血栓形成

动脉内血栓形成是梗死最常见的原因。其主要发生在冠状动脉、脑动脉粥样硬化合并血栓形成时，可引起心肌梗死和脑梗死；伴有血栓形成的动脉炎也可引起梗死，如足背动脉血栓闭塞性脉管炎伴血栓形成可引起足部梗死。静脉内血栓形成一般只引起淤血、水肿，但长期淤血影响动脉血流和侧支循环建立时，也可引起梗死，肠系膜静脉血栓形成可引起所属引流肠段的梗死。

2. 动脉栓塞

动脉栓塞大多为血栓栓塞，亦可为气体、羊水、脂肪栓塞等，常引起脾、肾、肺和脑的梗死。

3. 动脉痉挛

单纯的动脉痉挛一般不引起梗死，但在严重冠状动脉粥样硬化或合并硬化灶内出血的基础上，冠状动脉发生强烈和持续的痉挛，可引起心肌梗死。

4. 血管受压闭塞

血管外的肿瘤压迫血管，嵌顿性肠疝、肠套叠、肠扭转，卵巢囊肿扭转及睾丸扭转均可导致血流中断而引起梗死。

（二）影响梗死形成的因素

血管阻塞是否造成梗死，还与以下因素有关：

1. 器官血供特点

有双重血液供应的器官，其中一条动脉阻塞，另一条血管可以维持供血，通常不易发生梗死。如肺有肺动脉和支气管动脉供血，肝有肝动脉和门静脉双重供血，因此肺和肝一般情况下不易发生梗死。前臂和手有平行走向的桡动脉和尺动脉供血，血管间有丰富的吻合支，因此前臂和手绝少发生梗死。一些器官动脉的吻合支少，如脾、肾、脑等，一旦动脉血流被迅速阻断，由于不能建立有效的侧支循环，就很易造成梗死。

2. 局部组织对缺血缺氧的敏感程度

大脑的神经细胞对缺血缺氧最为敏感，3～4 min 血流中断即引起梗死。心肌细胞对缺氧也很敏感，缺血 20～30 min 就会死亡。而骨骼肌，尤其是纤维结缔组织对缺血、缺氧耐受性最强。

3. 血的含氧量

在严重贫血、失血、心力衰竭、休克时血含氧量低，可促进梗死的发生。

4. 血管阻塞发生的速度

缓慢发生的血流阻塞，因有充足的时间建立侧支循环，很少发生梗死。若病变发展较快或急速发生血管阻塞，侧支循环不能及时建立或建立不充分，则易发生梗死。

二、梗死的病变和类型

（一）梗死的形态特征

1. 梗死灶的形态

梗死灶的形态取决于梗死器官的血管分布方式，与受阻动脉的供血范围一致。肺、肾、脾等器官的动脉呈锥形分支，故梗死灶也呈锥体形，其尖端位于血管阻塞处，常指向器官的门部，底部为该器官的表面，在切面上呈三角形。心冠状动脉分支不规则，故心肌梗死灶的形态不规则，呈地图状。肠系膜动脉呈节段性分支，故肠梗死呈节段形。

2. 梗死灶的形态

梗死灶的形态取决于坏死的类型。心、肾、脾等器官的梗死为凝固性坏死。新鲜时，由于组织崩解，局部胶体渗透压增高而吸收水分，导致梗死灶肿胀，表面和切面均有微隆起，若梗死波及浆膜，浆膜表面常有一层纤维素性渗出物。陈旧性梗死灶因水分被吸收而较干燥，质地变硬。脑梗死为液化性坏死，新鲜的梗死灶质地较疏松，日久液化成囊状。

3. 梗死灶的颜色

梗死灶的颜色取决于梗死灶内含血量的多少。含血量少时颜色灰白，称为贫血性梗死或白色梗死。含血量多时，颜色暗红，称为出血性梗死或红色梗死。

（二）梗死的类型

1. 贫血性梗死（anemic infarct）

贫血性梗死常见于心、肾、脾等组织结构比较致密和侧支循环不充分的器官。当动脉分支阻塞时，由于梗死灶组织致密，出血量不多，少量的红细胞崩解吸收，梗死灶呈灰白色或灰黄色，故又称为白色梗死（white infarct）（图 2-6-7）。梗死的早期，局部组织缺血缺氧，其所属微血管通透性增高，病灶边缘侧支血管内的血液通过通透性增高的血管漏出，积滞于病灶周围，因此在肉眼和显微镜下常可见梗死灶周围的充血出血带，数日后因红细胞被巨噬细胞吞噬转变为含铁血黄素而呈黄褐色。晚期病灶质地坚实，表面下陷，黄褐色出血带消失，梗死灶机化，最后被瘢痕组织取代。光镜下，梗死灶呈凝固性坏死，早期细胞可见核固缩、核碎裂和核溶解等改变，胞质嗜伊红染色，原有组织结构的轮廓尚保留。晚期病灶呈红染的均质性结构，随后肉芽组织从周围长入，最终形成瘢痕组织。脑梗死虽一般为贫血性梗死，但梗死脑组织坏死、软化、液化后形成囊状，或被增生的星形胶质细胞和胶质纤维所取代而形成胶质瘢痕。

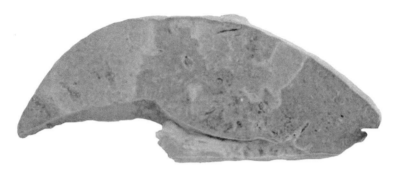

图 2 - 6 - 7　脾贫血性梗死

脾切面可见灰白色梗死灶。

2. 出血性梗死（hemorrhagic infarct）

出血性梗死具有双重血液供应或血管吻合支丰富、组织结构疏松的器官，在淤血的基础上发生梗死，梗死有明显的出血，故称为出血性梗死。其梗死灶呈红色，所以又称红色梗死（red infarct）。

（1）发生条件。①严重淤血：当器官有严重淤血时，血管阻塞可发生出血性梗死，如严重淤血是肺梗死形成的重要先决条件。在左心衰竭时，肺静脉和毛细血管内压力增高，阻碍了建立有效的肺动脉和支气管动脉侧支循环，导致肺出血性梗死。因静脉回流受阻且动脉供血也减少甚至停止，卵巢或肠在扭转时可发生出血性梗死。②组织疏松：肺和肠的组织较疏松，梗死组织中能容纳大量血液，因此形成出血性梗死。

（2）常见例子。①肺出血性梗死，梗死灶多位于肺下叶，尤以肋膈缘多见，常多发，病灶大小不等，呈锥形（切面呈楔形），尖端指向肺门，底部紧靠肺膜，肺膜表面有纤维素性渗出物。梗死灶质实，因弥漫性出血呈暗红色，略向表面隆起（图 2 - 6 - 8）。光镜下，梗死灶呈凝固性坏死，可见肺泡轮廓，肺泡腔、小支气管腔和肺间质充满红细胞，早期（48 h 内）红细胞轮廓尚保留，以后崩解。梗死灶边缘与正常肺组织交界处肺组织充血、水肿和出血。时间久后梗死灶逐渐机化，变成白色，由于瘢痕组织收缩使病灶表面局部下陷。临床上患者可出现胸痛、咳嗽、咯血、发热及白细胞总数升高。②肠出血性梗死，梗死常见于肠系膜动脉栓塞和静脉血栓形成，或肠套叠、肠扭转、嵌顿性疝和肿瘤压迫等情况。肠梗死灶常呈节段性暗红色，肠壁因淤血、水肿和出血呈明显增厚，并因肠壁坏死而质脆易破裂，肠浆膜面可有纤维素性脓性渗出物覆盖。临床上患者可有剧烈腹痛、呕吐、麻痹性肠梗阻、肠穿孔及腹膜炎，引起严重后果。

3. 败血性梗死（septic infarct）

败血性梗死由含细菌的栓子阻塞血管引起。其常见于急性感染性心内膜炎，含细菌的栓子从心内膜脱落后，随血流运行引起相应的组织或器官发生栓塞所致。梗死灶内可见细菌团和大量炎症细胞浸润。若感染菌为化脓菌，则可形成脓肿。

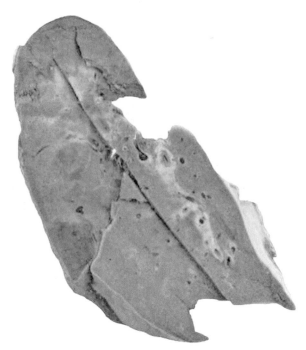

图2－6－8　肺出血性梗死

肺组织靠胸膜处见一楔形褐色梗死灶

三、梗死对机体的影响和结局

（一）梗死对机体的影响

梗死对机体的影响决定于发生梗死的器官、梗死灶的大小和部位，以及有无细菌感染等因素。梗死发生在重要器官，对机体的影响比较大。心肌梗死影响心脏功能，严重者可导致心力衰竭甚至死亡。脑梗死视梗死灶大小和部位不同而出现相应的临床症状，严重者可出现昏迷、甚至死亡。梗死若发生在肾、脾，则对机体的影响较小，如肾梗死可出现腰痛和血尿，一般不影响肾功能。肺梗死有胸痛、咳嗽和咯血。肠梗死常出现剧烈腹痛、呕吐、血便和腹膜炎的症状。四肢、肺、肠的梗死易继发腐败菌感染，可引起坏疽。

（二）梗死的结局

梗死是组织的不可逆性病变，与坏死的结局相同。梗死组织可被溶解、吸收，或发生机化、包裹和钙化。

第五节　出　血

血液从血管或心腔溢出，称为出血（hemorrhage）。根据发生部位的不同，出血可分为外出血和内出血。

一、出血的病因和发病机制

出血有生理性出血和病理性出血。如月经期的子宫内膜出血属于前者，而后者多由创伤、血管病变及凝血机制障碍等引起。出血按血液溢出的机制可分为破裂性出血和漏出性出血。

（一）破裂性出血

破裂性出血是指由心脏或血管壁破裂所致的出血，一般出血量较多。常见原因有：

1. 血管机械性损伤

血管机械性损伤，如割伤、刺伤、弹伤等。

2. 血管机械性损伤

血管机械性损伤，如心肌梗死、室壁瘤、动脉瘤或动脉粥样硬化破裂等。

3. 血管壁周围病变侵蚀

血管壁周围病变侵蚀，如恶性肿瘤、结核性病变和消化性溃疡侵蚀破坏血管等。

4. 静脉破裂

静脉破裂常见于肝硬化时曲张的食管下段静脉。

5. 毛细血管破裂

毛细血管破裂多见于局部软组织的损伤。

（二）漏出性出血

因毛细血管和毛细血管后静脉通透性增加，血液通过扩大的内皮细胞间隙和受损的基底膜漏出于血管外，称为漏出性出血。常见的原因有：

1. 血管壁的损害

血管壁的损害常由缺氧、感染、中毒、药物、变态反应、维生素 C 缺乏等因素引起，是很常见的出血原因。例如：脑膜炎双球菌败血症、立克次体感染、流行性出血热、蛇毒、有机磷中毒等损伤血管壁导致血管通透性增高；维生素 C 缺乏使毛细血管内皮细胞结合处的基质和血管外的胶原基质形成不足，导致毛细血管壁脆性和通透性增加；过敏性紫癜则是由于免疫复合物沉着于血管壁引起变态反应性血管炎。

2. 血小板减少或功能障碍

血小板数少于 5×10^9/L 时，即有出血倾向。例如：再生障碍性贫血、白血病、骨髓内广泛的肿瘤转移等可使血小板生成减少；原发性或继发性血小板减少性紫癜、脾功能亢进、药物、细菌毒素和 DIC 等使血小板破坏或消耗过多。血小板先天性功能障碍，血小板黏附和黏集能力缺陷，也是造成漏出性出血的原因。

3. 凝血因子缺乏

凝血因子Ⅷ、凝血因子Ⅸ、vWF、纤维蛋白原、凝血酶原等先天性缺乏，或肝脏病变时合成的凝血酶原、纤维蛋白原、凝血因子Ⅶ、凝血因子Ⅸ、凝血因子Ⅹ因子等减少，或 DIC 时凝血因子消耗太多，均可造成凝血障碍和出血倾向。

二、出血的病理变化

血液溢入体腔或组织内，称为内出血。内出血可见于体内任何部位。血液积聚于体腔内称体腔积血，如心包积血、胸腔积血、腹腔积血和关节腔积血。组织内局限性的大量出血称为血肿（hematoma），如硬脑膜下血肿、皮下血肿；组织内的少量出血仅能在显微镜下查见组织中有多少不等的红细胞或含铁血黄素存在。

血液流出体外称外出血。临床对一些部位的外出血有专门的称谓。肺结核空洞或支气管扩张出血经口腔排出到体外称为咯血（hemoptysis）；上消化道出血经口腔排出称为呕血（hematemesis）；消化道出血经肛门排出称为便血（hematochezia）；泌尿道出血经尿道排出称为尿血（hematuria）；发生于皮肤、黏膜和浆膜面的小而广泛的出血点（直径 1 ～ 2 mm）称为瘀点（petechiae），稍大的出血点（直径 3 ～ 5 mm）称为紫癜（purpura），直径超过 1 ～ 2 cm 的皮下出血灶称为瘀斑（ecchymosis）。

新鲜的出血呈红色，陈旧性出血灶随红细胞降解形成含铁血黄素而呈棕黄色。广泛性出血的患者，由于大量的红细胞崩解，胆红素释放，有时发展为黄疸。

三、出血的后果

人体具有止血功能，一般缓慢少量的出血多可自行停止。少量局部组织出血或体腔积血，可通过吸收或机化消除。较大的血肿因吸收不全，可发生机化或纤维包裹。

出血对机体的影响决定于出血的类型、出血量、出血的速度和出血部位。破裂性出血较迅速，若在短时间内出血量超过循环血量 20% ～ 25% 可发生失血性休克。漏出性出血过程比较缓慢，但若出血量大，如肝硬化时因门脉高压发生广泛的胃肠道黏膜出血，也可导致出血性休克。发生在重要器官的出血，即使出血量不多，亦可引起严重后果。例如：心脏破裂引起心脏压塞，导致急性心功能不全；脑出血，尤其是脑干出血，可压迫重要的神经中枢，导致患者死亡。局部组织或器官的出血可导致相应的功能障碍，如脑内囊出血引起对侧肢体瘫痪，视网膜出血引起视力减退或失明。慢性反复的出血可引起缺铁性贫血。

（丁莉利）

第七章 心血管系统疾病

心血管系统疾病，特别是动脉粥样硬化和高血压病是当今对人类健康与生命构成威胁的常见的重要疾病。在我国和欧美一些发达国家，心血管系统疾病的发病率和死亡率均居第一位。本章主要介绍常见的心血管系统疾病。

 第一节　动脉粥样硬化

动脉粥样硬化（atherosclerosis，AS）是心血管系统疾病中最常见的疾病。它以血管内膜形成纤维斑块（fibrous plaque）或粥瘤（atheroma）为特征，主要累及大动脉和中动脉，使动脉壁变硬、弹性减弱和管腔狭窄，可出现一系列继发性改变，并引起相应器官的缺血性改变。AS 多见于中老年人，其发病率随年龄增长而增高，我国 AS 的发病率仍呈明显上升的趋势。

动脉硬化（arteriosclerosis）是指一类以动脉壁增厚、变硬和弹性减退为特征的动脉疾病，它包括：①AS，在此类疾病中最常见且最具危险性，将在本节详细介绍；②细动脉硬化（arteriolosclerosis），基本病变为细小动脉的玻璃样变，常见于高血压和糖尿病；③动脉中层钙化（arterial medial calcification），很少见，好发于老年人的中等肌型动脉，表现为中膜的广泛钙盐沉积，并可发生骨化，多不产生明显症状。

一、病因和发病机制

（一）危险因素

AS 的确切病因仍不清楚。下列因素被视为危险因素：

1. 高脂血症（hyperlipidemia）

高脂血症是指血浆总胆固醇（total cholesterol，TC）和（或）甘油三酯（triglyceride，TG）异常增高，是 AS 最主要的危险因素。血脂在血液循环中以脂蛋白形式运转，高脂血症实际是高脂蛋白血症。脂蛋白分为乳糜微粒（chylomicron，CM）、极低密度脂蛋白（very low density lipoprotein，VLDL）、低密度脂蛋白（low density lipoprotein，LDL）、中等密度脂蛋白（intermediate density lipoprotein，IDL）和高密度脂蛋白（high density lipoprotein，HDL）。其中 LDL 是引起 AS 的主要因素，CM 和 VLDL 也与 AS 的发生有密切关系，而 HDL 对 AS 有预防作用。

研究发现，LDL 被动脉壁内皮细胞氧化修饰后具有促进粥样斑块形成的作用。氧化 LDL（oxidized LDL，ox-LDL）易被巨噬细胞的清道夫受体识别并快速摄取，促使巨噬细胞形成泡沫细胞（foam cells）。因此，目前认为 ox-LDL 是最重要的致 AS 因子。相反，HDL

可通过胆固醇逆向转运机制清除动脉壁的胆固醇，防止 AS 的发生。HDL 还有抗氧化作用，能防止 LDL 的氧化，并可竞争性抑制 LDL 与内皮细胞的受体结合而减少 LDL 的摄取。因此血浆 LDL、VLDL 水平的持续升高和 HDL 水平的降低与 AS 的发生率呈正相关。LDL、VLDL 和 TG 的异常升高是判断 AS 和冠心病的最佳指标。

2. 高血压

高血压是 AS 的主要危险因素。高血压促进 AS 发生的机制还不十分清楚。与同年龄、同性别的无高血压者相比，高血压患者 AS 的发病较早、病变较重，这可能是由于高血压时血流对血管壁的机械性压力和冲击力增大，引起内皮细胞损伤，导致脂蛋白易于渗入内膜，单核细胞和血小板黏附并迁入内膜，中膜平滑肌细胞（smooth muscle cell，SMC）迁入内膜，从而促进 AS 的发生。

3. 吸烟

流行病学资料表明，吸烟是心肌梗死主要的独立的危险因素。吸烟致 AS 的机制可能是吸烟使血液中 CO 浓度增高，从而使血管内皮发生缺氧性损伤。大量吸烟可使 LDL 易于氧化，ox-LDL 具有更强的致 AS 作用。烟内含有一种糖蛋白，可激活凝血因子XII及某些致突变物质，后者可引起血管壁 SMC 增生。

4. 能引起继发性高脂血症的疾病

能引起继发性高脂血症的疾病：①糖尿病可引起血中 TG 和 VLDL 水平明显升高、HDL 水平降低，高血糖还可致 LDL 氧化；②高胰岛素血症可促进动脉壁平滑肌增生，血中 HDL 含量降低；③甲状腺功能减退和肾病综合征均可引起高胆固醇血症，使血浆 LDL 水平明显升高。

5. 遗传因素

冠心病的家族性集聚现象提示遗传因素是 AS 的危险因素之一。已知约有 200 多种基因可能对脂质的摄取、代谢和排泄产生影响。如家族性高胆固醇血症患者是由于 LDL 受体的基因突变，导致 LDL 受体功能缺陷，引起血浆 LDL 水平明显增高。

6. 代谢综合征（metabolic syndrome）

代谢综合征是一种合并有高血压及葡萄糖与脂质代谢异常的综合征，伴有 LDL 的升高和 HDL 的降低，其直接后果是导致严重心血管事件的发生，并造成死亡。

7. 年龄和性别

AS 的检出率和病变严重程度随年龄增加而增高，并与动脉壁的年龄性变化有关。由于雌激素具有改善血管内皮的功能、降低血浆胆固醇水平的作用，女性在绝经期前 HDL 水平高于男性，LDL 水平低于男性，AS 的发病率低于同年龄组男性。但在绝经期后，这种差别消失。

（二）发病机制

AS 的发生机制尚未完全阐明，目前有多种学说从不同角度进行了阐述，包括脂质渗入学说、损伤 - 应答学说（内皮损伤学说）、动脉 SMC 增殖或突变学说、炎症学说、血栓镶嵌学说等，但任何一种学说均不能单独而全面地解释 AS 的发生和发展。目前认为 AS 是一种由动脉内皮细胞损伤启动的动脉壁的慢性炎症反应，现将有关 AS 的主要机制归纳如下：

1. 脂质的作用

各种机制导致血浆中增多的胆固醇及胆固醇酯等沉积于动脉内膜被认为是 AS 发病的始动性环节。LDL 是一种多相（混合）脂蛋白，根据胆固醇分子与 apoB 的比值，LDL 可分为 3 个等级：大、轻 LDL，中间密度 LDL，以及小、致密 LDL。小、致密 LDL 微粒通常是高胆固醇及高甘油三酯血症患者 LDL 的主要成分，它具有很强的致 AS 的作用。这是因为小、致密 LDL 较易穿透动脉内膜，其抗氧化作用弱。因此冠心病患者体内以小、致密 LDL 为主。

2. 内皮细胞损伤的作用

慢性的或反复的内皮细胞损伤被认为是 AS 的起始病变。各种刺激因素（机械性、高 LDL、高胆固醇血症、吸烟、毒素、病毒等）都可造成内皮细胞结构和功能的损伤。内皮细胞屏障功能的损伤使血浆成分包括脂蛋白易于沉积在内膜，同时血小板黏附、聚集和释放出的各种活性物质会进一步加重内皮细胞的损伤。损伤的内皮细胞分泌的细胞因子或生长因子还能吸引单核细胞聚集、黏附于内皮和激活动脉中膜 SMC 经内弹力膜的窗口迁入内膜。

3. 单核 – 巨噬细胞的作用

单核细胞和巨噬细胞在 AS 的发生中起着关键性作用。单核细胞通过内皮细胞表面的黏附分子黏附于损伤的内皮细胞表面，随后迁入内皮下间隙，转化为巨噬细胞。巨噬细胞经其表面的清道夫受体、CD36 受体和 Fc 受体的介导，源源不断地摄入以 ox-LDL 为主的脂蛋白，转变为巨噬细胞源性的泡沫细胞，这种细胞是 AS 早期病变脂点、脂纹的主要成分。

4. 动脉 SMC 的作用

动脉中膜 SMC 迁入内膜并增生是 AS 进展期病变的重要环节。迁徙至动脉内膜的 SMC 增生并发生表型转化，即由收缩型（细胞长梭形，胞质内含大量肌丝和致密体）转变为合成型（细胞类圆型，胞质内含大量粗面内质网、核糖体和线粒体）。这种 SMC 通过表面的脂蛋白受体摄取脂质，形成 SMC 源性泡沫细胞，是 AS 进展期病变泡沫细胞的主要来源。增生的 SMC 还可合成胶原蛋白、蛋白多糖等细胞外基质，使病灶处内膜增厚、变硬，促进斑块的形成。

5. 慢性炎症的作用

炎症机制贯穿于 AS 病变的开始、进展和并发症形成的全过程。在 AS 的发病早期，内皮细胞就开始在其表面选择性表达能黏附不同白细胞的黏附分子，单核细胞可在内皮细胞表达的黏附分子的作用下黏附于内皮细胞表面，并在趋化因子的作用下迁入内膜下间隙，转化为巨噬细胞。巨噬细胞可通过产生多种生物活性物质而参与 AS 病变的形成，如产生白细胞介素 – 1 和肿瘤坏死因子促进白细胞的黏附、产生单核细胞趋化因子等使白细胞进入斑块内、产生活性氧促进斑块内 LDL 的氧化、产生生长因子促进 SMC 的增生等。

二、病理变化

（一）基本病理变化

AS 主要发生于大动脉（主动脉及其一级分支）和中动脉（冠状动脉、脑基底动脉、肾动脉、四肢动脉等），以这些动脉分叉、分支开口、血管弯曲凸面为好发部位。AS 典型病变的发生发展可分为以下 4 个阶段：

1. 脂纹（fatty streak）

脂纹是 AS 肉眼可见的最早病变，最早可出现于儿童期，是一种可逆性病变，并非所有脂纹都必然发展为纤维斑块。肉眼可见动脉内膜面有点状或长短不一条纹状黄色不隆起或微隆起病灶，在血管分支开口处更明显。光镜下，见病灶处内皮细胞下有大量泡沫细胞聚集（图 2 - 7 - 1）。泡沫细胞体积大，圆形或椭圆形，胞浆内有大量小空泡（原为脂滴，在 HE 制片过程中被溶解，冰冻切片苏丹Ⅲ染成橘黄色或橘红色）。泡沫细胞来源于巨噬细胞和 SMC，还可见少量淋巴细胞、中性粒细胞浸润。

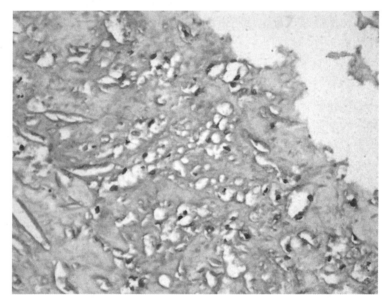

图 2 - 7 - 1　泡沫细胞

泡沫细胞体积大，胞质呈空泡状。

2. 纤维斑块（fibrous plaque）

脂纹进一步发展则演变为纤维斑块。肉眼可见内膜面散在不规则隆起的斑块，初为淡黄或灰黄色，后因斑块表层胶原纤维的增多及玻璃样变而呈瓷白色，斑块大小不等并可融合。光镜下，病灶表层是由大量胶原纤维、蛋白聚糖和散在 SMC 等形成的纤维帽，胶原纤维可发生玻璃样变性，纤维帽下方可见数量不等的泡沫细胞、SMC、细胞外脂质和炎症细胞。

3. 粥样斑块（atheromatous plaque）

粥样斑块亦称为粥瘤，由纤维斑块深层泡沫细胞坏死发展而来，是 AS 的典型病变。肉眼可见动脉内膜面有明显的灰黄色斑块。切面见斑块既向内膜表面隆起又向深部压迫中膜，斑块的管腔面白色质硬，深部有大量黄色粥样物。光镜下，在玻璃样变的纤维帽的深部有大量不定型的坏死崩解产物，其中可见胆固醇结晶（HE 片中为针状或棱形空隙）及钙化，斑块底部及边缘可见肉芽组织、少量泡沫细胞和淋巴细胞，病变严重者中膜因 SMC 受压萎缩、弹性纤维破坏而变薄，外膜可见毛细血管新生、结缔组织增生及淋巴细胞、浆细胞浸润（图 2 - 7 - 2）。

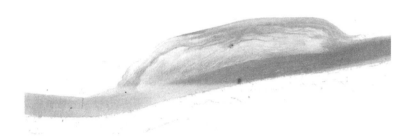

图 2 - 7 - 2　粥样斑块
斑块既向内膜表面隆起又向深部压迫中膜，斑块表面为纤维帽，其下为坏死崩解物

4. 继发性病变

继发性病变是指在纤维斑块和粥样斑块的基础上继发的病变，亦称为复合性病变，常见的病变有：

（1）斑块内出血。

斑块内新生的血管破裂形成斑块内血肿，可使斑块迅速增大，甚至使管径较小的动脉腔完全闭塞，导致急性供血中断。如冠状动脉粥样硬化伴斑块内出血可致心肌梗死。

（2）斑块破裂。

斑块表面的纤维帽破裂，粥样物自破裂口溢入血流，形成粥瘤性溃疡，排入血流的粥样坏死物可成为栓子，引起栓塞。

（3）血栓形成。

病灶处的内皮损伤和粥瘤性溃疡使动脉壁的胶原纤维暴露，促使血栓形成，加重血管腔阻塞，导致梗死。血栓如脱落，可致栓塞。

（4）钙化。

钙盐沉着于纤维帽及粥瘤灶内。钙化多发生在陈旧性病灶内，导致管壁变硬、变脆，易于破裂。

（5）动脉瘤（aneurysm）形成。

严重的粥样斑块引起斑块底部的中膜平滑肌萎缩和弹性下降，在血管内压力作用下，动脉管壁向外局限性扩张，形成动脉瘤，动脉瘤破裂可致大出血。

（二）主要动脉的病理变化

1. 主动脉粥样硬化

病变好发于主动脉后壁及其分支开口处，以腹主动脉病变最严重，其次依次为胸主动脉、主动脉弓、升主动脉。前述的各种 AS 病变均可见到。由于主动脉管腔大，粥样斑块所致管腔狭窄的症状并不明显。病变严重者因中膜萎缩和弹力板断裂，受血流冲击易形成动脉瘤，动脉瘤破裂可致致命性大出血。

2. 冠状动脉粥样硬化 （coronary atherosclerosis）

（1）冠状动脉粥样硬化。

冠状动脉粥样硬化是冠状动脉病变中最常见的疾病，占冠状动脉病变的95%～99%，也是 AS 中对人类构成威胁最大的病变。因冠状动脉靠近心室，承受强大的收缩压冲击，且血管受心脏形状影响、多次改变方向，承受较大剪应力，所以易于发生 AS。据统计，60 岁之前，男性检出率显著高于女性，60 岁之后，男女检出率相近。

冠状动脉粥样硬化的好发部位及严重程度均以左冠状动脉前降支最高，其余依次为右主干、左主干或左旋支、后降支。重症者可有一支以上的动脉受累，但各支的病变程度可以不同，病变常为节段性。

AS 的基本病变均可在冠状动脉中发生。由于其解剖学和相应的力学特点，斑块性病变多发生于血管的心壁侧，多呈新月形，使管腔呈偏心性狭窄（图2-7-3）。按管腔狭窄的程度可分为4级：Ⅰ级，≤25%；Ⅱ级，26%～50%；Ⅲ级，51%～75%；Ⅳ级，＞75%。冠状动脉粥样硬化常伴发冠状动脉痉挛，后者可使原有的管腔狭窄程度进一步加剧，造成急性心脏供血减少、甚至中断，引起心肌缺血及相应的心脏病变（如心绞痛、心肌梗死等），并可成为心源性猝死的原因。

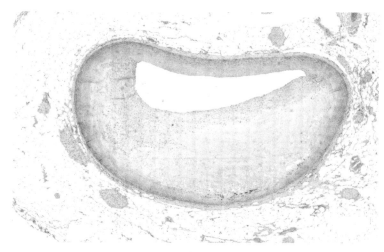

图2-7-3 冠状动脉粥样硬化

冠状动脉内膜明显增厚，管腔呈偏心性狭窄。

（2）冠状动脉粥样硬化性心脏病（coronary atherosclerotic heart disease）。

冠状动脉性心脏病（coronary heart disease, CHD）简称冠心病，因其由冠状动脉狭窄所致缺血引起，也称为缺血性心脏病（ischemic heart disease, IHD）。冠状动脉粥样硬化是 CHD 最常见原因，因此习惯上把 CHD 视为冠状动脉粥样硬化性心脏病的同义词。CHD 虽然多由冠状动脉粥样硬化引起，但只有在后者已引起心肌缺血、缺氧的功能性和（或）器质性病变时，才可称为 CHD。

CHD 时心肌缺血缺氧的原因有：①冠状动脉供血不足，主要是由斑块引起的管腔狭窄（＞50%）所致，加之继发性病变或冠状动脉痉挛等，造成冠状动脉灌注期供血下降；

②心肌耗氧量剧增，可因血压骤升、体力劳累、情绪激动、心动过速及心肌肥大等各种原因引起心肌负荷增加，导致冠状动脉供血相对不足。

CHD 的主要临床表现：

A. 心绞痛（angina pectoris）。

心绞痛是由心肌急剧的、暂时性缺血、缺氧所造成的一种常见的临床综合征，可由心肌耗氧量骤增超出了狭窄的冠状动脉所能提供的氧引起，也可由冠状动脉痉挛导致心肌供氧不足引起。心绞痛的典型临床表现为阵发性胸骨后的疼痛或压迫感，可放射至心前区和左上肢，持续数分钟，可因休息或用硝酸酯制剂而缓解。现在，冠状动脉支架术和冠状动脉搭桥术为治疗心绞痛带来希望。

心绞痛的发生是由于缺血、缺氧造成心肌内代谢不全的酸性产物或多肽类物质堆积，刺激心脏局部的交感神经末梢，信号经第 1～5 胸交感神经节和相应脊髓段传至大脑，产生痛觉。这种痛觉还反映在相应脊髓段脊神经分布的皮肤区域。

心绞痛根据原因和疼痛的程度，国际上分为三种主要类型：①稳定型心绞痛（stable angina pectoris），又称为典型心绞痛或轻型心绞痛。患者一般不发作，仅在体力活动过度、心肌耗氧量增多时发作，症状持续几分钟，经休息和舌下含服硝酸甘油后迅速消失。患者多有一支或一支以上的冠状动脉粥样硬化，横切面上见斑块阻塞管腔 >75%。②不稳定型心绞痛（unstable angina pectoris），也称为进行性加重性心绞痛。患者在原来稳定型心绞痛的基础上疼痛加重、持续时间更长或更频繁，在负荷和休息时均可发作，休息和舌下含服硝酸甘油只能暂时或不完全性地缓解症状。患者多在一支或一支以上的冠状动脉粥样硬化的基础上附加斑块内出血、血栓形成和（或）血管痉挛。光镜下，可见心肌弥漫性纤维化。③变异型心绞痛（variant angina pectoris），又称为 Prinzmetal 心绞痛，患者多无明显诱因、常于休息或睡梦时发作，主要由冠状动脉痉挛引起，因此对血管扩张剂反应良好。冠状动脉痉挛多发生在 AS 的斑块附近，也可发生在正常的冠状动脉。

B. 心肌梗死（myocardial infarction）。

心肌梗死是指由冠状动脉供血中断，引起相应心肌持续性缺血缺氧，导致较大范围的心肌坏死。临床上患者有剧烈而较持久的胸骨后疼痛，休息及硝酸酯类药物不能完全缓解，可并发心律失常、休克或心力衰竭。本病多发生于中老年人，部分病人发病前有附加诱因。

心肌梗死的类型：根据心肌梗死的范围和深度可分为心内膜下心肌梗死（subendocardial myocardial infarction）和透壁性心肌梗死（transmural myocardial infarction）。①心内膜下心肌梗死，主要累及心室壁内侧 1/3 的心肌，并波及肉柱及乳头肌，常表现为多发性、小灶性（直径 0.5～1.5 cm）坏死，病变分布区域不限于某一支冠状动脉的供血范围，而是不规则地分布于左心室四周，严重者可融合或累及整个左心室内膜下心肌，引起环状梗死（circumferential infarction）。患者通常有冠状动脉三大支严重的动脉粥样硬化性狭窄，但绝大多数既无血栓形成也无粥瘤性阻塞，当有诱因（如休克、心动过速、不适当的体力活动等）而加重冠状动脉供血不足时，可造成各冠状动脉分支最末梢区域（心内膜下心肌）缺氧，导致心内膜下心肌梗死。②透壁性心肌梗死，又称为区域性心肌梗死（regional myocardial infarction），比心内膜下心肌梗死常见。此型心肌梗死的部位与闭塞的冠状动脉支供血区一致，梗死灶较大，最大径多在 2.5 cm 以上，累及心室壁全层或深达室壁 2/3 以上。最常见的部位是左冠状动脉前降支的供血区，即左心室前壁、心尖部、室间隔前 2/3 及前内乳头肌，约占全部心肌梗死的 50%；约 25% 的心肌梗死发生在右冠状动脉供血区，即左心室后壁、室间隔后 1/3 及右心室；15%～20% 的心肌梗死还可见于左冠状动脉左旋支供血的左心室侧壁；心肌梗死极少累及右心房。透壁性心肌梗死常有相应的一支冠状动脉病变突出，并常伴发血栓形成或动脉痉挛。

心肌梗死的病理变化：心肌梗死多属于贫血性梗死，其形态变化是一个动态演变过程，取决于梗死的时间。一般梗死在 6 h 内无肉眼可见变化。梗死 6 h 后肉眼才能辨认，梗死灶形态不规则，先呈苍白色，8～9 h 后呈土黄色。光镜下，心肌纤维呈早期凝固性坏死改变，如核碎裂、核消失，胞质均质红染或呈不规则粗颗粒状，间质水肿、少量中性粒细胞浸润。第 4 天后，梗死灶变软，外周出现充血出血带；1～2 周，梗死灶边缘区开始出现肉芽组织；3 周后，肉芽组织开始机化，最后形成瘢痕组织。

一般心肌梗死后 30 min 内，心肌细胞内糖原减少或消失。因心肌细胞受损，肌红蛋白迅速溢出入血，导致血和尿中肌红蛋白升高。此外心肌细胞内的谷氨酸 – 草酰乙酸转氨酶（GOT）、谷氨酸 – 丙酮酸转氨酶（GPT）、肌酸磷酸激酶（CPK）及乳酸脱氢酶（LDH）透过细胞膜释放入血，引起相应酶在血液内的浓度升高。其中 CPK 和 LDH 对心肌梗死，特别是早期心肌梗死的临床诊断意义较大。

心肌梗死的并发症：心肌梗死，尤其是透壁性梗死，可合并下列病变：①心力衰竭，因梗死区心肌收缩力丧失，可致左、右或全心衰竭，是心肌梗死患者最常见的死因。②心脏破裂，由于梗死灶失去弹性，坏死的心肌细胞，尤其是坏死的中性粒细胞和单核细胞释放大量蛋白水解酶，使梗死灶发生溶解坏死。心脏破裂是透壁性心肌梗死的严重并发症，占心肌梗死致死病例的 3%～13%，发生于心肌梗死后 2 周内，以 4～7 天最多见，好发于左心室前壁下 1/3、室间隔和左心室乳头肌。心室游离壁破裂，血液自破裂口流入心包腔造成急性心脏压塞而猝死。较少发生的室间隔破裂穿孔，左心室血流流入右心室，导致急性右心室功能不全。左心室乳头肌断裂，导致急性二尖瓣关闭不全、急性左心衰竭。③室壁瘤，是梗死心肌或瘢痕组织在心室内压作用下形成的局限性向外膨隆。有 10%～30% 的心肌梗死合并室壁瘤，可发生于心肌梗死的急性期，但更常发生在梗死灶已纤维化的愈合期。多见于左心室前壁近心尖处，可继发附壁血栓、室壁瘤破裂及左心衰竭。④附壁血栓形成，由心肌梗死损伤心内膜、室壁瘤及心室纤维性颤动时出现涡流等因素诱发，多见于左心室，血栓脱落可引起动脉系统性栓塞。⑤急性心包炎，透壁性梗死可诱发纤维素性心包炎，占心肌梗死的 15%～30%，常发生在心肌梗死后 2～4 天。⑥心律失常，心肌梗死累及传导系统，引起传导紊乱，严重可导致心搏骤停、猝死。⑦心源性休克，心肌梗死面积＞40% 时，心肌收缩力极度减弱，心排出量显著下降，可发生心源性休克而死亡。

C. 心肌纤维化（myocardial fibrosis）。

心肌纤维化是由中至重度的冠状动脉粥样硬化性狭窄引起心肌持续性和（或）反复加重的缺血缺氧，导致心肌纤维组织大量增生，并逐渐发展为心力衰竭的慢性缺血性心脏病。肉眼可见心脏体积增大，重量增加，所有心腔扩张，以左心室明显，心室壁厚度一般正常，伴有多灶性灰白色纤维瘢痕，心内膜增厚并失去弹性，有时可见机化的附壁血栓。光镜下，心肌多灶性纤维化，伴心肌纤维萎缩和（或）代偿性肥大，心内膜下心肌纤维肌浆弥漫性空泡变。临床上可表现为心律失常或心力衰竭。

D. 冠状动脉性猝死（sudden coronary death）。

冠状动脉性猝死是心源性猝死中最常见的一种，多见于 39～49 岁患者，男性明显多于女性。患者常有一支以上冠状动脉呈中至重度粥样硬化，继发斑块内出血、血栓形成或冠状动脉痉挛，冠状动脉血流中断，心肌急性缺血导致心律失常、心室颤动。猝死可发生于某些诱因后（如饮酒、吸烟、劳累、运动、争吵等），患者可立即死亡或在 1 小时或数小时后死亡，有的则在夜间睡眠时死亡。

（3）慢性缺血性心脏病（chronic ischemic heart disease）。

其又称为缺血性心肌病（ischemic cardiomyopathy），是长期缺血性心肌损伤而进行性发展的充血性心力衰竭。由于慢性缺血导致严重的心肌纤维化，残存的心肌细胞呈肥大或萎缩改变，心肌细胞胞质液化非常普遍，以心内膜下区域明显。慢性缺血性心脏病的临床特点是出现严重的、进行性的心力衰竭，有时因偶发的心绞痛和心肌梗死而加重病情。心律失常常见，若伴有充血性心力衰竭和心肌梗死则往往致死。有时其临床表现与扩张型心肌病很难区别。

3. 颈动脉及脑动脉粥样硬化

病变最常见于颈内动脉起始部、基底动脉、大脑中动脉和 Willis 环。纤维斑块和粥样斑块常导致管腔狭窄，并可因继发性病变而加重狭窄、甚至形成闭塞。长期供血不足可致脑实质萎缩，表现为脑回变窄，脑沟变宽变深，皮质变薄，脑重量减轻，患者可有智力及记忆力减退、甚至痴呆。急速的供血中断可致脑梗死（脑软化）。因脑小动脉管壁较薄，脑 AS 病变常可形成小动脉瘤，多见于 Willis 环部。患者血压突然升高时，小动脉瘤破裂可引起脑出血。

4. 肾动脉粥样硬化

病变最常累及肾动脉开口处及主干近侧端，亦可累及叶间动脉和弓形动脉。斑块所致管腔狭窄可引起顽固性肾血管性高血压；肾组织因缺血，肾实质萎缩、间质纤维组织增生；亦可因斑块合并血栓形成致肾组织梗死，梗死灶机化后遗留较大瘢痕，多个瘢痕可使肾脏缩小，称为 AS 性固缩肾。

5. 四肢动脉粥样硬化

病变以下肢动脉为重，常发生在髂动脉、股动脉及胫前、后动脉。当较大动脉管腔明显狭窄时，因供血不足、耗氧量增加（如行走）可引起下肢疼痛，休息后好转，即所谓间歇性跛行（intermittent claudication）。当肢体长期慢性缺血时，可引起萎缩。当动脉管腔完全阻塞，且侧支循环又不能代偿时，可导致干性坏疽。

6. 肠系膜动脉粥样硬化

病变引起肠系膜动脉狭窄甚至阻塞时，患者有剧烈腹痛、腹胀和发热等症状。如引起肠梗死，可导致麻痹性肠梗阻及休克等症状。

（丁莉利）

第二节 休 克

一、低血容量性休克

（一）概述

低血容量性休克（hypovolemic shock）是指各种原因引起循环血量不足导致的一系列病理生理表现，体现在有效循环血量与心排血量减少、组织器官灌注不足、细胞代谢紊乱和功能受损。其包括了失血性休克、失液性休克。创伤失血是低血容量性休克最常见的原因。

循环容量丢失，包括显性丢失和隐形丢失。显性丢失是指循环容量丢失到体外，包括出血、呕吐、腹泻、脱水、利尿、烧伤或感染等原因所致的体液丢失，隐性丢失是由于血管通透性增高，血管内循环容量渗透到血管外或渗入组织间隙内，主要由过敏、虫或蛇毒素引起，或者内分泌功能紊乱所致。

（二）临床表现

1. 症状和体征，与出血量及病程时间有关

（1）休克早期。

症状：烦躁不安，焦虑或激动；出冷汗，尿少。

体征：神志清醒，收缩压正常或偏低，舒张压升高；脉压减小，肢体湿冷；皮肤苍白，口唇和甲床轻度发绀；心动过速但脉搏有力。

（2）休克中期。

症状：尿量更少，甚至无尿；表情淡漠、反应迟钝，随着病情发展出现昏迷。

体征：收缩压降到 80 mmHg 以下，甚至测不到，脉压小；呼吸浅快，脉搏细速，浅表静脉萎陷，皮肤湿冷，口唇及四肢末梢发绀，心音低钝。

（3）休克晚期。

休克晚期多出现 DIC 和重要器官功能衰竭。

A. 急性肾衰竭：少尿或无尿，尿比重固定，血尿素氮和血钾增高。

B. 急性心力衰竭：出现呼吸困难、发绀、心率加快、心音低钝。中心静脉压升高提示右心功能不全，肺动脉楔压升高提示肺淤血、左心功能不全。

C. DIC：出现顽固性低血压和广泛出血（累及皮肤、黏膜和内脏），并有多器官功能不全的表现。

D. 急性呼吸窘迫综合征：表现为进行性呼吸困难和发绀，吸氧不能缓解；血气分析示 $PaO_2 < 60$ mmHg，重者 $PaO_2 < 50$ mmHg。

E. 肝功能衰竭：引起肝性脑病，黄疸等。

2. 实验室检查

（1）血常规。

大量失血后数小时，红细胞和血红蛋白显著降低；失液患者可发生血液浓缩、红细胞计数增高，血红蛋白正常或偏高、血细胞比容增加，补液后血液稀释，表现为红细胞计数下降，血红蛋白下降、血细胞比容降低，不一定是继续出血，要结合患者的其他指标判断；有出血倾向和 DIC 者，血小板计数可减少。

（2）尿常规和肾功能。

合并肾功能衰竭者尿比重由初期的偏高转为降低，进而固定；血尿素氮和肌酐升高；尿/血肌酐比值 <15；尿渗透压降低；尿/血渗透压比值 <1.5；尿钠排泄 <40 mmol/L。

（3）凝血功能。

凝血功能包括血小板计数、凝血酶原时间、活化部分凝血活酶时间、国际标准化比值、D-D 二聚体。对判断是否合并 DIC，及对选择适当的容量复苏方案及液体种类有重要的临床意义。

（4）血乳酸。

血乳酸是反映组织缺氧的高度敏感指标之一，血乳酸增高常较其他休克征象早出现。持续动态监测血乳酸和乳酸清除率对休克的早期诊断、判断组织缺氧情况、指导液体复苏以及预后评估具有重要意义。

（5）动脉血气分析。

pH、碱剩余等与组织灌注改变具有相关性，可以了解机体酸碱平衡紊乱的性质并及时纠正。

（6）混合静脉血氧饱和度或上腔静脉血氧饱和度。

在氧输送恒定的情况下，该指标可以反映组织对氧的摄取量，动态监测混合静脉血氧饱和度可作为评估低血容量性休克早期复苏的效果。

（7）黏膜 pH 或二氧化碳分压。

该指标可以直接反映组织本身代谢情况。特别是选择微循环易损的区域，如消化道黏膜进行测定，这些部位被认为在休克早期时出现损伤，而在休克被纠正时组织灌注恢复得比较晚，对临床治疗有更强的指导意义。

二、感染性休克

（一）概述

感染性休克（septic shock）指由感染引起的全身炎症反应综合征（systemic inflammatory response syndrome，SIRS），当伴有器官功能障碍、低血压、低灌流状态，经过液体复苏，仍无法纠正低血压和低灌注，进展为感染性休克。其表现为：①给予足量液体复苏后仍无法纠正的持续性低血压、伴有低灌流状态（乳酸酸中毒、少尿或急性意识状态改变）或器官功能障碍；②或者当应用血管活性药物收缩压不低，但仍存在低灌注和器官功能障碍。

（二）临床表现

（1）患者有原发感染灶的症状和体征。通过询问病史、查体及实验室检查结果和影像学检查，大多数患者有明确的原发感染灶。但老年人及免疫功能缺陷患者可能局部或全身感染的征象不典型。

（2）伴有全身炎症反应综合征（SIRS）。感染性休克患者常有两种或两种以上 SIRS

征象，发热、心动过速、过度通气、伴有神志不清或白细胞总数增高，是感染性休克患者典型的临床表现。而在革兰阴性杆菌感染的患者白细胞总数甚至降至 $4.0 \times 10^9/L$ 以下。

（3）当患者出现低血压、神志改变、尿量减少、皮肤温度降低或皮肤花斑样改变，提示发生了休克。平均动脉压（MAP）降低和血乳酸升高能更早地提示休克的发生，MAP低于 65 mmHg 被认为是组织灌注不足的指标。

（4）临床分型。感染性休克依据容量状态或前负荷不同，分为低前负荷型和正常前负荷型。低前负荷型的特征是血容量不足，心脏前负荷不足，表现为体循环阻力升高，中心静脉压或肺动脉嵌顿压（PAWP）低，四肢皮肤冷，血流动力学特点属于低排高阻型。正常前负荷型的特征是心脏前负荷正常或经积极的液体复苏后心脏获得足够的前负荷，表现为体循环阻力降低，心排血量升高，中心静脉压或 PAWP 正常，四肢皮肤温暖，血流动力学特点属于高排低阻型。感染性休克早期，前负荷明显不足时，患者表现为低排高阻型，经积极的液体复苏后心脏前负荷正常，则几乎所有感染性休克患者均表现为高排低阻型。

三、心源性休克

（一）概述

心源性休克（cardiogenic shocks）是指由各种原因引起的心脏泵血功能障碍，导致急性组织灌注不足而产生的临床综合征。心源性休克的血流动力学改变包括持续性低血压（收缩压 <90 mmHg，或收缩压较基线水平下降 30 mmHg、持续 30 min 以上）、PAWP 大于 18 mmHg、心脏指数小于 $2.2\ L/(min \cdot m^2)$。其临床表现包括低血压伴随组织灌注不足（尿量少、意识障碍及四肢湿冷等）以及一系列心肌功能障碍的体征。任何引起严重的急性左室或右室衰竭的原因都能导致心源性休克。继发于急性心肌梗死的左心衰竭是心源性休克的常见原因。

（二）临床表现

1. 症状及体征

早期可表现为烦躁不安、焦虑、面色及皮肤苍白、出冷汗、心悸、胸闷、呼吸困难、尿量减少等。随着病情的发展，休克的程度逐渐加重。逐渐出现意识模糊、发绀、脉搏细速、四肢湿冷、表浅静脉萎陷、尿量进一步减少等，休克晚期可出现弥散性血管内凝血和多器官功能衰竭。除了休克常见的体征外，常伴有心脏机械性损伤并发症的表现：如腱索、乳头肌断裂、室间隔穿孔可致全收缩期杂音，心动过缓或高度房室传导阻滞导致黑矇甚至晕厥。

右心室梗死导致左室充盈不足，表现为右心衰竭、伴有血压下降、颈静脉充盈等，需要与心源性休克鉴别。当难治性心力衰竭合并低血压和全身低灌注时，其临床表现很难与心源性休克相鉴别。

2. 辅助检查

（1）血常规。

红细胞和血红蛋白基本正常。

（2）血液生化。

急性心肌梗死的患者血肌钙蛋白、肌酸磷酸激酶同工酶 2 及肌红蛋白等增高，血乳酸增高，肾功能不全时可有血尿素氮和肌酐增高。休克时动脉血氧饱和度、静脉血氧含量可下降。当肺功能衰竭时动脉血氧分压显著降低，肝功能受损时血清转氨酶、乳酸脱氢酶等可增高，肝功能衰竭时血氨可增高。

（3）心电图。

急性心肌梗死引起的休克，心电图出现 ST 段动态改变，T 波倒置，或病理性 Q 波。陈旧性心肌梗死提示病理性 Q 波和室内传导阻滞或束支传导阻滞。急性心肌炎可见广泛心电图异常。

（4）胸片。

常规的胸片检查可以初步判断心脏大小、肺血管及肺组织病理的情况，并可粗略提供主动脉的状况。

（5）超声心动图。

可用于诊断乳头肌断裂或室间隔缺损等机械性并发症；超声心动图还可评估整个左、右心室舒张功能和左室收缩功能，评估有无室壁活动异常。新近的研究证明超声心动图能准确地测出 PAWP，当二尖瓣减速时间≤140 ms 时，高度提示 PAWP≥20 mmHg，在无肺动脉导管的情况下，可以用超声心动图来进行临床评估。超声心动图是极重要的检查手段，操作快速简单，床边可做，对心源性休克的诊断及鉴别病因有重要意义。

3. 休克检测指标

（1）血压监测。

收缩压＜90 mmHg，或既往有高血压的患者血压下降20%以上（或较原来收缩压下降30 mmHg 以上），判断为低血压。在测量血压的同时还应密切观察患者的全身情况，如脉搏、神志、四肢皮肤颜色和温度、尿量等，以做全面的分析和判断。

（2）中心静脉压测定。

测定中心静脉压，有助于鉴别心功能不全或血容量不足引起的休克，同时可以判断右心室的前负荷。动态监测中心静脉压的变化对处理各类休克，决定输液的种类和量、是否用强心药或利尿药，有一定的指导意义。

（3）肺动脉漂浮导管监测。

肺动脉漂浮导管能提供有价值的血流动力学信息：PAWP、肺动脉压、热稀释法心排血量、中心静脉压、混合静脉血氧饱和度等，有助于指导治疗。测定 PAWP，有助于了解左心室功能，是估计血容量和监护输液速度、防止发生肺水肿及指导治疗的指标，可以鉴别心源性休克是否合并绝对循环血容量不足。

（4）尿量监测。

每小时尿量多于 30 mL；监测尿比重、尿尿素氮，尿肌酐含量等，尿尿素氮和尿肌酐含量下降，表明患者肾功能开始受损。

（5）微循环情况。

休克时由于皮肤血管收缩，皮温与肛温相差较大，如两者温差在 1～3 ℃之间则表示休克严重（正常在 0.5 ℃左右）。眼底检查可见小动脉痉挛与小静脉扩张，严重时可有视网膜水肿。在指甲上加压后放松时可见毛细血管内血液充盈的时间延长。

四、过敏性休克

（一）概述

过敏性休克（anaphylactic shock）是机体重复接触某些过敏原后发生过敏反应而产生的休克。过敏性休克又称为变应性休克，属Ⅰ型变态反应即速发型变态反应，常发病急骤，多伴有荨麻疹、呼吸道和消化道的过敏症状，其中喉头水肿和过敏性休克是最严重的，抢救不及时易导致死亡。药物、造影剂、食物以及昆虫叮咬是主要致敏原因。

（二）临床表现

临床上将5 min内发病的称为急性型，5 min以上发病的称为延缓型。过敏反应有多种临床症状：

1. 早期症状

患者有焦虑不安、轻度头痛和感觉异常，皮肤黏膜肿胀、血管性水肿。

2. 皮肤症状

患者出现皮疹、荨麻疹，伴瘙痒感，皮温下降、伴冷汗。

3. 呼吸道症状

患者发生腭垂和喉头水肿，支气管痉挛，表现胸闷、气促、窒息感。

4. 消化道症状

患者有恶心、呕吐、腹痛、腹泻。

5. 泌尿生殖道症状

平滑肌收缩导致尿失禁、女性可有阴道流血。

6. 中枢神经症状

患者出现抽搐、意识不清、昏迷。

7. 心血管症状

心血管症状最常见，常导致低血压伴循环衰竭，即过敏性休克。

五、创伤性休克

（一）概述

创伤性休克是由于机体遭受暴力作用后，发生了重要脏器损伤、严重出血等情况，使患者有效循环血量锐减，微循环灌注不足；以及创伤后的剧烈疼痛、恐惧等多种因素综合形成的机体代偿失调的综合征。创伤性休克的常见病因分为四类：交通事故伤、机器损伤、坠落伤及其他伤。因此，创伤性休克较之单纯的失血性休克的病因、病理要更加复杂。

严重多发伤对机体功能产生严重损害，使患者表现出严重多发伤、致命性大出血及生理功能耗竭的"死亡三角"症状，也称为"创伤三联征"。

1. 代谢性酸中毒

持续低灌流细胞能量代谢转变为无氧代谢，导致体内乳酸堆积，造成代谢性酸中毒。

2. 低体温

由于失血、体液复苏、体腔暴露导致热量丢失增加、产热功能损害，严重创伤患者的中心体温往往较低。

3. 凝血功能障碍

凝血因子Ⅴ、Ⅷ减少；血小板功能损害，纤溶系统活化，纤维蛋白原裂解产物增加。以上3个因素之间存在着复杂的联系，形成恶性循环，构成"死亡三角"关系，导致进行性代谢功能衰竭和死亡。

（二）临床表现

创伤性休克病情的严重性与损伤部位、损伤程度和出血量密切相关，急诊时必须根据伤情迅速得出初步判断，注意观察患者的面色、神志、呼吸情况、外出血、伤肢的姿态以及衣服撕裂和被血迹污染的程度等。对重危伤员初诊时不应只注意开放伤而忽略极有价值的创伤性休克体征。创伤性休克临床表现与失血性休克表现相似，血压低、心率增快，外周浅表静脉萎缩，肢端皮温低，发绀，尿量少。可通过"休克指数＝脉率/收缩压（mmHg）"公式判断休克的严重程度，一般正常为0.5左右。如休克指数＝1，表示血容量丧失20%～30%；如果休克指数＞1～2时，表示血容量丧失30%～50%。

（林　云）

第三节　高血压病

高血压（hypertension）是指体循环动脉血压持续升高。高血压可分为原发性、继发性和特殊类型高血压。绝大部分（占90%～95%）高血压是一种原因未明的、以体循环动脉血压升高 [收缩压≥140 mmHg（18.4 kPa）和（或）舒张压≥90 mmHg（12.0 kPa）] 为主要表现的独立性全身性疾病，称为原发性高血压（primary hypertension）或特发性高血压（essential hypertension），又称为高血压病。继发性高血压（secondary hypertension）较少见（占5%～10%），是指患者有某些疾病时出现的血压升高，如慢性肾小球肾炎、肾动脉狭窄引起的肾性高血压，肾上腺和垂体肿瘤引起的内分泌性高血压，这种血压升高是某种疾病的症状之一，也称为症状性高血压（symptomatic hypertension）。特殊类型高血压是指妊娠高血压和某些疾病导致的高血压危象，如高血压脑病、主动脉缩窄及子痫等。中国高血压防治指南（2018年修订版）发布了中国高血压的诊断标准（表2-7-1）。

表2-7-1　高血压的定义和分期

分类	收缩压/mmHg		舒张压/mmHg
正常血压	<120	和	<80
正常高值血压	120～139	和（或）	80～90
高血压	≥140	和（或）	≥90
一级高血压（轻度）	140～159	和（或）	90～99
二级高血压（中度）	160～179	和（或）	100～109
三级高血压（重度）	≥180	和（或）	≥110
单纯收缩期高血压	≥140	和	<90

注：当收缩压和舒张压属于不同级别时，以较高的分级为准。

高血压病多见于中、老年人，病程长，常因不易坚持治疗而发展至晚期。该病及其并发症的发病率在不同性别和种族间是有区别的。高血压病是我国最常见的心血管疾病之一，而非洲裔美国人的发病率是世界上最高的。55岁前，男性的患病率较高；55岁后，女性的患病率反而高于男性。随着我国经济的发展，生活节奏加快、精神紧张和心理失衡等都促使高血压病的患病率升高。

一、病因和发病机制

目前认为高血压病是一种遗传因素和环境因素相互作用，同时神经系统、内分泌系统、体液因素及血流动力学等也发挥重要作用，使正常血压的调控机制失衡而导致的疾病。但高血压病的病因和发病机制很复杂，有待进一步研究。

（一）危险因素

高血压病的病因仍未完全清楚，比较明确的是与下列因素有关：

1. 遗传和基因因素

高血压病有明显的遗传倾向。高血压病患者有明显的家族聚集性，双亲无高血压、一方有高血压或双亲均有高血压，其子女高血压病的发病率分别为3%、28%和46%，所以遗传因素是高血压病的重要易患因素。研究结果表明，某些基因的遗传缺陷、变异和突变与高血压病的发生有密切关系。高血压病患者可伴有肾素－血管紧张素系统编码基因的多种变化（多态性和突变点）。高血压病患者及有高血压家族史而血压正常者的血清中有一种激素样物质，可抑制细胞膜的Na^+/K^+ ATP酶的活性，使Na^+/K^+泵功能降低，导致细胞内Na^+、Ca^{2+}浓度增高，细小动脉壁SMC收缩加强，从而能促使血压升高。

目前认为高血压病主要受多基因遗传影响，这些基因既有各自独立的效应，呈显性或隐性遗传，又相互作用，最终导致血压的升高。极少数高血压病由单基因缺陷引起，如由上皮钠通道蛋白（epithelial sodium channel protein）基因突变引起的钠敏感性高血压（Liddle综合征）。

2. 环境因素

（1）肥胖、高盐饮食和饮酒。

这三大因素与高血压病的发生显著相关。肥胖儿童高血压病的患病率是正常体重儿童的2～3倍，高血压病患者中约1/3有不同程度的肥胖。摄Na^+过多与高血压有关，日均摄盐量高的人群，高血压病的患病率高于日均摄盐量低的人群，摄盐量与血压呈正相关；减少日均摄盐量或用药物增加Na^+的排泄均可改善高血压的情况。WHO建议每人每日钠盐摄入量应控制在5 g以下，可起到预防高血压的作用。然而，并非所有人对钠盐的反应都一样，说明存在钠盐不敏感的个体。中等以上饮酒是高血压病的发病因素之一，饮酒导致儿茶酚胺类激素和促皮质激素水平升高。

（2）社会心理因素。

精神长期处于紧张状态的人或从事相应职业的人，大脑皮质易发生功能失调，失去对血管舒缩中枢的调控能力。当血管舒缩中枢产生持久的以收缩为主的兴奋时，全身细小动脉痉挛，外周阻力（又称外周血管阻力）增加，使血压升高。

（3）体力活动。

体力活动与高血压呈负相关，缺乏体力活动的人发生高血压病的危险高于有体力活动者。体力活动还具有降压作用，可以减少降压药物的剂量，维持降压效果。

3. 神经内分泌因素

细动脉的交感神经纤维兴奋性增强是高血压病发病的主要神经因素。缩血管神经递质和舒血管神经递质分别具有升压和降压作用。

此外，吸烟、药物（如避孕药、麻黄碱等）都可使血压升高。睡眠呼吸暂停低通气综合征病人50%有高血压，且血压升高程度与其病程和严重程度有关。

（二）发病机制

高血压病的发病机制是复杂的，曾有很多学说，但没有一种学说能完全解释高血压病的发病机制。目前多认为高血压病是在一定遗传背景下，与环境因素共同作用而产生的，涉及循环、神经、内分泌等多个系统的疾病。高血压病的发病机制主要涉及三条相互重叠的途径。

1. 水钠潴留

各种因素引起钠潴留，从而引起水潴留，使血浆和细胞外液增加，致心排血量增加，血压升高。摄钠过多和遗传因素都可导致水钠潴留。如肾素-血管紧张素系统的多种基因缺陷和上皮钠通道蛋白基因的单基因突变等均可引起肾利钠自稳功能的缺陷，导致肾性水钠潴留。下丘脑-垂体-肾上腺活动增强时，肾上腺皮质分泌醛固酮增多，增加钠水的重吸收，导致水钠潴留。

2. 功能性血管收缩

外周血管（细、小动脉）的结构无明显变化，仅血管平滑肌收缩，血管口径缩小使外周阻力增加、血压升高。因此凡能引起血管收缩的物质增多都可通过这条途径引起血压升高。长期不良精神刺激，可致大脑皮层高级中枢功能失调，对皮质下中枢调控能力减弱或丧失。当血管舒缩中枢产生以收缩为主的冲动时，交感神经节后神经纤维分泌去甲肾上腺素，作用于细小动脉平滑肌的α受体，引起细小动脉收缩，致血压升高。交感神经兴奋引起的细小动脉收缩可致肾缺血，刺激球旁复合体的球旁细胞分泌肾素，肾素通过肾素-血管紧张素系统直接引起细小动脉强烈收缩，致血压升高。血管壁平滑肌细胞内 Na^+、Ca^{2+}的浓度增高，致动脉壁平滑肌收缩增强，也在一定患者群的发病机制中起重要作用。

3. 结构性血管壁增厚、变硬

由于血管壁平滑肌细胞的增生、肥大，胶原纤维和基质增多，细动脉壁玻璃样变，使血管壁增厚、变硬，管腔狭窄，外周血管阻力增加，血压升高。长期和过度的血管收缩，细小动脉壁平滑肌肥大、增生导致管腔狭窄。血管收缩因子（如血管紧张素Ⅱ）也具有生长因子的作用，引起血管壁平滑肌的肥大、增生和基质的沉积。遗传性的血管平滑肌生长和结构缺陷，也是血管壁平滑肌增生和肥大的原因。

二、类型和病理变化

根据病情发展速度不同，高血压病分为良性高血压和恶性高血压，它们的病理变化不同。

（一）良性高血压（benign hypertension）

良性高血压又称为缓进型高血压（chronic hypertension），约占高血压病的95%，一般起病隐匿，病程长，进展缓慢，可达十数年甚至数十年，多见于中、老年人，最终常死于心、脑病变。根据病变的发展分为三期：

1.功能紊乱期

此期为高血压病的早期阶段，表现为全身细小动脉间歇性痉挛。血管痉挛时血压升高，因动脉无明显器质性病变，痉挛缓解后血压可恢复正常。临床表现不明显，但有波动性血压升高，血压升高时患者可有头昏、头痛，经过适当休息和治疗，血压可恢复正常。长期反复细小动脉痉挛和血压升高，使受累的血管逐渐发生器质性病变。

2.动脉病变期

此期主要表现为细、小动脉硬化，临床表现为血压明显升高，失去波动性，需服降压药。

（1）细动脉硬化（arteriolosclerosis）。

细动脉硬化是高血压病的最主要病变特征（图2-7-4），表现为细动脉玻璃样变。细动脉玻璃样变可累及全身细动脉（中膜仅有1～2层SMC或直径<0.3 mm的最小动脉），但最易累及肾的入球动脉、视网膜动脉和脾的中心动脉。由于细动脉反复或持续性痉挛，加之受血压升高的机械性刺激，内皮细胞及基底膜受损，内皮细胞间隙扩大、通透性升高，血浆蛋白渗入内皮下间隙甚至更深；同时内皮细胞及中膜SMC分泌大量细胞外基质和SMC因缺氧而变性、坏死，终致血管壁完全为血浆蛋白、细胞外基质所取代，正常管壁结构消失。光镜下，细动脉管壁呈无结构的均质红染，管壁增厚，管腔变小甚至闭塞。

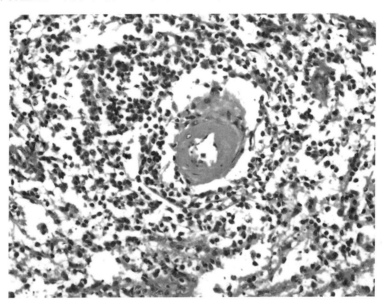

图2-7-4　高血压之脾细动脉硬化

（2）小动脉硬化。

主要累及肌性小动脉，如肾弓形动脉、小叶间动脉和脑的小动脉等。由于持续性动脉血压升高，肌性小动脉内膜亦有血浆蛋白渗入，内膜胶原纤维及弹性纤维增生，内弹力膜分裂。中膜SMC增生、肥大，伴胶原纤维及弹性纤维增生。血管壁增厚，管腔狭窄。

（3）中动脉和大动脉硬化。

弹性大动脉（如主动脉、肺动脉主干）和肌性中动脉可无明显病变或伴发 AS。

3．内脏病变期

（1）心脏病变。

长期高血压可引起心脏病变，称为高血压性心脏病（hypertensive heart disease），主要病变为左心室肥大。由于外周阻力增加，血压持续性升高，左心室需加强收缩力以克服外周阻力，左心室发生代偿性肥大。心脏重量增加，可达 400 g 以上（正常男性约 260 g，女性约 250 g）。肉眼，左心室游离壁和室间隔均质性增厚，可达 1.5～2.0 cm，左心室乳头肌和肉柱明显增粗、变圆，但心腔不扩大，甚至略缩小，称为向心性肥大（concentric hypertrophy）（图 2 - 7 - 5）。光镜下，心肌细胞增粗、变长，有较多分支。心肌细胞核肥大而深染，呈圆形或椭圆形。病变继续发展，肥大的心肌细胞与间质毛细血管的供养不相适应，加上可能伴发的冠状动脉粥样硬化，逐渐出现供血不足，心肌收缩力降低，左心室发生失代偿，心腔扩张，称为离心性肥大（eccentric hypertrophy），严重者可出现心力衰竭。此时心脏仍很大，左心室扩张，左心室壁相对变薄，乳头肌和肉柱变扁平。

高血压性心脏病患者可有心悸，心电图示左室肥大及劳损。临床上，早期，由于左心室向心性肥大能完全代偿其功能，心排血量能维持在正常水平，不会引起明显的症状。晚期，左心室离心性肥大，心功能失代偿，可出现左心衰竭，当出现心力衰竭时则预后不良。

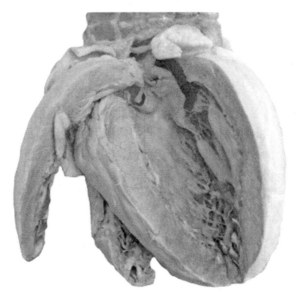

图 2 - 7 - 5 左心室向心性肥大
左心室壁明显增厚，乳头肌也明显肥大。

（2）肾脏病变。

由于入球动脉的玻璃样变及肌性小动脉硬化，管壁增厚、管腔狭窄，病变区的肾小球因缺血发生纤维化和玻璃样变，所属肾小管因缺血及功能废用而萎缩、消失，间质纤维结缔组织增生及淋巴细胞浸润。纤维化肾小球及增生的间质纤维结缔组织收缩，使表面凹陷。病变较轻区域健存的肾小球因功能代偿而肥大，所属肾小管相应地代偿性扩张，向肾表面突起。从而形成肉眼所见肾表面的细小颗粒。肉眼，双侧肾脏对称性缩小，重量减轻，单侧肾可小于 100 g（正常成人约 150 g），质地变硬，表面凹凸不平、呈均匀弥漫的细颗粒状。切面肾皮质变薄（≤2 mm，正常厚 3～6 mm），皮髓质界限模糊，肾盂和肾周围脂肪组织明显。具有以上特点的肾被称为原发性颗粒性固缩肾（primary granular atrophy of the kidney）（图 2-7-6）。

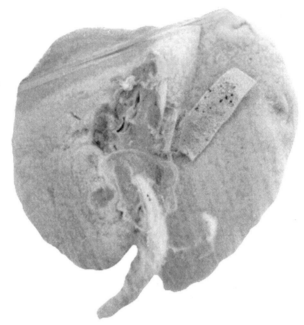

图 2-7-6　原发性颗粒性固缩肾
肾脏体积缩小，质地变硬，表面呈细颗粒状。

　　临床上，早期一般不出现肾功能障碍。晚期，病变的肾单位越来越多，肾血流量逐渐减少，肾小球的滤过率逐渐降低，肾功能逐渐出现严重损伤，患者出现水肿、蛋白尿及管型，严重者可出现尿毒症。由于心、脑病变出现较早而且严重，因此多数病人常在此前已死于心、脑并发症。

　　（3）脑病变。

　　由于脑细小动脉痉挛和硬化，患者可出现一系列脑部变化，主要表现为：①脑水肿和高血压脑病（hypertensive encephalopathy）：由于脑细小动脉痉挛和硬化，造成局部组织缺血，毛细血管通透性增加，发生脑水肿和颅内高压。患者可出现不同程度以中枢神经功能障碍为主要表现的症候群，称高血压脑病，如头痛、头晕、眼花、呕吐、视力障碍等症状。有时在短期内血压急剧升高，患者出现剧烈头痛、意识障碍、抽搐等症状，称为高血压危象（hypertensive crisis）。此种危象可见于高血压的各个时期，如不及时治疗易引起死亡。②脑软化（softening of the brain）：由于脑细小动脉痉挛和硬化，可致其供养区域脑组织因缺血而发生多发性小的缺血性梗死灶，称为微梗死灶（microinfarct）。继而坏死组织

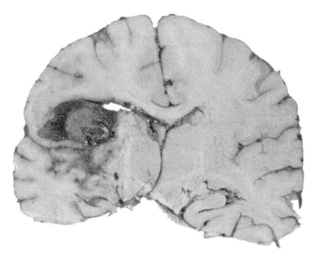

图 2 - 7 - 7　高血压之大脑出血

脑组织出血，血液破入左侧脑室。

液化，光镜下呈质地疏松的筛网状病灶，称之为脑软化。由于软化灶较小，一般不引起严重后果。最终坏死组织被吸收，由周围胶质细胞产生胶质，形成胶质瘢痕。③脑出血（cerebral hemorrhage）：又称为脑卒中（stroke），是高血压最严重且往往是致命性的并发症。脑出血多为大出血，常发生于基底节、内囊，其次为大脑白质、脑桥和小脑。出血区域脑组织完全被破坏，形成囊腔状，其内充满坏死组织和凝血块。当出血范围大时，可破裂入侧脑室（图 2 - 7 - 7）。引起脑出血的原因为脑血管的细、小动脉硬化使血管壁变脆，血压突然升高可引起血管破裂；此外，血管壁病变致弹性下降，局部膨出形成微小动脉瘤和小动脉瘤，血压突然升高可引起动脉瘤破裂出血。脑出血之所以多见于基底节区域，尤以豆状核区最多见，是因为供应该区域的豆纹动脉从大脑中动脉呈直角分出，直接承受大脑中动脉压力较高的血流冲击和牵引，易使已有病变的豆纹动脉破裂。临床表现常因出血部位的不同、出血量的多少而异。患者常表现为突然发生昏迷、呼吸加深、脉搏加速。严重者可发生潮氏呼吸、瞳孔及角膜反射消失、肢体弛缓、肌腱反射消失、大小便失禁等。内囊出血者可引起对侧肢体偏瘫及感觉消失；出血破入侧脑室，患者发生昏迷，常导致死亡；左侧脑出血常引起失语；桥脑出血可引起同侧面神经麻痹及对侧上下肢瘫痪。脑出血可因血肿占位及脑水肿引起颅内高压，并可引起脑疝，特别是小脑扁桃体疝可压迫延髓呼吸中枢，导致患者死亡。小的出血灶可被吸收，形成胶质瘢痕。较大的出血灶可被胶质瘢痕包裹，形成血肿或液化呈囊腔。

（4）视网膜病变。

视网膜中央动脉常发生细动脉硬化。眼底血管是人体内唯一能窥视的小动脉，眼底镜检查可见血管迂曲、反光增强、动静脉交叉处静脉受压，严重者视乳头水肿、视网膜渗出和出血、视力减退。

（二）恶性高血压（malignant hypertension）

恶性高血压又称为急进型高血压（accelerated hypertension），较少见，仅占高血压病的5%，多见于青少年，血压显著升高，常超过230/130 mmHg，病变进展迅速，可发生高血压脑病或较早出现肾衰竭。此型高血压病多为原发，也可由良性高血压恶化而来。

恶性高血压的特征性病变是增生性小动脉硬化（hyperplastic arteriolosclerosis）和坏死性细动脉炎（necrotizing arteriolitis）。增生性小动脉硬化表现为内膜显著增厚，内弹力膜分裂，SMC增生肥大，胶原纤维增多，使血管壁呈洋葱皮样增厚，血管腔狭窄。坏死性细动脉炎累及内膜和中膜，管壁发生纤维素样坏死，周围有单核细胞和中性粒细胞浸润。上述病变主要累及肾、脑和视网膜，肾的入球小动脉最常受累。患者常较早出现持续性蛋白尿，并有血尿和管型尿，常在一年内迅速发展为尿毒症引起死亡，也可因脑出血或心力衰竭而死亡。

（丁莉利）

第四节　动　脉　瘤

动脉瘤（aneurysm）是指动脉壁因局部病变而向外膨出，形成永久性局限性扩张。主动脉瘤根据发生原因分为先天性和后天性，后天性动脉瘤多继发于AS、细菌感染、梅毒及创伤等。

动脉瘤通常根据动脉瘤壁的结构分为三类：①真性动脉瘤（true aneurysm），其壁由血管壁的内、中、外膜三层组织构成，因局部结构和功能薄弱发生异常扩张，大多数动脉瘤属于此类；②假性动脉瘤（false aneurysm or pseudoaneurysm），多由创伤引起，也称为创伤性动脉瘤。因局部血管壁破裂，形成较大的血肿，血肿外仅有动脉外膜或血管周围结缔组织包绕构成其壁。③夹层动脉瘤（dissecting aneurysm），又称为动脉壁分离（arterial dissection），最多见于血压变动明显的升主动脉和主动脉弓，由于内膜破裂、主动脉血液经破裂口进入动脉的中膜或因中膜囊性退变坏死及滋养血管破裂出血，导致动脉中膜分离形成假血管腔。

动脉瘤根据形态常可分为：①囊状动脉瘤，局部血管壁呈气球状囊性扩张；②梭形动脉瘤；③圆柱状动脉瘤，此型和前一型均为病变段血管壁均匀扩张，差别在于前者是渐渐扩张，至最大径后又渐渐缩小，后者则突然开始和突然中止；④舟状动脉瘤，累及血管壁仅一侧扩张，对侧管壁正常；⑤蜿蜒状动脉瘤，累及血管呈不对称性扩张，呈蜿蜒状膨隆。

动脉瘤大小不一，发生在主动脉者可达拳头大，而发生在脑实质小血管者肉眼难于辨认，称为微小动脉瘤。动脉瘤最严重的并发症为破裂出血，由于常发生于主动脉和脑动脉，一旦破裂危害极大。

（丁莉利）

第五节　风　湿　病

风湿病（rheumatism）是一种与咽喉部 A 组 β 型溶血性链球菌感染有关的变态反应性疾病。病变累及全身结缔组织，主要病变为胶原纤维的黏液样变性和纤维素样坏死，常形成特征性的风湿性肉芽肿，最常累及心脏、关节，其次为皮肤血管和脑等，其中以心脏病变最为严重。急性期临床上有发热、心脏和关节损害、皮肤环形红斑、皮下结节、舞蹈症等症状和体征；血液检查有白细胞增多、血沉加快、抗链球菌溶血素 O 抗体滴度增高等；心电图示 P-R 间期延长等表现，称为风湿热（rheumatic fever），为风湿活动期。本病常反复发作，多次反复发作后，常造成轻重不等的心脏病变，特别是心瓣膜的器质性病变，形成慢性心脏瓣膜病，可带来严重后果。

风湿病多发于冬春阴雨季节，寒冷和潮湿是重要诱因。本病多发生在 5 ～ 15 岁，以 6 ～ 9 岁为发病高峰，男女患病率无差别。心瓣膜病变常出现在 20 ～ 40 岁。风湿病与类风湿性关节炎、硬皮病、皮肌炎、结节性多动脉炎和系统性红斑狼疮等同属于结缔组织病（connective tissue disease），也称为胶原病（collagen disease）。

一、病因与发病机制

（一）致病因素

本病的发生与咽喉部 A 组 β 型溶血性链球菌感染有关。风湿病多发生在链球菌感染盛行的冬、春季节和感染好发的寒冷潮湿地区。患者血中多项抗链球菌抗体增高。部分患者在发病前曾有咽峡炎、扁桃体炎等上呼吸道链球菌感染的病史，抗生素广泛使用后，不但能预防和治疗咽峡炎、扁桃体炎，也明显减少了风湿病的发生和复发。但风湿病病变不是化脓性炎症，发病多在链球菌感染后 2 ～ 3 周，典型病变不在链球菌感染部位，而是在远离感染灶的心脏、关节、皮肤和脑；在风湿病灶内从未培养出链球菌，说明风湿病并非链球菌直接作用所致

（二）发病机制

1. 自身免疫反应机制

本病的发生与咽喉部 A 组 β 型溶血性链球菌感染有关的观点已被普遍接受。细菌感染后，细菌中的 M 蛋白质抗原与人心瓣膜、心肌和血管平滑肌等组织存在交叉抗原，刺激机体产生的抗体，导致变态反应性炎症性损伤（Ⅲ型变态反应）。所以，M 蛋白被认为是"致风湿源性"的标志。

2. 遗传易感性

链球菌性咽喉炎病人中仅 1% ～ 3% 发生风湿病，风湿热患者亲属患病的风险比无风湿热的家庭高，说明机体的抵抗力和反应性在风湿病的发生上值得重视。研究发现，T 细胞表面标记 CD3 $^+$ 在风湿热患者中的表达明显高于正常人群。风湿热患者 60% ～ 70% 为 HLA（人类白细胞抗原）– DR4，而非风湿热者仅为 10% ～ 15%。

3. 链球菌毒素学说

链球菌可产生多种细胞外毒素和一些酶，可以直接造成人体内组织器官的损伤。

二、基本病理变化

风湿病可累及全身各器官，但以心脏、血管和浆膜等处病变最明显。风湿病病变主要发生于结缔组织的胶原纤维，特征性病理变化为风湿小体，即 Aschoff 小体，对风湿病具有诊断意义。风湿病的发展过程较长，各受累部位的病变发展过程不尽相同，但典型病变一般可分为三期：

1. 变质渗出期（alterative and exudative phase）

变质渗出期是风湿病的早期病变。心脏、浆膜、皮肤、关节等部位的结缔组织发生黏液样变和纤维素样坏死，并有少量淋巴细胞、浆细胞、单核细胞浸润。此期病变可持续 1 个月，病变可被完全吸收或纤维化而愈合，但在心脏、皮肤、关节和动脉等处可持续发展进入肉芽肿期。

2. 增生期或肉芽肿期（proliferative phase or granulomatous phase）

此期病变的特点是在变质渗出的基础上形成具有特征性的肉芽肿性病变，称为风湿小体或 Aschoff 小体（图 2-7-8）。风湿小体多位于心肌间质、心内膜和皮下结缔组织。心肌间质内的风湿小体多位于小血管旁。风湿小体多为圆形、椭圆形或梭形，多数体积较小，肉眼难以察觉，少数也可较大，尤其在皮肤、关节处直径可达 1 cm。风湿小体由聚集于纤维素样坏死灶内的成群风湿细胞、少量淋巴细胞和浆细胞构成。风湿细胞是由聚集、增生的巨噬细胞吞噬纤维素样坏死物后转变而来，也称为阿少夫细胞（Aschoff cell）。风湿细胞体积大，圆形或卵圆形，胞浆丰富而略嗜碱性。细胞核大，圆形或卵圆形，核膜清晰，染色质集中于中央，核的横切面呈枭眼状、纵切面呈毛虫状，核也可变得浓染结构不清，有时可见多个核的 Aschoff 巨细胞。此期病变持续 2～3 个月。

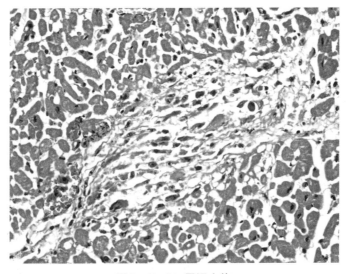

图 2-7-8　风湿小体
心肌间质见风湿细胞聚集。

3. 纤维化期或硬化期 (fibrous phrase or harden phase)

风湿小体中的纤维素样坏死物被溶解吸收，风湿细胞转变为纤维母细胞，产生胶原纤维，并转变为纤维细胞，使风湿小体逐渐纤维化，最终成为梭形小瘢痕。此期病变持续2～3个月。

上述整个病程约为4～6个月。由于风湿病常反复发作，因此受累器官和组织中可有新旧病变同时并存。病变持续反复进展，纤维化的瘢痕不断形成，破坏组织结构，影响器官功能。

三、风湿病的各器官病变

(一) 风湿性心脏病

风湿病引起的心脏病变可以表现为风湿性心内膜炎 (rheumatic endocarditis)、风湿性心肌炎 (rheumatic myocarditis) 和风湿性心外膜炎 (rheumatic pericarditis)。若病变累及心脏全层组织，则称为风湿性全心炎 (rheumatic pancarditis) 或风湿性心脏炎 (rheumatic carditis)。虽然风湿性心脏病常为全心炎，但可以其中一种或两种为主。反复发作者，可能分别引起心瓣膜病、心肌 (间质) 纤维化及心包粘连或缩窄性心包炎，此时应称为慢性风湿性心脏病。临床上一般所说的风心病常指慢性风湿性心脏病。几乎风湿病患者都有心脏炎，只是轻者不易被察觉和可能不引起慢性风湿性心脏病。儿童风湿病患者中，65%～80%有心脏炎的临床表现。

1. 风湿性心内膜炎

病变主要侵犯心瓣膜，也累及瓣膜邻近的内膜和腱索。瓣膜病变以二尖瓣最多见，其次为二尖瓣和主动脉瓣同时受累，主动脉瓣、三尖瓣和肺动脉瓣极少受累。这是因为在关闭时，左侧心脏瓣膜比右侧心脏瓣膜承受的血流压力大，瓣膜闭锁缘上的内皮细胞更易受损和脱落。

病变初期，受累瓣膜肿胀、增厚，失去光泽。由于受到瓣膜开、关时的摩擦和血流的不断冲击，内皮细胞发生变性、脱落，暴露其下的胶原，诱导血小板在该处沉积、凝集，形成白色血栓。因此在病变瓣膜表面，尤其在瓣膜闭锁缘上形成串珠状单行排列、直径1～2 mm、灰白色半透明、附着牢固、不易脱落的疣状赘生物 (verrucous vegetation)。赘生物多时，可呈片状累及腱索及邻近内膜。光镜下，瓣膜间质有黏液样变性、纤维素样坏死、浆液渗出和炎症细胞浸润；赘生物主要由血小板和纤维蛋白构成，其周围可出现少量风湿细胞。病变后期，由于病变反复发作，纤维组织增生，导致瓣膜增厚、变硬、卷曲、缩短、瓣膜互相粘连、腱索增粗缩短，最后形成慢性心瓣膜病。当炎性病变累及房、室内膜时，可引起内膜灶性增厚及附壁血栓形成。由于瓣膜口狭窄或关闭不全，左心房受血流反复冲击较重，引起内膜灶状增厚，称为 McCallum 斑，以左心房后壁最明显。

2. 风湿性心肌炎

病变主要累及心肌间质结缔组织，表现为灶状间质性心肌炎。光镜下，心肌间质水肿，在间质小血管附近出现风湿小体。风湿小体多见于左心室、室间隔、左心房和左心耳等处。病变反复发作，可致心肌间质小瘢痕形成，影响心肌收缩力。当病变累及传导系统时，可出现传导阻滞。发生于儿童者，常表现为弥漫性间质性心肌炎，可发生急性充血性心力衰竭。

3. 风湿性心外膜炎

病变主要累及心外膜脏层。当以大量浆液渗出为主时，心包腔内有大量液体潴留，形成心包积液。当有大量纤维素渗出时，覆盖于心外膜表面的纤维素可因心脏搏动和牵拉而呈绒毛状，称为绒毛心（cor villosum）。渗出的浆液逐渐被吸收，大部分纤维素也能被溶解吸收，仅少数患者因渗出的大量纤维素不能被溶解吸收而发生机化粘连，形成缩窄性心包炎（constrictive pericarditis），导致心功能障碍。

（二）风湿性关节炎

约75%的风湿病患者在急性期出现风湿性关节炎（rheumatic arthritis）。风湿性关节炎常累及大关节，最常侵犯膝和踝关节，其次是肩、腕、肘、髋等关节，亦可累及小关节。各关节先后受累、反复发作，呈游走性。关节局部有红、肿、热、痛和活动受限。病变滑膜充血、肿胀，关节腔内有大量浆液渗出，邻近软组织内可以有不典型风湿小体。因渗出物易被完全吸收，一般不留后遗症。

（三）皮肤病变

风湿病急性期，皮肤可出现环形红斑和皮下结节，具有诊断意义。

1. 环形红斑（erythema annulare）

环形红斑是皮肤风湿病变中最多见的病变，为渗出性病变。环形红斑多见于躯干和四肢皮肤，呈淡红色环状红晕，直径约3 cm，中央皮肤色泽正常。光镜下，红斑处真皮浅层血管扩张充血，血管周围组织水肿、淋巴细胞和单核细胞浸润。病变常在1～2日内消退。

2. 皮下结节（subcutaneous nodules）

皮下结节为增生性病变。皮下结节多见于四肢大关节（肘、腕、膝、踝关节）附近的伸侧面皮下结缔组织，直径0.5～2.0 cm，呈圆形或椭圆形、质硬、可活动、无压痛的结节。光镜下，结节中央为大片纤维素样坏死，周围可见增生的纤维母细胞和风湿细胞呈放射状排列，伴有以淋巴细胞为主的炎症细胞浸润。风湿结节可纤维化形成小的瘢痕。

（四）风湿性动脉炎

发生风湿性动脉炎（rheumatic arteritis）时大小动脉均可受累，如冠状动脉、肾动脉、肠系膜动脉、脑动脉及肺动脉等，但以小动脉受累较为常见。急性期，血管壁发生纤维素样坏死伴淋巴细胞和单核细胞浸润，可有风湿小体形成。病变后期，血管壁因纤维化而增厚，管腔狭窄，甚至闭塞。风湿性冠状动脉炎时，临床上可出现与冠心病相似的心肌缺血症状。

（五）风湿性脑病

风湿性脑病多见于5～12岁儿童，女孩较多。主要病变为风湿性动脉炎和皮质下脑炎，皮质下脑炎主要累及大脑皮质、基底节、丘脑及小脑皮层。光镜下，神经细胞变性、胶质细胞增生及胶质结节形成。当病变侵犯锥体外系时，患儿可出现面肌及肢体不自主运动，称为小舞蹈症（chorea minor）。

（丁莉利）

第六节　感染性心内膜炎

感染性心内膜炎（infective endocarditis，IE）是指由病原微生物经血行途径直接侵犯心内膜，特别是心瓣膜而引起的炎症性疾病，因主要由细菌引起，又称为细菌性心内膜炎（bacterial endocarditis，BE）。感染性心内膜炎根据病情和病程分为急性和亚急性感染性心内膜炎两种，根据瓣膜类型分为自体瓣膜和人工瓣膜心内膜炎。

一、病因和发病机制

感染性心内膜炎的常见病原体为链球菌，但近年来，由于心脏手术和介入性治疗的开展、抗生素的广泛应用、免疫抑制剂的应用等，致感染性心内膜炎的病原微生物已有明显改变，葡萄球菌和肠球菌呈增多趋势。有器质性心血管疾病的患者易患感染性心内膜炎，如感染性心内膜炎患者80%有风湿性心脏病、8%～15%有先天性心脏病、人工瓣膜置换术和老年性退行性心脏病等，无器质性心血管疾病患者仅占2%～10%。

经不同途径进入血液循环中的病原微生物一般均可被机体的防御机制所清除，但当心脏有器质性疾病时，血流的紊乱有利于病原微生物沉积和生长，受血流冲击处的内膜暴露胶原，血小板、纤维蛋白、白细胞和红细胞等集聚，将病原微生物覆盖，形成赘生物。受赘生物表面血小板－纤维蛋白的庇护，微生物免受宿主免疫机制的攻击，微生物可在其中生长繁殖形成感染灶。赘生物不断增大，可破坏瓣膜，导致瓣膜穿孔、破裂、缩短和腱索断裂。当赘生物破裂脱落时，释放微生物入血引起菌血症和败血症，碎片阻塞外周血管引起栓塞性脓肿。反复的菌血症可激活免疫系统，引起变态反应性炎症，如血管炎、肾小球肾炎等。

二、病理变化及临床病理联系

（一）急性感染性心内膜炎

急性感染性心内膜炎（acute infective endocarditis）主要由致病力强的化脓菌（如金黄色葡萄球菌、溶血性链球菌、肺炎球菌等）引起。通常病原菌先在机体局部发生感染，当机体抵抗力降低时，细菌入血引起败血症、脓毒血症并侵犯心内膜。病变多发生于正常心内膜上，主要侵犯二尖瓣或主动脉瓣，引起急性化脓性心瓣膜炎。瓣膜表面常形成体积庞大、质地松脆、灰黄或浅绿色的赘生物。赘生物主要由脓性渗出物、血栓、坏死组织和大量细菌菌落混合而成。赘生物破碎、脱落后形成含菌性栓子，可引起远处器官（如心、脑、肾、脾等）的含菌性栓塞、感染性梗死和多发性小脓肿。严重者可发生瓣膜破裂、穿孔或腱索断裂，并引起急性心瓣膜功能不全。本病起病急，病程短，病情严重，患者多于数日内或数周内死亡，经应用抗生素治疗，本病的病死率已大大下降。患者度过急性期后，因瓣膜形成大量瘢痕，引起瓣膜关闭和（或）开放障碍，形成慢性心瓣膜病。

（二）亚急性感染性心内膜炎

亚急性感染性心内膜炎（subacute infective endocarditis）是主要由致病力相对较弱的

病原微生物引起的心内膜炎。最常见的为草绿色链球菌，其他如肠球菌、革兰氏阴性杆菌、立克次体、真菌均可引发本病。病原体可自感染灶（扁桃体炎、牙周炎、咽喉炎、骨髓炎等）入血，形成菌血症，再随血流侵入瓣膜。也可因某些医源性操作（如拔牙、心导管及心脏手术等）而致细菌入血，侵入瓣膜。本病常发生在已有病变的心瓣膜（如风湿性心内膜炎）或并发于先天性心脏病（如室间隔缺损、法洛四联症），病程较长，可迁延数月，甚至 1 年以上。

1. 心脏

此病最常侵犯二尖瓣和主动脉瓣，常在原有病变的瓣膜上形成赘生物。赘生物单个或多个，大小不一，呈息肉状或菜花状，质松脆，易破碎、脱落。受累瓣膜可发生溃疡、穿孔和腱索断裂。光镜下，赘生物由血小板、纤维蛋白、坏死组织、细菌菌落和中性粒细胞组成，溃疡底部可见肉芽组织、淋巴细胞和单核细胞浸润。瓣膜赘生物机化和瘢痕形成，易造成严重的瓣膜变形，形成慢性心瓣膜病。临床上可听到相应的杂音，但杂音的性质和强弱多变，这与赘生物的多变有关。瓣膜穿孔或腱索断裂可导致急性瓣膜功能不全和心力衰竭。

2. 血管

由于细菌毒素的作用和赘生物破裂脱落形成的栓子，引起动脉性栓塞和血管炎。栓塞最多见于脑，其次为肾、脾和心脏，可引起相应部位的梗死。由于栓子常来自赘生物的浅层，不含细菌或仅含极少细菌，且细菌毒力弱，常为无菌性梗死。由于毒素和（或）免疫复合物的作用，微小血管壁受损，发生漏出性出血。部分患者由于皮下小动脉炎，于指、趾末节腹面、足底或大、小鱼际处，出现红色、微隆起、有压痛的小结，称为 Osler 小结。

3. 肾

因变态反应和（或）微栓塞，可引起局灶性或弥漫性肾小球肾炎。

4. 败血症

脱落的赘生物内有细菌，细菌在血流中繁殖，致患者有长期发热，脾大，皮肤、黏膜和眼底小出血点，贫血，白细胞增多和血培养阳性等表现。

（丁莉利）

 ## 第七节　心瓣膜病

心瓣膜病（valvular vitium of the heart）是指心瓣膜因受各种原因损伤或先天性发育异常所造成的器质性病变，表现为瓣膜口狭窄和（或）关闭不全，常导致心功能不全，引起全身血液循环障碍，是常见的慢性心脏病之一。

瓣膜口狭窄（valvular stenosis）是指因相邻瓣膜互相粘连、瓣膜增厚、瓣膜环硬化或狭窄，心瓣膜开放时瓣膜口不能充分张开，导致血流通过障碍。瓣膜关闭不全（valvular insufficiency）是指因瓣膜增厚、变硬、卷曲或破裂、穿孔，或因腱索增粗、缩短和粘连，心瓣膜关闭时瓣膜口不能完全闭合，使部分血液返流。瓣膜口狭窄和关闭不全可以单独存在，亦可合并存在，两者同时存在时称联合瓣膜病。

心瓣膜病主要为二尖瓣受累，约占70%，二尖瓣合并主动脉瓣病变者占20%～30%，单纯主动脉瓣病变者占2%～5%，三尖瓣和肺动脉瓣病变者少见。心瓣膜病的主要危害是引起血流动力学的变化。早期，由于心肌代偿肥大，收缩力增强，可克服瓣膜病变带来的血流异常，一般不出现明显的血流障碍症状。后期失代偿，可出现心功能不全，并引起全身血液循环障碍。

一、二尖瓣狭窄

二尖瓣狭窄（mitral stenosis）主要由风湿性心内膜炎引起，少数由感染性心内膜炎所致。多见于20～40岁的青壮年，女性多见（70%）。二尖瓣由前内侧的主瓣和后外侧的小瓣组成，正常成人二尖瓣口面积约为5 cm²，可通过两个手指。瓣膜病变时，瓣膜口狭窄可缩小到1.0～2.0 cm²，甚至小于0.5 cm²。病变早期，瓣膜轻度增厚、瓣叶轻度粘连，瓣膜呈隔膜状。病变后期，瓣膜极度增厚、瓣叶严重粘连，腱索缩短，瓣膜呈鱼口状。腱索及乳头肌明显粘连短缩时，常合并关闭不全。

血流动力学和心脏变化：早期在左心舒张期，血流从左心房流入左心室受阻，左心房代偿性肥大，使血液在加压情况下快速通过狭窄口，并引起漩涡与震动，产生心尖区舒张期隆隆样杂音。当左心房进入失代偿期，左心房血液不能充分排入左心室，左心房内血液淤积，肺静脉血液回流受阻，引起肺淤血、肺水肿或漏出性出血。患者可出现呼吸困难、紫绀、咳嗽和咳出带血的泡沫状痰等左心衰竭的表现。当肺静脉压增高超过25 mmHg时，将反射性引起肺小动脉痉挛，使肺动脉压升高。长期肺动脉高压可导致右心室代偿性肥大，继而失代偿，右心室扩张，三尖瓣因相对性关闭不全，最终引起右心房淤血及体循环静脉淤血，患者出现颈静脉怒张，肝淤血肿大，下肢水肿及浆膜腔积液等右心力衰竭的表现。单纯性二尖瓣狭窄不累及左心室。当狭窄严重时，左心室甚至轻度缩小。X线显示左心房增大，晚期左心室缩小，呈"梨形心"。

二、二尖瓣关闭不全

二尖瓣关闭不全（mitral insufficiency）多为风湿性心内膜炎的后果，也可由感染性心内膜炎引起。另外，二尖瓣脱垂、瓣膜钙化、先天性病变、腱索异常及乳头肌功能障碍等均可导致此病。二尖瓣关闭不全常常与瓣膜口狭窄合并发生。

血流动力学和心脏变化：在左心收缩期，左心室部分血液通过未关闭全的瓣膜口返流入左心房，产生心尖区全收缩期吹风样杂音。左心房既接受肺静脉的血液又接受左心室返流的血液，血容量增加，压力升高，左心房发生代偿性扩张。在左心舒张期，大量血液涌入左心室，左心室血容量增加，压力升高，左心室亦发生代偿性肥大。病变进一步发展，左心房和左心室均可发生失代偿（左心衰竭），依次引起肺淤血、肺动脉高压、右心室和右心房代偿性肥大和失代偿，最终出现右心衰竭和体循环静脉淤血。X线显示左心室肥大，呈"球形心"。

三、主动脉瓣狭窄

主动脉瓣狭窄（aortic stenosis）主要由风湿性主动脉瓣膜炎引起，常与风湿性二尖瓣病变合并发生。少数由先天性发育异常或 AS 引起的瓣膜钙化所致。

血流动力学和心脏变化：在心室收缩期，左心室血液排出受阻，左心室因血容量增加，压力升高，发生代偿性肥大。血液在加压情况下快速通过狭窄的主动脉瓣口，产生主动脉瓣区粗糙、喷射性收缩期杂音。由于瓣膜口狭窄，引起心肌缺血和脉压减小等症状。病变进一步发展，相继出现左心室失代偿、肺淤血、肺动脉高压、右心室和右心房代偿性肥大和失代偿、右心衰竭和体循环静脉淤血。X 线显示心脏主要病变为左心室肥大，心脏呈"靴形"。

四、主动脉瓣关闭不全

主动脉瓣关闭不全（aortic insuffciency）主要由风湿性主动脉瓣膜炎引起，也可由感染性心内膜炎、主动脉粥样硬化和梅毒性主动脉炎累及主动脉瓣所致。此外，类风湿性主动脉炎及马方（Marfan）综合征也可引起主动脉环扩大而发生相对性主动脉瓣关闭不全。

血流动力学和心脏变化：在心室舒张期，主动脉部分血液经未关闭全的主动脉瓣口返流，产生主动脉瓣区舒张期吹风样杂音。左心室因容积性负荷增加而发生代偿性肥大。病变进一步发展，左心室发生失代偿性扩张，导致二尖瓣相对关闭不全，并依次发生左心衰竭、肺淤血、肺动脉高压、右心室和右心房代偿性肥大和失代偿、右心衰竭和体循环静脉淤血。收缩期因左心室血容量增多，心排血量增多，患者出现颈动脉搏动、水冲脉、血管枪击音及毛细血管搏动现象；但舒张期由于部分血液迅速反流入左心室，舒张压急剧下降，患者脉压增大。

（丁莉利）

 第八节 心 肌 炎

心肌炎（myocarditis）是指各种原因引起的心肌的局限性或弥漫性炎症，但不包括继发于梗死等的炎症反应。心肌炎根据病因分为感染性和非感染性。前者由病毒、细菌、螺旋体、立克次体、真菌及寄生虫等引起，后者由免疫反应、物理因素和药物等引起。大多数心肌炎由病毒感染引起。

一、病毒性心肌炎

病毒性心肌炎（viral myocarditis）是由嗜心肌病毒感染引起的原发性心肌间质非特异性炎症，常累及心包。

（一）病因和发病机制

引起心肌炎的最常见病毒是柯萨奇病毒（Coxsackie virus）A 组和 B 组，其次为埃可病毒和腺病毒，还有流感病毒、风疹病毒、巨细胞病毒及肝炎病毒等 30 余种。目前了解的病毒性心肌炎的发病机制有：①病毒感染直接损伤心肌细胞；②病毒通过免疫反应引起损伤，以 T 细胞免疫为主；③多种致炎因子和 NO 等介导的心肌损害和微血管损伤。

（二）病理变化

肉眼可见心脏略增大或无明显变化。光镜下，见心肌间质水肿，其间可见淋巴细胞和单核细胞浸润，将心肌分割成条索状。晚期有明显的间质纤维化。

患者临床表现轻重不一，常出现不同程度的心律失常。一般预后较好。但病变严重者及婴幼儿可引起心力衰竭等并发症。

二、细菌性心肌炎

细菌性心肌炎（bacterial myocarditis）是由细菌引起的心肌炎症。常见的细菌有白喉杆菌、沙门菌属、葡萄球菌、链球菌、肺炎双球菌及脑膜炎双球菌等，并多为上述细菌性脓毒血症的继发性含菌性栓塞引起，也可由细菌毒素及其代谢产物所致的变态反应引起。

病理变化：常见心肌及间质有多发性小脓肿。脓肿周围心肌细胞有不同程度的变性、坏死，心肌间质以中性粒细胞浸润为主。

三、孤立性心肌炎

孤立性心肌炎（isolated myocarditis）又称为特发性心肌炎（idiopathic myocarditis）。因 Fiedler 于 1899 年首先描述，又称为 Fiedler 心肌炎。其原因不明，多见于 20 ～ 50 岁青、中年人。孤立性心肌炎依组织学变化分为弥漫性间质性心肌炎和特发性巨细胞性心肌炎。

其病理变化如下：

（一）弥漫性间质性心肌炎（diffuse interstitial myocarditis）

心肌间质和小血管周围有大量淋巴细胞、浆细胞和巨噬细胞浸润，可伴有多少不一的嗜酸性粒细胞和中性粒细胞浸润。早期心肌细胞较少发生变性、坏死。病程较长者，心肌间质纤维化，心肌细胞肥大。

（二）特发性巨细胞性心肌炎（idiopathic giant cell myocarditis）

心肌内有灶性坏死及肉芽肿形成。病灶中央为红染、无结构的坏死物，周围有淋巴细胞、浆细胞、单核细胞和嗜酸性粒细胞浸润，并混有较多的多核巨细胞。

四、免疫反应性心肌炎

免疫反应性心肌炎（myocarditis due to immune – mediated reactions）主要见于一些变态反应性疾病，如风湿病、类风湿性关节炎、系统性红斑狼疮和结节性多动脉炎等，以风湿性心肌炎最常见。其次是药物引起的过敏性心肌炎，如磺胺类、抗生素、消炎药及抗癫痫药等。

病理变化：主要表现为间质性心肌炎。在心肌间质和小血管旁可见嗜酸性粒细胞、淋巴细胞和单核细胞浸润，可有肉芽肿形成（如风湿性心肌炎）。

（丁莉利）

第九节　心　肌　病

心肌病（cardiomyopathy）是指除 CHD、高血压性心脏病、心瓣膜病、先天性心脏病和肺源性心脏病以外的以心肌结构和功能异常为主要表现的一组疾病。目前心肌病的病因和发病机制逐步有所了解，并以病理生理学、病因学、病原学和发病因素为基础进行分类，分为原发性心肌病和特异性心肌病。原发性心肌病又分为 5 个类型：扩张型心肌病、肥厚型心肌病、限制型心肌病、致心律失常性右室心肌病和未分类的心肌病。未分类的心肌病主要包括一些在病理生理机制上难以明确归入前 4 类心肌病的少见心肌病，如心脏致密化不全、心内膜弹力纤维增生等。我国的地方性心肌病——克山病属于特异性心肌病。

一、扩张型心肌病

扩张型心肌病（dilated cardiomyopathy，DCM）是以心腔扩张和收缩能力障碍为特征的心肌病，也称充血性心肌病（congestive cardiomyopathy，CCM）。DCM 以 20～50 岁多见，男性多于女性。

（一）病因和发病机制

DCM 按病因分为特发性、家族遗传性、获得性和继发性等。近年来有研究证实，大多数 DCM 的发生与病毒感染和自身免疫反应有关，免疫介导的心肌损害可能是重要的发病机制。患者血清中发现的抗心肌抗体，如抗腺嘌呤核苷易位酶抗体、抗 β_1 受体抗体、抗肌球蛋白重链抗体和抗胆碱 -2 受体抗体等被公认为 DCM 的免疫标记物。

（二）病理变化

DCM 主要表现为心脏扩大，伴有一定程度的心肌肥厚。肉眼，心脏体积增大、重量增加，可达 500～800 g 以上（诊断标准：男性 > 350 g，女性 > 300 g）。左、右心腔均明显扩张，以左心室显著，心室壁可略增厚或正常（离心性肥大），心尖部肌壁变薄呈钝圆形。二尖瓣及三尖瓣无器质性病变，但可因心腔扩张致相对性关闭不全。心内膜可增厚，常见附壁血栓。光镜下，心肌细胞不均匀性肥大、伸长，核大而深染，核形不整。肥大和萎缩的心肌细胞交错排列。心肌细胞常发生空泡变性、小灶状肌溶解、心肌间质纤维化，可见微小坏死、瘢痕灶。

DCM 的心肌收缩无力，临床上主要表现为心力衰竭的症状和体征，部分患者可发生猝死。

二、肥厚型心肌病

肥厚型心肌病（hypertrophic cardiomyopathy，HCM）以左心室和（或）右心室肥厚、心室腔变小、左心室舒张期顺应性下降和充盈受阻为特征。本病以流出道梗阻明显与否分为梗阻性和非梗阻性两型。HCM 以 20～50 岁多见，是青年常见的猝死原因之一。

（一）病因和发病机制

50%的 HCM 患者有家族史，为常染色显性遗传，已证实多个基因的突变导致本病，如编码心肌的肌节蛋白基因突变。内分泌紊乱、原癌基因表达异常和钙调节异常，也是 HCM 的促进因素。

（二）病理变化

肉眼，见心脏增大，重量增加，成人患者常重达 500 g 以上。两侧心室壁肥厚，且以室间隔肥厚尤为突出，室间隔厚度超过左心室游离壁（二者之比 > 1.3，正常为 0.95），并明显突向左心室。乳头肌肥大、心室腔狭窄，左室尤其显著。因收缩期二尖瓣前移与室间隔左侧心内膜接触，可引起二尖瓣增厚及主动脉瓣下的心内膜局限性增厚。光镜下，见心肌细胞弥漫性显著肥大，核大、深染、畸形，心肌细胞明显排列紊乱，尤以室间隔最为明显。

HCM 的心脏以收缩有力，运动亢奋为特征，但增厚变硬的左心室在舒张期充盈受阻，导致左心室容量显著减少。肥厚的室间隔与二尖瓣前叶接触可引起左心室流出道受阻，导致心排血量减少和继发性肺动脉压增高。临床上，心排血量下降，可引发心绞痛，肺动脉高压可致呼吸困难，附壁血栓脱落可引起栓塞性症状。

三、限制型心肌病

限制型心肌病（restrictive cardiomyopathy，RCM）以单侧或双侧心室充盈受限和舒张期容量减少为特点。此病少见，热带地区多发，多数患者年龄在 15～50 岁。RCM 可能与非化脓性炎症、体液免疫反应异常、过敏反应和营养代谢不良有关，还可呈家族性发病。

RCM 的典型病变为心室内膜和心内膜下心肌进行性纤维化，导致心室壁顺应性降低，心腔狭窄。肉眼可见心腔狭窄，心内膜和心内膜下纤维化增厚，厚可达 2～3mm，灰白色，以心尖部为重，向上蔓延，累及三尖瓣或二尖瓣（可引起关闭不全）。光镜下，心内膜纤维化，可发生玻璃样变和钙化，伴有附壁血栓。心内膜下心肌常呈萎缩、变性改变，又称为心内膜心肌纤维化（endomyocardial fibrosis）。

临床上，主要表现为心力衰竭和栓塞，少数可发生猝死。

四、致心律失常性右室心肌病

致心律失常性右室心肌病（arrhythmogenic right ventricular cardiomyopathy，ARVC）又称为右室心肌病（right ventricular cardiomyopathy），是指右心室心肌被纤维脂肪组织进行性取代的心肌病。多见于中青年，男性多发。

ARVC 易家族性发病，占 30%～50%，多为常染色体显性遗传，已证实多种基因突变与 ARVC 有关。另外，约 2/3 患者的心肌可见炎症细胞浸润，因此炎症反应可能在 ARVC 的发病中起重要作用。

ARVC 的主要病理变化是右心室局部或全部心肌为脂肪组织或纤维脂肪组织取代，主要累及流出道、心尖或前下壁，心肌组织可见散在或弥漫性淋巴细胞浸润。病变早期呈区域性，晚期累及整个右心室，并呈全心蔓延。病变区域心室壁变薄，可伴瘤样扩张。

临床上，主要表现为右心室进行性扩大、难治性右心衰竭和（或）室性心动过速。

五、特异性心肌病

特异性心肌病（specific cardiomyopathy，SCM）也称为继发性心肌病，是指原因明确或与系统性疾病相关的心肌疾病。多数 SCM 有心室扩张和各种心律失常或传导障碍，临床表现多类似 DCM。

（一）克山病（kesan disease）

克山病是一种地方性心肌病，因于 1935 年在我国黑龙江克山县首先发现，因此命名为克山病。本病主要流行在我国东北、华北、西北和西南一带交通不便的山区和丘陵地区，近年来发病率明显下降。多数研究结果表明，克山病可能是由于硒等某些微量元素和营养物质缺乏，导致心肌代谢被干扰和破坏而引起心肌细胞损伤。

病理变化主要表现为心肌严重的变性、坏死和瘢痕形成。肉眼可见心脏不同程度的体积增大、重量增加，左、右心室心腔均扩大，心室壁变薄、尤以心尖部显著，使心脏呈球形。切面，心室壁可见较多散在分布的坏死灶和瘢痕灶，在心室肉柱间或心耳内可见附壁血栓形成。光镜下，见心肌细胞不同程度变性和坏死，变性主要为细胞水肿、脂肪变性，坏死主要为凝固性坏死和液化性肌溶解。坏死灶最终纤维化而形成瘢痕。

克山病根据起病急缓、病程长短及心肌代偿情况，临床上分为 4 型：急性型、亚急性型、慢性型和潜在型。通常急性型以变性、坏死为主，亚急性型以变性、坏死和瘢痕混合多见，慢性型以机化、瘢痕为主，潜在型则各种病变均较轻微。临床常有急性或慢性心功能不全表现。

（二）酒精性心肌病（alcoholic cardiomyopathy）

酒精性心肌病是指长期过量饮酒所导致的以心脏肥大、心力衰竭为特点的心肌病，可出现高血压、心血管意外、心律失常和猝死。多见于 30 ～ 55 岁男性，常起病隐匿，多有 10 年以上大量饮酒史。病理变化与 DCM 相似，没有特征性改变。若能早期发现并及早戒酒，可逆转和终止左心室功能减退。

（三）围生期心肌病（peripartum cardiomyopathy）

围生期心肌病是指在妊娠末期或产后数月内首次出现的以累及心肌为主的心肌病。目前病因不明，可能与病毒感染和自身免疫等有关。病理变化与 DCM 相似，临床主要表现为心力衰竭症状，起病距产后时间越近，症状越重，反之则较轻。

（四）药物性心肌病（drug-induced cardiomyopathy）

药物性心肌病是指某些接受药物治疗的患者，因药物对心肌的毒性作用而引起的心肌损害。最常见的药物是抗肿瘤药物和抗精神病药物等。

（丁莉利）

 第十节 心 包 炎

心包炎（pericarditis）是指由病原微生物和某些代谢产物引起的脏层和壁层心外膜的

炎症反应。绝大多数是一种并发性疾病，多继发于其他心脏疾病、变态反应性疾病、尿毒症和恶性肿瘤转移等。心包炎分为急性和慢性，绝大多数因素引起急性心包炎，而结核和真菌等可引起慢性心包炎。

一、急性心包炎

急性心包炎（acute pericarditis）多为渗出性炎症，常形成心包积液。按渗出的主要成分可分为四种类型。

（一）浆液性心包炎

浆液性心包炎（serous pericarditis）是以浆液渗出为主的心外膜炎，主要由非感染性疾病（如风湿病、系统性红斑狼疮、硬皮病、肿瘤、尿毒症等）引起，病毒感染也可引起。患者心外膜血管扩张充血，伴有少量炎症细胞浸润。心包腔内有一定量的浆液性渗出物。临床表现为患者胸闷不适，体检心浊音界扩大，听诊心音弱而遥远。

（二）纤维素性及浆液纤维素性心包炎

纤维素性及浆液纤维素性心包炎（fibrinous and serofibrinous pericarditis）是以纤维素或浆液与纤维素渗出为主的心外膜炎，是心包炎中最常见的类型。常由风湿病、系统性红斑狼疮、尿毒症、结核、急性心肌梗死、心外科手术等引起。肉眼，见心包腔表面附着一层粗糙的黄白色渗出物，呈绒毛状，故称为绒毛心。光镜下，见渗出物主要由浆液、纤维蛋白和少量的炎症细胞构成。临床上患者可有心前区疼痛，听诊可闻及心包摩擦音。渗出物可部分或全部吸收消散；不能完全吸收者，渗出物可机化，使心腔部分或全部粘连。

（三）化脓性心包炎

化脓性心包炎（purulent pericarditis，suppurative pericarditis）是以大量中性粒细胞渗出为主的心外膜炎，常由链球菌、葡萄球菌和肺炎双球菌等化脓菌引起。这些细菌可经邻近组织直接蔓延，或经血道、淋巴道播散，或因心脏手术直接感染。肉眼可见心包腔表面覆盖一层灰绿色、混浊而黏稠的渗出物。光镜下，见心外膜表面血管扩张充血，大量中性粒细胞浸润，渗出物中有大量中性粒细胞和无结构粉染物。当渗出物中有较多纤维蛋白，可称为纤维素性化脓性心包炎（fibrino suppurative pericarditis）。临床上，患者除表现出感染的症状外，还可出现心包积液和绒毛心的症状和体征。化脓性心包炎很少能完全吸收，故常导致纤维素性化脓性渗出物机化，导致心包粘连。

（四）出血性心包炎

出血性心包炎（hemorrhagic pericarditis）是指浆液性或浆液纤维素性渗出物中混有大量红细胞的心外膜炎。常由结核或肿瘤累及心包引起，心外科手术可继发出血性心包炎，出血多时可导致心包压塞（tamponade）。

二、慢性心包炎

慢性心包炎（chronic pericarditis）是指病程持续 3 个月以上的心包炎，多由急性心包炎转变而来。慢性心包炎分为两型。

（一）非特殊型慢性心包炎（non-specific type of chronic pericarditis）

非特殊型慢性心包炎仅限于心包本身，病变较轻，临床上无明显症状。常见于结核病、尿毒症、变态反应性疾病（如风湿病）等。

（二）特殊型慢性心包炎（specific type of chronic pericarditis）

1. 粘连性纵隔心包炎（adhesive mediastinopericarditis）

粘连性纵隔心包炎常继发于严重的化脓性或干酪样心包炎、心外科手术或纵隔放射性损伤。心外膜因纤维粘连而闭塞，并与纵隔及周围器官粘连，形成巨大团块。心脏因受心外膜壁层的限制和受到周围器官粘连的牵制，工作负荷增加，引起心脏肥大、扩张。

2. 缩窄性心包炎（constrictive pericarditis）

缩窄性心包炎多继发于化脓性、出血性或干酪样心包炎，病变主要局限于心包本身。由于心包腔内渗出物机化和瘢痕形成，心包闭锁，形成灰白色、半透明的结缔组织囊紧紧包绕在心脏周围，形似盔甲，故称为"盔甲"心。由于机化瘢痕的包绕，心脏舒张期充盈受限，严重影响心排出量。

（丁莉利）

 第十一节　心脏肿瘤

心脏肿瘤颇为少见，而原发性心脏肿瘤仅占心脏肿瘤的5%。成人最常见的原发性心脏肿瘤为黏液瘤，多见于左心房，肉眼可见呈分叶状或乳头状、胶冻状，光镜下为星芒状细胞分布于大量黏液样基质中。儿童期最常见的心脏原发肿瘤为横纹肌瘤。

心脏肿瘤95%为转移瘤，但与其他器官相比，心脏转移性肿瘤仍属少见。大多数心脏转移性肿瘤的原发部位位于胸腔或其临近部位，主要通过血道转移至心脏。

（丁莉利）

 第十二节　心功能不全

一、定义

生理条件下，心排血量可随机体的代谢需要而变化，满足机体在静息和运动时的需要。心功能不全（cardiac insufficiency）是指各种原因引起各种心脏结构或功能改变导致心室充盈和（或）射血功能受损，心排血量不能满足机体代谢需要的病理生理过程，以肺淤血，体循环淤血，器官、组织血液灌注不足为临床表现的综合征，主要表现为呼吸困难、体力活动受限和液体潴留。心功能不全包括心脏泵血功能受损后由完全代偿直至失代偿的全过程，而心力衰竭（heart failure）则是指心功能不全的失代偿阶段，两者在本质上是相同的，只是在程度上有所区别，出现了临床症状的心功能不全才能称为心力衰竭。

二、心功能不全的病因、诱因、分类及分期

（一）病因

1. 慢性心功能不全的病因

先天或获得性心肌、心瓣膜、心包或大血管、冠脉结构异常导致血流动力功能不全是慢性心功能不全的基础病因。

成人慢性心功能不全的病因主要是冠心病、高血压、瓣膜病和扩张型心肌病。其他较常见的病因有心肌炎、肾炎和先天性心脏病。较少见的易被忽视的病因有心包疾病、甲状腺功能亢进与减退、贫血、脚气病、动静脉瘘、心房黏液瘤和其他心脏肿瘤、结缔组织疾病、高原病及少见的内分泌病等。在费明翰研究中，90%的心功能不全归因于冠心病和高血压。在发达国家的人群或临床随访研究认为，冠心病占心功能不全病因的60%（男性）与50%（女性）。在一些发展中国家，心脏瓣膜病和营养性心脏病可能是更常见的原因。

常见心脏病变有：

（1）原发性心肌收缩力受损。

如缺血和心肌梗死、心肌炎症、变性或坏死（如风湿性或病毒性心肌炎、白喉性心肌坏死）及心肌病等，可使心肌收缩力减弱而导致心功能不全。

（2）心室的压力负荷（后负荷）过重。

如肺及体循环高压、左或右心室流出道狭窄、主动脉或肺动脉瓣狭窄等，均能使心室收缩时阻力增高、后负荷加重，引起继发性心肌舒缩功能减弱而导致心功能不全。

（3）心室的容量负荷（前负荷）过重。

如瓣膜关闭不全、心内或大血管间左至右分流等，使心室舒张期容量增加，前负荷加重，也可引起继发性心肌收缩力减弱和心功能不全。

（4）高动力性循环状态。

其主要发生于贫血、体循环动静脉瘘、甲状腺功能亢进、脚气性心脏病等，由于周围血管阻力降低、静脉回心血量增加，心排血量增多，也能引起心室容量负荷加重导致心功能不全。

（5）心室前负荷不足。

中 - 重度二尖瓣狭窄、慢性大量心包积液、限制型心肌病、长期快速性心律失常等，引起心室充盈受限，体、肺循环淤血。

2. 急性左心功能不全的病因

（1）急性弥漫性心肌损害引起心肌收缩无力。

如急性心肌梗死、急性重症心肌炎、药物所致的心肌损伤与坏死、围生期心肌病。

（2）急性血流动力学障碍。

A. 容量负荷急剧加重。

各种原因导致的急性瓣膜损害、腱索断裂、心室乳头肌功能不全及室间隔穿孔，常见于急性心肌梗死、人工瓣膜的急性损害、感染性心内膜炎或外伤、主动脉动脉瘤破裂入心腔，以及过快或过多静脉输血或输入含钠液体。

B. 心脏压力负荷加重。

急性起病的机械性阻塞引起排血受阻，如重度主动脉瓣或二尖瓣狭窄、心室流出道梗阻，心房内血栓或黏液瘤嵌顿。

C. 主动脉夹层。

D. 高血压危象。

E. 急性起病的心室舒张受限制。

如急性大量心包积液或积血导致的心包压塞、快速的异位心律等。

F. 严重的心律失常。

如心室颤动（简称室颤）和其他严重的室性心律失常、心室骤停、显著的心动过速等，使心脏暂停排血或排血量显著减少。

3. 急性右心功能不全的病因

急性右心衰竭为多见于右心室梗死、急性大块肺动脉栓塞和右侧心瓣膜病。

（二）心功能不全的诱因

心功能不全加重或急性发作的诱发因素：

（1）感染。

最常见为呼吸道感染，包括上呼吸道感染和下呼吸道感染。其他有风湿热、泌尿道感染、感染性心内膜炎等。

（2）过度体力活动和情绪激动。

（3）液体和钠盐摄入过多，输血过快和（或）过多。

（4）心律失常。特别是快速性心律失常，如伴有快速心室率的心房颤动（房颤）或心房扑动（房扑）。

（5）妊娠晚期和分娩。

（6）洋地黄过量或不足。

（7）药物作用。

药物作用：①使用抑制心肌收缩力的药物，如 β 受体阻断药，某些抗心律失常药物（如奎尼丁、普鲁卡因胺、维拉帕米等）。②引起水钠潴留，如肾上腺皮质激素。

（8）其他。

中、大量出血和中、重度贫血，肺动脉栓塞，室壁瘤导致心肌收缩不协调及乳头肌功能不全等。

（三）分类

1. 按发生部位

按发生部位分为左心衰竭、右心衰竭及全心衰竭。

2. 按发生部位

按发生部位分为急性心力衰竭、慢性心力衰竭及慢性心力衰竭急性发作。

3. 按左室射血分数（LVEF）分类

（1）射血分数降低性心衰（HFrEF）LVEF≤40%，伴有心力衰竭症状。

（2）射血分数保留性心衰（HFpEF）LVEF≥50%，通常有左心室肥厚或左房大等充盈压升高伴有舒张功能受限的症状，B 型钠尿肽（BNP）或 N 末端 B 型钠尿肽（NT-proB-

NP）升高。

（3）中间范围射血分数性心衰（HFmrEF）LVEF 在41%～49%之间。伴有轻度收缩性心力衰竭症状，以及舒张功能不全，BNP 或 NT - proBNP 升高。

4. 按心排血量的高低分类

（1）低输出量性心力衰竭（low output heart failure）。

心排血量低于正常人的平均水平，表现为外周血管阻力增加，血管收缩，四肢皮温低、苍白、脉压减小和动 - 静脉血氧含量差增大，多见于冠心病、高血压、心脏瓣膜病及心肌炎等。

（2）高输出量性心力衰竭（high output heart failure）。

患者的心排血量仍高于或不低于正常人的平均水平。表现为外周血管阻力降低、脉压差大，皮温及颜色无改变。其机制为血容量扩大或循环速度加快，静脉回心血量增加，心脏过度充盈，代偿阶段其心排血量明显高于正常，处于高动力循环状态及心脏容量负荷长期过重，供氧相对不足，能量消耗过多，失代偿期发展至心力衰竭，主要见于严重贫血、妊娠、甲状腺功能亢进症、动 - 静脉瘘及维生素 B_1 缺乏症等。

（四）心功能不全（心力衰竭）的分期和分级

1. 心功能不全分期

心功能不全分为 A、B、C、D 四期，分期的目的是全面评价心功能不全进展阶段，提出对不同阶段进行相应的治疗。

（1）A 期：前心衰阶段（pre-heart failure）。

病人存在心功能不全高危因素，但目前尚无心脏结构或功能异常，也无心功能不全的症状和（或）体征。比如：患者患有高血压、冠心病、糖尿病和代谢综合征等最终可累及心脏的疾病或使用心脏毒性药物史、酗酒史、风湿热史或心肌病家族史等。

（2）B 期：前临床心衰阶段（pre-clinical heart failure）。

病人无心衰的症状和（或）体征，出现心脏结构改变，如左心室肥厚、无症状瓣膜性心脏病、既往心肌梗死史等。

（3）C 期：临床心衰阶段（clinical heart failure）。

病人已有心脏结构改变，既往或目前有心衰的症状和（或）体征。

（4）D 期：难治性终末期心衰阶段（refractory end-stage heart failure）。

病人虽经严格优化内科治疗，但休息时仍有症状，常伴心源性恶病质，须反复长期住院，通过治疗只能延缓而不可能逆转病情进展。

2. 心功能不全分级

（1）心功能不全的严重程度通常采用美国纽约心脏病学会（New York Heart Association，NYHA）的心功能分级方法。这种分级方案的优点是简便易行，缺点是仅凭病人的主观感受和（或）医生的主观评价，短时间内变化的可能性较大，病人个体间的差异也较大。

Ⅰ级：心脏病病人日常活动量不受限制，一般活动不引起乏力、呼吸困难等症状。

Ⅱ级：心脏病病人体力活动轻度受限，休息时无自觉症状，一般活动下可出现症状。

Ⅲ级：心脏病病人体力活动明显受限，低于平时一般活动即引起症状。

Ⅳ级：心脏病病人不能从事任何体力活动，休息状态下也存在症状，活动后加重。

（2）6 min 步行试验：简单易行、安全方便，通过评定慢性心衰病人的运动耐力，评价心衰严重程度和疗效。要求病人在平直走廊里尽快行走，测定 6 min 步行距离，根据 US Carvedilol 研究设定的标准，＜150 m、150～450 m 和＞450 m 分别为重度、中度和轻度心衰。

三、心功能不全的发生机制

心功能不全（心力衰竭）发生机制尚未完全明了，目前达成的共识是：不同原因的心功能不全或心功能不全不同阶段共同的基本机制是心肌收缩力下降、舒张功能障碍及舒缩功能不协调导致。

（一）心肌收缩能力下降

1. 结构的改变

心肌原发性损害引起心肌细胞坏死、凋亡及纤维化，或/（和）长时间的超负荷的心室重塑导致心肌细胞、组织和心室水平的结构改变，这些都能引起心肌收缩能力的降低。

（1）心肌细胞数量减少。

A. 心肌细胞坏死。

在严重的缺血缺氧、致病微生物感染、中毒等作用下，心肌细胞中的溶酶体破裂，释放出大量溶酶体酶特别是蛋白水解酶，导致细胞自溶以至坏死，心肌收缩性严重受损。在临床上，急性心肌梗死是引起心肌细胞坏死最常见的原因。一般而言，当梗死面积达左室面积的 23％ 时便可发生急性心功能不全。

B. 心肌细胞凋亡。

细胞凋亡引起心肌收缩性降低受到研究者的重视。在大多数心力衰竭动物模型及心力衰竭患者（如急性心肌梗死、扩张型心肌病）的心脏中都发现有心肌细胞凋亡的现象存在，并且发现老年心脏心肌细胞数量减少的主要原因是细胞凋亡。因代偿机制激活的神经 - 体液因素中，儿茶酚胺、Ang Ⅱ 和肿瘤坏死因子 - α（TNF-α）都能导致细胞凋亡，在临床上选用 ACEI/ARB 和 β - 肾上腺素能受体拮抗剂治疗心衰有效。细胞凋亡除了降低心肌收缩能力外，还可因心肌肥大与凋亡共存使心肌肥厚与后负荷不匹配，从而增加室壁应力，进一步刺激心室壁的重构与凋亡。在慢性心力衰竭发展中，心肌细胞凋亡导致心室壁变薄，心室进行性扩大。因此，干预心肌细胞凋亡已成为防治心功能不全的重要目标之一。

（2）心肌结构改变。

早期心肌肥大，部分线粒体数目和体积增大，肌原纤维增多和细胞核增大，组织结构基本正常，心肌过度肥大时，肌原纤维增多和细胞核增大的程度超过线粒体增加的幅度，肌丝相比于线粒体呈不成比例的增加，肌节不规则叠加，加上显著增大的细胞核对邻近肌节的挤压，导致肌原纤维排列紊乱，阻碍肌丝的滑动，导致心肌收缩性降低。要注意的是，重构心脏的不同部位的心肌肥大、坏死和凋亡共存，心肌细胞和非心肌细胞的肥大、萎缩增殖与死亡共存，所以说，心脏各部分损伤的变化并非一致的。例如，在缺血中心区往往以心肌坏死为主，而在缺血边缘区可以观察到许多心肌细胞凋亡，非细胞凋亡区可见细胞反应性肥大，在重构晚期，心肌结构紊乱，细胞肥大、萎缩、坏死共存，间质胶原含量增加，纤维化明显，这种心肌结构的不均一性是导致心肌收缩力下降和心律失常发生的结构基础。

（3）心室扩张。

心力衰竭的心脏结构与代偿期的心肌肥厚和扩大不一样，表现为横径增加，由椭圆变成球形，腔大壁薄，心肌收缩力明显下降，继发性改变心室口径，导致房室瓣、主动脉瓣和肺动脉瓣环增大，导致瓣膜相对性关闭不全引发的血液返流，进一步加重心室的前后负荷，再次加重心衰的发展过程。

2. 心肌能量代谢异常

心肌细胞肌质网和胞膜对 Ca^{2+} 的转运及细胞内外离子浓度梯度的维持需要能量，因而能量代谢紊乱会影响心肌的收缩和舒张功能。ATP 是心肌唯一能够直接利用的能量形式。心肌能量代谢过程就是 ATP 的能量代谢过程，可分为能量生成、储存和利用三个环节，其中任何环节发生障碍都是导致心力衰竭的重要机制。

（1）心肌能量生成障碍。

①心肌缺血缺氧：心肌 60% ～ 90% 的 ATP 来源于游离脂肪酸的 β 氧化，仅 10% ～ 40% 由乳酸氧化及葡萄糖分解产生。心肌细胞消耗能量主要由有氧代谢提供，心功能不全早期能量代谢基本保持不变，在晚期或终末阶段，脂肪酸氧化明显下降，底物代谢转向葡萄糖，这时心肌有氧氧化能力下降，糖酵解加速，能量生成减少。心脏也是一个高耗氧的器官，从动脉血中摄取 75% 的氧，故当心肌供血、供氧减少时便会影响到心肌的能量生成。例如：冠状动脉粥样硬化血管痉挛及血栓形成等病变引起心肌缺血；休克、中度或重度贫血也可以引起心肌缺血、缺氧，也可导致能量生成障碍。②线粒体功能障碍：维生素 B_1 严重缺乏会造成焦磷酸硫胺素减少，丙酮酸脱氢酶活性降低，而导致乙酰辅酶 A 产生和进入三羧酸循环减少；严重心肌缺氧、钙超载和大量氧自由基生成等，都能造成心肌线粒体损伤；心肌重构过程中心肌细胞线粒体增生较肌原纤维缓慢，使肥大心肌中线粒体比例降低；重构心肌中由于基因表型改变使线粒体内细胞色素氧化酶含量相对减少、酶活性降低等，都可造成重构心肌产能障碍而使心肌能量缺乏。过度肥大的心肌内线粒体含量减少，且线粒体氧化磷酸化水平降低，肥大心肌内毛细血管数量少，均导致肥大细胞产能减少。心肌也处在明显缺氧状态。

（2）心肌能量储备减少。

心肌以 ATP 和磷酸肌酸（creatine phosphate，CP）的形式储存能量，肌酸的分子小而且在心肌的浓度比 ADP 大 100 倍，故肌酸是心肌储能的主要形式。随着心肌肥大的进展，产能减少而耗能增加，尤其是磷酸肌酸激酶同工型发生改变，导致磷酸肌酸激酶活性下降，作为能量储备形式的 CP/ATP 比值明显下降。

（3）心肌能量利用障碍。

心肌对能量的利用就是把 ATP 储存的化学能转化成为心肌收缩的机械做功的过程。$Ca^{2+}-Mg^{2+}-ATP$ 酶活性是决定心肌细胞对 ATP 进行有效利用的物质基础，也是心肌收缩性的内在决定因素。在人类衰竭的心肌中 $Ca^{2+}-Mg^{2+}-ATP$ 酶活性降低，其机制主要与心肌调节蛋白改变有关。如肌球蛋白轻链－1（myosin light chain，MLC-1）的胎儿型同工型增多；肌钙蛋白 T 亚单位的胎儿型同工型（TnT4）增多等，使肥大心肌肌球蛋白头部的 ATP 酶活性降低，利用 ATP 产生机械功能障碍，心肌收缩性降低。

3. 心肌兴奋 – 收缩偶联障碍

心肌的兴奋是电活动，而收缩是机械活动，Ca^{2+} 在把心肌兴奋的电信号转化为收缩的机械活动中发挥了极其重要的中介作用。Ca^{2+} 可通过多个机制影响心肌的兴奋 – 收缩偶联，进而调控心肌收缩和舒张（详见心脏生理学部分）。任何影响 Ca^{2+} 的转运、分布、结合的因素都可以影响心肌兴奋 – 收缩偶联的过程。

（1）肌浆网 Ca^{2+} 转运功能障碍。

肌浆网通过摄取、储存和释放 Ca^{2+} 来调节心肌舒缩周期中的细胞内 Ca^{2+} 浓度，从而调控兴奋 – 收缩偶联。心功能不全时，肌浆网 Ca^{2+} 转运功能障碍主要发生在 Ca^{2+} 摄取和释放两个环节。

A. 肌浆网 Ca^{2+} 摄取能力减弱。

能量代谢紊乱使 ATP 减少，肌浆网钙泵活性下降，重构心肌钙泵蛋白表达明显下调，都可以导致肌浆网从胞质中摄取 Ca^{2+} 的能力下降；重构心肌对交感神经系统调节的反应性降低，削弱磷蛋白的磷酸化，增强对钙泵抑制作用，使肌浆网 Ca^{2+} 摄取能力进一步下降。

B. 肌浆网 Ca^{2+} 储存量减少。

心力衰竭时，由于肌浆网 Ca^{2+} 摄取减少，导致储存量的减少。

C. 肌浆网 Ca^{2+} 释放量减少。

重构心肌肌浆网钙通道蛋白表达下调，使肌浆网 Ca^{2+} 释放功能下降。在心力衰竭时，Ca^{2+} 摄取减少，导致储存量的减少，造成心肌细胞去极化，由肌浆网释放进入胞质的 Ca^{2+} 值减少，合并酸中毒时 Ca^{2+} 与肌浆网中钙储存蛋白结合更紧密，也使肌浆网 Ca^{2+} 释放量下降。

（2）心肌细胞膜 Ca^{2+} 转运障碍。

心肌细胞在兴奋产生动作电位的过程中，细胞外的 Ca^{2+} 经细胞膜上 L 型钙通道内流，内流的 Ca^{2+} 触发 ryanodine 受体（RyR）释放肌浆网内储存的 Ca^{2+}，使胞质内的游离 Ca^{2+} 浓度迅速升高，进而引起心肌细胞收缩。心肌重构中的基因表达改变，降低肥大心肌细胞膜 L 型钙通道蛋白的表达；重构心肌组织中 NE 释放减少、心肌 β 肾上腺素受体敏感性下降和心肌 G 蛋白功能障碍等改变，降低胞膜钙通道对交感神经系统调节的反应活性，使胞外 Ca^{2+} 经 L 型钙通道进入胞质减少；酸中毒时 H^+ 可降低 β 肾上腺素受体对 NE 的敏感性，阻断 Ca^{2+} 内流；高钾血症时 K^+ 与 Ca^{2+} 竞争，可防止 Ca^{2+} 内流，导致胞质 Ca^{2+} 浓度下降。

（3）肌钙蛋白功能障碍。

重构心肌肌钙蛋白表型改变，使肌钙蛋白与 Ca^{2+} 的亲和力下降，酸中毒时 H^+ 增多，与 Ca^{2+} 竞争和肌钙蛋白结合，因而阻断有效横桥形成。与肌浆网中钙储存蛋白结合更紧密，从而抑制心肌收缩 – 兴奋偶联，导致心肌收缩力下降。

4. 心肌顺应性降低

心肌顺应性（myocardial compliance）是指心肌随应力而改变长度的特性，也叫作心肌顺展性（distensibility），心肌顺应性取决于心肌自身结构所决定的被动伸展性能和心室壁厚度。慢性心力衰竭和心肌损伤引起心室重构可以导致心肌纤维化及室壁肥厚，必定使心肌顺应性下降，使心肌收缩时遇到的弹性阻力增加，从而增加心脏收缩的耗氧量，同时心肌僵硬度增加，尤其是重构心肌中的Ⅰ型胶原增多，其胶原粗大、抗张强及弹性差，而弹性好、纤细的Ⅲ型纤维减少，故心肌被动扩张阻力大，心肌被动舒张能力下降，心肌顺应性降低既影响心肌收缩能力，也影响心肌舒张能力，但对心肌舒张能力的影响更明显。

（二）心肌舒张势能减小与舒张被动阻力增大

1. 心肌舒张势能减小

心肌舒张势能与心肌收缩性、心室血液充盈量及充盈速度、冠状动脉灌注量及灌流速度有关。心力衰竭时由于心肌收缩性降低，心室收缩引起的几何构型变化较小，故产生的舒张势能也较小。同时，由于心肌顺应性下降，心室血液充盈量及充盈速度下降，也导致心肌舒张势能下降。舒张期冠状动脉的血液灌流可产生弹开效应而带动心肌舒张。心力衰竭时由于冠状动脉粥样硬化、外膜增厚、心动过速等原因导致冠状动脉灌注量及灌流速度下降，从而使心肌舒张势能降低。

2. 心肌舒张被动阻力增大

房室瓣狭窄、心包积液、缩窄性心包炎造成心肌舒张被动阻力增大，导致心室舒张期心室充盈量减少。

（三）心室壁舒缩协调障碍

冠状动脉粥样硬化导致部分室壁缺血、陈旧性心肌梗死并发室壁瘤使这部分心肌丧失收缩功能，同时抗张能力下降；另外室内传导阻滞造成心室壁各部分心肌舒缩不同步，都会引起室壁舒缩在空间及时间上的不协调，致使心室喷射向量的合力降低或方向偏移，导致每搏量减少。

总之，临床上心功能不全的发生发展，都是多种机制共同作用的结果，从起初的代偿发展到失代偿（心力衰竭）的过程。不同的病因，在疾病发展的机制中起的作用不一致。绝大多数的心力衰竭是收缩功能障碍导致，有些则是舒张功能或心室顺应性差的原因。到后期，随着病情发展，参与的机制不同，原来单纯的舒张功能障碍，当发生心室扩张时，收缩功能不全也逐渐表现出来。

四、心功能不全代偿机制

心脏具有很强的代偿储备功能，可通过对心率、心肌收缩力和心室前后负荷的调节下，通过各种途径，介导心内与心外代偿与适应反应，激活内源性神经－体液系统，提高心排血量，使心排血量可随着机体在代谢需要量增加的情况下而随之增加。代偿反应的强度与心功能不全是否发生、发生的速度及严重程度密切相关，从心功能不全的早期代偿到晚期的心力衰竭，是机体从完全代偿、不完全代偿到失代偿的连续的动态发展过程。

（一）心脏代偿

心脏本身的代偿方式包括：心率增快、心脏紧张源性扩张、心肌收缩性增强和心室重塑。其中前三者是属于功能性调整，短期可以迅速调动，当心脏泵功能得以纠正后，可以保证心排血量，而心室重塑是心室在前后负荷长期增高时，通过改变心室结构、功能和代谢发展起来的慢性代偿适应性反应。

1. 心率加快

心率加快是心脏的快速代偿反应。当心功能不全时，由于损伤的心脏每搏输出量是相对固定的，机体首先通过增加心率达到增加心排血量的目的，心率加快是一种容易被快速动员起来的代偿反应。其发生机制是：①压力感受器效应。心排血量减少导致动脉血压下降，主动脉弓和颈动脉窦压力的压力感受器传入冲动减少，致使心脏迷走神经紧张性减弱，交感神经紧张性增强。②容量感受器效应。由于心输出量减少而心室残余血量增加，心室舒张末期容积和压力因而增大，刺激右心房和大静脉容量感受器，引起交感神经兴奋。③化学感受器效应。缺氧刺激主动脉体和颈动脉化学感受器，反射性加快心率。心率加快在一定范围内有代偿意义，体现在以下两方面：①提高心排血量；②提高舒张压，有利于冠脉的血液灌流。但这种代偿方式一定局限性。当心率过快时（成人大于 180 次/min），因心肌耗氧量增加，舒张期缩短及心脏充盈不足，心排血量反而减少。临床上可用心率加快的程度作为判定心力衰竭严重程度的一项指标。

2. 心脏紧张源性扩张

在心功能不全早期，机体代偿使静脉回心血量增加，静脉回心血量可以在一定程度上调控心肌的收缩能力。根据 Frank-Starling 定律，肌节长度在 $1.7 \sim 2.2 \ \mu m$ 的范围内，心肌收缩能力随心脏容量负荷（心肌纤维初长度）的增加而增加。当肌节长度达到 $2.2 \ \mu m$ 时，粗、细肌丝处于最佳重叠状态，形成有效横桥的数目最多，产生的收缩力最大，这个肌节长度称为最适长度（$L_{\max}$）。当心脏收缩功能受损时，心脏本身会发生快速的、应急性的调节反应。由于每搏出量降低，心室残余血量增加，使心室舒张末期容积增加，容量负荷增加导致心肌纤维初长度增大（肌节长度不超过 $2.2 \ \mu m$），此时心肌收缩力增强，代偿性增加每搏输出量，这种伴有心肌收缩力增强的心腔扩大称为心脏紧张源性扩张，有利于将心室内过多的血液及时泵出。近来的研究还指出，肌节长度的适度增长可增加心肌肌节对胞质 Ca^{2+} 的敏感性，增强心肌收缩力。但是，心脏紧张源性扩张的代偿能力也是有限度的，当容量负荷过大，舒张末期容积或压力过高，心室扩张使肌节长度超过 $2.2 \ \mu m$，有效横桥的数目反而减少，心肌收缩力降低，每搏输出量减少。当肌节长度达到 $3.6 \ \mu m$ 时，粗、细肌丝不能重叠而丧失收缩能力，出现失代偿表现。

应当注意的是，通过增加容量负荷而增强心肌收缩力是急性心力衰竭时的一种代偿方式。所以，心率增快是急性心力衰竭的临床表现之一。慢性心力衰竭时，心室扩张如在一定限度内可增加心肌收缩力。但长期容量负荷过重引起的心力衰竭以及扩张性心肌病的主要代偿机制是引起肌节过度伸长使心腔明显扩大。这种心肌过度伸展并伴有心肌收缩力减弱的心腔扩大称为肌源性扩张，其在增加心肌收缩力方面已失去代偿意义。此外，过度的心室扩张还会增加心肌耗氧量，加重心肌损伤。

3. 心肌收缩性增强

心功能受损时，儿茶酚胺因交感－肾上腺髓质系统兴奋而增加，通过激活 β 肾上腺素受体，增加胞质 cAMP 浓度，激活蛋白激酶 A，使肌膜钙通道蛋白磷酸化，导致心肌兴奋后胞质 Ca^{2+} 浓度升高而发挥正性变力作用。在心功能不全的急性期，心肌收缩性增强对于维持心排血量和血流动力学稳态是十分必要的代偿和适应机制。当慢性心力衰竭时，心肌 β 肾上腺素受体减敏，血浆中虽存在大量儿茶酚胺，但正性变力作用的效果显著减弱。

4. 心室重塑

心脏由心肌细胞、非心肌细胞（包括成纤维细胞、血管平滑肌细胞、内皮细胞等）及细胞外基质（extracellular matrix）组成。损伤的心脏不但会发生功能与代谢适应的快速代偿，而且有慢性的综合性适应性反应，即心室重塑。心肌细胞的结构性适应会有量和质的增加，即心肌重构，包括心肌肥大（myocardial hypertrophy）和细胞表型（phenotype）的变化；除了心肌细胞外，非心肌细胞及细胞外基质也有改变。

（1）心肌心肌重构。

心肌心肌重构包括心肌细胞肥大和心肌细胞表型的改变。

A. 心肌肥大。

心肌肥大是指心肌细胞体积增大，在细胞水平上表现为细胞直径增宽，长度增加；在器官水平表现为心室质（重）量增加，心室壁增厚。临床上可用超声心动图等无创性方法检测心室壁厚度，故又称为心室肥厚（ventricular hypertrophy）。目前发现，心肌肥大达到一定程度（成人心脏重量超过500 g）时，心肌细胞亦可有数量的增多。

按照超负荷原因和心肌反应形式的不同又可将超负荷性心肌肥大分为：①向心性肥大（concentric hypertrophy）。心脏在长期过度的压力负荷作用下，收缩期室壁张力持续增加，心肌肌节呈并联性增生，心肌细胞增粗。其特征是心室壁显著增厚而心腔容积正常或减小，左室后壁与心腔半径之比增加，见于高血压性心脏病和主动脉瓣狭窄。②离心性肥大（eccentric hypertrophy）。心脏在持续的高压力负荷作用下，舒张期室壁张力持续增加，心肌肌节呈串联性增生，心腔容积增大，而心腔增大又使收缩期室壁应力增大，进而刺激肌节并联性增生，使室壁有所增厚。离心性肥大的特征是心腔容积显著增大与室壁轻度增厚并存，室壁厚度与心腔半径之比基本保持正常，常见于二尖瓣或主动脉瓣关闭不全。

无论是向心性肥大还是离心性肥大都是对室壁应力增加产生的适应性变化，是慢性心功能不全时极为重要的代偿方式。通过以下两方面发挥代偿作用：①心肌肥大使心肌收缩蛋白总量增加，心肌总体收缩能力增高，增加心排血量和射血速度，可使心功能曲线向左上移位；②室壁增厚可以降低室壁应力，降低心肌耗氧量，室壁应力是决定心肌耗氧量的重要因素。可根据拉普拉斯（Laplace）定律（$F = pr/(2h)$）进行计算，F 为室壁应力，p 为心室内压，r 为心腔半径，h 为室壁厚度。心肌肥大伴有不同程度的心壁增厚时，使心室壁应力尽可能维持正常，从而减轻心肌耗氧量增加的程度。例如，要适应增大的射血阻力，必须提高心室内压，向心性肥大的心壁增厚则是为避免或减轻因心室内压增高而引起的心室壁应力增大。而离心性肥大主要适应过量的容量负荷，必须扩大心室容积，即心室半径增加。伴随心室容积扩大发生的心壁增厚，则可维持 $r/2h$ 基本正常，从而保持舒张期室壁应力相对稳定。

B. 心肌细胞表型改变。

心肌细胞表型改变指由于心肌所合成的蛋白质的种类变化所引起的心肌细胞"质"的改变。在引起心肌肥大的机械信号和化学信号刺激下，可激活成年心肌细胞中处于静止状态的胎儿期基因，如心房钠尿肽基因、脑钠肽基因和 β - 肌球蛋白重链（β-myosin heavy chain，B-MHC）基因等，增加胎儿型蛋白质合成；或是某些功能基因的表达被抑制，导致同工型蛋白的转换，引起细胞表型改变。心肌细胞的细胞膜、线粒体肌浆网、肌原纤维及细胞骨架的表型转变与正常心肌细胞不同，导致代谢与功能出现变化。转化后心肌细胞分泌活性增强，通过分泌细胞因子和局部激素进一步促进细胞生长、增殖及凋亡，从而改变心肌的舒张和收缩能力。

（2）非心肌细胞及细胞外基质的变化。

成纤维细胞占人心脏细胞总数的 $60\% \sim 70\%$ ，是细胞外基质的关键来源。细胞外基质（extracellar matrix，ECM）是存在于细胞间隙肌束之间及血管周围的结构糖蛋白、蛋白多糖及糖胺聚糖的总称，其中最主要的是 I 和 III 型胶原纤维。胶原网络与细胞膜上的结合蛋白质连接，维系心肌细胞的有序排列，为心肌提供了高强度的抗牵拉能力，同时又将心肌收缩和舒张时伴随的张力变化传递至心肌的各个部分。胶原纤维的量和成分是决定心肌伸展及回弹性能（僵硬度）的重要因素。

促使心肌肥大的许多因素如 Ang II、去甲肾上腺素和醛固酮等都可促进非心肌细胞活化或增殖，分泌大量不同类型的胶原及细胞外基质、合成间质胶原酶和明胶酶等，通过对胶原合成与降解的调控，使胶原网络结构的生物化学组成（如 I 型与 III 型胶原的比值）和空间结构都发生改变，引起心肌间质的增生与重塑。一般而言，重塑早期 III 型胶原明显增加，这有利于肥大心肌肌束组合的重排及心室的扩张。在重塑后期以 I 型胶原增加为主，它可提高心肌的抗张强度，防止在室壁应力过高的情况下心肌细胞侧向滑动造成室壁变薄和心腔扩大。但是，不适当的非心肌细胞增殖及基质重塑（如 I 型/ III 型胶原的比值增大），会降低室壁的顺应性而使僵硬度相应增加，影响心脏舒张功能。

心室重塑过程也是机体的代偿过程，心肌肥大本身可产生某些不利影响，如向心性肥大可致心肌缺血及舒张功能异常，离心性肥大可致功能性房室瓣反流及收缩功能异常；心肌细胞表型改变可导致肥大心肌舒缩功能降低，不适当的非心肌细胞增生及细胞外基质重塑可以降低室壁顺应性和影响心肌细胞之间的信息传递和舒缩的协调性，妨碍心肌细胞与毛细血管之间的物质交换。此外，心肌纤维增生和管壁增厚使冠状循环的储备能力和供血量降低。因此，心室重塑发展到一定程度即走向失代偿，使心肌总体舒缩功能开始进行性降低。

（二）神经－体液调节机制的激活

在初始的心肌损伤以后，患者循环血或组织中儿茶酚胺、血管紧张素 II（angiotensin II，Ang II）、醛固酮、内皮素、肿瘤坏死因子等含量或活性升高。这些神经－体液因子的增加在早期有一定的代偿意义，既有迅速启动的功能性代偿，又有缓慢持久的结构性代偿。早期，这些适应性变化对于维持心脏泵血功能、血流动力学稳态及重要器官的血流灌注起着十分重要的作用。但是，随着时间的推移，神经体液调节机制失衡的有害作用也逐渐显现出来，成为加重心肌损伤，促使心脏泵血功能降低及心力衰竭进展的关键环节。在神经－体液调节机制中，最为重要的是交感－肾上腺髓质系统和肾素－血管紧张素－醛固酮系统（renin-angiotensin aldosterone system，RAAS）的激活。

1. 交感－肾上腺髓质系统

心功能不全时，心排血量减少可以激活颈动脉窦和主动脉弓的压力感受器，进而激活交感－肾上腺髓质系统，表现为交感神经活性升高，血浆儿茶酚胺浓度升高。在短期内，交感神经兴奋不但可使心肌收缩性增强、心率增快、心排血量增加，提高心脏本身的泵血功能，而且通过对外周血管的调节在血流动力学稳态中起着极为重要的支持作用。这些心血管的代偿调节防止了心排血量和血压发生明显的变化。但长期过度地激活交感神经会造成对机体的不利影响，外周血管阻力增加会加重心脏后负荷，内脏器官供血不足会引起其代谢、功能和结构改变。

2. 肾素－血管紧张素－醛固酮系统激活

肾脏低灌流、交感神经系统兴奋和低钠血症等都可以激活肾素－血管紧张素－醛固酮系统。Ang II 增加可以通过直接的缩血管作用及与去甲肾上腺素的协同作用对血流动力学稳态产生明显影响：①Ang II 可以升高肾灌注压，维持肾小球滤过率；②醛固酮增加可引起水钠潴留，维持循环血量保持心排血量正常。但是，肾素－血管紧张素－醛固酮系统的过度激活也有明显的副作用，表现在：①过度的血管收缩加重左心室后负荷；②醛固酮增加可促进肾远曲小管和集合管上皮细胞对水钠的重吸收，引起的血容量增加可使已经升高的心室充盈压进一步升高，还可以作用于心脏成纤维细胞，促进胶原合成和心室纤维化；③ Ang II 还可直接促进心肌和非心肌细胞肥大或增殖。总体来说，肾素－血管紧张素－醛固酮系统激活在心功能不全的代偿及失代偿调节中的作用是弊大于利。

3. 其他体液因子和细胞因子的调节

（1）利钠肽类。

心房肌主要合成和分泌心房钠尿肽（atrial natriuretic peptide，ANP），心室肌主要合成和分泌 B 型钠尿肽（B-type natriuretic peptide，BNP），它们均是钠尿肽家族的成员。BNP 基因转录生成由 134 个氨基酸残基构成的 B 型钠尿肽原，随后被蛋白酶在 N 端切掉 26 个氨基酸残基的片段，在分泌或进入血液循环的过程中，被蛋白水解酶裂解成由 32 个氨基酸残基组成的具有生物学活性的 BNP 和由 76 个氨基酸残基组成无生物学活性的 N 末端 B 型钠尿肽（N-terminal proB-type natriuretic peptide，NT-proBNP）。NT-proBNP 比 BNP 具有更长的半衰期及更高的稳定性，其浓度可反映短暂时间内新合成的而不是储存的 BNP 释放。利钠肽类激素具有利钠排尿、扩张血管和抑制肾素和醛固酮作用。生理状态下，机体可有少量的 BNP/NT-proBNP；出现心功能不全时，心脏受压力和牵张，心肌细胞合成并释放入血，血中 BNP/NT-proBNP 浓度升高，并与心功能分级呈显著正相关。目前，临床上动态监测血中 BNP/NT-proBNP 已成为心力衰竭诊断和鉴别诊断、风险分层以及判断预后的重要生化指标。

（2）血管加压素。

血管加压素由下丘脑分泌，每搏量减少或低血压严重影响组织灌注时，通过神经反射作用，血管加压素分泌增加，发挥缩血管、利尿、增加血容量的作用，也是心功能不全的代偿机制之一，时间久后易出现低钠血症。

（3）缓激肽。

心功能不全时缓激肽生成增多与 RAS 有关，血管内皮受缓激肽刺激后，产生内皮来源的一氧化氮（NO）。NO 具有强大扩血管作用，参与血管的舒缩的调节。

（4）炎性因子。

白细胞介素－1 能诱导心肌细胞肥厚和 NO 合酶表达，使 NO 水平升高，能减弱心肌细胞对受体的正性变力性效应，促进细胞肥大与凋亡；肿瘤坏死因子能诱发心力衰竭，在体外能减少细胞内 Ca^{2+}。

（三）心脏以外的代偿

1. 增加血容量

其发生机制有：①交感神经兴奋使肾血流量下降，引起近端小管重吸收钠水增多，血容量增加。②RAAS激活，释放过多的醛固酮，促进远端小管和集合小管对钠水的重吸收。③血管升压素（antidiuretic hormone，ADH）增高。随着钠的重吸收增加，ADH释放增多，加上肝对其灭活减少，使血浆ADH水平增高，促进远端小管和集合小管对水的重吸收。这些机制在一定范围内使血容量增加，可提高心排血量，但长期过度的血容量增加可加重心脏容量负荷，从而出现失代偿。

2. 血流重新分布

心功能不全时，交感神经兴奋使皮肤、肾和腹腔内脏器官血管选择性收缩，血流量减少，而心、脑血流量不变或略有增加。这样既能防止血压下降，又能保证重要器官的血流量。但外周器官长期供血不足可导致脏器功能减退，如肾、肝功能不全。同时，外周血管长期收缩也会导致心脏压力负荷增大，出现失代偿。

3. 红细胞增多

心排血量降低使组织血流量减少，机体发生低动力性缺氧，体循环淤血和血流速度减慢引起淤血性缺氧，肺淤血和肺水肿又可引起乏氧性缺氧。缺氧刺激肾间质细胞合成并释放促红细胞生成素，后者促进骨髓造血功能，使血红蛋白的合成及红细胞的生成增多。红细胞数量增多使血液携氧功能增强，对改善周围组织供氧有积极的代偿意义，但红细胞过多可使血液黏度和血管阻力增加，心脏负荷加重。

4. 组织细胞利用氧的能力增强

心功能不全时缺氧导致组织细胞发生一系列变化，表现为：①细胞线粒体数量增多，表面积加大，细胞色素氧化酶活性增强，这些变化有助于细胞内呼吸功能的改善；②细胞内磷酸果糖激酶活性增强，可使细胞从糖酵解途径获得能量的补充；③肌肉中肌红蛋白含量增多，可改善肌肉组织对氧的储存和利用。通过这种组织细胞自身结构功能和代谢的调整，可使细胞利用氧的能力增加，以克服缺氧带来的不利影响。

五、心功能不全病理生理及临床表现

心功能不全表现为心脏收缩或（和）舒张功能降低，导致心排血量减少，动脉系统供血不足，肺循环、体循环淤血，导致器官组织灌注不足及缺血缺氧，引发一系列功能障碍和代谢异常，临床上的病理生理改变及临床表现可分为肺循环淤血、体循环淤血、心排血量减少三方面。

（一）肺循环淤血的病理生理及临床表现

1. 肺循环淤血

肺循环淤血主要见于左心衰竭。左心衰竭分为左房衰竭和左室衰竭，左房衰竭主要见于二尖瓣狭窄，左室衰竭多见于高血压性心脏病、冠心病、主动脉瓣病变和二尖瓣关闭不全。急性肾小球肾炎和风湿性心肌炎是青少年及儿童心脏左心衰竭的常见病因。病理生理改变及临床表现包括以下几个方面。

（1）呼吸困难。

当肺毛细血管楔压升高时出现肺淤血及肺水肿，可表现为呼吸困难，其发生机制：肺淤血时肺顺应性降低，需要增加呼吸肌的做功；支气管黏膜充血、肿胀及气道分泌物增加导致气道阻力增加；同时肺毛细血管压增高和肺间质水肿，刺激肺毛细血管旁 J 受体，反射性启动浅快呼吸。临床上呼吸困难有三种形式：

A. 劳力性呼吸困难。

左心衰竭患者会在体力活动时出现呼吸困难，休息后消失，称为劳力性呼吸困难（dyspnea on exertion），为左心衰竭最早的表现，随着病情的加重，运动耐力也逐渐下降，其机制是：①活动时四肢血流量增加，回心血量增多，肺循环淤血加重；②心率加快，舒张期缩短，左心室充盈减少，肺静脉压和左房压力增加；③活动时机体需氧量增加，但衰竭的左心室不能相应地提高心排血量，加重肺淤血。

B. 夜间阵发性呼吸困难。

夜间阵发性呼吸困难（paroxysmal nocturnal dyspnea）亦是左心衰早期的典型表现。患者白天活动如常人，夜间入睡后（多在入睡 1～2 h 后）因突感呼吸困难、胸闷而惊醒，被迫坐起，可伴有咳嗽或泡沫样痰，发作较轻者在坐起后有所缓解，经一段时间后自行消失又可入睡。严重者可持续发作，咳粉红色泡沫样痰，甚至发展为急性肺水肿。夜间阵发性呼吸困难的发生机制是：①患者入睡后由端坐位改为平卧位，下半身静脉回流增加，同时组织间液吸收入血液循环也增加，使肺淤血加重。②入睡后迷走神经紧张性增加，使小支气管收缩，使气道阻力增高；③熟睡后中枢对传入刺激的敏感性降低。当出现较为严重肺淤血，动脉血氧分压降低到一定程度时，才能刺激呼吸中枢，使患者感到呼吸困难而惊醒。若患者在呼吸困难、咳嗽的同时伴有哮鸣音，则称为心源性哮喘。

（3）端坐呼吸。

平卧位时出现呼吸困难，必须采取高枕卧位或坐位以解除或减轻症状。端坐呼吸的发生机制主要有：①平卧位使下肢和腹腔淤血及水肿液回流增多，导致肺淤血和肺水肿加重；② 平卧位时膈肌上抬使肺活量减小而加重缺氧。

（2）咳嗽、咳痰及咳血。

是肺泡和支气管黏膜淤血导致，多发生于夜间，坐位或高枕卧位可以改善，咳白色泡沫样痰。长期慢性肺淤血导致肺静脉压力升高，可在肺循环和支气管血液循环之间在支气管黏膜下形成侧支血管，此种血管一旦破裂可引起大咯血。

（二）体循环淤血的病理生理改变及临床表现

体循环淤血主要见于右侧心力衰竭，我国右心衰竭诊断和治疗专家共识指出，右心衰竭从临床和病理生理角度大致分为：①右心室容量负荷和（或）压力负荷过大，如肺动脉高压、三尖瓣反流及复杂先天性心脏病等。②右心室心肌自身病变，如右心室心肌梗死、右心室心肌病等；③心包疾病和引起体循环回流受阻的疾病，如缩窄性心包炎、三尖瓣狭窄。主要表现在体循环静脉系统的过度充盈，静脉压升高，脏器淤血和组织液增多。

1. 水肿

水肿是心力衰竭的主要临床表现之一，称为心源性水肿（cardiac edema）。机制：①毛细血管血管内静水压增高，组织液回吸收少；②心排血量少，导致肾灌注量减少可引起肾小球滤过率降低和醛固酮增加，造成水钠潴留，促进水肿的发展；③胃肠道淤血引起的消化吸收障碍、肝淤血造成的肝功能损伤可导致低蛋白血症，又进一步加重心源性水肿。心源性水肿为对称性、凹陷性，出现在低垂部位，活动后明显，严重者还可伴发腹水及胸水等。

2. 静脉淤血和静脉压升高

右心衰竭时因水钠潴留及右室舒张末期压力升高，使上下腔静脉回流受阻，静脉异常充盈，表现为下肢和内脏的淤血，同时交感神经兴奋引起的容量血管收缩，可使静脉压升高。表现为颈静脉充盈（engorgement of neck vein），按压肝脏后颈静脉异常充盈，称为肝颈静脉回流征（hepatojugular jugular reflux）阳性。

3. 胃肠功能改变

慢性心力衰竭时，由于静脉系统淤血和动脉系统灌注不足，可出现消化系统功能障碍，表现为消化不良、食欲不振、恶心、呕吐、腹泻、上腹痛等。

4. 肝肿大及肝功能损害

由于下腔静脉回流受阻及淤血，肝静脉压升高，肝小叶中央区淤血，肝窦扩张、出血及周围水肿，导致肝脏肿大，肝区有压痛。慢性右心衰竭，还可造成心源性肝硬化，因肝细胞变性、坏死，患者可出现转氨酶水平增高、低白蛋白血症及黄疸。

（三）心排血量减少

1. 心排血量减少及心脏指数降低

心排血量和心脏指数（cardiac index，CI）是评价心脏泵血功能的重要指标。在心力衰竭代偿期，心力储备减少，容量负荷增加，机体承受力下降，但能保证基本的心排血量。随着心力衰竭的进展，心排血量显著降低，心排血量常常依赖升高的充盈压或（和）增快的心率才能达到满足组织代谢需求的水平。严重心力衰竭时，卧床静息时的心排血量也显著降低，多数患者心排血量 <3.5 L/min，心脏指数 <2.2 L/(min·m^2)，其他指标如每搏量、每搏功和每分功也下降。

2. 左室射血分数降低

左室射血分数（left ventricular ejection fraction，LVEF）是每搏输出量占左心室舒张末容积（ventricular end diastolic volume，VEDV）的百分比，在静息状态下正常值为55%～65%，是临床上评价左心室射血功能指标，能较好地反映心肌收缩功能的变化，也是心衰分类型的指标之一。当左室射血分数≥50%时，左心室的收缩功能尚可；射血分数<50%表示收缩功能损伤；射血分数<30%为收缩功能严重抑制，患者预后差。值得注意的是：①压力负荷增加会抑制心肌收缩能力，而反流引起的容量负荷过度，会增加射血分数，故当合并这两种状况时射血分数值不能准确判断心脏收缩能力；②对老年患者，不能单以射血分数判断是否存在心力衰竭；③另一个反映心肌收缩性的指标，等容收缩期心室内压上升的最大速率（+dP/dt$_{max}$）在心力衰竭时也有不同程度的降低。

3. 心室充盈受损

由于射血分数低，心室射血后残余血量多，使心室收缩末容积（ventricular end systolic volume，VESV）增加，心室前负荷增加、心室充盈受限。出现左心室舒张末压（left ventricular end diastolic pressure，LVEDP）升高。通常以肺毛细血管楔压（pulmonary capillary wedge pressure，PCWP）反映左心房压和LVEDP；以中心静脉压（central venous pressure，

CVP）反映右心房压和右心室舒张末压（right ventricular end diastolic pressure，RVEDP）。同时反映心肌舒张性能的指标，等容舒张期心室内压下降的最大速率（ $-dP/dt_{max}$ ）也降低。

4. 心率增快

由于交感神经系统兴奋，在心力衰竭早期出现心率增快。临床上心动过速常是心力衰竭患者最早的和最明显的症状。随心搏出量的进行性降低，心排血量的维持依赖心率增快，但过快的心率也可使心排血量降低，并且造成心肌缺血、缺氧而加重心肌损害。

（四）器官血流重新分配

心功能不全（心力衰竭）引起的神经 - 体液调节系统的激活，表现为血浆儿茶酚胺、Ang Ⅱ 和醛固酮含量增高，引起各器官血流进行重新分配。

1. 动脉血压的变化

心功能不全发生的速度和严重程度决定心力衰竭患者的血压。急性心力衰竭时（如急性心肌梗死），心排血量突然减少，导致血压下降，甚至发生心源性休克。慢性心力衰竭时，在交感 - 肾上腺髓质系统的调节下，外周阻力增大，心率加快以及血容量增多等，使血压基本维持在正常范围内。当慢性心力衰竭急性发病时，由于交感神经 - 体液调节系统的过度激活，约50%的患者会出现动脉血压升高。

2. 器官血流重新分配

灌注压及灌注阻力的不同决定器官血流量的多少。心功能不全时各组织器官的灌注压降低和阻力血管收缩的程度不一，重新分配器官的血流量。一般而言，心力衰竭较轻，心脏和脑的血液灌注可维持在正常水平，而皮肤、骨骼肌、肾脏及内脏的血管床因含 α 肾上腺素受体较多，收缩较明显，从而血液灌注减少。

（1）肾血流量减少。

心功能不全时，通对压力感受器和肾小球旁装置的刺激使肾血流量明显减少，导致肾小球滤过率下降和肾小管重吸收增加，原尿减少引起水钠潴留，可伴有氮质血症。在治疗过程中尿量增加，提示心功能的改善。

（2）骨骼肌血流量减少。

在心功能不全时，体力活动时器官血液灌注与组织代谢需求的失衡较为显著，通过减少骨骼肌耗氧量以适应组织的低灌流状态，故易乏力（fatigue）是心力衰竭的早期症状之一。到后期，血管内皮功能受损，缺血或运动时引起的扩血管反应减弱，难以抗衡神经 - 体液调节机制激活所致的外周血管收缩，骨骼肌的血液灌注不足可导致骨骼肌萎缩、氧化酶活性降低及线粒体数减少，患者表现出乏力和肌肉营养不良。

（3）脑血流量减少。

随着心排血量的不足，脑血流量也减少。部分患者在变换体位时出现头晕、晕厥等直立性低血压的表现。当心排血量急性减少时，可导致脑缺血发生短暂性意识丧失，称为心源性晕厥（cardiogenic syncope）。严重者晕厥发作可持续数秒并伴有四肢抽搐、呼吸暂停、发绀等临床表现，称为阿 - 斯综合征（Adams-Stokes syndrome）。

（4）皮肤血流量减少。

心力衰竭时，皮肤血管灌注不足，表现为皮肤温度降低、苍白，如果合并缺氧，可出现发绀。

六、心功能不全防治原则

心衰的治疗目标为缓解临床症状，提高生活质量；防止和延缓心力衰竭的发展；改善长期预后，降低病死率与住院率。治疗原则：对各种可致心功能受损的疾病进行早期管理，拮抗神经－体液因子的过度激活，阻止或延缓心室重塑的进展，减少其负面效应。

（一）病因治疗

1. 病因治疗

根据心力衰竭的分期，判断患者的分期情况，对所有可能导致心脏功能受损的常见疾病，如高血压、冠心病、糖尿病及代谢综合征等，在尚未出现心脏器质性改变前进行早期有效治疗，可以延缓疾病的发展。对于少数病因未明的疾病应早期积极干预，延缓疾病进展。

2. 清除诱因

控制和消除诱因比治疗病因容易，及时处理诱因是控制心衰发生发展的重要环节，能减少心力衰竭急性发作及改善心力衰竭的症状。

（二）药物的治疗

针对心力衰竭发病的机制，药物治疗主要在以下几方面。

1. 调整 RAAS 系统失衡

RAAS 功能紊乱在心室重塑和心力衰竭的发生和发展中扮演着重要的角色。①血管紧张素转换酶抑制剂（angiotensin conversing enzyme inhibitor，ACEI）通过抑制循环和心脏局部的血管紧张素转换酶，减少血管紧张素 Ⅱ 的生成而抑制 RAAS；并可抑制缓激肽的降解，增强缓激肽活性促进一氧化氮和前列环素产生，发挥扩张血管作用，减少胶原沉积，延缓心室重塑。目前，ACEI 已成为治疗慢性心力衰竭的常规药物，是心力衰竭治疗药物的三大基石之一，可以降低心力衰竭的住院率，降低病残率和病死率。②对于不能耐受 ACEI 者，可用血管紧张素受体阻滞剂（angiotensin receptor blocker，ARB）替代。③ 2016—2019 年的国内外心衰指南推荐早期、足量使用血管紧张素受体脑啡肽酶抑制剂（ANNI），通过沙库巴曲代谢产物 LBQ657 阻断脑啡肽酶，起到利尿排钠作用，同时通过缬沙坦阻断 AT_1 受体，抑制血管收缩，改善心肌重构，显著降低心衰住院和心血管风险。④醛固酮拮抗剂螺内酯能阻断醛固酮效应，也有减轻心室重塑的心脏保护作用，是心力衰竭治疗药物的三大基石之一。

2. 阻断交感神经活性

由心衰的代偿到失代偿的发展过程，认识到儿茶酚胺长期升高对心脏具有明显的损害作用，β 肾上腺素受体阻滞剂（又称为 β 受体阻滞剂、β 受体阻断药）可防止交感神经对衰竭心肌的恶性刺激，改善慢性心力衰竭患者的心室重塑，改善预后，降低患者的病死率和死亡率，也是心力衰竭治疗药物的三大基石之一。常用药物有美托洛尔、比索洛尔。

3. 减轻心脏前负荷

限制液体和钠盐的输入；适当使用利尿剂，抑制肾小管对水钠吸收，减少容量；静脉血管扩张剂如硝酸酯类药物，可以减少回心血量，减轻心脏前负荷。

4．减轻心脏后负荷

交感神经兴奋和大量缩血管物质的分泌，使外周血管阻力增加，心脏后负荷增高。选用 ACEI/ARB 或 β 受体阻滞剂，阻断血管收缩，扩张动脉，降低后负荷，也能减少心肌耗氧量，延长射血时间，使心搏量增加。

5．改善心脏收缩和舒张功能

对射血分数下降的心力衰竭，可以使用正性肌力的药物，包含洋地黄类药物和非洋地黄类药物（肾上腺素受体兴奋剂和磷酸二酯酶抑制剂），对射血分数保留的心力衰竭可以考虑使用 β 受体阻滞剂或钙通道阻滞剂。对射血分数中间值的心力衰竭根据患者的情况选择用正性肌力的药物或 β 受体阻滞剂。

6．重组人 B 型利钠肽

重组人 B 型利钠肽（奈西立肽）是一种新的肽类血管扩张剂，可与利钠肽受体相结合，引起细胞内环磷酸鸟苷（cGMP）的浓度升高，cGMP 能扩张静脉和动脉（包括冠状动脉），降低心脏前、后负荷，增加心排量，并具有促进钠排泄和利尿作用；还可抑制肾素 – 血管紧张素系统（RAS）和交感神经系统，从而缓解患者的呼吸困难和全身症状。

7．窦房结起搏电流（I_f）通道抑制剂

窦房结起搏电流（I_f）通道的选择性、特异性抑制剂（伊伐布雷定），以剂量依赖性方式选择性抑制窦房结中的 I_f 电流，降低窦房结发放冲动的频率，以减慢心率、延长心脏舒张期、改善心肌缺血，同时不影响心内传导、心肌收缩力或心室复极化。

（三）非药物治疗

1．心脏再同步化治疗（cardiac resynchronization therapy，CRT）

心力衰竭患者会存在电不同步和机械不同步，CRT 可以通过纠正这种不同步，改善临床症状，改善预后。

2．植入式心脏复律除颤器

植入式心脏复律除颤器具有心律监测、抗心动过速和心动过缓、电复律 – 除颤作用，能降低因心衰导致心律失常引起的猝死。

3．心脏移植

心脏移植适合于各种方法治疗无效的心力衰竭终末期。

4．代替心脏泵功能的机械

代替心脏泵功能的机械，如左心室辅助泵装置、人工心脏等。

（四）一般治疗

1．生活方式管理

（1）病人教育。

心衰病人及家属应得到准确的有关疾病知识和管理的指导，如健康的生活方式、平稳的情绪、适当的诱因规避、规范的药物服用、合理的随访计划等。

（2）体重管理。

日常体重监测能简便直观地反映病人体液潴留情况及利尿剂疗效，帮助指导调整治疗方案。另一方面注意慢性心力衰竭病人存在临床或亚临床营养不良，易出现心源性恶病

质，提示预后不良。

（3）饮食管理。

减少钠盐摄入可以改善患者血容量增加及水钠潴留的状况，但在使用强效排钠利尿剂时过分严格限盐可导致低钠血症。

2. 休息与活动

急性期或病情不稳定者应限制体力活动，卧床休息，以降低心脏负荷，有利于心功能的恢复。恢复期适宜的活动能提高骨骼肌功能，改善活动耐量，减少因长期卧床导致的深静脉血栓形成、肌肉萎缩、坠积性肺炎、压疮等。

（林　云）

第八章　心血管系统疾病的常用药物及其药理学

 第一节　抗心律失常药

心律失常（arrhythmia）是指心脏搏动的起源或冲动传导异常而导致心动节律和（或）频率异常。正常的心律使心脏能够协调而有规律进行收缩和舒张，从而完成其泵血功能，保证各组织器官的血液供应。心律失常可导致心脏泵血功能发生障碍，影响全身器官的供血，严重时可危及生命。临床上心律失常可分为缓慢型（心率低于 60 次/min）和快速型（心率超过 100 次/min）两大类。缓慢型心律失常包括窦性心动过缓和房室传导阻滞等，阿托品及拟肾上腺素药物有一定的治疗作用；快速型心律失常有室上性和室性心动过速、心房颤动、心房扑动、心室颤动等，其治疗药物将在本节进行介绍。抗心律失常药可缓解心律失常的症状，在临床治疗中具有重要作用，但是如果使用不当也可导致心律失常的发生，因此，必须熟悉心肌电生理学基础（详见第三章第二节）、心律失常的发生机制以及药物的药理学特性，才能做到在临床上正确、合理地用药。

一、心律失常的发生机制

引起心律失常的原因多种多样，其主要的发生机制可归纳为三个方面：冲动形成异常、冲动传导障碍和遗传性长 Q-T 间期综合征。

（一）冲动形成异常

1. 自律性升高或异常

自律细胞的动作电位 4 期自动除极速率加快，或最大复极电位减小，或阈电位负值增大，或动作电位时程（APD）缩短，都可使自律性升高造成冲动形成异常，诱发心律失常。例如在交感神经活性增加、低血钾、机械牵拉等条件下，可使动作电位 4 期速率增加，自律性升高。非自律性细胞，在缺血缺氧的情况下，也可以出现自律性异常，表现为起源异常的心律失常。

2. 后除极

后除极（after-depolarization）是指心肌细胞在一个动作电位中，继 0 期除极后所发生的除极。后除极扩布可引起异常节律，诱发心律失常。后除极频率较快，振幅较小，膜电位不稳定，容易引起单个、多个或一连串的震荡性波动，称为触发活动。根据发生时间不同，后除极分为早后除极（early after-depolarization，EAD）和迟后除极（delayed after-depolarization，DAD）两种。

早后除极常发生在 2 期或 3 期复极中，是一种发生在完全复极之前的后除极，主要与 Ca^{2+} 内流增加有关。当 APD 过度延长时易于发生早后除极，某些药物以及细胞外低钾等因素可延长 APD 而诱发早后除极。早后除极引起的心律失常以尖端扭转型室性心律失常为常见。

迟后除极多发生于 4 期，是在动作电位完全复极或接近完全复极时，由于心肌细胞内钙离子过多，诱发 Ca^{2+}-Na^+ 交换，使钠离子短暂内流增多所致。如强心苷中毒、心肌缺血和细胞外高钙等均可使钙超载，从而诱发迟后除极。

（二）冲动传导障碍

冲动传导障碍可诱发折返激动从而导致心律失常的发生。折返激动是指一次冲动沿传导通路下传后，又沿另一条环形通路折回，再次兴奋已兴奋过的心肌细胞。折返激动导致心脏协调统一的电生理活动受到干扰，是引起快速型心律失常的主要机制之一。如图 2-8-1 所示，正常时动作电位经房室束的两支同时下传至心室肌，激发心室肌细胞产生动作电位，然后消失在对方的有效不应期（effective refractory period，ERP）中。在病理情况下，假设其中一支发生单向传导阻滞，冲动不能正常下传，导致沿另一支下传到心室肌的兴奋可经病变支逆行上传并折返至正常支，如果此时正常支的 ERP 已结束，则冲动可再次下传到心室肌，形成折返激动，引起快速型心律失常。折返形成于不同的心肌组织间可表现为不同的心律失常，如折返发生在房室结或房室之间表现为阵发性室上性心动过速，发生在心房内表现为心房扑动或心房颤动，发生于心室中可诱发心室扑动或颤动。若心脏存在房室连接旁路，导致折返发生在心房、房室结和心室间，则可引起预激综合征（Wolff-Parkinson-White syndrome，WPW syndrome）。

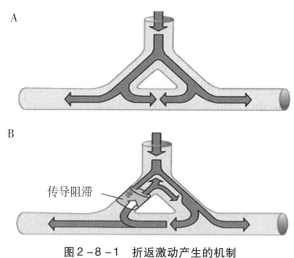

图 2-8-1　折返激动产生的机制
A：正常情况；B：折返形成。

（三）遗传性长 Q-T 间期综合征

长 Q-T 间期综合征（long Q-T syndrome，LQTS）是指体表心电图上表现为 Q-T 间期延长并以突发晕厥、惊厥甚至猝死为特征的心脏病。LQTS 分为遗传性 LQTS 和获得性 LQTS 两类。遗传性 LQTS 即为先天性 LQTS，是第一个被肯定由基因缺陷引起的心肌复极异常疾病。现已明确 13 个突变基因：*KCNQ1*、*KCNH2*、*SCN5A*、*ANK2*、*KCNE1*、*KCNE2*、*KC-*

NJ2、*CACNAIC*、*CAV3*、*SCN4β*、*AKAP9*、*SNTAI*、*KCNJ5*，这些基因中任何一个发生突变都可引起心肌细胞离子通道功能异常、心肌复极减慢，导致 Q-T 间期延长，引发严重心律失常。获得性 LQTS 主要是由体内电解质紊乱或某些药物的副作用引起。如临床上常用的延长 Q-T 间期的苯类药物、治疗白血病的三氧化二砷均可引起获得性 LQTS，其主要原因与药物直接或间接过度抑制 hERG 钾通道，使心肌复极减慢有关。

二、抗心律失常药的基本作用机制及药物分类

（一）抗心律失常药的基本作用机制

根据心律失常发生的原因，目前绝大多数的抗心律失常药通过作用于动作电位不同时期的离子通道和跨膜电流，影响心肌的电生理活动来发挥作用。其作用机制主要表现为以下三方面：

1. 降低自律性

抗心律失常药降低自律性的机制包括降低动作电位 4 期斜率、增大最大复极膜电位、提高阈电位以及延长动作电位时程。

自律细胞 4 期除极速率主要由起搏电流（I_f）决定。I_f 受细胞内 cAMP 水平的调节，当细胞内 cAMP 升高时，I_f 增强，自动除极速度加快。β 肾上腺素受体阻断药通过对 β 受体阻断作用使细胞内 cAMP 降低，I_f 减小而降低 4 期速率，从而降低自律性。腺苷和乙酰胆碱则可通过 G 蛋白偶联的腺苷受体和乙酰胆碱受体激活 I_{k-ACh} 通道，导致钾离子外流和最大复极膜电位增加，从而降低自律性。钠通道阻滞药通过阻滞钠通道提高快反应细胞的阈电位，而钙通道阻滞药对钙通道的阻滞作用则可提高慢反应细胞的阈电位，二者均有降低自律性的功能。钾通道阻滞药可通过延长动作电位时程来降低自律性。

2. 减少后除极

后除极主要由心肌细胞内钙离子浓度增加引起，或因细胞内钙超载诱发钠离子短暂内流引起。钙通道阻滞药通过减少钙超载使迟后除极减少，钠通道阻滞药则通过抑制 0 期除极化来减少迟后除极；缩短动作电位时程的药物可减少早后除极。

3. 消除折返激动

（1）改变传导性。

钙通道阻滞药和 β 受体阻断药都可以减慢房室结的传导，使单向传导阻滞变为双向传导阻滞，从而终止房室结折返所致的室上性心动过速；促进钾离子外流的药物能提高最大复极电位，使膜反应性增强而加快传导，从而取消单向传导阻滞而终止折返激动。

（2）延长有效不应期。

钙通道阻滞药、钠通道阻滞药和钾通道阻滞药可以延长心肌细胞的 ERP，使折返激动刚好落在心肌细胞的有效不应期内，消除折返。

（二）抗心律失常药的分类

按 Vaughan Williams（VW）分类法，根据药物作用的电生理学特点，抗心律失常药可以分为四大类：钠通道阻滞药、β 受体阻断药、延长动作电位时程药和钙通道阻滞药。

1. Ⅰ类：钠通道阻滞药

该类药物主要通过阻滞钠通道，降低 0 期除极上升速度和幅度，从而减慢传导；同时

延长快反应细胞的 ERP，降低 4 期除极速率，从而降低自律性。根据阻滞钠通道的强度及阻滞后通道的复活时间常数（$\tau_{recovery}$），该类药物又分为 Ia 类、Ib 类、Ic 类三个亚类。

（1）Ia 类，$\tau_{recovery}$ 为 1～10 s，适度阻滞钠通道，降低 0 期除极速率，同时还能不同程度地抑制钾通道和钙通道，延长复极期，即延长 ERP 及 APD，且以延长 ERP 更为显著。代表药物有奎尼丁、普鲁卡因胺等。

（2）Ib 类，$\tau_{recovery}$ <1 s，轻度阻滞钠通道，选择性抑制病变心肌的 0 期除极速率，轻微缩短或不影响 APD，对正常心肌电生理的 0 期几乎无作用。代表药物有利多卡因、苯妥英钠等。

（3）Ic 类，$\tau_{recovery}$ >10 s，重度阻滞钠通道，显著降低 0 期除极速率，明显减慢传导和延长 ERP。代表药物有普罗帕酮、氟卡尼等。

2. Ⅱ类：β 受体阻断药

该类药物通过阻断心肌细胞上的 β 受体，抑制交感神经兴奋时所致的起搏电流、钠电流和 L 型钙电流增加，减慢 4 期自动除极速率，降低自律性；降低 0 期除极速率，减慢传导，不影响心肌复极。代表药物有普萘洛尔等。

3. Ⅲ类：延长动作电位时程的药物

该类药物可阻断多种钾电流，抑制复极过程，延长 APD 和 ERP。代表药物有胺碘酮、索地洛尔等。

4. Ⅳ类：钙通道阻滞药

该类药物抑制 L 型钙电流，减慢窦房结和房室结的自律性，抑制细胞内钙超载，减少迟后除极。代表药物有维拉帕米和地尔硫草。

三、常用抗心律失常药

（一）Ⅰ类：钠通道阻滞药

1. Ia 类

奎尼丁（quinidine）

奎尼丁是金鸡纳树皮提取的一种生物碱，是奎宁的右旋体。

［体内过程］奎尼丁口服易吸收，1～2 h 血药浓度即达高峰，生物利用度为 70%～80%，血浆蛋白结合率可达 80%～90%。心肌组织的药物浓度较血药浓度高 10～20 倍。$t_{1/2}$ 为 5～7 h，主要经肝脏代谢，其羟化的代谢产物仍有药理活性。约 20% 以原药形式从尿液中排出。

［药理作用］奎尼丁可直接抑制心肌钠通道，减慢动作电位 0 期除极速率和降低幅度；同时还能抑制钾通道和钙通道。此外，奎尼丁还通过自主神经系统间接发挥抗胆碱作用和抗 α 受体的作用。

（1）降低自律性。

治疗量抑制 4 期 Na^+、Ca^{2+} 内流，降低自律性，能明显抑制病态窦房结综合征患者的窦房结，对正常的窦房结作用不明显。

（2）减慢传导速度。

　　抑制快反应细胞的钠通道，可抑制 0 期钠离子内流，使 0 期除极速率减慢，降低膜反应性，减慢传导，使单向传导阻滞变为双向传导阻滞，从而消除折返。

　　（3）延长 ERP。

　　抑制 3 期钾离子外流，延长心室、心房、浦肯野纤维的 APD 和 ERP，使复极延迟，但 ERP 的延长更为明显，从而消除折返。

　　（4）负性肌力作用。

　　通过钠钙交换使心肌细胞内 Ca^{2+} 降低，心肌收缩力减弱。

　　（5）抗胆碱作用和抗外周 α 受体的作用。

　　［临床应用］奎尼丁为广谱抗心律失常药，对心房颤动、心房扑动、室上性及室性早搏和心动过速均有效。目前对心房颤动和心房扑动的治疗多采用电转律术，对不能用电转律术的，可联合强心苷或钙拮抗药等减慢房室传导，控制心室率，转律后仍可用奎尼丁维持窦性节律，防止复发。

　　［不良反应］安全范围窄，不良反应发生率约为 30%。主要表现为以下方面：

　　（1）胃肠道反应：常见表现为腹泻、腹痛、恶心、呕吐等。

　　（2）金鸡纳反应：表现为胃肠道反应如恶心、呕吐、腹痛、腹泻等以及中枢神经系统症状如头昏、耳鸣、视力模糊等，与剂量大小有关。

　　（3）心血管系统反应：奎尼丁心脏毒性反应较重，可以出现室内传导阻滞和房室传导阻滞。当心电图出现 QRS 波增宽，Q-T 间期延长时，应及时停药或者减量。奎尼丁还可以导致奎尼丁晕厥，与剂量无关，发生率较低，但后果严重，临床表现为意识丧失、惊厥、和阵发性心动过速，严重时甚至可发生室速，应及时抢救。对 α 受体的阻断作用可以引起血压下降，抗胆碱作用则可以导致窦性心律增加，房室传导加快。

　　［药物相互作用］奎尼丁与地高辛合用，可以增加地高辛的血药浓度，应注意减小地高辛的剂量。与血浆蛋白结合率较高的药物，如华法林、双香豆素等合用，可使它们的游离血浆药物浓度增加，增强这些药物的作用，联合应用时，应注意减量。与肝药酶诱导剂如苯巴比妥合用，可以加快奎尼丁的代谢。

普鲁卡因胺（procainamide）

　　［体内过程］口服吸收快而完全，起效快，达峰时间约为 1 h，$t_{1/2}$ 为 3～4 h，生物利用度为 80%，在肝脏代谢为 N－乙酰普鲁卡因胺，后者亦具有抗心律失常的作用，但其药物活性与普鲁卡因胺不同，不具有钠通道阻滞药的特征，但具有钾通道阻滞药的特征。药物原形及其代谢产物均由肾脏排泄。

　　［药理作用］与奎尼丁相似，但没有抗胆碱和阻断外周 α 受体的作用。能降低自律性，减慢传导，延长 APD 和 ERP。

　　［临床应用］同奎尼丁，临床主要作为静脉用药，用于抢救急症病例，但不作为急性心肌梗死所致心律失常的首选药。

　　［不良反应］常见胃肠道反应如恶心、呕吐等。静脉给药过快可以引起低血压。剂量过大时可抑制心脏。过敏反应较常见，可表现为皮疹、药热、白细胞减少等。少数患者还可出现红斑狼疮，多见于慢代谢性的患者。

2. Ib 类

利多卡因 (lidocaine)

[体内过程] 口服吸收好，但首过消除明显，可达 70%，故临床多采用静脉注射给药。血浆蛋白结合率为 70%，$t_{1/2}$ 约 2 h 左右，在肝脏代谢，10% 的药物以原形经肾脏排出。

[药理作用] 利多卡因具有轻度抑制 Na^+ 内流，促进 K^+ 外流作用，主要选择性作用于浦肯野纤维，对其他部位心肌组织无明显作用。利多卡因对静息态的钠通道无阻滞作用，对激活和失活态的钠通道作用明显，因此，本药对除极化组织如缺血组织的作用强，对正常的心肌组织影响较小。

（1）降低自律性。

治疗量可抑制 4 期 Na^+ 内流，降低浦肯野纤维的自律性。对窦房结和心房肌作用轻微，对窦性心律没有影响。

（2）改变传导速度。

治疗量不影响希 – 浦系统的传导速度，但细胞外 K^+ 浓度升高时（如心肌缺血）可抑制 0 期钠离子内流，使 0 期上升速率减慢，降低膜反应性，减慢传导，使单向的传导阻滞转变为双向传导阻滞，从而消除折返；当细胞外 K^+ 浓度降低时（如低血钾）或心肌部分除极时，可促进 K^+ 外流，加快传导，从而消除单向的传导阻滞，终止折返。

（3）相对延长 ERP。

促进钾离子外流，轻度阻滞 2 期钠内流，缩短浦肯野纤维和心室肌的 APD 和 ERP，尤其 APD 缩短更为显著，故相对延长 ERP，有利于消除折返。

[临床应用] 利多卡因属于窄谱抗心律失常药，主要用于治疗室性心律失常，特别适用于急性心肌梗死或强心苷中毒所导致的室性心动过速或室颤，为首选药。对心脏手术或心导管术引起的室性心律失常也有效。

[不良反应] 肝功能不良的患者对利多卡因的清除能力下降，$t_{1/2}$ 明显延长，用于儿童或老年人时也应适当减少剂量。大剂量可以出现心律减慢、房室传导阻滞、血压下降等心脏反应，严重室内和房室传导阻滞者禁用。静脉给药过快还可以引起头昏、嗜睡、激动不安、感觉异常等。眼球震颤是早期中毒症状。

苯妥英钠 (phenytoin sodium)

苯妥英钠与利多卡因相似，轻度抑制钠通道，降低浦肯野细胞的 4 期自动除极速率，降低其自律性。苯妥英钠能与地高辛竞争 Na^+-K^+-ATP 酶，且对地高辛中毒导致的迟后除极及其所诱发的触发活动具有抑制作用。临床主要用于地高辛中毒导致的室性及房性心律失常，其中以对室性心律失常的效果最为显著。也可以用于心肌梗死、电复律、心脏手术、心导管术等引起的室性心律失常。本药为肝药酶诱导剂，能加快其他药物的肝脏代谢如奎尼丁、美西律、地高辛、茶碱、雌激素和维生素 D。另外，苯妥英钠还具有致畸作用，孕妇禁用。

美西律（mexiletine）

美西律的化学结构和药理作用与利多卡因相似，但口服吸收快，作用时间长，为 6～8 h，可用于多种室性心律失常，对强心苷中毒、急性心肌梗死所致的室性心律失常有效。多用于对利多卡因无效的室性心律失常的治疗。房室传导阻滞、窦房结功能不全、心室内传导阻滞、有癫痫病史、低血压或肝病患者慎用。

3. Ic 类

普罗帕酮（propafenone）

［体内过程］口服吸收好，服药早期首过消除明显，生物利用度低，但连续用药后肝脏消除功能达到饱和，其生物利用度增加。口服后半小时起效，2～3 h 达到高峰，作用时间 6～8 h。$t_{1/2}$ 为 5～8 h。在肝脏代谢后，代谢物 5－羟基普罗帕酮具有与本药相似的药理活性。由肾脏排泄，24h 内约有 1% 原药由尿中排出。

［药理作用］重度阻滞钠通道，可以抑制动作电位 0 期上升速率，降低心房、心室、浦肯野纤维的传导速度和自律性。抑制钾通道，延长 APD 和 ERP，但对复极过程的影响较奎尼丁弱。大剂量可抑制慢钙通道，还有局麻作用。因化学结构与普萘洛尔相似，故有轻度的 β 受体阻断作用。

［临床应用］适用于室性及室上性期前收缩，室性及室上性心动过速，以及伴心动过速和心房颤动的预激综合征。

［不良反应］不良反应较轻，常见胃肠道反应如味觉改变和便秘等。心血管系统可见低血压、房室传导阻滞。偶见粒细胞减少及红斑狼疮综合征。心电图 QRS 波增宽超过20% 或 Q-T 间期明显延长应减量或停药。不宜与其他抗心律失常药合用，以免加重对心脏的抑制作用。

氟卡尼（flecainide）

口服吸收迅速，生物利用度高，血浆蛋白结合率约 40%，$t_{1/2}$ 较长，约为 14 h，在肝脏代谢后由肾脏排出。对钠通道的阻滞作用较 Ia 类、Ib 类强。是广谱的抗心律失常药，可用于室性及室上性心律失常，但其导致心律失常的概率较高，因而限制了它的临床应用。不良反应包括头痛、头晕、视力模糊等中枢神经系统症状。充血性心力衰竭患者慎用，心肌梗死患者禁用。

（二）Ⅱ类：β 受体阻断药

β 受体阻断药主要通过阻断 β 受体发挥作用，降低交感神经活性，降低自律性，减慢传导，消除异位节律。常用药物有普萘洛尔（propranolol）、美托洛尔（metoprolo）、阿替洛尔（atenolol）、纳多洛尔（nadolol）、醋丁洛尔（acebutolol）、噻吗洛尔（timolol）、阿替洛尔（atenolol）、艾司洛尔（esmolol）、比索洛尔（bisoprolol）等。

普萘洛尔（propranolol）

［体内过程］口服吸收完全，首过消除明显，生物利用度低，为 30%～40%，且有较

大的个体差异，需要从小剂量开始给药。血浆蛋白结合率达93%，$t_{1/2}$为3～4 h，肝功能不全患者$t_{1/2}$明显延长。在肝脏代谢后由肾脏排出。

[药理作用] 普萘洛尔是非选择性β受体阻断药，通过阻断β受体降低窦房结、房室结和浦肯野纤维自律性，在运动、情绪激动时作用明显；可减少儿茶酚胺引起的迟后除极作用，减慢房室结传导，延长房室结有效不应期。

[临床应用] 适用于室上性心动过速，尤其是交感神经兴奋、甲状腺功能亢进及嗜铬细胞瘤等引起的窦性心动过速，是儿茶酚胺敏感性多形性室性心动过速和遗传性长Q-T间期综合征的首选治疗用药。对于心肌梗死的患者，可以缩小梗死的范围，减少心律失常的发生率及降低病死率。对运动或情绪激动引起的室性心律失常有效。可以和强心苷或地尔硫草合用或者单独应用于治疗心房纤颤、心房扑动及阵发性室上性心动过速。

[不良反应] 普萘洛尔突然停药可产生反跳现象。低血压、高血脂及高血糖患者慎用，窦性心动过缓、严重的左心功能不全、传导阻滞、支气管哮喘及外周血管痉挛性疾病等禁用。

美托洛尔（metoprolol）

美托洛尔口服吸收迅速而完全，吸收率>90%，口服后1.5～2 h血药浓度达峰，半衰期3～4 h，具有亲脂性，主要经肝脏代谢，主要以代谢物从肾脏排泄。美托洛尔无内在拟交感活性，可高选择性地阻断β_1受体，减慢窦房结和房室结的传导，通过延长心肌不应期，提高心室颤动阈值。临床主要用于窦性心动过速、室上性心动过速，控制心房颤动、心房扑动时的心室率，对室性心律失常有效。不良反应与普萘洛尔相似，因高选择性阻断β_1受体，主要作用于心脏，故可用于糖尿病和慢性阻塞性肺病的患者。

[不良反应] 突然停药可产生反跳现象。可以出现便秘、乏力、性功能障碍；低血压慎用，窦性心动过缓、急性左心功能不全、高度房室传导阻滞、支气管哮喘及外周血管闭塞性疾病等禁用。

艾司洛尔（esmolol）

艾司洛尔静脉注射后数秒钟起效，$t_{1/2}$为9 min，为短效类药。可选择性地阻断心肌β_1受体，降低窦房结、房室结的自律性及传导性。临床主要用于控制心房颤动、心房扑动时的心室率，常用于麻醉中。不良反应有低血压、心肌收缩力减弱等。

（三）Ⅲ类：延长动作电位时程药

胺碘酮（amiodarone）

[体内过程] 胺碘酮口服吸收缓慢，血药浓度达峰时间为6～8 h，生物利用度约为40%，血浆蛋白结合率高达95%，静脉注射10min内起效，迅速分布到各组织器官，尤以脂肪组织为多。胺碘酮经肝脏代谢，主要代谢物去乙胺碘酮仍有药理活性。长期口服后$t_{1/2}$平均约为40天，前半量消除需3～10天，后半量消除可长达数周。停药后作用仍可维持1～3个月。主要经胆汁由粪便排泄。

[药理作用] 胺碘酮是多离子通道阻断药，同时表现有Ⅰ、Ⅱ、Ⅲ、Ⅳ类药物的作用。

该药主要抑制心肌细胞钾通道，兼有阻滞钠通道和钙通道作用，可降低窦房结和浦肯野纤维的自律性和传导性，明显延长 APD 和 ERP，延长 Q-T 间期和 QRS 波。胺碘酮延长 APD 的作用不依赖于心率的快慢，无翻转使用依赖性。此外，胺碘酮具有一定的抑制 α 受体、β 受体及扩张外周血管作用，能扩张冠脉血管，增加冠脉流量，降低心肌耗氧量。

［临床应用］胺碘酮为广谱的抗心律失常药，疗效和累积剂量有关，对各种室上性和室性心动过速均有效，可以将心房扑动、心房颤动和室上性心动过速转复为窦性心律，可用于伴有器质性心脏病、心功能不全患者。

［不良反应及注意事项］胺碘酮可导致心律失常的发生，如窦性心动过缓、房室传导阻滞和 Q-T 间期延长，偶见尖端扭转型心动过速，房室传导阻滞和长 Q-T 间期综合征的患者忌用。静脉注射剂量过大或速度过快时，可以出现血压下降，甚至心力衰竭。

长期应用，少数患者可出现甲状腺功能亢进或减退，因本药抑制 T4 转变为 T3 所致；少量药物经泪腺排出，可在角膜形成褐色微粒沉着，停药后可消失，也不会对视力产生影响。还可引起肝坏死、胃肠道反应及皮肤光敏反应等；最严重是引起间质性肺炎和肺纤维化。长期应用需定期监测肺功能及血清 T3、T4，甲状腺功能障碍及对碘过敏者禁用。

［药物相互作用］胺碘酮是 CYP3A4 酶的底物，其血药浓度受 CYP3A4 酶诱导剂或抑制剂的影响。如利福平诱导 CYP3A4，可降低该药血药浓度；西咪替丁抑制 CYP3A4，可增加该药血药浓度。此外，胺碘酮还是其他肝药酶的抑制剂，能减慢相应代谢酶底物如地高辛、华法林的代谢速度，升高其血药浓度。

索他洛尔（sotalol）

索他洛尔能阻断 β 受体，降低窦房结和浦肯野纤维的自律性，减慢房室传导；同时还能显著抑制钾通道，延长心房、心室及浦肯野纤维的 APD 和 ERP，有延长 Q-T 间期的作用。口服吸收快，生物利用度高达 90%～100%。血浆蛋白结合率低，$t_{1/2}$ 为 12～15 h，主要以原形的形式从肾脏排泄。临床用于转复和预防室上性心动过速、预激综合征伴发室上性心动过速、心房扑动或颤动，以及其他各种室性心动过速。对急性心肌梗死并发严重心律失常有良好的预防作用。长 Q-T 间期患者不宜使用。

（四）Ⅳ类：钙通道阻滞药

维拉帕米（verapamil）

［体内过程］口服吸收快而完全，2～3 h 可以达到峰浓度，首过消除明显，生物利用度仅为 10%～30%。在肝脏代谢，其代谢产物去甲维拉帕米仍有活性。$t_{1/2}$ 为 3～7 h。

［药理作用］维拉帕米对激活态和失活态的 L 型钙通道都有抑制作用，对钾通道也有一定程度的抑制作用。可以降低窦房结的自律性，对缺血时心房、心室、浦肯野纤维的异常节律有抑制作用，可减少后除极所引发的触发活动；可减慢房室传导，延长 ERP。此外，还可减慢心率，但由于其阻滞钙通道，使血管扩张，所以此作用可因反射性地兴奋交感神经而被掩盖。

［临床应用］用于治疗室上性和房室结折返引起的心律失常效果好，是治疗阵发性室上性心动过速的首选药，静脉注射后可快速恢复窦性心律。对心肌梗死、心肌缺血及洋地

黄中毒引起的室性早搏亦有效。

［不良反应］口服较安全，可引起面红、头晕、头痛等，长期服用可出现便秘和踝部水肿，静脉注射可出现血压过低、心动过缓等，并可加重心功能不全的症状。病态窦房结综合征、重度低血压、严重心功能不全和重度房室传导阻滞的患者禁用，老年患者应慎用。

（五）其他类

腺苷（adenosine）

腺苷为内源性的嘌呤核苷酸，可通过作用于 G 蛋白偶联的腺苷受体，激活心脏的乙酰胆碱敏感性钾通道，缩短 APD，延长 ERP。静脉注射起效快，但持续时间短，$t_{1/2}$ 约 10s。在体内被大多数组织细胞摄取后被腺苷脱氨酶灭活。临床多用于终止室上性心律失常。静脉注射速度过快可导致短暂的心脏停搏。治疗剂量下可发生胸闷、呼吸困难等不良反应。

洋地黄类药物（digitalis）

洋地黄类药物通过兴奋迷走神经，使心房不应期缩短、心房率增快，同时减慢房室传导，使心室率减慢，并有正性肌力作用。临床应用毛花洋地黄苷（西地兰，cedilanid）或地高辛（digoxin），可使房扑变为房颤而较易恢复窦性心律，控制房颤的心室率，终止室上性心动过速，可用于伴心脏结构和功能异常者。起效较慢。

抗胆碱药（anticholinergics）

抗胆碱药如阿托品（atropin）可提高交感神经兴奋性，抑制迷走神经张力，以提高窦房结自律性，改善房室传导，从而使窦性心律频率增快。临床用于窦性心动过缓、窦性停搏、房室结传导阻滞的患者。口服、肌肉注射或静脉注射给药。

硫酸镁（magnesium sulfate）

硫酸镁是细胞钠钾转运的辅助因子。临床用于伴有 Q-T 间期延长的多形性室速、尖端扭转型室速。

异丙肾上腺素（isoprenaline）

异丙肾上腺素激动心脏 β_1 和 β_2 受体，兴奋心脏高位起搏点，改善心脏传导，增加心室自律性，使心室起搏心律次数增加，增快窦性心律。临床用于急性、重症心动过缓的患者，主要为阿托品不适用或治疗无效的症状性心动过缓，或作为起搏前的用药。异丙肾上腺素静脉输注可抑制 Brugada 综合征或短 Q-T 间期综合征患者的室速/室颤风暴。

 ## 第二节　抗高血压药

抗高血压药又称降压药，是一类能降低血压，用于治疗高血压的药物。《中国高血压防治指南（2018 年修订版）》中指出我国高血压的诊断标准为：18 岁以上，在未使用降压药物的情况下，非同日 3 次测量诊室血压，收缩压 ≥ 140 mmHg 和（或）舒张压 ≥ 90 mmHg 即为高血压。根据病因可分为原发性高血压和继发性（或症状性）高血压两类。绝大多数高血压患者为原发性的，病因未明；少数为继发性的，有明确而独立的病因。流行病学调查表明，长期血压升高会引起心、脑、肾等多种组织器官的病变并导致并发症的发生，如脑血管意外（脑卒中）、心力衰竭、冠心病和肾衰竭等，并且血压越高，并发症越多越严重，平均寿命越短。因此，合理应用抗高血压药能有效控制血压，防止或减少并发症的发生，提高患者生活质量，降低致残率及病死率，延长患者寿命。

一、抗高血压药物的分类

形成动脉血压的基本因素包括心排血量和外周血管阻力。心排血量受心脏功能、回心血量和血容量的影响；外周血管阻力受小动脉紧张度的影响。而这些影响因素主要通过交感神经系统和肾素－血管紧张素－醛固酮系统（RAAS）进行调节，从而保持血压的相对稳定。此外，缓激肽－前列腺素系统、血管内皮松弛因子－收缩因子系统也参与血压的调节。抗高血压药物通过直接或间接作用于上述不同环节而发挥作用。按药物作用机制及作用部位，抗高血压药物分为以下几类：

（一）利尿药

利尿药，如氢氯噻嗪等。

（二）交感神经抑制药

1. 中枢性降压药

中枢性降压药，如可乐定等。

2. 神经节阻断药

神经节阻断药，如樟磺咪芬等。

3. 去甲肾上腺素能神经末梢阻滞药

去甲肾上腺素能神经末梢阻滞药，如利血平、胍乙啶等。

4. 肾上腺素受体阻断药

肾上腺素受体阻断药，如阿替洛尔、哌唑嗪、拉贝洛尔等。

（三）肾素－血管紧张素－醛固酮系统抑制药

1. 血管紧张素转换酶抑制药

血管紧张素转换酶抑制药，如卡托普利、依那普利等。

2. 血管紧张素 II 受体（AT$_1$ 受体）阻断药

血管紧张素 II 受体阻断药，如氯沙坦、缬沙坦等。

3. 醛固酮拮抗药

醛固酮拮抗药，如螺内酯等。

4. 肾素抑制药

肾素抑制药，如阿利吉仑等。

（四）钙通道阻滞药

钙通道阻滞药，如硝苯地平、氨氯地平等。

（五）血管扩张药

1. 直接扩张血管药

直接扩张血管药，如硝普钠、肼屈嗪等。

2. 钾通道开放药

钾通道开放药，如米诺地尔等。

3. 其他

其他，如乌拉地尔等。

目前常用的抗高血压药也称为一线抗高血压药，主要有利尿药、钙通道阻滞药（钙拮抗药）、β受体阻断药、ACEI 和 AT_1 受体阻断药五类药物。肾素抑制药阿利吉仑是一种新型抗高血压药。其他抗高血压药较少单独应用。

二、常用抗高血压药

（一）利尿药

利尿药是世界卫生组织（WHO）推荐的一线抗高血压药，在降压的同时，还能增强其他降压药的作用，是治疗高血压的基础药物。利尿药降压的机制至今尚未十分明确。一般认为用药初期的降压作用可能与排钠利尿导致血容量降低有关，但长期用药的降压机制是由于体内钠离子浓度降低，血管平滑肌内的钠 - 钙交换减少，导致血管平滑肌内钙离子浓度降低，从而使血管平滑肌对缩血管物质的反应性减弱。

噻嗪类是最常用的一类利尿降压药。其降压作用确切、温和、持久，且长期应用无明显耐受性，单独使用适合治疗轻度高血压，与其他降压药合用则可用于各型高血压的治疗。大量的临床研究表明，噻嗪类利尿药小剂量使用时比大剂量能更明显地降低脑卒中和冠心病的发生，同时在逆转左室肥厚和降低病死率方面也更有效。研究还发现，小剂量（12.5 mg）氢氯噻嗪或氯酞酮即具有降压作用，增加剂量至 25 mg 以上时，并不能增加降压效果，反而增加不良反应的发生，因此，单用时剂量不宜超过 25 mg。如果单用降压效果不佳时，应合用或换用其他类降压药。噻嗪类利尿药长期大量使用时可以引起电解质紊乱，所以应联合使用保钾利尿药或 ACEI 类药，以避免低血钾发生；此外，还可以导致脂质代谢紊乱和糖耐量降低等不良反应，因此，高脂血症、糖尿病、痛风和肾功能低下的患者禁用。

吲哚帕胺为非噻嗪类利尿药，兼有钙通道阻滞作用。不良反应少，降压时对血尿酸及尿素氮、糖、脂代谢均无明显影响，可替代噻嗪类用于治疗伴有高脂血症者。

呋塞米是袢利尿药的代表药物，抗高血压作用并不比噻嗪类利尿药强，但由于其作用时间短，起效快，临床多用于高血压危象的治疗。此外，亦可用于伴有慢性肾功能不全的高血压患者。

（二）钙通道阻滞药

钙通道阻滞药通过阻滞钙通道，抑制细胞外 Ca^{2+} 内流，使心肌和血管平滑肌细胞内的 Ca^{2+} 浓度降低，导致心排血量减少，同时通过舒张动脉血管，降低外周血管阻力而产生降压作用。目前用于临床的主要是 L 型钙通道阻滞药。根据其化学结构特点，L 型钙通道阻滞药分为 3 类，分别为：Ⅰ类为二氢吡啶类如硝苯地平、氨氯地平等；Ⅱ类为苯并噻氮䓬类如地尔硫草等；Ⅲ类为苯烷胺类如维拉帕米等。虽然Ⅰ、Ⅱ和Ⅲ类钙通道阻滞药均具有降压及逆转高血压所致的心肌肥厚作用，但是对心脏和血管的选择性却不同。Ⅰ类对血管扩张作用强，而对心脏作用弱，而Ⅱ类、Ⅲ类作用正好与此相反。

硝苯地平（nifedipine）

［体内过程］硝苯地平口服或舌下含服，90%以上被吸收，口服 20 min 就可以发挥降压作用，舌下含服 5～10 min 开始降压，生物利用度在 65% 以上，血浆蛋白结合率为 98%，主要经肾排泄，$t_{1/2}$ 为 4～5 h。口服后 1～2 h 血药浓度可达高峰，作用可持续 6～8 h。

［药理作用］硝苯地平通过阻滞 L 型钙通道，降低细胞内 Ca^{2+} 浓度，主要扩张小动脉，使外周阻力下降，血压下降。其降压作用快、强，对正常血压者影响不明显。对外周血管的扩张作用可以反射性的兴奋交感神经，导致心率加快。

［临床应用］硝苯地平对轻、中、重度高血压都有效，多用于合并有心绞痛、肾脏疾病、糖尿病、哮喘、高脂血症及恶性高血压患者。临床多推荐使用缓释剂或控释剂，可以减少血药浓度的波动，还能减轻因快速降压引起的反射性交感神经活性增加。

［不良反应］面部潮红、头痛、心悸、口干、眩晕、低血压和踝部水肿等为常见不良反应，与硝苯地平引起血管扩张和反射性交感神经兴奋作用有关。如果与 β 受体阻断药合用，可以降低其反射性的兴奋交感神经的作用；与利尿药联合应用，可以消除其引起的踝部水肿。

严重主动脉瓣狭窄、低血压、肝肾功能不全者禁用。孕妇慎用或禁用。

尼群地平（nitrendipine）

尼群地平作用与硝苯地平相似，对血管的扩张作用较硝苯地平强，降压效果温和而持久，可用于各型高血压的治疗。不良反应与硝苯地平相似，肝肾功能不全者慎用或减量。

氨氯地平（amlodipine）

氨氯地平选择性地作用于血管，在扩张血管的同时，不影响心脏的传导和收缩力。降压作用与其扩张全身小动脉，从而降低外周血管阻力的作用有关。氨氯地平的降压作用较硝苯地平平缓，但作用时间显著延长。对缺血性心脏病可以降低心脏后负荷和心肌耗氧量，增加冠状动脉的血流量，改善氧的供求失衡，可有效地控制缺血性心脏病的发作。不良反应较轻且发生率低，主要为水肿、潮红、疲劳。

拉西地平（lacidipine）

拉西地平选择性作用于血管，降压时不易引起反射性心动过速和心排血量增加，起效慢、持续时间长，主要用于治疗轻、中度高血压。不良反应同氨氯地平。

非洛地平（felodipine）

口服吸收良好，但首过效应明显，血浆蛋白结合率约 99%，在肝脏代谢，经肾脏排泄。适用于各型高血压，也可用于治疗缺血性心脏病和心力衰竭。不良反应同其他的血管扩张药，如头痛、头晕、面部潮红、乏力、呕吐等。

（三）β受体阻断药

β受体阻断药除了用于治疗心律失常、心绞痛等疾病，还是各型高血压的常用治疗药物。该类药在脂溶性、内在拟交感活性、对 β_1 受体的选择性等方面各有不同，但均能有效地降低血压。其降压机制为：①抑制心肌细胞上的 β_1 受体，使心率减慢，心肌收缩力减弱，心排血量减少，外周血容量减少，血压减低。②抑制中枢的β受体，使兴奋性神经元活动减弱，外周交感神经张力降低，血管阻力降低而产生降压作用。③阻断外周去甲肾上腺素能神经末梢突触前膜 β_2 受体，抑制其正反馈作用，使去甲肾上腺素（NA）释放减少，进而降低外周交感神经的活性。④抑制肾小球入球动脉上的 β_1 受体，使肾素的释放减少，降低肾素－血管紧张素－醛固酮系统对血压的影响，从而发挥降压的作用。⑤增加前列环素（PGI_2）的合成。

主要药物有阿替洛尔（atenolol）、拉贝洛尔（labetalol）、美托洛尔（metoprolol）、吲哚洛尔（pindolol）、卡维地洛（carvedilol）、普萘洛尔（propranolol）等。

药物分类：

1. 选择性 β_1 受体阻断药

由于其对心肌 β_1 受体的高选择性，对 β_2 受体影响较小，因此慢阻肺、使用胰岛素的糖尿病患者也可使用，主要用药为美托洛尔、比索洛尔、阿替洛尔。

这类药物中的吲哚洛尔具有内源性拟交感活性（即β受体部分激动作用），可引起心率加快和心排血量增加，应避免选用。阿替洛尔虽然能够降低血压，但缺乏心血管保护作用。

2. α、β受体阻断药

α、β受体阻断药可阻断 α_1 和β受体，除了具有上述阻断β受体的作用，其 α_1 受体阻断作用可使外周血管扩张，同时防止反射性交感神经张力增加。其降压作用在低剂量时主要为β受体阻断所致，高剂量时则主要为 α_1 受体阻滞所致。除了协同降压，其不良反应可因同时阻滞另一受体而减轻，例如抑制反射性心动过速、改善胰岛素抵抗，具有剂量小、不良反应小、不影响脂代谢的优势。

拉贝洛尔的α和β受体阻滞作用之比为1∶3（静脉）和1∶7（口服），可用于妊娠相关高血压和高血压急症、围手术期间高血压；阿罗洛尔的α和β受体阻滞作用比值为1∶8，且作用较强，口服降压的疗效优于口服另外两药；卡维地洛的α和β受体阻滞作用比值为1∶10，特别适用于伴有心力衰竭的患者。

3. 非选择性β受体阻断药

非选择性β受体阻断药竞争性阻断 β_1 和 β_2 受体，阻断血管上的 β_2 受体，相对兴奋α受体，增加周围动脉的血管阻力；对糖、脂代谢和肺功能产生一定的不良影响。代表药物为普萘洛尔。该类药物在临床已较少用于治疗高血压。

美托洛尔（metoprolol）和阿替洛尔（atenolol）

美托洛尔和阿替洛尔选择性作用于心脏的 β_1 受体，对血管、支气管的 β_2 受体影响较小（较大剂量也有影响），无内在拟交感活性和膜稳定作用。降压作用持续时间长，作用优于普萘洛尔。

拉贝洛尔（labetalol）

拉贝洛尔为 α、β 受体阻断药。其对 β 受体阻断作用强于 $α_1$ 受体 4～8 倍，对 $α_2$ 受体无作用，对 $β_1$ 受体、$β_2$ 受体无选择性，对 β 受体的阻断作用弱于普萘洛尔。降压作用快，适用于治疗各型高血压及高血压急症、妊娠期高血压、嗜铬细胞瘤、麻醉或手术时高血压。

卡维地洛（carvedilol）

卡维地洛为 α、β 受体阻断药。口服首过效应明显，生物利用度为 22%，作用维持时间可达 24 h。该药能阻断 β 受体，也能扩张血管，增加肾血流量，长期应用不影响血脂代谢。适用于治疗轻度、中度高血压或伴有糖尿病、肾功能障碍的高血压患者。

（四）血管紧张素转换酶抑制药

本类药物是继钙通道阻滞药之后又一具有里程碑意义的心血管药物，不仅能够扩张血管，降低血压，还可以延缓和逆转心室重塑，阻止心肌肥厚的进一步发展。

血管紧张素 Ⅱ（AngⅡ）是强效血管收缩物，可刺激具有保钠、储水和排钾作用的醛固酮的分泌。ACEI 降低血管紧张素 Ⅰ（AngⅠ）转化为 AngⅡ 的酶的活性，进而减少升压物质 AngⅡ 及醛固酮的血浓度，从而扩张血管降低血压。此外，其降压作用还可能与抑制缓激肽等肽类扩血管物质的降解、抑制交感活性、促进 Ang1-7 的产生有关。临床常用的有卡托普利（captopril）、依那普利（enalapril）、西拉普利（cilazapril）、贝那普利（benazapril）、培哚普利（perindopril）、雷米普利（ramipril）、福辛普利（fosinopril）等。

药物分类：①根据分子结构分类：巯基类（如卡托普利等）、羧基类（如依那普利等）、磷酸基类（如福辛普利）。其中羧基类 ACEI 的组织亲和力较高，相比抑制血浆 ACE，抑制不同组织中的 ACE 能更好发挥药效。②根据代谢途径分类：经肝与肾双途径排泄的 ACEI 有福辛普利、群多普利拉，其他 ACEI 经肾单途径排泄。③根据亲脂性分类：相比非前体药物（如卡托普利等），前体药物（如福辛普利等）的亲脂性较高，更容易进入目标组织并转换为活性成分。

卡托普利（captopril）

［体内过程］口服易吸收，空腹服用生物利用度为 70%，饭后服用生物利用度降低，为 30%～40%，血浆蛋白结合率为 30%，$t_{1/2}$ 为 2 h，肾病患者的 $t_{1/2}$ 延长，约为 4 h。

［药理作用］

（1）抑制血管紧张素 Ⅱ 生成：卡托普利可以抑制血管紧张素转换酶活性，使血管紧张素 Ⅱ 生成减少。血管紧张素 Ⅱ 具有很强的收缩血管作用，降低血管紧张素 Ⅱ 的含量可以使血管扩张，血压下降。

（2）减少醛固酮的分泌：卡托普利可抑制肾素－血管紧张素－醛固酮系统，降低体内醛固酮的水平，减少水钠潴留，进而使血容量减少，血压降低。

（3）抑制缓激肽的降解：可使血管扩张，降低血压。

［临床应用］适用于各型高血压，是治疗高血压的一线药物。对伴有糖尿病、胰岛素抵抗、左心室肥厚、心力衰竭以及急性心肌梗死的高血压患者效果尤佳，可明显改善生活质量且无耐受性，连续用药达一年以上疗效不会降低，停药不反跳。与利尿药或 β 受体阻断药合用治疗重型或顽固性高血压效果好。

［不良反应］主要的不良反应如下：

（1）首剂低血压：口服吸收快、生物利用度高的 ACEI 类药物易出现首剂低血压，卡托普利首次服用 5 mg，约 3.3% 的患者的平均动脉压降低 30% 以上。

（2）咳嗽：无痰干咳是较常见的不良反应，可能与缓激肽降解减少，体内缓激肽、前列腺素、P 物质在肺内蓄积有关，是被迫停药的主要原因。

（3）高血钾：卡托普利可抑制肾素 – 血管紧张素 – 醛固酮系统，产生保钾作用，在与保钾利尿药合用时或肾功能下降时更易发生。

（4）低血糖：卡托普利能够增加胰岛素的敏感性，降低血糖，对 I 型、II 型糖尿病均有此作用。

（5）肾功能损伤：血管紧张素 II 通过作用于出球小动脉维持肾灌注压，卡托普利舒张出球小动脉，降低肾灌注压，导致肾小球滤过率和肾功能降低，停药后可恢复。

（6）其他：皮疹、味觉异常或丧失、眩晕、头痛、血压过低、胃肠道紊乱、血管神经性水肿等。

依那普利（enalapril）

是不含巯基（—SH）的长效、高效的 ACEI 类的药物，服用后，在肝脏水解为依那普利拉，后者能够和 ACE 结合并发挥持久的抑制作用。降压作用较卡托普利强 10 倍，能降低外周阻力，增加肾血流量。降压作用强而持久，临床可用于各种程度的高血压的治疗。

（五）AT$_1$ 受体阻断药

本类药阻断血管紧张素 II 与血管紧张素 II 受体（AT$_1$）相结合，降低血管紧张素 II 的升压作用，降压药效呈剂量依赖性。能使 Ang II 转化为 Ang1-7，发挥心血管保护作用，降压、心脏血管和肾脏保护作用和 ACEI 相似，优于其他降压药物，但 ARB 作用于 AT$_1$ 受体水平，更充分、直接地阻断 RAAS，避免了"Ang II 逃逸现象"。此外也有改善糖代谢的作用。

药物分类：分为二苯四咪唑类（如氯沙坦、厄贝沙坦、替米沙坦、坎地沙坦、阿利沙坦）、非二苯四咪唑类（如伊贝沙坦）、非杂环类（如缬沙坦）。不同分类的药物其理化特性不同，如脂溶性、组织穿透性、对 Ang II-1 型（AT$_1$）受体/Ang II-2 型（AT$_2$）受体亲和力等存在差异，因此，有不同的半衰期和降压效果。

氯沙坦（losartan）

［体内过程］口服易吸收，生物利用度为 33%，口服后有 14% 的氯沙坦在肝脏代谢为 5 – 羧酸代谢物 EXP-3174，后者的半衰期是 6～9 h。氯沙坦及 EXP-3174 均不能通过血脑屏障。大部分的药物在肝脏被细胞色素 P$_{450}$ 系统代谢，少量的氯沙坦及 EXP-3174 以原形

随尿排出。

[药理作用] 氯沙坦选择性地作用于 AT_1 受体，发挥其拮抗作用，对 AT_1 的亲和力比对 AT_2 亲和力的高 2～3 万倍。EXP-3174 是氯沙坦的活性代谢物，其对 AT_1 受体的拮抗作用是氯沙坦的 10～40 倍。

氯沙坦对肾脏血流动力学的影响与 ACE 抑制药相似，能拮抗血管紧张素 II 对肾脏入球小动脉及出球小动脉的收缩作用；有促进尿酸排泄作用，可以减轻高血压患者应用利尿药后可能引起的高尿酸血症。长期应用还可以抑制左心室心肌肥厚和血管壁增厚。对高血压、糖尿病合并肾功能不全的患者有保护作用。

[临床应用] 用于各型高血压。

[不良反应] 不良反应较少，少数患者可出现眩晕。氯沙坦对脂质代谢和葡萄糖含量无影响，不会引起直立性低血压。禁用于孕妇、哺乳期妇女及肾动脉狭窄的患者。低血压、严重肾功能不全及肝病患者慎用。避免与补钾药或保钾利尿药合用。

缬沙坦（valsartan）

对 AT_1 受体的亲和力比对 AT_2 受体的亲和力强，口服后 4～6 h 可获得最大降压效果，降压作用可持续 24 h，长期用药能逆转左心室肥厚和血管壁增厚。

可用于各型高血压。不良反应发生率较低，可出现头痛、头晕、疲乏等。对低血钠、低血容量、肾动脉狭窄、严重肾功能不全、胆汁性肝硬化或胆道梗阻患者，用药后可以出现低血压。慎与保钾利尿药或补钾药合用。妊娠和哺乳期妇女禁用。

（六）肾素抑制药

阿利吉仑是一种高选择性肾素抑制药，通过结合肾素作用于肾素 - 血管紧张素系统（RAS），阻止血管紧张素原分解产生血管紧张素 I，降低血浆肾素活性（plasma renin activity，PRA），降低血管紧张素 I 及血管紧张素 II 的水平。与噻嗪类利尿药和钙拮抗药联合应用，适用于难治性高血压患者。

三、其他抗高血压药

（一）中枢性抗高血压药

中枢性降压药包括可乐定、甲基多巴、胍法辛、胍那苄、莫索尼定、雷美尼定等，降压作用与其对延髓背侧孤束核 α_2 肾上腺素受体和延髓嘴端腹外侧区的咪唑啉 I_1 受体的作用有关。

可乐定（clonidine）

[体内过程] 口服易吸收，服药后 1.5～3.0 h 血药浓度可达峰值，口服生物利用度为 70%～80%。血浆蛋白结合率为 20%，$t_{1/2}$ 为 5.2～13.0 h，50% 的药物以原形随尿排出。

[药理作用] 可乐定具有中等强度的降压作用，对肾血流量和肾小球滤过率没有影响。其降压机制包括：①兴奋延髓背侧孤束核突触后膜的 α_2 受体，使中枢交感神经冲动的传出受到抑制，导致外周血管扩张及血压下降；②作用于延髓嘴端腹外侧区的咪唑啉 I_1 受体，降低交感神经张力，从而使外周血管阻力下降，产生降压作用。大剂量的可乐定通过

兴奋外周血管平滑肌上的 α_2 受体使血管收缩，导致其降压作用减弱。可乐定胃肠分泌及胃肠活动具有抑制作用，还可通过激动中枢 α_2 受体引起嗜睡等中枢抑制作用。

[临床应用] 适用于中度高血压，对胃肠分泌及运动的抑制作用可用于合并胃溃疡的高血压患者。与利尿药具有协同作用，可用于重度高血压。还可用于预防偏头痛或吗啡类镇痛药成瘾者的脱毒治疗。溶液剂可用于开角型青光眼的治疗。

[不良反应] 常见不良反应为口干和便秘，还可出现嗜睡、抑郁、眩晕、血管性水肿、腮腺肿痛、恶心、心动过缓、食欲不振等不良反应。不宜用于高空作业人员或机动车辆驾驶员，因可导致精力不集中和嗜睡等。

可乐定可以增加其他中枢抑制药的中枢抑制作用，合用时应慎重。三环类化合物如丙咪嗪等药物在中枢可以与可乐定发生竞争性拮抗，可取消可乐定的降压作用，故不宜合用。

莫索尼定（moxonidine）

莫索尼定为第二代的中枢性降压药，对中枢咪唑啉 I_1 受体选择性高，对咪唑啉 I_1 受体的亲和力是 α_2 受体的 600 倍。口服生物利用度为 88%，$t_{1/2}$ 为 $2\sim3$ h，60% 的药物以原形经肾排出。口服后 4 h 血压可降到正常水平，降压作用可维持 24 h。不良反应有口干、嗜睡、头晕等。

（二）α_1 受体阻断药

哌唑嗪（prazosin）和特拉唑嗪（terazosin）是选择性阻断 α_1 受体的抗高血压药物，对 α_2 受体无影响。可降低动脉血管阻力，增加静脉容量，增加肾素活性，且不引起反射性的心率增加。扩血管作用维持时间长，对代谢无明显影响，对血脂代谢作用良好。

哌唑嗪（prazosin）

[体内过程] 口服易吸收，血药浓度在服药后 $1\sim3$ h 达峰值，血浆蛋白结合率高，大部分经肝代谢，由胆汁排泄，小部分以原形药经肾排出，$t_{1/2}$ 为 $2\sim3$ h。

[药理作用] 通过选择性阻断 α_1 受体来抑制交感神经递质对血管平滑肌的作用，从而导致血管扩张、血压下降。降压时不改变心排血量，也不影响肾血流量。对突触前膜 α_2 受体介导的负反馈作用没有影响，因此在降低血压的同时不增加递质的释放，也不增加心率和肾素活性。可降低血清总胆固醇、低密度脂蛋白、极低密度脂蛋白水平，增加血中高密度脂蛋白的含量。

[临床应用] 适用于中度高血压的治疗，特别是伴有肾功能不全、动脉粥样硬化的高血压患者。与利尿药合用可增加降压效果，也可用于心力衰竭的治疗。

[不良反应] 常见不良反应为眩晕、疲乏、口干、鼻塞等。部分患者首次用药后可出现体位性低血压、心悸、晕厥等，称为"首剂效应"，可采用首次剂量减半以及睡前服用来避免。严重的心脏病、精神病患者慎用。

特拉唑嗪（terazosin）

特拉唑嗪的降压机制和哌唑嗪相同，口服吸收较哌唑嗪完全，血药浓度达峰时间为

$1 \sim 2$ h，在肝内代谢，主要经胆道排泄。$t_{1/2}$ 约为 12 h，是哌唑嗪的 $2 \sim 3$ 倍。降压作用持续时间长，每日口服 1 次即可，首剂效应发生率少于哌唑嗪。

（三）血管平滑肌扩张药

血管平滑肌扩张药的降压作用来自对血管的扩张。选择性扩张小动脉的药物如肼屈嗪（hydralazine）对容量血管无明显作用，通过扩张小动脉引起血压下降，并反射性兴奋交感神经系统，使心率加快、心肌收缩力增强、心排出量增加，部分抵消其降压作用，且可能加重心衰患者的病情，诱发心绞痛。通过兴奋 RAAS 系统又可增加肾脏醛固酮的分泌，导致水钠潴留，并增加高血压患者心肌肥厚的程度。对小动脉和小静脉均有作用的硝普钠（sodium nitroprusside）虽可通过扩张容量血管来减少回心血量，但仍可反射性兴奋交感神经。

血管平滑肌扩张药不会引起直立性低血压，但因其不良反应较多，一般不单独用于高血压的治疗，主要在其他一线抗高血压无效时加用此药。

硝普钠（sodium nitroprusside）

［体内过程］口服不能吸收，临床采用静脉给药，起效快，用药后 $1 \sim 2$ min 即可出现明显的降压作用。在体内产生的 CN^- 可被肝脏转化成 SCN^-，主要经肾排泄。

［药理作用］硝普钠在血管平滑肌内代谢为一氧化氮（NO），后者与血管内皮源性血管舒张因子（endothelium-derived relaxing factor，EDRF）相似，可通过激活鸟苷酸环化酶，促进 cGMP 的形成，从而产生强大的舒张血管平滑肌作用。对小静脉和小动脉都有显著扩张作用，降压效果明显，其降压作用可在数分钟内起效，但作用时间较短，停药后 5 min 血压即回升。

［临床应用］临床用于高血压危象以及外科麻醉期间进行控制性降压，也可用于急、慢性心功能不全的患者。

［不良反应］用药期间可出现恶心、呕吐、精神不安、肌肉痉挛、头痛、皮疹、出汗、发热等。大剂量或连续使用可引起血浆氰化物或硫氰化物浓度升高而中毒，导致甲状腺功能减退，故用药时应严密监测血浆氰化物的浓度。由于其在光照下可以变成氰化物，应用时需避光。

（四）神经节阻断药

神经节阻断药可阻断神经节对效应器官的作用，对交感神经节和副交感神经节均有作用。对各器官的具体作用取决于交感神经和副交感神经在该器官的支配强度，例如血管主要受交感神经系统调节，神经节阻断药可以阻断交感神经的缩血管作用，使小动脉扩张，外周阻力下降，血压降低，对静脉血管的舒张作用则可降低回心血量和心排血量，也能导致血压降低。副交感神经节对眼、肠道以及膀胱平滑肌以及腺体的支配作用占优势，因此神经节阻断药可通过作用于这些器官导致扩瞳、便秘、尿潴留以及口干等不良反应。

神经节阻断药有樟磺咪芬（trimethaphan camsylate）、美卡拉明（mecamylamine）、六甲溴铵（hexamethonium bromide）等。此类药物曾广泛用于高血压的治疗，但是由于其降压作用过强过快且副作用多而限制了其临床应用。目前主要用于某些特殊情况，例如高血压危象、主动脉夹层动脉瘤、外科手术中的控制性低血压等。

（五）去甲肾上腺素能神经末梢阻滞药

去甲肾上腺素能神经末梢阻滞药通过干扰儿茶酚胺类神经递质在神经末梢的贮存和释放，影响交感神经对血管的作用，产生降压效果。此类药物降压作用较弱，且不良反应发生率较高，临床上已经不单独使用。代表药物利血平（reserpine）仅用于轻度高血压，与利尿药合用降压效果较好，另外还具有镇静和安定作用，与氯丙嗪相似，但作用较弱。胍乙啶（guanethidine）的降压作用较利血平强，但由于不良反应多，可引起肾、脑血流量减少以及水钠潴留，主要用于重度高血压。

（六）钾通道开放药

钾通道开放药的代表药物有米诺地尔（minoxidil）、吡那地尔（pinacidil）等，通过促进细胞膜上钾通道的开放，导致钾离子向细胞膜外转运增加，细胞膜超极化，兴奋性降低，钙离子向细胞转运减少，血管平滑肌舒张，血压下降。

其他还有一些与上述的作用机制不同但具有明显降压作用的抗高血压药物，如呋喃吡啶类的沙克太宁（cicletanine），能增加前列腺素的合成；酮色林（ketanserin）能够阻断 5-HT$_{2A}$ 受体和轻度阻断 α_1 受体；波生坦（bosentan）为非选择性内皮素受体阻断药等。这些药物在临床上较少用于治疗高血压。

第三节　抗充血性心力衰竭药

充血性心力衰竭（congestive heart failure，CHF）又称为慢性心功能不全，是由于各种不同的疾病导致心室（心脏收缩或/和舒张）功能障碍引起的慢性综合征。心力衰竭发生时心脏泵血量绝对或相对不足，导致组织灌流不足，不能满足全身组织器官代谢对血氧的需求，同时伴有体循环和（或）肺循环淤血。

一、心力衰竭治疗药物的分类

治疗充血性心力衰竭的药物常根据药物的作用及作用机制分类如下：

（1）肾素－血管紧张素－醛固酮系统抑制药。

肾素－血管紧张素－醛固酮系统抑制药，包括：①血管紧张素转换酶抑制药，如卡托普利、依那普利等；②血管紧张素Ⅱ受体（AT$_1$）阻断药，如氯沙坦、缬沙坦等；③醛固酮受体拮抗药，如螺内酯。④血管紧张素受体与脑啡肽酶抑制药（ARNI）。

（2）利尿药。

利尿药，如氢氯噻嗪、呋塞米等。

（3）β受体阻断药。

β受体阻断药，如卡维地洛、美托洛尔等。

（4）正性肌力药。

正性肌力药，包括：①强心苷类，如地高辛、洋地黄毒苷等；②非强心苷类正性肌力药，如多巴酚丁胺、氨力农等。

（5）血管扩张药。

如硝普钠、硝酸甘油、哌唑嗪等。

（6）钙增敏药及钙通道阻滞药（略）。

（7）其他。

其他，如重组人脑利钠肽、窦房结起搏电流（I_f）通道特异性抑制药。

二、常用抗心力衰竭药

（一）肾素 - 血管紧张素 - 醛固酮系统抑制药

充血性心力衰竭导致 RAAS 系统长期处于激活状态，进一步加重心脏负担，并导致心肌肥厚和心脏重构。血管紧张素转换酶抑制药和血管紧张素 Ⅱ 受体（AT_1）阻断药对 RAAS 系统具有抑制作用，在充血性心力衰竭的治疗中具有重要地位。ACE 抑制药不仅可以缓解心衰症状、提高患者生活质量，还能显著降低患者的病死率，在临床上作为一线药物广泛应用于充血性心力衰竭的治疗。

1. 血管紧张素转换酶抑制药

该类药物作用机制相同，通过对 ACE 的抑制作用治疗充血性心力衰竭；在用于未出现症状的早期心功能不全时，可延缓心力衰竭的发生以及病情的进展；能缓解或消除症状、提高运动耐力、改善生活质量；具有防止和逆转心肌肥厚以及降低病死率的作用。临床常用药物有卡托普利（captopril）、依那普利（enalapril）、培哚普利（perindopril）、雷米普利（ramipril）、贝那普利（benazepril）、福辛普利（fosinopril）和西拉普利（cilaza-pril）等。

［治疗 CHF 的机制］

（1）减轻心脏负担。

ACE 抑制药通过血管舒张作用降低心脏的前、后负荷，使心脏负担减轻。对血管的舒张作用是通过抑制体循环及局部组织中的血管紧张素 Ⅰ 向血管紧张素 Ⅱ 转化，从而减少血液及局部组织中血管紧张素 Ⅱ 的含量及其对血管的收缩作用。ACE 抑制药对血管的舒张作用还与其减少缓激肽的降解，使具有血管舒张作用的缓激肽在血液中含量上升有关。另外，血管紧张素 Ⅱ 含量减少后使醛固酮的生成减少，体内水钠潴留的程度减轻，也有利于降低心脏前负荷。

（2）抑制心血管重构。

血管紧张素 Ⅱ 和醛固酮是导致心肌及血管重构的主要因素，它们具有促进心肌细胞增生、使胶原纤维含量增加以及心肌间质纤维化等作用。ACE 抑制药在小剂量不影响血压的情况下即可减少血管紧张素 Ⅱ 和醛固酮的形成，具有防止甚至逆转心血管重构的功能。

（3）降低交感神经系统活性。

血管紧张素 Ⅱ 可促进交感神经系统末梢释放去甲肾上腺素，也可促进交感神经节以及中枢交感神经的冲动传递，从而提高交感神经系统活性。其机制为直接作用于位于交感神经突触前膜以及中枢神经系统的 AT_1 受体。ACE 抑制药通过减少血管紧张素 Ⅱ 的生成，使充血性心力衰竭患者的交感神经系统活性降低，降低心脏负荷，减轻心肌损害。ACE 抑制药抗交感神经的作用还有助于恢复机体 β_1 受体在数量上的下调，也可通过提高 G_s 蛋白含量来增强腺苷酸环化酶活性，从而使 β_1 受体敏感性增强，另外还能降低儿茶酚胺和精氨酸加压素的含量，提高副交感神经的活性，也有助于改善心衰症状。

（4）对血流动力学的影响。

ACE 抑制药的血管舒张作用以及抗交感神经系统活性的作用对充血性心力衰竭患者的血流动力学产生有益的影响，包括通过降低血管阻力而使心排血量增加，并能降低左室充盈压和舒张末压，降低室壁张力，改善心脏舒张功能。ACE 抑制药还可通过降低肾血管阻力，使肾血流量增加。

［临床应用指征］

ACE 抑制药是治疗心衰的首选和基础用药。除非有禁忌或不能耐受，所有 LVEF ＜ 40% 的患者均需终身应用；也可用于射血分数正常的心衰，或考虑用于有心衰高危因素的患者，以预防和延缓发生心衰。

临床药理特点：①前体药物：在肝脏和消化道黏膜水解为活性代谢产物而发挥作用，服用前体药物如福辛普利，可改善吸收，但起效延迟。②非前体药物：如卡托普利，直接具有活性，起效较快。③肝、肾双通道排泄的药物：肾功能异常患者宜选用此类药物，如福辛普利。

临床上从小剂量开始，一般每隔 1～2 周剂量倍增 1 次，直至达到目标剂量。剂量调整的快慢取决于患者的临床状况和血压。有低血压史、低钠血症、糖尿病、氮质血症、服用保钾利尿药者，递增速度宜慢。

2. 血管紧张素Ⅱ受体（AT₁）阻断药

常用的血管紧张素Ⅱ受体阻断药有氯沙坦（losartan）、缬沙坦（valsartan）及厄贝沙坦（irbesartan）等。该类药物的作用机制是阻断血管紧张素Ⅱ型受体（AT₁ 受体）的激活，使血管紧张素Ⅱ的缩血管作用被抑制，从而导致肾素－血管紧张素－醛固酮系统的活性降低。与 ACE 抑制药相比，血管紧张素Ⅱ受体阻断药治疗充血性心力衰竭的疗效相似，不具有抑制激肽酶的作用，因此很少发生刺激性干咳或血管神经性水肿，因而常用于对 ACE 抑制药不能耐受患者。

应用指征：LVEF≤40%，不能耐受 ACEI 者的替代药物，或经利尿药、ACEI 和 β 受体阻断药治疗后，临床改善不满意，又不能耐受醛固酮受体拮抗药的症状性心衰患者。临床上从小剂量开始，逐步加量至目标剂量或可耐受的最大剂量，并根据血压和血钾水平、肾功能状况调整剂量。联合用药方面，可替代 ACEI 与 β 受体阻断药、醛固酮受体拮抗药合用。

3. 醛固酮受体拮抗药

螺内酯（spironolactone）是醛固酮的竞争性拮抗药，具有与醛固酮相似的化学结构，通过竞争胞浆中的醛固酮受体，阻止醛固酮－受体复合物的核转位，从而拮抗醛固酮的作用。

由于肾素－血管紧张素－醛固酮系统处于激活状态，充血性心力衰竭时醛固酮在体内的浓度明显升高，可高达正常的 20 倍以上。高浓度的醛固酮不但能导致体内水钠潴留而增加心脏负担，还具有促生长的作用，通过促进纤维细胞增殖，导致心血管重构，加速病情的恶化。心肌细胞对去甲肾上腺素的摄取能力亦可被醛固酮阻断，导致心肌组织内游离的去甲肾上腺素浓度增高而诱发冠状动脉痉挛和心律失常，增加心衰时室性心律失常和猝死的可能性。螺内酯单独使用时对充血性心力衰竭的治疗作用较弱，若与ACE 抑制药联合使用则不但能拮抗醛固酮的作用，还能通过降低血管紧张素Ⅱ活性来降低醛固酮的浓度，具有良好的协同治疗作用。值得注意的是使用 ACEI/ARB 可降低循环中的醛固酮，但是如果应用 >3 个月，醛固酮水平仍不能持续地降低，即出现"醛固酮逃逸现象"。

应用指征：已经应用 ACEI/ARB、β 受体阻断药和利尿药，仍有心衰症状；LVEF <35%、心功能为Ⅱ～Ⅳ级；急性心梗患者的 LVEF ≤40%，有心衰症状或既往有糖尿病史。临床应用：在上述药物的基础上加用螺内酯，从小剂量开始，逐渐加量。根据血钾水平和肾功能调整用量，如血钾 >5.5 mmol/L，应减量或停药。开始用药前，患者的血钾应 <5 mmol/L，血肌酐应 <2.5 mg/dL（220 μmol/L），或肾小球滤过率应 ≥30 mL/min。

4. 血管紧张素受体与脑啡肽酶抑制药（ARNI）

ARNI 双重抑制血管紧张素Ⅰ受体和脑啡肽酶。脑啡肽酶是一种中性内肽酶，降解几种内源性血管活性肽，包括利钠肽、缓激肽和肾上腺髓质素。ARNI 通过抑制脑啡肽酶，可升高这些物质的水平，对抗神经内分泌过度激活导致的血管收缩、钠潴留和心脏重构，因此发挥利钠、利尿、舒张血管、预防和逆转心肌重构的作用。

临床应用指征：根据《2018 中国心力衰竭诊断和治疗指南》、2019 欧洲及美国最新心力衰竭共识，ARNI 可作为 ACEI 和 ARB 的替代药物，及早使用，并与其他治疗心力衰竭的药物合用。用于慢性症状性 HFrEF（心功能Ⅱ～Ⅳ级，LVEF ≤40%）成人患者。代表药物为近期批准上市使用的新药——沙库巴曲/缬沙坦（两种成分的配比大约为 1:1），根据患者的耐受情况，应该间隔 2～4 周将剂量倍增，直至达到目标维持剂量并长期维持。

（二）利尿药

利尿药具有促进体内钠、水排泄，减少血容量和回心血量的作用，使心脏前负荷降低并改善心功能，对静脉淤血及其所引发的肺水肿及外周组织水肿也有缓解作用。利尿药对降低心脏后负荷也有一定作用，这是因为其排钠作用可减少通过 Na^+-Ca^{2+} 交换进入细胞内的 Ca^{2+}，使血管收缩程度降低，从而改善心脏泵血功能，缓解心衰症状。

单独应用噻嗪类中效利尿药即可对轻度充血性心力衰竭产生良好疗效，但中、重度充血性心力衰竭或单用噻嗪类疗效不佳者则需采用袢利尿药或噻嗪类与保钾利尿药合用，对于严重充血性心力衰竭、慢性充血性心力衰竭急性发作、急性肺水肿或全身水肿者，需要静脉给予大剂量呋塞米，而中效噻嗪类利尿药常无效。保钾利尿药的利尿作用弱，常与其他利尿药联合应用，能增强利尿效果并防止血钾降低，还可有效拮抗醛固酮的作用，而单独使用疗效不明显。

利尿药在充血性心力衰竭的治疗中具有重要的地位，是一种广泛应用于各种心力衰竭的一线药物。水、电解质平衡紊乱是利尿药常见的不良反应，尤其是排钾利尿药可引起低钾血症，是充血性心力衰竭时诱发心律失常的常见原因，与强心苷合用时更易发生，故使用时应注意补钾或与保钾利尿药合用。大剂量利尿药有可能会加重心力衰竭症状，因其可通过减少血容量而导致交感神经系统反射性兴奋，降低心排血量，减少肾血流量，加重组织器官的灌流不足。常用的利尿药除了袢利尿药、保钾利尿药、噻嗪类利尿药，治疗心力衰竭的利尿药还有血管升压素 V_2 受体拮抗药。祥利尿药、保钾利尿药、噻嗪类利尿药在降压药中已经详细阐述，故可参考。下文介绍血管升压素 V_2 受体拮抗药。

血管升压素作用于肾脏集合管细胞基底膜侧的 V_2 受体，促进水的吸收。其非渗透性分泌增高是心衰容量负荷过重的重要机制之一。血管升压素 V_2 受体拮抗药（普坦类药物）选择性阻断肾小管上的精氨酸血管升压素受体，具有排水不排钠的特点，能减轻容量负荷加重诱发的呼吸困难和水肿，并可纠正低钠血症

临床应用：托伐普坦适用于充血性心衰。常规利尿药治疗效果不佳、伴有低钠血症或有肾功能损害倾向的患者，可与祥利尿药合用，有协同利尿效果。使用过程中注意监测血钠水平。注意事项：低血压（收缩压 < 90 mmHg），尤其是急性心梗或主动脉狭窄引起的肺水肿患者慎用；严重低血钾或酸中毒、右心室梗死伴急性右心衰竭的患者禁用。

（三）β 受体阻断药

对 β 受体阻断药在治疗充血性心力衰竭中作用的认识发生了很大的改变，传统观点认为充血性心力衰竭时应禁忌使用 β 受体阻断药，因其可抑制心肌收缩力，加重心衰症状。然而 20 世纪 70 年代以来的大量临床试验表明，β 受体阻断药卡维地洛（carvedilol）、比索洛尔（bisoprolol）和美托洛尔（metoprolol）的长期应用可显著改善充血性心力衰竭症状，提高患者生活质量，降低病死率，现已成为治疗充血性心力衰竭的常规用药。

[治疗 CHF 的机制]

（1）拮抗交感神经活性。

如前所述，充血性心力衰竭时交感神经系统的激活导致心脏负担加重，高浓度的儿茶酚胺类物质刺激心肌细胞的凋亡、坏死，以及 $β_1$ 受体的下调及敏感性降低，这些病理生理的改变都是促进心力衰竭的重要因素。β 受体阻断药可拮抗过量儿茶酚胺对心脏的毒性作用，减轻过量儿茶酚胺引起的心肌细胞 Ca^{2+} 的大量内流以及由此导致的能量消耗及线粒体损伤，避免心肌细胞坏死，并使心肌重构得到改善。β 受体阻断药还对充血性心力衰竭患者的 $β_1$ 受体具有上调及恢复其信号转导能力作用，从而改善 $β_1$ 受体对儿茶酚胺类物质的敏感性。卡维地洛还有 $α_1$ 受体阻断作用及抗氧化作用，表现出更广泛的抗交感神经作用。β 受体阻断药具有降低 RAAS 系统活性的作用，通过阻断肾脏球旁细胞 $β_1$ 受体，使交感神经系统兴奋引起的肾素分泌得到控制，从而降低 RAAS 系统的活性，进而减轻由 RAAS 系统引发的心血管重构，改善心力衰竭的症状。本类药物初期能抑制心肌收缩力，LVEF 降低；但长期治疗（> 3 个月时）则可改善心功能，LVEF 增加；治疗 4 ～ 12 个月时，能延缓或逆转心肌重构。心衰症状改善常在治疗 2 ～ 3 个月后出现。即使症状未改善，仍可减少疾病进展的危险性，改善患者的临床状况和心室功能，降低住院率和死亡的危险性。

（2）抗心律失常和心肌缺血。

β 受体阻断药是临床常用的抗心律失常及心绞痛药物（详见本章第一、四节），具有抗心律失常、改善心肌血液供应的作用。这些作用有助于降低充血性心力衰竭的病死率及猝死率，为治疗充血性心力衰竭的重要机制。

[临床应用]

（1）作为一线治疗药物，除非禁忌或不能耐受，所有有症状或既往有症状的心功能 Ⅰ ～ Ⅲ 级、LVEF 下降、病情稳定的患者应终生应用；存在结构性心脏病且 LVEF ≤ 40% 的

无症状心力衰竭患者也可使用；心功能Ⅳ级患者待病情稳定后（4 日内未静脉用药、无液体潴留、体重稳定），可在严密监护下，由专科医师指导应用；尤其适用于伴有高血压、心率较快、左室肥厚、冠心病、持续性或永久性房颤需控制心室率的患者。临床应用从小剂量（一般为目标剂量的 1/8）开始，一般每隔 2～4 周剂量加倍，直至达到目标剂量。剂量滴定应以心率为准：清晨静息心率为 55～60 次/min 即为达到目标剂量，或增量至最大耐受量，包括临床稳定患者。

（2）分类。

A. α_1、β 受体阻断药：同时阻断 α_1 和 β 受体，其中 α_1 受体阻断作用可使动脉阻力减小，通过激活脂蛋白酶活性来抵消 β 受体阻断药对其抑制作用。因此，其不良反应可因同时存在另一受体的阻滞效应而减轻，例如抑制反射性心动过速，具有剂量较小、不良反应小的优势。主要用药为卡维地洛。

B. 选择性 β_1 受体阻断药：由于其对心肌 β_1 受体的高选择性，对 β_2 受体影响较小，因此可用于慢阻肺、使用胰岛素的糖尿病患者，主要用药为美托洛尔、比索洛尔。

［注意事项］

（1）选择正确的适应证，以扩张型心肌病导致的充血性心力衰竭疗效最好。

（2）β 受体阻断药改善心功能的平均起效时间一般为 3 个月，心功能的改善与治疗时间成正比，所以此类药物用于治疗充血性心力衰竭时应坚持长期使用。

（3）由于 β 受体阻断药有负性肌力作用，用药早期可能会出现心功能恶化，故应小剂量开始使用并逐渐增加剂量，直至患者能耐受而又不加重病情。

（4）使用 β 受体阻断药治疗充血性心力衰竭时应与其他药物合用，常与利尿药、ACE抑制药和地高辛合用，并以此作为基础治疗措施。使用 β 受体阻断药时不宜停用原有的治疗药物，否则会导致 β 受体阻断药治疗无效。

（四）正性肌力药

1. 强心苷类

强心苷（cardiac glycosides）是一类选择性作用于心脏，增强心肌收缩性并影响心肌电生理活动的药物，临床上主要用于治疗充血性心力衰竭和某些类型的心律失常。强心苷类药物大多来源于植物如紫花洋地黄和毛花洋地黄，故又称为洋地黄类药物（digitalis）。临床上常用的此类药物有地高辛（digoxin）、洋地黄毒苷（digitoxin）、毛花苷丙（cedilanide）和毒毛花苷 K（strophanthin K）等。强心苷的基本化学结构由糖和苷元结合而成（图 2－8－2），其中苷元结构对其药理活性至关重要，而糖的部分则影响苷元的活性，包括增加苷元的水溶性，增强苷元对心肌的亲和力，延长苷元的强心作用等。

［体内过程］

虽然强心苷的基本化学结构相似，但每种药物具有不同的侧链结构，这导致它们具有不同的药代动力学特点。

（1）吸收。

强心苷类药物的口服吸收率差异很大，如洋地黄毒苷的脂溶性高，给药后几乎能全部吸收，地高辛的生物利用度在 20%～80% 之间，具有较大的个体差异，而去乙酰毛花苷丙和毒毛花苷 K 则在胃肠道吸收很少，不宜用于口服。

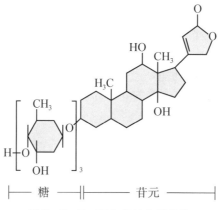

图 2-8-2　强心苷的化学结构

（2）分布。

进入体内后，强心苷类药物可与血浆蛋白可逆性结合并在全身分布。在体内分布广泛，尤其在心、肝、肾和骨骼肌中分布较多，并可透过血脑屏障到达脑组织。地高辛容易通过胎盘屏障，胎儿血药浓度几乎与母体相同。

（3）代谢。

洋地黄毒苷在肝中代谢率较高，合用肝药酶诱导剂可促进其代谢，因而应酌情增加洋地黄毒苷的用量。地高辛在肝中代谢较少，与葡萄醛酸结合后失去其药理活性。毛花苷丙和毒毛花苷 K 在体内代谢最少。

（4）排泄。

洋地黄毒苷在肝脏代谢后经肾排泄，小部分经胆汁排泄。在肠道后可再吸收，形成肝肠循环，导致消除速度减慢，因而具有较长的血浆 $t_{1/2}$，可达 5～7 天。约 2/3 的地高辛在体内以原形经肾排泄，而毛花苷丙和毒毛花苷 K 在体内几乎全部以原形经肾排泄，这是因为其极性大，易溶于水，应用于肾功能不良患者及老年人时容易发生血药浓度升高而导致中毒。

［药理作用］

（1）正性肌力作用（positive inotropic effect）。

强心苷的正性肌力作用对心脏具有高度选择性，表现为增强心肌收缩性。离体的乳头状肌及体外培养细胞在强心苷作用下即可表现出正性肌力作用，说明强心苷可通过直接作用在心肌细胞上而导致其收缩性增强。强心苷的正性肌力作用具有以下特点：①使心肌纤维的缩短速度加快，心肌收缩敏捷，从而相对延长舒张期，有利于心脏的休息；②通过增强衰竭心肌的收缩力使心排血量增加；③在增强心肌收缩力的同时可降低衰竭心肌的耗氧量。

强心苷正性肌力作用的分子机制为抑制心肌细胞膜上的 Na^+-K^+-ATP 酶，进而增加心肌细胞内 Ca^{2+} 的含量，从而增强心肌细胞的收缩性。强心苷高度选择性地与心肌细胞膜上的 Na^+-K^+-ATP 酶结合并抑制其活性，使细胞内 Na^+ 增多，K^+ 减少。细胞内 Na^+ 浓度的升高可激活 Na^+-Ca^{2+} 双向交换机制，使 Na^+ 内流减少以及 Ca^{2+} 外流减少，或者使 Na^+ 外

流增加以及 Ca^{2+} 内流增加，最终导致心肌细胞内 Ca^{2+} 增加（图 2 – 8 – 3）。Ca^{2+} 在介导心肌细胞兴奋 – 收缩偶联中具有重要作用，因此 Ca^{2+} 在细胞中含量的增加使心肌细胞收缩性增强。

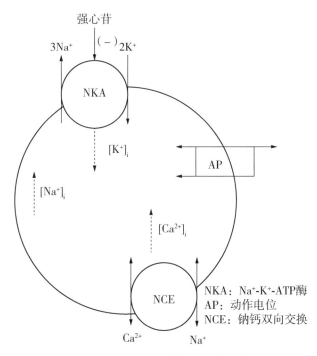

图 2 – 8 – 3　强心苷作用机制示意

（2）负性频率作用（negative chronotropic action）。

强心苷具有减慢窦性频率的作用，尤其是对心率加快及伴有房颤的充血性心力衰竭患者可显著降低其心率。心功能不全时由于心搏出量减少，使交感神经系统反射性地被激活，导致心率加快。强心苷可通过增强心肌收缩力，增加心排血量的作用，减弱压力感受器的张力，增强迷走神经活性，从而使心率减慢。强心苷还能增强心肌对迷走神经的敏感性，这也有助于其负性频率作用。

（3）影响心肌电生理活动的作用。

强心苷对不同部位心肌的电生理特性具有不同的影响，且随着剂量不同而发生改变。治疗剂量下，通过增强心肌收缩力使迷走神经系统反射性兴奋，导致更多 K^+ 外流，细胞膜最大复极电位负值增大，从而使窦房结自律性降低，房室传导速度减慢；另一方面，对迷走神经的兴奋作用促进 K^+ 外流，导致心房肌细胞膜的静息电位加大，心房传导速度加快。中毒剂量下，由于强心苷对 $Na^+ – K^+ – ATP$ 酶产生过度抑制，导致细胞内 K^+ 明显减少，心肌细胞膜最大复极电位减小，心肌细胞自律性增高，传导减慢，易引起心律失常。中毒剂量的强心苷还通过过度升高细胞内 Ca^{2+} 的浓度引起 Ca^{2+} 振荡、早后除极、迟后除极等，也会导致心律失常的发生。

（4）其他作用。

①对神经内分泌的作用：治疗剂量的强心苷可兴奋迷走神经以及降低交感神经张力，但中毒剂量的强心苷则对交感神经中枢具有兴奋作用，能显著增加交感神经冲动发放，还能通过兴奋延髓（又称延脑）极后区的催吐化学感受区引发呕吐反应。强心苷还可抑制肾素－血管紧张素－醛固酮系统的活性，通过降低血浆肾素活性，减少血管紧张素 II 的生成，进而降低外周血管阻力和醛固酮分泌，减少体内水钠潴留，减轻心脏负担。②利尿作用：强心苷通过改善心功能而使肾血流量和肾小球滤过率增加，从而对心力衰竭患者产生明显利尿作用；对肾小管细胞膜的 Na^+-K^+-ATP 酶的抑制作用也可产生排钠利尿作用。③对血管的作用：强心苷对血管平滑肌有直接收缩作用，但不会增加心力衰竭的患者的外周血管阻力，因为其降低交感神经系统活性的作用超过其直接缩血管效应。

［临床应用］

（1）心力衰竭。

强心苷类药物曾经是心力衰竭最重要的治疗药物，但是由于 ACE 抑制药的出现以及对 β 受体阻断药的重新认识，强心苷类现多用于射血分数下降（以收缩功能障碍为主）的充血性心力衰竭，以及对利尿药、ACE 抑制药和 β 受体阻断药疗效欠佳的患者。选择强心苷治疗时，应综合考虑心衰的特点以及原发性疾病等因素以获得最佳疗效。房颤伴心室率快的心力衰竭患者使用强心苷的疗效最佳，因瓣膜病、风湿性心脏病（高度二尖瓣狭窄除外）、冠状动脉粥样硬化性心脏病和高血压性心脏病引发的心力衰竭也具有良好的疗效。相反，继发于甲亢、重症贫血及维生素 B_1 缺乏等疾病的心力衰竭，因心肌能量代谢障碍，强心苷的疗效较差；肺源性心脏病、活动性心肌炎、严重心肌损伤等引起的心力衰竭，不但疗效差，且易发生中毒。对伴有机械性梗阻的心力衰竭，如缩窄性心包炎以及严重二尖瓣狭窄等疗效不佳或无效。扩张型心肌病、心肌肥厚、舒张性心力衰竭患者也不宜选用强心苷，而应首选 β 受体阻断药、ACE 抑制药治疗。

（2）心律失常。

根据对心肌细胞的电生理活动的影响，强心苷类药物可用于某些特殊类型心律失常的治疗。

A. 心房纤颤。

为防止心房纤颤时太多的心房冲动经房室结传到心室，导致心室率过快而使心脏泵血功能受损，可使用强心苷减慢房室传导，从而使传到心室的冲动减少，心室率减慢而改善心室泵血功能。强心苷对心房纤颤本身并没有治疗作用，因而对大多数患者来说并不能终止房颤。

B. 心房扑动。

虽然心房扑动的冲动次数比心房纤颤少，但是由于其冲动强而规则，所以更容易经房室结传入心室而引起难以控制的心室率加快。强心苷通过缩短心房有效不应期，导致心房扑动转化为心房颤动，这使得心室率容易被强心苷类药物所控制，甚至可能在转化为房颤后因停用强心苷而使窦性节律得到恢复。

C. 阵发性室上性心动过速。

强心苷对阵发性室上性心动过速的治疗与其增强迷走神经活性，降低心房的兴奋性有关。

［不良反应］

强心苷容易发生毒性反应，因而在使用时需特别慎重。这类药物的安全范围狭窄，治疗量已接近中毒量的60%，而且强心苷类药物的生物利用度及敏感性存在较大的个体差异，尤其在伴有低血钾、高血钙、低血镁、心肌缺氧、酸碱平衡失调、发烧、心肌病理状态、高龄及合并用药等因素存在时更易发生毒性反应。

（1）毒性反应的表现。

A. 心脏反应。

强心苷最严重的毒性反应是对心肌电生理活动的影响，表现为各种类型的心律失常。快速型心律失常：室性早搏、二联律、三联律及室性心动过速均可发生，甚至可能出现心室纤颤。其中室性早搏最为常见，约占心脏毒性反应的1/3。出现室性心动过速时即立即停药并抢救，以免发展为致死性的室颤。快速型心律失常的发生与强心苷对 Na^+-K^+-ATP 酶的高度抑制以及由此引起的迟后除极有关。房室传导阻滞：不同程度的房室传导阻滞均可出现，严重者甚至出现完全阻滞。其机制与提高迷走神经兴奋性以及对 Na^+-K^+-ATP 酶的高度抑制有关。窦性心动过缓：强心苷可降低窦房结的自律性，从而导致窦性心动过缓，但窦性停搏少见。如果心率降至60次/min以下时应考虑停止使用强心苷类药物。

B. 胃肠道反应。

为较常见的早期中毒反应，可表现为厌食、恶心、呕吐、腹泻等症状，剧烈呕吐可引起低血钾而使强心苷中毒加重。心力衰竭没有被控制时由于胃肠道静脉淤血也可引起上述症状，应注意鉴别。

C. 中枢神经系统反应。

可有眩晕、头痛、疲倦、失眠和谵妄等中枢症状，还可出现视觉障碍，表现为黄视症、绿视症及视物模糊等。视觉障碍常被视为中毒的先兆症状，一旦出现应停止使用。

（2）毒性反应的防治。

为了防止强心苷类药物发生毒性反应，应避免可诱发或加重中毒的因素，如低血钾、高血钙、低血镁及心肌缺血等，并在用药过程中对患者病情进行严密观察，出现频发室性早搏、窦性心动过缓及视觉障碍均应视为中毒先兆症状，一旦出现应及时减量或停用强心苷类药物。用药过程中应进行强心苷血药浓度监测，地高辛浓度达到3.0 ng/mL、洋地黄毒苷浓度达到45 ng/mL时即可确诊为中毒。

出现心脏毒性时应及时进行相应的治疗，K^+ 可通过与强心苷竞争心肌细胞膜上的 Na^+-K^+-ATP 酶，减轻或阻止强心苷中毒的发展，及时补钾可用于治疗强心苷引起的快速型心律失常。对表现为传导阻滞的中毒患者则不宜补钾，否则可导致心脏停搏。补钾时需考虑肾功能情况以防止出现高血钾症。强心苷中毒引起的严重心律失常可使用苯妥英钠，该药对室性早搏及室性心动过速具有治疗作用，还能将强心苷从 Na^+-K^+-ATP 酶上解离，使酶的活性得到有效恢复。利多卡因可用于治疗强心苷所致的严重室性心动过速和心室纤颤。M受体阻断药阿托品则可用于强心苷中毒引起的房室传导阻滞、窦性心动过缓等缓慢型心律失常。

地高辛抗体的 Fab 片断对强心苷有很强的亲和力，能够有效地将强心苷从 Na^+-K^+-ATP 酶上解离出来，对严重的强心苷中毒具有明显的治疗效果。

［药物相互作用］

强心苷可以与多种药物在药代动力学及药效动力学水平上产生药物相互作用，临床应用时应考虑药物相互作用对强心苷效应及不良反应的影响，适当调整强心苷的用量。

抗心律失常药奎尼丁能将地高辛从组织结合处置换下来，还能减少其在肾脏的排泄，导致地高辛的血药浓度明显升高，故而应避免与奎尼丁合用，必须合用时减少地高辛用量的 $30\% \sim 50\%$。其他抗心律失常药如胺碘酮、钙通道阻滞药以及普罗帕酮等也能通过相互作用来提高地高辛血药浓度，应当避免联合使用或酌情减量。

噻嗪类及袢利尿药可降低血钾浓度导致强心苷更容易发生不良反应，合用时应监测血钾水平并适当补钾。

拟肾上腺素药可提高心肌自律性，增强心肌对强心苷的敏感性，合用时易导致强心苷中毒。

苯妥英钠通过诱导肝药酶活性使地高辛在肝脏的代谢增强，可导致地高辛血药浓度下降。

2. 非强心苷类

（1）儿茶酚胺类。

儿茶酚胺类药物通过激动心脏 β_1 受体产生正性肌力作用，从而使心排血量增加，在一定程度上缓解心衰症状。由于心功能衰竭时心脏 β_1 受体出现数量下调以及对儿茶酚胺类物质的敏感性降低，在晚期儿茶酚胺甚至成为病情恶化的重要因素之一，因此此类药物不能作为治疗心功能衰竭的常规药物，仅限于强心苷类药物治疗效果不佳或有强心苷禁忌证的患者，对于伴心率减慢或传导阻滞的心衰患者也有较好疗效。

多巴胺（dopamine）

小剂量的多巴胺即可通过激动多巴胺受体 D_1、D_2 对肾、肠系膜及冠状血管产生舒张作用，使肾血流量及肾小球滤过率增加。剂量稍大则可对 β 受体产生激动作用，还可促进去甲肾上腺素的释放并抑制其被再摄取，从而加强心肌收缩性，增加心排血量。更大剂量的多巴胺通过激动 α 受体使血管收缩，增加心脏后负荷。多巴胺多用于急性心力衰竭，静脉滴注给药。常见不良反应为室性心律失常和心绞痛，大剂量可导致恶心、呕吐等胃肠反应。

多巴酚丁胺（dobutamine）

多巴酚丁胺主要激动心脏 β_1 受体，对 α 和 β_2 受体也有一定的激活作用，可显著增强心肌收缩力，降低血管阻力，使心功能衰竭患者的心脏指数提高，心脏排血量增加，可用于治疗中度的充血性心功能衰竭。

异布帕明（ibopamine）

异布帕明对 D_1、D_2、β 以及 α_1 受体均有激动作用，用于治疗心力衰竭时，可加强心肌收缩性，降低外周血管阻力，从而使心排血量增加，并具有显著的利尿、改善肾功能作用。可口服用药，早期应用可减缓病情的恶化。

（2）磷酸二酯酶抑制药。

磷酸二酯酶通过水解磷酸二酯键来降解细胞内环磷酸腺苷（cAMP），从而终止其第二信使功能。磷酸二酯酶抑制药（phosphodiesterase inhibitor，PDEI）可抑制磷酸二酯酶的活性，使心肌细胞内 cAMP 的含量明显升高，导致细胞内 Ca^{2+} 浓度增加而产生正性肌力作用；也可提高血管平滑肌细胞内 cAMP，促进肌浆网对 Ca^{2+} 螯合，使细胞内 Ca^{2+} 浓度降低而产生血管舒张作用，因而 PDEI 属正性肌力扩血管药。由于该类药物在降低心衰患者的病死率以及延长寿命方面尚存争论，故而用于心衰治疗时仅限于短时间的支持疗法，特别是对强心苷、利尿药及扩血管药反应不佳的患者。

氨力农（amrinone）和米力农（milrinone）

氨力农是双吡啶类化合物，不良反应较重，其中以胃肠道反应常见，心律失常的发生率也比较高，还有血小板减少和肝损害等严重不良反应。米力农为氨力农的衍生物，对磷酸二酯酶的抑制作用比氨力农强 20 倍，且不良反应少于氨力农，对血小板和肝功能影响较小，偶有头痛、失眠、室性心律失常等。但有研究表明米力农可增加病死率，故仅限于短期静脉给药治疗急性心力衰竭。

匹莫苯（pimobendan）

匹莫苯为苯并咪唑类衍生物，除了抑制细胞内的磷酸二酯酶，还能提高心肌收缩成分对细胞内 Ca^{2+} 的敏感性，属于钙增敏药。由于其增强心肌收缩性的能力不需要提高心肌细胞内 Ca^{2+} 含量，从而避免了因细胞内 Ca^{2+} 过多而引发的心律失常及心肌细胞损伤。用于治疗心力衰竭可减轻症状，减少发作次数，增加患者运动耐力，且不良反应发生率低于氨力农和米力农。

（五）血管扩张药

适当降低心脏负荷有助于改善心功能，减轻心衰症状，延缓病情进展。血管扩张药可扩张静脉使回心血量减少，降低心脏前负荷，进而降低肺楔压及左室舒张末压（LVEDP）等，缓解肺部淤血症状；也可扩张小动脉使外周阻力降低，降低心脏后负荷，增加心排血量，缓解组织缺血缺氧症状。

硝酸酯类

硝酸酯类药物有硝酸甘油（nitroglycerin）和硝酸异山梨酸（isosorbide dinitrate）等，对大的静脉血管具有明显的舒张作用，因而可减少回心血量，减轻右房压力，缓解肺部淤血以及由此引起的呼吸困难。也可选择性舒张心外膜的冠脉血管，在缺血性心肌病时可通过增加冠状动脉的血流量来改善心室的收缩和舒张功能，缓解心衰症状。硝酸酯类扩血管机制与其释放一氧化氮（NO）有关，NO 是一种内皮源性血管舒张因子，具有强大的血管舒张作用（详见本章第四节）。

肼屈嗪（hydralazine）

肼屈嗪通过舒张小动脉降低心脏后负荷，增加心排血量。能显著增加肾血流，可用于伴肾功能不全的心衰患者。肼屈嗪的扩血管作用可导致交感神经系统和 RAAS 系统被激活，故而不能长期单独应用。临床主要用于肾功能不全或对 ACE 抑制药不能耐受的心力衰竭患者。

硝普钠（nitroprusside sodium）

硝普钠对小动脉和小静脉都有舒张作用，具有强效、快速的特点。静脉给药后 $2 \sim 5$ min 即可见效，可快速控制危急的心力衰竭，适用于需迅速降低血压和肺楔压的急性肺水肿、难治性心衰、高血压危象等危重病例。

哌唑嗪（prazosin）

选择性阻断 α_1 受体，对动脉和静脉均有扩张作用，因而可降低心脏前、后负荷并增加心排血量。

（六）钙增敏药及钙通道阻滞药

1. 钙增敏药

钙增敏药是一类新的用于治疗心力衰竭的强心药物，与传统的强心药物不同，钙增敏药不提高心肌细胞内 Ca^{2+} 的浓度，而是通过直接作用于收缩蛋白，增加肌钙蛋白（troponin C，TnC）对 Ca^{2+} 的亲和力使心肌细胞收缩性增强，因此可避免因 Ca^{2+} 浓度过高而导致的心肌细胞损伤以及心律失常。

肌细胞的收缩与粗细肌丝之间的相对滑行有关，细肌丝上的肌动蛋白与粗肌丝上肌球蛋白的横桥发生结合，拉动细肌丝向肌节中央滑行而产生收缩作用。收缩前，位于肌动蛋白和横桥之间的原肌球蛋白阻碍了二者的结合，而 Ca^{2+} 可以通过与细肌丝上 TnC 结合，改变原肌球蛋白的结构，暴露肌动蛋白上的横桥结合位点而引发收缩效应，因此 Ca^{2+} 对肌细胞的收缩具有重要影响。

钙增敏药在不改变心肌细胞内 Ca^{2+} 水平前提下，通过影响粗细肌丝的滑行及其调节机制产生正性肌力作用，如匹莫苯（pimobendan）可作用在 TnC 水平，使其对 Ca^{2+} 的结合能力提高而导致肌丝对 Ca^{2+} 的反应增强；左西孟旦（levosimendan）则通过对 TnC 的影响，改变钙结合信息传递机制，稳定心肌纤维蛋白收缩所必需的空间构型，使心肌收缩力增加；噻唑嗪酮（thiadizinone）可通过直接作用于横桥，直接促进肌动蛋白和肌球蛋白之间的相互作用以及肌细胞的收缩。

另外，钙增敏药对磷酸二酯酶也有一定的抑制作用，使心脏的收缩功能增强。左西孟旦还具有扩张冠状动脉及外周血管的作用，这可能是其激活 ATP 敏感的钾通道带来的效应。

由于钙增敏药能降低心衰患者的生存率，因而用于治疗充血性心力衰竭尚需更多的临床研究。

2. 钙通道阻滞药

氨氯地平（amlodipine）和非洛地平（felodipine）等长效钙通道阻滞药可用于心力衰竭的治疗，其治疗机制包括：①扩张冠状动脉，缓解心肌缺血；②扩张外周动脉，减轻心脏后负荷，改善心衰时的血流动力学；③减轻心肌细胞钙超负荷，改善心脏的舒张功能。

短效类药物如硝苯地平（nifedipine）、地尔硫草（diltiazem）以及维拉帕米（verapamil）等则可以使心衰症状加重，增加患者病死率，这与其负性肌力作用以及对神经内分泌系统的反射性激活作用有关。

（七）重组人脑利钠肽（rhBNP）

作用机制：重组人脑利钠肽（国外制剂：奈西立肽；国内制剂：新活素）是内源性激素类物质，与人体产生的 BNP 完全相同，能与特异性利钠肽受体相结合，引起细胞内环单磷酸鸟苷（cGMP）的浓度升高和平滑肌细胞舒张，cGMP 能扩张静脉和动脉（包括冠状动脉），迅速降低全身动脉压、右房压和肺动脉嵌顿压，从而降低心脏前后负荷，增加心排量，并具有提高肾小球滤过率，促进钠排泄和利尿作用；还可抑制肾素-血管紧张素-醛固酮系统（RAAS）和交感神经系统，从而缓解患者的呼吸困难和全身症状。同时参与血压、血容量以及水盐平衡的调节，增加血管通透性，降低体循环血管阻力及血浆容量。扩张血管作用呈剂量依赖性，没有正性肌力作用，较少引起心律失常；比硝酸甘油更安全有效。

临床应用：可单独使用，也可与其他血管扩张剂（如硝酸酯类）或正性肌力药物（如多巴胺、多巴酚丁胺、米力农）合用。持续静滴，疗程一般为 3 天。静脉滴注给药，也可先静注负荷剂量后再持续静滴。

（八）窦房结起搏电流（I_f）通道抑制药

窦房结起搏电流（I_f）通道的特异性抑制药（伊伐布雷定）以剂量依赖性方式选择性抑制窦房结中的 I_f 电流，降低窦房结发放冲动的频率，以减慢心率、延长心脏舒张期、改善心肌缺血，同时不影响心内传导、心肌收缩力或心室复极化。

临床应用：用于窦性心律、心率≥70 次/min 的收缩性心衰患者，其心功能为Ⅰ～Ⅳ级、LVEF≤35%，已使用 RAAS 抑制药和 β 受体阻断药最大耐受剂量，可加用本药，也可用于禁忌或不能耐受 β 受体阻断药的患者。从小剂量开始用药，根据心率情况调整剂量，使静息心率维持在 55～60 次/min。

 第四节　抗心绞痛药

一、概述

心绞痛是突然发生的胸骨后压榨性疼痛，常放射至左上肢。心绞痛的发生是由于冠状动脉供血不足引起的急剧的、暂时性的心肌缺血和缺氧。缺氧导致厌氧代谢产物（如乳酸、丙酮酸、组胺、缓激肽和 K^+ 等）在心肌组织中积累，从而刺激心肌自主神经传入纤维末梢而引起疼痛。如果不能及时缓解心肌组织的缺血缺氧，心绞痛会进一步发展为急性心肌梗死，故应及时采取有效的治疗措施。

心肌的血氧供需平衡失调是心绞痛发生的病理生理基础，而抗心绞痛药物可通过减少心脏前、后负荷来降低心肌对氧气的需求以及通过扩张冠状动脉来增加心肌的氧气供应。

心肌的氧气供应取决于动脉和静脉的氧气压力差以及冠状动脉血流量。静息状态下，心肌细胞从血液中摄取氧气的能力已接近最大，因此心肌组织血氧供应的增加主要取决于冠状动脉血流量的增加。在运动或缺氧时，冠状动脉的适度扩张可使心肌血流量增加数倍，但动脉粥样硬化可导致冠状动脉狭窄或部分分支闭塞，使其扩张能力减弱，冠脉循环的储备能力降低。

心肌氧气消耗主要由心室壁张力、心率和心肌收缩力这三个因素决定。心室壁张力与心室容积（心室前负荷）和心室内压（心室后负荷）成正比，与心室壁的厚度成反比。心室壁张力越大，维持张力所需的能量就越多，心肌耗氧量也越大，因此心室容积的扩张和心室内压的增加均可导致心肌耗氧量的增加。在心脏泵血过程中，心室压力上升，因此心脏射血时间延长也会导致心肌耗氧量的增加。心肌收缩力越强，耗氧量越大，同样，心率也与心肌耗氧量成正比。临床常用三式乘积"心率×收缩压×左心室射血时间"，或二项式乘积"心率×收缩压"来粗略估算心肌的耗氧量。心脏负荷加重时心肌耗氧相应增加，如果此时冠状动脉因为病变而不能相应扩张，就会出现心肌组织氧气消耗和供应之间的平衡失调，导致心肌缺血缺氧，引发心绞痛。

临床上主要的抗心绞痛药物包括硝酸酯类、钙通道阻滞药和β受体阻断药三类，它们都可以通过减少心肌耗氧量，改善冠状动脉供血来恢复心肌的血氧供需平衡，从而达到缓解心绞痛的效应。近年来还出现其他的能改善心肌缺血的药物：曲美他嗪、钾通道开放药及窦房结起搏电流（I_f）通道特异性抑制药。

二、常用抗心绞痛药物

（一）硝酸酯类

硝酸酯类药物包括硝酸甘油、硝酸异山梨酯、单硝酸异山梨酯和戊四硝酯等，其中以硝酸甘油最为常用。硝酸酯类都含有硝酸多元酯结构，其分子中的 $-O-NO_2$ 结构（图 2-8-4）是此类药物产生药理作用的关键部位。

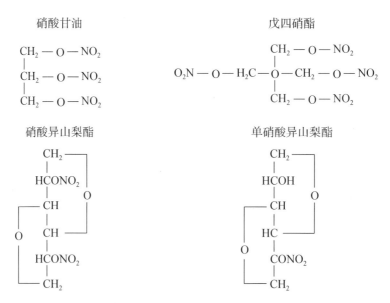

图 2-8-4　硝酸酯类药物的化学结构

硝酸甘油（nitroglycerin）

硝酸甘油从 1879 就开始用于治疗心绞痛，即使目前有很多新的抗心绞痛药可供选择，但是由于它具有起效快、疗效确切、使用方便、经济等优点，硝酸甘油仍是心绞痛防治的最常用药物。

［体内过程］口服给药具有明显的首过效应，生物利用度仅为 8%，所以硝酸甘油不用于口服给药。临床常采用舌下含服给药以避免首过效应，生物利用度可达 80%。含服后硝酸甘油经口腔黏膜迅速吸收，$1 \sim 2$ min 即可起效。在肝脏迅速代谢，血浆 $t_{1/2}$ 约为 3 min，疗效仅可持续 $20 \sim 30$ min。硝酸甘油也可经皮肤吸收，将硝酸甘油软膏涂抹在前臂皮肤或将贴膜剂贴于胸部皮肤可使有效血药浓度持续比较长的时间。硝酸甘油主要在肝脏经谷胱甘肽－有机硝酸酯还原酶转化为二硝酸代谢物，少量转化为一硝酸代谢物及无机亚硝酸盐，代谢产物最终与葡萄糖醛酸结合并经由肾脏排出体外。

［药理作用］

对平滑肌的松弛效应是硝酸甘油的基本药理作用，其中又以对血管平滑肌的松弛效应最为明显。硝酸甘油对外周血管以及冠脉血管都有明显的扩张作用，尤其是对静脉血管的扩张作用最为显著。通过对血管的扩张作用，硝酸甘油可降低心肌氧气消耗，增加心肌组织的血氧供应，从而缓解心绞痛。

（1）降低心肌耗氧量。

硝酸甘油对静脉血管，尤其是较大的静脉血管具有显著的扩张作用。扩张的外周静脉可容纳更多的血液，导致回心血量减少。而回心血量的减少可降低心脏前负荷，缩小心室容积，降低心室内压及心室壁张力，并且使心脏射血时间缩短，最终导致心肌耗氧量的下降。稍大剂量的硝酸甘油还能显著舒张外周动脉血管，从而使心脏射血时的阻力下降，减轻心脏后负荷，也能降低心肌耗氧量。需要注意的是动脉血管的显著扩张可通过血压降低引起的反射性刺激交感神经系统而导致心率加快、心肌收缩力增强而加重心绞痛。因此临床用药时需要合理掌握硝酸甘油的剂量，也可通过与 β 受体阻断药联合使用来克服这种不良反应。

（2）增加缺血区心肌组织的血液灌流。

动脉粥样硬化或血管痉挛导致的冠状动脉狭窄使相应心肌组织区域出现缺血缺氧，其中的阻力血管因缺氧和代谢产物聚积而处于扩张状态，因此缺血心肌组织的血管阻力要低于其他非缺血心肌组织。硝酸甘油对阻力血管的扩张作用较弱，但是却能选择性地扩张较大的心外膜血管、运输血管及侧支血管。这种对较大动脉血管的选择性扩张作用使得硝酸甘油可将更多的血液顺压力差从输送血管经侧支血管流向缺血区，从而提高缺血区心肌组织的血液灌注水平（图 2-8-5）。

（3）增加心内膜下组织供血。

心室壁张力和心室内压的升高不仅能够增加心肌的氧气消耗量，同时还可减少心内膜下心肌组织的血液供应。这是因为向心肌组织提供血液供应的冠状动脉从心外膜层直角分枝，垂直穿过心室肌成网状分布于心内膜下。当心室壁张力和心室内压升高时，这些冠脉血管受到心肌组织更大的挤压，同时也使心外膜血管和心内膜血管之间的血流压力差减

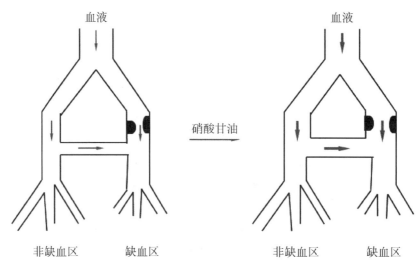

图 2-8-5　硝酸甘油对冠状动脉血流分布的影响

少，从而导致向心内膜组织的供血能力下降。心肌缺血缺氧引发心绞痛时，心室壁张力和心室内压提高，使心内膜下心肌组织的血液供应受到明显影响。硝酸甘油通过扩张大的静脉血管使回心血量减少，从而降低室壁张力和心室内压，对冠脉血管的挤压作用减少，使得更多的血液从心外膜下流向心内膜下的缺血区组织。

（4）保护缺血的心肌细胞。

硝酸甘油在平滑肌细胞内经谷胱甘肽转移酶的作用释放一氧化氮（nitric oxide，NO），生成的 NO 又可通过其信号传递作用促进 PGI_2 以及降钙素基因相关肽等物质的生成，这些物质均对缺血的心肌细胞具有直接保护作用。通过这种对心肌细胞的保护作用，硝酸甘油可减轻缺血缺氧导致的心肌细胞凋亡坏死，缩小心肌梗死的范围并改善心室重塑。同时硝酸甘油还具有增强心肌电生理的稳定性，降低室颤率，消除折返激动，改善房室传导，减少心肌缺血综合征等作用。

［作用机制］

NO 是一种内皮源性血管舒张因子（endothelium-derived relaxing factor，EDRF），由血管内皮细胞合成并释放，参与体内多种生理及病理过程。可溶性鸟苷酸环化酶（GC）与 NO 结合后被激活，激活的 GC 可促使细胞内的第二信使环磷酸鸟苷（cGMP）生成增多，并进一步激活 cGMP 依赖性蛋白激酶，继而抑制细胞外 Ca^{2+} 向细胞内流动，并减少细胞内储存 Ca^{2+} 的释放，从而导致胞浆内 Ca^{2+} 含量降低。细胞内 Ca^{2+} 含量的下降使肌球蛋白轻链去磷酸化，最终导致血管平滑肌的舒张。作为 NO 的外源性供体，硝酸甘油通过与 NO 相同的机制舒张血管平滑肌。由于硝酸甘油释放 NO 并不依赖于血管内皮细胞，因而对内皮损伤的血管仍然能够发挥舒张作用。NO 还具有抑制血小板的黏附和聚集、防止动脉硬化的形成等作用，这也有助于硝酸甘油用于冠心病和心绞痛的治疗。另外，PGI_2 和降钙素基因相关肽也与硝酸甘油的扩血管作用相关。

［临床应用］

硝酸甘油舌下含服给药可以迅速缓解心绞痛症状，适用于预防和治疗各种类型的心绞痛尤其是稳定型心绞痛，是缓解心绞痛症状最常用的药物。用于治疗急性心肌梗死时常采用静脉给药，不仅可以减少心肌耗氧量，增加缺血区心肌组织的血液供应，还可以抑制血小板的黏附和聚集，从而缩小心肌梗死面积。硝酸甘油重复使用应减少使用量，以免因血压过度下降而导致心、脑等重要脏器灌注压过低而加重缺血。硝酸甘油通过扩张静脉和动脉，减轻心脏前、后负荷，缓解肺部淤血，还可增加冠脉血流，提高心室收缩和舒张功能，可与其他药物合用治疗充血性心力衰竭。

[不良反应]

硝酸甘油显著的血管舒张作用是导致急性不良反应的主要原因，用药后可因其对头、面、颈、皮肤等部位的血管舒张而导致暂时性面颊部皮肤潮红，对脑膜血管的舒张可引起搏动性头痛，对眼内血管的舒张作用则可引起眼内压升高。大剂量用药还可带来直立性低血压及晕厥。剂量过大可能导致心绞痛症状加重，这是由于硝酸甘油的血管舒张作用使血压过度下降，冠脉的灌注压降低，并通过反射性作用于颈动脉窦和主动脉弓压力感受器，引起交感神经系统兴奋，导致心率加快，心肌收缩增强，心肌耗氧增加。超剂量硝酸甘油可引发高铁血红蛋白症，表现为呕吐、发绀等。

连续使用硝酸甘油 2 周左右可导致机体产生耐受性，但停药 1～2 周后机体又可恢复敏感性。耐受性的产生受到给药剂量、频度、途径和剂型等因素的影响，剂量过大或高频率反复用药容易导致耐受性的产生，不同硝酸酯类药物之间存在交叉耐受性。一旦机体对硝酸甘油产生耐受性，则需加大用药剂量才能获得相应疗效，但不良反应的程度也会相应加重。对于严重的耐受性则难以用增加剂量的方法来获得满意的疗效。硝酸甘油产生耐受性的可能机制包括"血管耐受"和"伪耐受"。血管耐受与血管平滑肌内 –SH 有关，细胞生成 NO 的过程中需要 –SH，而硝酸甘油使 –SH 耗竭，导致血管平滑肌 NO 生成障碍。伪耐受则是由于硝酸甘油引起的血管舒张和血压下降，导致交感神经系统和肾素 – 血管紧张素系统被代偿性激活，继而出现水钠潴留、血容量增加、血液稀释、红细胞比容降低等现象，硝酸甘油的作用被部分甚至全部抵消而产生耐受性。避免大剂量给药和无间隙给药可预防硝酸甘油耐受性的发生；补充 –SH 供体，合理调配膳食等也可减少耐受性的发生概率。

硝酸异山梨酯和单硝酸异山梨酯

硝酸异山梨酯（isosorbide dinitrate）又名消心痛，属长效类硝酸酯类药物，作用及作用机制与硝酸甘油相似，但作用较弱，药效持续时间较长。可舌下含服，也可口服给药，口服吸收的个体差异较大。主要用于预防心绞痛和心肌梗死后心力衰竭的长期治疗。

单硝酸异山梨酯（isosorbide mononitrate）又名异乐定，为硝酸异山梨酯的代谢产物之一。口服给药无首过效应，生物利用度高，几乎达到 100%。临床上适用于冠心病的长期治疗和预防心绞痛发作，也适用于心肌梗死后的治疗和肺循环高血压的治疗。

（二）β 受体阻断药

β 受体阻断药的品种很多，作用机制相同，但并不都用于心绞痛的治疗。根据药物特点及临床经验，普萘洛尔（propranolol）、美托洛尔（metoprolol）和阿替洛尔（atenolol）在临床上最常用于治疗心绞痛。

［抗心绞痛作用及机制］

（1）降低心肌耗氧量。

由于交感神经系统的活性增强，心绞痛发作时血液中及心肌组织局部的儿茶酚胺类物质含量均显著增加，并通过作用于肾上腺素受体加剧心肌组织的血氧供需平衡失调。激动心脏 β_1 受体使心率加快，心肌收缩力增强，心肌耗氧增加；激动血管 α 受体则增加外周阻力，心脏后负荷加重，也可提高心肌耗氧量。心率加快后心室舒张时间相对缩短，心肌组织的血液灌流时间减少，又导致心肌的血液供应量降低，进一步加重心肌缺血缺氧。β 受体阻断药的作用机制与其对心脏 β_1 受体的拮抗作用有关，心脏的 β_1 受体被阻断后，心脏活动受到抑制，表现为心率减慢、心肌收缩力减弱、心肌纤维缩短速度减慢、血压下降，从而使心肌耗氧量显著降低，有效缓解心绞痛的症状。然而，β 受体阻断药对心肌收缩性的抑制作用可引起心室容积的增加以及心脏射血时间延长，导致心肌耗氧量相对增加，部分抵消其降低耗氧量的作用。但多数患者在用药后的最终效应是降低心肌的耗氧量。

（2）改善缺血区供血。

β 受体阻断药可通过阻断冠脉血管上的 β_2 受体来改善缺血区心肌组织的血液供应。β_2 受体被阻断后，非缺血区的冠脉血管舒张程度下降，导致非缺血区的血管阻力相对增加，而缺血区组织的冠脉血管因缺氧和代谢产物聚积处于代偿性的扩张状态，于是血液从血管阻力较高的非缺血区组织流向血管处于扩张状态的缺血区心肌组织，从而增加缺血区心肌组织的血液供应。另外 β 受体阻断药还能降低心率，使心室舒张时间相对延长，这有利于血液从心外膜血管流向容易发生缺血的心内膜区。β 受体阻断药还能通过促进氧分子从血红蛋白的解离而增加心肌组织的氧气供应。

［临床应用］

β 受体阻断药用于治疗稳定型和不稳定型心绞痛，对于硝酸酯类效不佳的稳定型心绞痛，可使发作次数减少。对伴有高血压及心律失常的心绞痛患者尤为有效。对于仅有缺血心电图改变但尚未出现临床症状的心绞痛患者，长期使用 β 受体阻断药能缩短缺血时间。β 受体阻断药不能用于治疗因冠状动脉痉挛引起的变异型心绞痛，因其可阻断冠脉 β_2 受体，导致冠状动脉收缩，加重心绞痛症状。

β 受体阻断药用于急性心肌梗死时可缩小梗死范围，并使近期有心肌梗死患者的心绞痛发病率和病死率下降。但 β 受体阻断药对心脏具有抑制作用，可导致心肌收缩力下降，所以在使用时应慎重。

β 受体阻断药与硝酸酯类药物联合使用时，可通过对 β 受体的拮抗作用减弱硝酸甘油因舒张血管引起的反射性心率加快以及心肌收缩性增强。而硝酸甘油对静脉血管的扩张作用则可减少回心血量，从而抵消 β 受体阻断药所带来的心室容积扩大和心室射血时间延长。这两类抗心绞痛药物合用时可互相取长补短，产生较好的协同效应，合用时可降低药物用量，减少不良反应。同时也要注意这两种药物都能使血压降低，而血压过度下降不利于心绞痛的治疗。联合使用时，常选用作用时间相近的药物，通常以普萘洛尔与硝酸异山梨酯合用。

（三）钙通道阻滞药

钙通道阻滞药是临床常用的预防和治疗心绞痛药物，其基本药理作用为阻断 L 型

Ca^{2+} 通道，抑制 Ca^{2+} 内流，使细胞内的 Ca^{2+} 含量降低。钙通道阻滞药具有广泛的药理作用，临床可用于多种心血管疾病，包括抗高血压及抗心律失常的治疗。常用的抗心绞痛钙通道阻滞药有硝苯地平、维拉帕米、地尔硫䓬、哌克昔林和普尼拉明等。

[抗心绞痛作用及机制]

（1）降低心肌耗氧量。

钙通道阻滞药作用于心肌细胞膜上的 L 型 Ca^{2+} 通道可降低心肌细胞内 Ca^{2+} 含量使心肌收缩力减弱，同时还通过减慢房室结传导速度和降低窦房结自律性，使心率减慢，从而降低心肌氧气消耗。对血管平滑肌上的 Ca^{2+} 通道的阻断作用则导致血管舒张，血压下降，心脏负荷减轻，也可降低心肌耗氧量。

（2）舒张冠状动脉。

钙通道阻滞药通过作用于血管平滑肌上的 Ca^{2+} 通道舒张冠脉血管，从而增加冠脉流量和侧支循环，改善缺血区心肌组织的血液灌注。钙通道阻滞药对较大的输送血管和侧支循环以及小的阻力血管均有舒张作用，尤其是对处于痉挛状态的血管具有明显的改善作用。

（3）保护缺血心肌细胞。

心肌缺血导致细胞膜对 Ca^{2+} 的通透性增加，细胞外 Ca^{2+} 内流增多，同时细胞内 Ca^{2+} 向外转运的能力下降，最终导致细胞内，尤其是线粒体内的 Ca^{2+} 积聚。Ca^{2+} 超负荷后失去氧化磷酸化的能力，促使细胞死亡。钙通道阻滞药通过作用于细胞膜上 Ca^{2+} 通道来阻止 Ca^{2+} 内流，减轻细胞 Ca^{2+} 超载，进而保护缺血的心肌细胞。

（4）抑制血小板聚集。

不稳定心绞痛的发生与血小板黏附和聚集以及冠脉血流量减少有关，钙通道阻滞药阻断药通过作用于血小板 Ca^{2+} 通道，降低血小板内 Ca^{2+} 浓度，抑制血小板黏附与聚集的发生。

[临床应用]

钙通道阻滞药是心绞痛治疗和预防的常用药物，可用于各种类型的心绞痛。与 β 受体阻断药相比，钙通道阻滞药对冠脉血管和外周血管都有显著的舒张作用，因此对冠脉痉挛引起的变异型心绞痛疗效极佳，也可用于治疗心肌缺血伴外周血管痉挛性疾病的患者，但 β 受体阻断药则因其对血管的收缩作用而禁用于这两种类型的心绞痛。钙通道阻滞药对支气管平滑肌也有松弛作用，故更适合治疗心肌缺血伴支气管哮喘患者，相反，β 受体阻断药则可收缩支气管平滑肌而诱发或加重哮喘。钙通道阻滞药对心肌的抑制作用也弱于 β 受体阻断药，其较强的扩血管作用还能通过血压下降而反射性兴奋交感神经，部分抵消其对心肌的抑制。

硝苯地平（nifedipine）对血管有较强的扩张作用，因而对变异型心绞痛疗效最佳，也可用于稳定型心绞痛，特别是伴有高血压的心绞痛患者。用于急性心肌梗死的治疗时可通过促进侧支循环缩小梗塞面积。由于硝苯地平具有较强的降压作用，因而可反射性增加心率，增加心肌耗氧量，与 β 受体阻断药合用时可抵消这种不良影响。

维拉帕米（verapamil）具有较弱的血管扩张作用，因而不能单独用于变异型心绞痛的治疗，但对稳定型心绞痛与 β 受体阻断药具有相似的效果，也适用于伴心律失常的心绞痛患者。对心脏有很强的抑制作用，可以抑制心肌的收缩性和传导系统，故与 β 受体阻断药合用时应慎重，并禁用于伴心衰及明显房室传导阻滞的心绞痛患者。

地尔硫草（diltiazem）适用于各型心绞痛，对稳定性、不稳定性及变异性心绞痛都可应用，作用强度介于硝苯地平和维拉帕米之间。选择性舒张冠状动脉而对外周血管的舒张作用较弱，因而低血压反应较小。具有强烈的心脏抑制作用，对伴房室传导阻滞、窦性心动过缓及心衰的心绞痛患者应谨慎使用。

（四）其他缓解症状的药物

1. 离子通道开放药

尼可地尔兼有 ATP 依赖的钾开放作用及硝酸酯样作用，前者通过促进平滑肌细胞内钾离子外流，使细胞膜超级化，从而关闭细胞膜电位依赖的钙通道，抑制肌浆网钙的释放而使细胞浆中钙浓度降低，后者通过活化鸟苷酸环化酶，增加环磷酸鸟苷的合成，促进钙泵介导的钙离子外流，并使收缩蛋白对钙离子的敏感性降低，从而扩张冠状动脉、缓解冠状血管痉挛，增加冠脉血流、降低心肌耗氧。与硝酸酯类药物有相似的药理特性，此外还可改善冠状动脉微循环障碍。

临床应用：当患者不能耐受 β 受体阻断药，或作为初始治疗药物效果不满意时，可使用尼可地尔作为减轻症状的治疗药物。当使用长效钙拮抗药单一治疗或联合 β 受体阻断药治疗效果不理想时，可将长效钙拮抗药换用或加用尼可地尔。

2. 曲美他嗪

曲美他嗪为 3 - 酮酰辅酶 A - 硫解酶（3-KAT）抑制药，通过调节心肌能源底物，部分抑制耗氧多的游离脂肪酸氧化，并促进葡萄糖氧化，利用有限的氧产生更多 ATP，进而优化心肌细胞能量代谢；改善心肌缺血及左心功能，缓解心绞痛、增强患者的运动耐量。

临床应用：可作为辅助用药，与抗心肌缺血药物合用；或作为一线药物不能耐受时的替代药物。因无血流动力学影响，也可与影响血流动力学的药物合用。

3. 伊伐布雷定

伊伐布雷定作为窦房结起搏电流（I_f）通道的选择性、特异性抑制药，以剂量依赖性方式选择性抑制窦房结中的 I_f 电流，降低窦房结发放冲动的频率，以减慢心率，减少心肌耗氧量，延长心脏舒张期，而改善心肌缺血。

临床应用：可作为二线治疗药物，在 β 受体阻断药禁忌、无法耐受或无效（伴有心室率 > 60 次/min），钙拮抗药无法控制病情，伴有房室传导阻滞的患者，从小剂量开始用药，根据心率情况调整用量，使静息心率维持在 55 ~ 60 次/min。

第五节　调血脂药

一、概述

冠状动脉粥样硬化性心脏病是动脉粥样硬化（atherosclerosis，AS）使动脉管腔狭窄或阻塞导致心肌缺血、缺氧而引起的心脏病，是动脉粥样硬化导致器官病变的常见类型。AS

是一种多因素共同作用、以高度特异性的细胞分子反应为特征的慢性炎症过程。危险因素包括血脂异常、高血压、吸烟、糖尿病、胰岛素抵抗、肥胖、不平衡饮食、缺乏体力劳动及年龄等。其中血脂异常是最常见的危险因素之一。控制危险因素能减缓动脉粥样硬化的发生，推迟冠心病的发生。血脂异常是脂质代谢异常的表现。临床上分为高胆固醇血症、高甘油三酯血症、高低密度脂蛋白胆固醇血症、低高密度脂蛋白胆固醇血症和混合性高脂血症。对血脂异常的治疗，除了控制不平衡膳食外，需要用到调脂药物。对于冠心病急性冠脉综合征、缺血性脑卒中及外周动脉疾病的患者，根据《中国成人血脂异常防治指南（2016 年修订版）》，临床上通过评价血脂异常者的动脉粥样硬化性心血管疾病（ASCVD）的总体风险，确定调脂治疗的血脂水平及目标值。

（一）判断动脉粥样硬化性心血管疾病（ASCVD）的总体风险

极高危者：已经诊断为 ASCVD 或冠心病等危症、严重慢性肾病。

高危患者：符合下列条件之一。

（1）LDL-C≥4.9 mmol/L，或 TC≥7.2 mmol/L；

（2）≥40 岁的糖尿病患者，且 1.8 mmol/L≤LDL-C≤4.9 mmol/L 或 3.1 mmol/L < TC <7.2 mmol/L；

（3）高脂血症伴有轻、中度慢性肾病；

（4）合并高血压，有≥2 个危险因素，LDL-C≥2.6 mmol/L，或/和 TC≥4.1 mmol/L。（危险因素：吸烟，低 HDL-C，男性≥45 岁、女性≥55 岁）

中低危患者：未合并高血压，根据血脂水平（1.8 mmol/L≤LDL-C≤4.9 mmol/L 或 3.1 mmol/L < TC <7.2 mmol/L），有≤3 个危险因素。另外，55 岁以下中危患者的 ASCVD 余生危险评估，具有≥以下 2 项危险因素，则定位为高危：收缩压≥160 mmHg 或舒张压≥100 mmHg；肥胖症（BMI≥28 kg/m^2）；吸烟；非 HDL-C≥5.2 mmol/L；HDL-C <1.0 mmol/L。

（二）调脂治疗的血脂水平及目标值：（见表 2 - 8 - 1）

表 2 - 8 - 1　确定开始调脂治疗的血脂水平及其目标值

危险分层	调脂治疗的目标值	开始 TLC 的水平	开始使用调脂药物的水平
极高危患者	LDL-C <70（<1.8） 非 HDL-C <100（<2.6） TC <120（<3.1）	任何血脂测定值	开始 TLC 的同时给予调脂药物： （1）LDL-C 升高为主：首选中等强度他汀类药物 ± 依折麦布。 （2）TG 重度升高为主：首选贝特类，也可给予烟酸类药物。 （3）混合型高脂血症：首选他汀类药物 + 其他调脂药物
高危患者	LDL-C <100（<2.6） 非 HDL-C <130（<3.4） 3.1 < TC <4.1	LDL-C≥100（≥2.6） TC≥160（≥4.1）	

续表 2 - 8 - 1

危险分层	调脂治疗的目标值	开始 TLC 的水平	开始使用调脂药物的水平
中危患者	LDL-C<130（<3.4） 非 HDL-C<160（<4.1） 4.1<TC<200（5.2）	LDL-C≥130（≥3.4） TC≥200（≥5.2）	TLC 干预 6 个月 LDL-C 未达标者给予调脂药物： （1）LDL-C 升高为主：首选低、中等强度他汀类药物±依折麦布。 （2）TG 重度升高为主或混合型高脂血症：选药原则同高危患者
低危患者	LDL-C<130（<3.4） 非 HDL-C<160（<4.1） TC<200~240（<5.2~6.2） 5.2<TC<240（6.2）	LDL-C≥160（≥4.1） TC≥240（≥6.2）	

单位：mg/dL（mmol/L）　TLC 治疗性生活方式改变

二、常用调血脂药

（一）他汀类（statins）[3 - 羟基 -3 - 甲基戊二酰辅酶 A（3-hydroxy-3-methylglutaryl CoA，HMG-CoA）还原酶抑制药]

1．药理作用及机制

（1）调血脂作用。

内源性胆固醇主要在肝中合成。在肝细胞中，合成胆固醇的限速酶是 HMG-CoA 还原酶，此酶可催化 HMG-CoA 转化为甲羟戊酸（mevalonic，MVA），MVA 进一步生成鲨烯，最终合成胆固醇。由于他汀类药物或其代谢物的化学结构与 HMG-CoA 相似，对 HMG-CoA 还原酶的亲和力比 HMG-CoA 高达数千倍，可竞争性抑制肝细胞内胆固醇合成过程中限速酶 HMG-CoA 还原酶的活性，减少细胞内胆固醇的合成，继而刺激细胞表面低密度脂蛋白（LDL）受体上调或活性增强，加速 LDL 的分解代谢、抑制极低密度脂蛋白（VLDL）的合成。

（2）非调血脂作用。

又称多效性作用（pleiotropic effects）。该项作用有助于动脉粥样硬化病变的防治，在临床日渐受到重视。主要包括：①保护血管内皮功能；②抑制血管平滑肌细胞增殖和迁移；③抗炎、抗氧化作用；④免疫调节作用；⑤抑制血小板黏附、聚集和血栓形成；⑥延缓巨噬细胞泡沫化，稳定和缩小动脉粥样硬化斑块等。

（3）肾保护作用。

他汀类通过降低胆固醇，可纠正因脂代谢异常导致的慢性肾损害，还可通过抗炎、抗细胞增殖、免疫抑制、抗骨质疏松等作用，减轻肾脏损害，从而具有肾保护作用。本类药口服吸收快，首过效应明显。

2．临床应用

是调脂治疗、预防动脉粥样硬化性心血管疾病（ASCVD）的一线药物，为降低 LDL-C 的首选用药，适用于高胆固醇血症、混合性高脂血症和 ASCVD 患者。他汀类是主要降低胆固醇的药物，显著降低 LDL-C、TC 和 Apo B，也降低 TG、VLDL，轻度升高 HDL-C。

经药物治疗使血脂达标后，应长期服用，如无特殊原因不应停药。服药时间：可在任何时间段每天服用 1 次，但在晚上服用时，LDL-C 降低幅度可稍有增多。洛伐他汀与食物同服更易吸收。氟伐他汀、阿托伐他汀、普伐他汀与食物同服影响吸收。其他他汀类不受进食的影响。禁用于活动性肝病、失代偿性肝硬化、急性肝衰竭、肝酶升高超过正常上限 3 倍，免疫性肌病患者。对于血压未控制、有脑出血病史或脑出血高风险的患者，应慎用。

3. 常用药物

洛伐他汀（lovastatin）、辛伐他汀（simvastatin）和普伐他汀（pravastatin）为发酵而成的（天然）他汀；氟伐他汀（fluvastatin）、阿托伐他汀（atorvastatin）和瑞舒伐他汀（rosuvastatin）为人工合成的他汀。洛伐他汀、辛伐他汀、氟伐他汀、阿托伐他汀和匹伐他汀（pitavastatin）为亲脂性他汀；普伐他汀、瑞舒伐他汀为亲水性他汀。

常规剂量可使 LDL-C 降低 25%～50%，HDL-C 升高 5%～15%，TG 降低 7%～30%，TC 降低 30%～40%。在一级和二级预防中，可减少急性冠脉事件、冠脉介入治疗以及其他冠心病终点的发生；可减少发生卒中的危险。对于老年高危患者，可考虑使用小剂量他汀类药物进行长期一级预防。

4. 注意事项

用药前及用药期间定期监测肝酶、肌酶，若 AST/ALT 升高超过正常上限 3 倍或肌酶升高超过正常上限 5 倍，应暂停用药。合并慢性肾脏疾病（CKD）3 期的患者，除普伐他汀限制使用，阿托伐他汀、辛伐他汀、氟伐他汀、瑞舒伐他汀均无须减量；合并 CKD 4 期的患者，阿托伐他汀无须减量，辛伐他汀应减量使用，限制使用氟伐他汀、瑞舒伐他汀、普伐他汀；合并 CKD 5 期的患者不宜使用他汀类药物治疗。

（二）选择性胆固醇吸收抑制药

依折麦布（ezetimibe）

1. 药理作用及机制

依折麦布作用于小肠细胞刷状缘，选择性抑制特殊运转蛋白 NPC1L1 的活性，减少肠道内胆固醇的吸收，降低血浆胆固醇水平及肝脏胆固醇储量，也减少胆固醇向肝脏释放，并可促进肝脏 LDL 受体的合成，加速 LDL-C 的代谢。依折麦布单用时，可使 LDL-C 降低 17%～23%，TG 降低 5%～10%，TC 降低 >15%；与他汀类合用时，可增强对 LDL-C（可使LDL-C 进一步降低 18%～26%）、HDL-C 和 TG 的作用；与贝特类药物联合应用可使 LDL-C 降低 >20%，使小肠吸收胆固醇的量减少 >50%。该药对 ApoB、HDL-C、TG、C 反应蛋白产生有益的影响，且不影响胆酸、脂溶性维生素以及其他固醇类物质的吸收。

2. 临床应用

依折麦布降低 LDL-C 的疗效仅次于他汀类药物，主要用于原发性（杂合子家族性或非家族性）高胆固醇血症的治疗，经合理改善生活方式和他汀类药物治疗后，TC 水平仍不能达标，或不适于、不能耐受常规剂量他汀类药物者可单独给予依折麦布，或用中小剂量他汀类药物联合依折麦布。

心脑血管疾病的一级和二级预防：单用或与他汀类药物合用。与常规剂量他汀类药物合用于急性冠状动脉综合征或慢性肾脏疾病患者。

（三）抗氧化剂

普罗布考（probucol）

1. 药理作用及机制

通过渗入到 LDL 颗粒核心中，影响脂蛋白代谢，减少 LDL 的合成，并使 LDL 易通过非受体途径被清除，促进血中胆固醇转变为胆酸而随粪便排出。该药可使 TC 降低 20%～25%，LDL-C 降低 5%～15%，HDL-C 降低可达 25%，对 TG 无影响，可减轻黄色瘤。

2. 临床应用

本药主要适用于高胆固醇血症，尤其是纯合子型家族性高胆固醇血症及黄色瘤患者。

（四）胆汁酸结合树脂（胆酸螯合剂）

考来烯胺（cholestyramine）和考来替泊（colestipol）

1. 药理作用及机制

不被肠道所吸收的碱性阴离子交换树脂，在肠道内能与胆酸（胆固醇的最终代谢产物）呈不可逆结合，而阻碍肠道内胆酸中胆固醇的重吸收，促进胆酸/胆固醇随粪便排出。胆酸的排泄增加可促使胆固醇更快地转变为胆酸，从而使细胞内胆固醇水平下降，通过负反馈机制刺激肝细胞膜表面的 LDL 受体合成增加，加速 LDL 的代谢，最终使血浆 LDL-C 水平降低。该类药可使 LDL-C 降低 15%～25%，使 TC 降低 10%～20%，使 HDL-C 升高 3%～5%。对 TG 无降低作用甚或稍有升高，使用时应加用降低 VLDL 的药物。

2. 临床应用

考来烯胺是降低 LDL-C 的二线用药，可用于纯合子家族性高胆固醇血症。常与他汀类药物合用，以增强疗效。对伴有高甘油三酯血症的患者，需与其他调脂药物如贝特类药物合用。

（五）天然调脂药

多廿烷醇（policosanol）

为从蔗蜡中提取的含有 8 种高级脂肪伯醇的混合物，通过抑制胆固醇的生物合成而发挥调脂作用，能促进 LDL-C 的分解代谢。该药可降低血浆中 LDL-C，也可增加 HDL-C，降低甘油三酯及 VLDL，安全性较好，但调脂作用起效慢。临床用于原发性Ⅱa 和Ⅱb 型高胆固醇血症，2 型糖尿病伴甘油三酯升高和 HDL-C 降低，或对他汀类或贝特类药物无法耐受时，可考虑使用多廿烷醇。

血脂康（xuezhikang）

由特制红曲加入稻米生物发酵精制而成，主要成分为 13 种天然复合他汀，系无晶型结构的洛伐他汀及其同类物，其调脂机制与他汀类药物类似。临床应用参见他汀类药物的应用，不良反应较少。

脂必泰（zhibitai）

是红曲与中药（山楂、泽泻、白术）的复合制剂，其中特制红曲含有 15 种他汀同系物，其中主要是开环洛伐他汀，以及不饱和脂肪酸等其他降脂成分，其调脂机制与他汀类药物类似。临床应用：中等强度降低胆固醇，因具有综合调脂作用，特别适用于伴有糖尿病、代谢综合征的人群；不良反应少，可用于不能耐受他汀类药物的患者，或与他汀类药物或依折麦布合用。

（六）贝特类（fibrates，苯氧芳酸类）

1. 药理作用及机制

主要通过激活过氧化物酶增殖体活化受体 α（PPARα）和脂蛋白脂酶（LPL），增加血中载脂蛋白 Apo A-I、Apo A-Ⅱ 的表达，增加载脂蛋白酶、HDL 的浓度，使血循环中乳糜微粒及 VLDL 的降解加速，从而降低血浆 TG，升高 HDL-C。

该类药可使 LDL-C 降低 5%～20%（无 TG 升高的患者），HDL-C 升高 5%～20%，TG 降低 25%～50%，TC 降低 6%～15%。可以延缓冠状动脉粥样硬化的进展，减少严重冠脉事件，降低非致死性心肌梗死和冠状动脉血运重建术。伴糖尿病或代谢综合征的高 TG 血症患者应用非诺贝特单药或联合他汀类药物，可以有助于降低大血管/微血管事件的发生率。

2. 临床应用

以降低 TG 为主要治疗目标时的首选药物，既用于治疗高甘油三酯血症或以甘油三酯升高为主的混合型高脂血症，也用于重度高甘油三酯血症（TG≥500 mg/dL 13 mmol/L）患者预防急性胰腺炎的发生，还用于低高密度脂蛋白血症。

（七）烟酸类（nicotinic acid）

烟酸也称为维生素 B_3，属人体必需维生素。当用量超过作为维生素的剂量时，具有降低 TG 和升高 HDL-C 的作用。其主要作用机制是抑制脂肪组织中激素敏感脂酶的活性、减少游离脂肪酸进入肝脏，继而减少肝脏中 VLDL 和 LDL 的合成。此外，烟酸还能增加胆固醇的氧化和排泄，通过阻碍游离胆固醇的酯化作用而减少脂蛋白的合成，加速 TG 的水解。

阿西莫司（acipimox）为烟酸衍生物，具有强效抗脂解和激活脂蛋白脂酶活性的作用，通过抑制脂肪组织释放非酯化的脂肪酸，减少 TC 和 LDL 的合成。在所有调脂药物中，阿西莫司升高 HDL-C 的作用最强，可使 HDL-C 升高 15%～35%，LDL-C 降低 5%～25%，甘油三酯降低 20%～50%，TC 降低 5%～20%，但对总胆固醇无明显降低作用。临床上主要用于高甘油三酯血症，低 HDL-C 血症，或以甘油三酯升高为主的混合型高脂血症。

不良反应：烟酸可导致糖代谢异常或糖耐量恶化，一般不用于糖尿病患者。若必须使用，应该严密监测血糖水平。对于 2 型糖尿病患者，不推荐烟酸与他汀类药物联合治疗。阿西莫司能改善糖代谢，对尿酸代谢无不良影响，且耐受性优于烟酸。临床上应用副作用较小的烟酸缓释剂型。

（八）高纯度鱼油制剂

鱼油的主要成分为 n-3（ω-3）脂肪酸，主要含二十碳五烯酸（EPA）和二十二碳六烯酸（DHA）长链多不饱和脂肪酸，作用机制可能为抑制肝内脂质及脂蛋白的合成，促进胆固醇随粪便排出。该药可降低 TG 和轻度升高 HDL-C，对 TC 和 LDL-C 无影响。疗效与使用剂量及基础 TG 水平有关，血 TG 正常时，该药几乎没有降脂作用，若血 TG > 2.26 mmol/L，应用此药 3 ～ 5 g/日时，可使 TG 下降 25% ～ 30%，但其长期应用的疗效和安全性还有待进一步证实。ω-3 脂肪酸制剂（多烯酸乙酯）中的 EPA + DHA 含量应 > 85%，否则达不到临床调脂效果。临床主要用于高甘油三酯血症；可与贝特类合用治疗严重高甘油三酯血症，也可与他汀类合用治疗混合型高脂血症。应该注意，高纯度和一定剂量的 ω-3 脂肪酸（2 ～ 4 g/日）才能有效降低血清 TG，目前国内的 ω-3 脂肪酸都为保健品，尚无高纯度的 ω-3 脂肪酸类药物上市。

（九）新型降胆固醇药物——PCSK9 抑制剂

部分心血管疾病高危患者接受足量他汀后降脂不理想，或者因副作用如肌痛和横纹肌溶解症停药，家族性高胆固醇血症患者超过 50% 的患者在服用大剂量强效他汀后 LDL-C 水平仍未能达标。故寻找一种能够安全有效地降低 LDL-C 水平的药物十分必要。2003 年法国学者 Abifadel 发现前蛋白转换酶枯草溶菌素 9 与常染色体显性家族性高胆固醇血症有密切相关性。前蛋白转换酶枯草溶菌素 9（proprotein convertase subtilisin/kexin 9，PCSK9）是一种分泌型丝氨酸蛋白酶，对肝细胞表面 LDL-C 受体表达的调节起着关键作用，可使肝细胞表面的 LDL 受体（LDL-R）减少，进而使肝细胞对 LDL-C 颗粒的清除能力下降，抑制 PCSK9 能够明显升高肝细胞表面 LDL-C 受体，进而能够结合更多的 LDL-C 而降低血 LDL-C 水平。目前有 3 种类型的 PCSK9 靶向抑制剂正处于研发和临床研究的不同阶段，包括 PCSK 单克隆抗体、小干扰性 RNA 和反义寡核苷酸。依洛尤单抗是一种针对 PCSK9 的人单克隆 IgG，通过与 PCSK9 结合，抑制循环中的 PCSK9 与低密度脂蛋白受体（LDL-R）的结合，从而阻止 PCSK9 介导的 LDL-R 降解，使得 LDL-R 可重新循环至肝细胞表面，从而降低 LDL-C 水平。依洛尤单抗在低浓度时，消除主要通过与靶点（PCSK9）的可饱和结合，而在高浓度时，主要通过非可饱和蛋白质降解途径而消除，有效半衰期为 11 ～ 17 天。PCSK9 抑制剂的作用不受年龄、体重指数、LDL-C 水平、服用他汀类药物或者他汀剂量的影响。临床应用：适用于对他汀类药物疗效欠佳的心血管疾病高危患者，纯合子型家族性高胆固醇血症和他汀不耐受的患者。

（李佩琼、林　云）

参 考 文 献

[1] 王庭槐. 生理学［M］. 9 版. 北京：人民卫生出版社，2018：85 – 146.

[2] 臧伟进，吴立玲. 心血管系统［M］. 北京：人民卫生出版社，2015：129 – 156.

[3] 马爱群，王建安. 心血管系统疾病［M］. 北京：人民卫生出版社，2015：1 – 59.

[4] 张澍，霍勇. 内科学：心血管内科分册［M］. 北京：人民卫生出版社，2016：42 – 49.

[5] 葛均波，徐永健，王辰. 内科学［M］. 9 版. 北京：人民卫生出版社，2018：156 – 163.

[6] 陈灏珠，林果为，王吉耀. 实用内科学［M］. 14 版. 北京：人民卫生出版社，2013：1323 – 1337.

[7] 中华医师协会心血管医师分会. 心血管疾病一级预防中国专家共识（2010）［J］. 中华内科杂志，
    2010，（2）：74 – 185.

[8] 中国心血管病预防指南写作组. 中国心血管病预防指南（2017）［J］. 中华心血管病杂志，2018，46
    （1）：10 – 25.

[9] 柏树令，应大君. 系统解剖学［M］. 8 版. 北京：人民卫生出版社，2013：183 – 245.

[10] 丁文龙，刘学政. 系统解剖学［M］. 9 版. 北京：人民卫生出版社，2018：180 – 240.

[11] 易西南. 人体解剖学［M］. 北京：中国医药科技出版社，2010：149 – 199.

[12] 齐亚灵，赵文杰. 组织学与胚胎学［M］. 北京：科学出版社，2017：69 – 77；212 – 216.

[13] 李继承，曾园山. 组织学与胚胎学［M］. 9 版. 北京：人民卫生出版社，2018：80 – 89，242 – 253.

[14] 孙庆伟，周光纪，李光华，等. 医学生理学［M］. 4 版. 北京：人民卫生出版社，2017：82 – 108.

[15] GUYTON A C，HALL J E. Textbook of Medicine Physiology［M］. 13th . Philadelphia：W B Saunders，
    2016：109 – 137.

[16] 朱大年，王庭槐. 生理学［M］. 8 版. 北京：人民卫生出版社，2013：115 – 130.

[17] 郑恒，刘其礼. 生理学［M］. 2 版. 北京：人民卫生出版社，2019：67 – 73.

[18] 步宏，李一雷. 病理学［M］. 9 版. 北京：人民卫生出版社，2018：45 – 181.

[19] 来茂德，申洪. 病理学［M］. 2 版. 北京：高等教育出版社，2019：60 – 185.

[20] 王连唐. 病理学［M］. 3 版. 北京：高等教育出版社，2018：34 – 109.

[21] 陈杰，周桥. 病理学（8 年制）［M］. 3 版. 北京：高等教育出版社，2015：53 – 220.

[22] KUMAR V，ABBAS A K，ASTER J C. Robbins basic pathology［M］. 10th. Philadelphia：W B Saunders，
    2017：98 – 440.

[23] 贾赤宇，陈璧. 创伤性休克的新概念［J］. 中华损伤与修复杂志，2016，11（6）：405 – 407.

[24] 杨涵铭，曹同瓦. 急诊医学［M］. 3 版. 上海：复旦大学出版社，2008：137 – 154.

[25] ANGELE M K，SCHNEIDER C P，CHAUDRY I H. Bench-to-bedside review：latest results in hemorrhagic
    shock［J］. Critical Care. 2008，12（4）：218.

[26] HUßMANN B，LEFERING R，TAEGER G，et al. Influence of pre-hospital fluid resuscitation on patients
    with multiple injuries in hemorrhagic shock in patients from the DGU trauma registry［J］. Journal of Emer-
    gencies Trauma and Shock，2011，4（4）：465 – 171.

[27] 杨宝峰，陈建国等. 药理学［M］. 9 版. 北京：人民卫生出版社，2018：191 – 259.

[28] 谢慧娟，李丹等. MIMS 心血管疾病用药指南中国［M］. 14 版. 2018/2019：145 – 348.

[29] 刘峰，周巧霞，王炳银. 新型降胆固醇药物（PCSK9 靶向抑制剂）的研究现状和进展［J］. 中国当
    代医药，2015，22（27）：22 – 27.

[30] 马里君，何青. 新型降脂药物的应用研究进展［J］. 中国全科医师杂志，2019，18（8）：
    780 – 784.